李志道 ◎ 主编

针灸
临床应用发挥

中国健康传媒集团

中国医药科技出版社

内 容 提 要

本书为针灸学综合性学术专著，分为上、中、下三篇。上篇基础理论扼要介绍经络的组成、功能，以及腧穴的功能、分类等；中篇针灸技术简要介绍了常规操作方法，提出遗留针感法、分经得气法、阴性出针法、阳性出针法及驾驭针感法等新概念；下篇疾病治疗则介绍了临床常见疾病的治疗，提出以毫针为主的相关干预方法和对病症的治疗体会。本书适合中医药高等院校师生、中医针灸临床医生以及中医爱好者学习、参考。

图书在版编目（CIP）数据

针灸临床应用发挥 / 李志道主编 .—北京：中国医药科技出版社，2022.7

ISBN 978-7-5214-3119-3

Ⅰ.①针…　Ⅱ.①李…　Ⅲ.①针灸疗法　Ⅳ.①R245

中国版本图书馆 CIP 数据核字 (2022) 第 049474 号

美术编辑　陈君杞
版式设计　友全图文
出版　**中国健康传媒集团** | 中国医药科技出版社
地址　北京市海淀区文慧园北路甲 22 号
邮编　100082
电话　发行：010-62227427　邮购：010-62236938
网址　www.cmstp.com
规格　787×1092 mm $\frac{1}{16}$
印张　29 $\frac{1}{4}$
字数　651 千字
版次　2022 年 7 月第 1 版
印次　2022 年 7 月第 1 次印刷
印刷　三河市万龙印装有限公司
经销　全国各地新华书店
书号　ISBN 978-7-5214-3119-3
定价　**89.00 元**

获取新书信息、投稿、为图书纠错，请扫码联系我们。

编委会

编写说明

　　本书是普及与提高兼顾之作。主导思想以继承为先，深研古训，勤究医理，力求继承与发展，承古与创新，中医与西医相参，紧密结合临床，将我们的心得体会、不同见解等写入其中，以期提高临床疗效，故名《针灸临床应用发挥》。

　　针灸临床，必须深谙理、法、穴、术四者。因此，虽然名为《针灸临床应用发挥》，相关基础知识必不可少。

　　全书共分三篇：上篇基础理论，中篇针灸技术，下篇疾病治疗。

　　上篇基础理论由经络总论、腧穴总论、经络腧穴各论组成。

　　经络总论扼要介绍经络的组成、功能，侧重点则把我们对古代文献、与西医学的对照研究纳入其中，如《灵枢·经脉》是在马王堆汉墓帛书《足臂十一脉灸经》《阴阳十一脉灸经》的基础上发展而来；关于经络实质研究，认为中医的脉、卫气、经筋与西医的神经血管关系密切；在经络系统组成中，以往各医籍都将十二皮肤说成十二皮部，据我们研究，十二皮部的称谓是错的，本书恢复了《内经》的本意；从古至今，公认阴维脉起于筑宾穴，阳维脉起于金门，据考证"阴维起于诸阴交，阳维起于诸阳会"之语，诸阴交是指三阴交，诸阳会是指悬钟，此二穴处才是阴阳维脉的起点，一改以往传统之说等等。孤芳自赏，暂窃以为创新与提高。

　　腧穴总论扼要介绍腧穴的功能、分类、特定穴等相关内容。文中有不少我们的一管之见，如确定腧穴学形成年代，为其他文献所未及，认为《针灸甲乙经》的内容标志着腧穴学形成。该书虽为魏晋之作，根据序言，其内容应与《内经》同代，故腧穴学与经络学在《内经》时代同时形成。

　　经络腧穴各论包含两大部分，即十四经脉与腧穴、经外奇穴与组穴。

　　张介宾在《类经图翼》中首创"经络发明"一节，系统总结了全身各个脏腑、器官、部位都有哪些经络分布，对指导循经选穴，颇具深意。本书步趋麟趾，以各经为单位，进行"经络发明"，且对景岳之作补充了些许内容，为他书所未及。

经穴、经外奇穴均注明名称（注音）、国际代码及腧穴特性，设别名、穴名释义、定位、局部解剖、主治、刺灸法、针感、发挥8个条目，较为全面地概括了每个腧穴的内容。其中对《经外奇穴名称与定位》（GB/T 40997-2021）确定的51个奇穴中的44个及我们常用的夹承浆、颈臂、崇骨、下极俞、腰奇、三商、环中、陵下8穴，共计52个经外奇穴进行详细介绍，设穴名释义项，更是古今医籍所未见。本书在校稿时已有《经穴名称与定位》（GB/T 12346-2021）发布，较《腧穴名称与定位》（GB/T 12346-2006）有不少完善之处，予以采纳。《李志道组穴》也已出版，择其要而纳之，并再次修订。

中篇针灸技术简要介绍了常规操作方法，提出了遗留针感法、分经得气法、阴性出针法、阳性出针法及驾驭针感法等新概念。针刺补泻最难，从古至今名人辈出，各抒已见。本书不知所宗，录以教材为代表的各家之言，以飨读者。将火针纳入其中，既是创新点，又是提高临床疗效的手段之一。

下篇疾病治疗分为治疗总论和治疗各论两部分。

治疗总论从针灸治疗原则、针灸治疗作用及针灸治疗处方三方面阐述。其中在针灸治疗原则"三因制宜"之"因人制宜"的阐述中，把编者临证经验所得之驾驭针感法列入；在针灸治疗作用"热则疾之"的理解中，指出了热性病证的针刺原则是疾刺出血，或是采用不留针法和阳性出针法，以使针感保留的时间长，达清热之效；在针灸治疗处方中，强调"理、法、穴、术"四者结合的针灸处方原则。编者结合多年临证经验，提出了"经络横行说"，在治疗上为"腧穴所在，主治所在"的局部和邻近选穴法提供了理论依据，并在常用选穴原则（近部选穴、远部选穴、对应选穴）等基础上发挥了"按穴名选穴""根据解剖学选穴"及"特定穴选穴"。

治疗各论除设内、妇、儿、皮外等传统编次外，为了读者方便，在编排上又设四肢及躯干病症一节，涉及病症有所增加，如肱骨内外上髁炎、足跟痛、臀上皮神经损伤、股外侧皮神经炎、股神经痛、闭孔神经病、腱鞘炎等。每一病症在继承的基础上结合我们的临证经验，提出以毫针为主的相关干预治疗方法和对病症治疗方面的体会。中风后诸症是针灸科临床常见病，专设一节，一改只有中脏、中经络、口眼歪斜等中医病名，结合西医学把常见后遗症基本囊括其中，在继承的基础上加入笔者经验，多可收效。

　　编委年龄跨老、中、青三代，由从事教学、科研、临床和在读硕博研究生组成。本书是大家精诚合作、群策群力、集体智慧的结晶，经多次修订，历时3年有余而成。

　　由于水平所限，难免有不足之处。虽然尽心尽力，忐忑之心永悬，俯首恭听同道斧正。

编　者

2020年7月1日 于天津

目　录

上篇　基础理论

中篇　针灸技术

下篇 疾病治疗

上篇
基础理论

第一章　经络总论

中医学所指的人体各组成部分是结构与功能的统一体，既指实体结构，又含生理功能，《汉书·艺文志》中说："医经者，原人血脉、经络、骨髓、阴阳、表里，以起百病之本，死生之分。"经络同样具有结构与功能相统一的特点。《灵枢·本脏》指出："经络者，所以行气血而营阴阳，濡筋骨，利关节者也。"正常情况下经络能运行气血，调和阴阳，传导信息到人体各部，当发生气血不和及阴阳失衡时，则通过经络将疾病的信息反映出来。针灸就是通过通调经气、平衡阴阳而实现治病目的的，《灵枢·刺节真邪》所谓："泻其有余，补其不足，阴阳平复。"鉴于经络在生理、病理和针灸治病中的重要性，研究经络现象，解释其位置结构及功能特点具有重要的理论与临床实践意义。

第一节　经络的组成

经络是人体内运行气血的通道，在维持人体生命活动中发挥着巨大的作用，其以经脉和络脉构成复杂的经络系统，广泛分布于人体各部。其中纵行的干线称为经脉，包括十二经脉、奇经八脉（带脉除外），以及附属于十二经脉的十二经别、十二经筋、十二皮肤；由经脉分出网络全身各个部位的分支称为络脉，包括十五络脉和难以计数的浮络、孙络等。它们纵横交贯，遍布全身，将人体内外、脏腑、肢节联成一个有机的整体。古代医家在长期的医疗实践中发现了经络，并通过理性思维建立了经络学说，用来阐述人体经络系统的循行分布、生理功能、病理变化及其与脏腑的相互关系。马王堆汉墓帛书最早记载了十一条经脉的循行分布和所主病证，但内容比较简略。至《内经》增加手厥阴经，自此鼎定了以十二条经脉的循行与主病为主的经络内容，构成了比较完整的经络理论体系。其后，《难经》又对经络系统中的奇经八脉做了归纳整理，提出奇经八脉是区别于十二经脉的一个独立体系，对维脉主病做了增补，确立了奇经八脉理论。

一、十二经脉

十二经脉是经络学说的主要内容。"十二经脉者，内属于脏腑，外络于肢节"，这概括说明了十二经脉具有如下分布特点。一是内部隶属于脏腑："阴脉营其脏"，手三阴经联系于胸部，其内属于肺、心包、心，足三阴经联系于腹部，其内属于脾、肝、肾；"阳脉营其腑"，足三阳经内属于胃、胆、膀胱，手三阳经内属于大肠、三焦、小肠。阴经属脏，阳经属腑，两者之间又相互联络，构成"属脏者络于腑，属腑者络于脏"的"相合"关系。经脉这种互为表里的关系，在生理上密切联系，病变时相互影响，治疗时相互为用。对经脉与脏腑的联系，除"属""络"之外，还应结合其循行所过以及经别、络脉等记载全面了解。二是外部分布于躯体："外络于肢节"可认为是经脉联系体表有关穴位的一些通路，或称"有穴通路"，这是经脉的主要路线（主线）。它能渗灌气血，反映病痛，并接受针灸等治疗以补虚泻实、调和阴阳，故《素问·调经论》说："夫十二经脉者，皆络三百六十五节，节有病必被经脉，经脉之病皆有虚实。"又因为经脉是"行血气"的，其循行有一定方向："手之三阴，从脏走手；手之三阳，从手走头；足之三阳，从头走足；足之三阴，从足走腹"，或上行，或下行，这就是"脉行之逆顺"，有了逆顺，十二经脉之间就可连贯起来，构成"如环之无端"的气血流注关系。流注关系既说明了经脉的走向，又说明了经脉之间还存在一些分支。经脉的末端除了直接相通外，还通过分支而互相连接，这就是所说的"外内之应，皆有表里"。

二、奇经八脉

奇经八脉即别道奇行的经脉，有督脉、任脉、冲脉、带脉、阴维脉、阳维脉、阴跷脉、阳跷脉共8条。其内容最早散见于《内经》的有关章节中，但直到《难经》才正式提出"奇经八脉"一词，并对其内容进行了较为详细的阐述："脉有奇经八脉者，不拘于十二经，何也？然：有阳维，有阴维，有阳跷，有阴跷，有冲，有督，有任，有带之脉。凡此八脉者，皆不拘于经，故曰奇经八脉也。经有十二，络有十五，凡二十七，气相随上下，何独不拘于经也？然：圣人图设沟渠，通利水道，以备不虞。天雨降下，沟渠溢满，当此之时，滂沛妄行，圣人不能复图也。此络脉满溢，诸经不能复拘也。"《难经·二十七难》其将奇经比作"深湖"，把十二正经喻为"沟渠"，对人体气血的调节作用概括为："沟渠满溢，流于深湖……而人脉隆盛，入于八脉，而不环周。"《针灸甲乙经》中记载了有关的穴位，明代李时珍总结前人经验撰写了《奇经八脉考》一书，对临床应用有重要的指导意义。

三、十五络脉

络脉是由经脉分出的行于浅表的支脉。《灵枢·经脉》曰："经脉十二者，伏行分肉之间，深而不见……诸脉之浮而常见者，皆络脉也。"络脉由十五络脉、孙络和浮络组成，"经脉为里，支而横者为络，络之别者为孙"。十二经脉和任、督二脉各自别出一络，加上脾之大络，共计15条，称为十五络脉。

关于十五络脉的组成，《难经·二十六难》中另有一说，认为十五络中，没有任、督二络，而是十二经之络、脾之大络，加上阴跷之络和阳跷之络，后人对此论多持异议。脾经在下肢部已有一条络脉，为何又单独分出一支大络？历代医家对此多有解释，元代滑伯仁在《难经本义》中载陈氏的注释："脾之大络，又总统阴阳诸络，由脾之能溉养五脏也。"清代张志聪则认为："夫脾之有大络者，脾主为胃行其津液，灌溉于五脏四旁，从大络而布于周身，是以病则一身尽痛，百节皆纵，而血络之若罗纹，以络于周身，足太阴之大络者，止并经而行，散血气于本经之部分，是以足太阴脾脏之有二络也。"

此外，《素问·平人气象论》中还提出了"胃之大络"的说法："胃之大络，名曰虚里，贯膈络肺，出于左乳下，其动应衣，脉宗气也。"因此又有"十六络脉"之说。但虚里居于胸腔内部，并非腧穴，亦非胃经别出之络穴，而且也不走向足太阴脾经，故不符合络脉的本义。再从其位置看，虚里位于左乳下，其动应衣，正是心脏搏动反映于体表的部位，恰与"胃为五脏六腑之海""五脏六腑之气皆禀气于胃"以及"营气出于中焦"之意相合。所以，"胃之大络"即"脉宗气"，故未被载入论述经络系统的《灵枢·经脉》中。

十五络脉的循行分布也有一定的规律：十二经脉的别络均从本经四肢肘膝关节以下的络穴分出，多浅行体表，走向其相表里的经脉，即阴经的络脉走向相表里的阳经，阳经的络脉走向相表里的阴经，从而加强了表里两经间的联系，沟通了表里两经的经气，补充了十二经脉循行的不足。任、督二络及脾之大络则分布于躯干，任脉的别络从鸠尾分出后散布于腹部，督脉的别络从长强分出后散布于头，左右别走足太阳经；脾之大络从大包分出后散布于胸胁，分别沟通了腹、背和全身经气，从而输布气血以濡养全身组织。此外，还有从络脉分出的浮行于浅表部位的浮络和细小的孙络遍布全身，从而使十二经脉气血由线状流行逐渐扩展为面状弥散，充分发挥了营卫气血津液对周身的渗灌、濡养作用。

四、十二经别

十二经别又被称为"别行之正经"，是十二正经离、入、出、合的别行部分，是正经别行体腔的支脉。《灵枢·经别》中将各经经别称为"×××之正"，张志聪对此认为："正者，谓经脉之外，别有正经，非支络也。"意思是说经别与络脉不同，是别行的正经。由于经别均是由十二经脉分出，故其名称也依十二经脉而定，即有手三阴三阳经别和足三阴三阳经别。

十二经别的循行方向皆为向心性走向，且在体内循行中多与心联系，手太阳经别"入腋走心"，足太阳经别"当心入散"，足少阳经别"上肝贯心"，手少阳经别"入缺盆，散于胸中"。这不仅加强了各经与心的联系，更说明了心在五脏六腑中的重要地位，进一步体现出"心为五脏六腑之大主"。临床上常用足阳明胃经上的足三里、内庭、解溪治疗癫狂、不寐、多梦等心经病证，正是因为足阳明经别"上通于心"，从而沟通了足阳明胃经与心的联系。

十二经别通过表里相合的"六合"作用，使得十二经脉中的阴经与头部发生了联系，从而突出了头面部经脉穴位的重要性及其主治作用，使"十二经脉，三百六十五络，其血气皆上于面而走空窍"。手足三阴经穴位之所以能治疗头面和五官疾病，与阴经经别合于阳经而上头面的循行是分不开的。如针刺手少阴心经的通里穴治疗癔病性失语，与手少阴经别"上走喉咙"有关；咽喉疾病中胃肠热邪上犯清窍，多采用大黄，用通便法清理胃肠实穴热，和手阳明经别"上循喉咙"有关；针刺手阳明大肠经的合谷穴、足少阳胆经的风池穴等都可以治疗咽喉肿痛，因手阳明经别"上循喉咙"、足少阳经别"上挟咽"。

十二经别在体内循行过程中，阳经的经别都与同名正经所属络的脏腑发生联系。阳经的经别进入体腔后，除经过本腑外，还散络相表里的脏。阴经的经别从其本经分出之后，多与相表里的阳经经别并行或会合，并经过相关的本脏，如足少阴经别"上至肾"、手少阴经别"属于心"。从经别的循行分别可以看出，阴经经别依附于阳经的经别，阳经经别较阴经经别更为重要，从而突出了阳经的重要性。这不仅表现在形成六合过程中阴经经别合入阳经经别，还可以从经别深入体腔联系脏腑中得到证实。阳经的经别从肢体进入体腔后，大多数又再浅出颈项，仍合于所分出的阳经，阴经的经别从其本经分出之后，与其相表里的阳经的经别并行或会合，最后会合于相表里的阳经。此外，通过十二经别的循行分布，不仅使经脉对所属络脏腑的联系更为密切，而且补充了十二经脉在体内外循行的不足，从而扩大了手足三阴经穴的主治范围。如足太阳膀胱经上的承山之所以能治疗与本经循行无直接联系的肛肠部位的疾患，就是因为足太阳经别"别入于肛"。

五、十二经筋

十二经筋是附属于十二经脉的筋膜系统，是十二经脉之气濡养筋肉骨节的体系。筋者"肉之力也"，故筋是肌肉的总称。经筋不同于经脉，是能够产生力量、维持运动屈伸的肌肉。全身的肌肉按十二经脉循行部位划分为十二组，仍以手足三阴三阳命名。

经筋有长有短，有大有小，有急有缓，有刚筋、柔筋之分，杨上善说："筋有大筋、小筋、膜筋……其有起维筋、缓筋等，皆是大筋别名。"阳（刚）筋分布于项背和四肢外侧，以手足阳经经筋为主：手三阳经筋起于手指，循臑外上行结于角（头）；足三阳经筋起于足趾，循股外上行结于鸠（面）。阴（柔）筋分布于胸腹和四肢内侧，以手足阴经经筋为主：手三阴经筋起于手指，循臑内上行结于贲（胸）；足三阴经筋起于足趾，循股内上行结于阴器（腹）。经筋行于体表，不入内脏，与脏腑无属络关系，《黄帝内经太素》中指出："十二经筋与十二经脉，俱禀三阴三阳行于手足，故分为十二。但十二经脉主于血气，内营五脏六腑，外营头身四肢。十二经筋内行胸腹廓中，不入五脏六腑。"

经筋具有约束骨骼、屈伸关节、维持人体正常运动功能的作用。十二经筋广泛分布于人体的四肢、头面、躯干等处，起始于四肢末端，在人体的特定部位（即在关节和筋肉丰厚处）形成结、聚，终止于头面或胸腹部，循行呈向心性，从而加强了彼此之间的协同作用，使四肢百骸相互联系，或支撑人体得以坐立行走，或相互协调以进行人体正常的运动功能。

六、十二皮肤

十二皮肤是十二经脉功能活动反映于体表的部位，也是络脉之气散布之所在。"凡十二经络脉者，皮之部也"，其内涵包括皮肤及其相应经脉的功能。杨上善说："阳明之脉有手有足，手则为上，足则为下。又手阳明在手为下，在头为上；足阳明在头为上，在足为下。诊色行针，皆同法也。余皆仿此。"根据"上下同法、手足同名"的原则，将手足三阴三阳十二经之皮肤合而为"六经"，所以十二皮部其名有六。《素问·皮部论》根据经脉"开（关）、阖、枢"理论，对六经皮肤皆设有专名：阳明皮肤名害蜚，太阳皮肤名关枢，少阳皮肤名枢持，太阴皮肤名关蛰，厥阴皮肤名害肩，少阴皮肤名枢儒。害蜚、枢持、关枢、枢儒、害肩、关蛰的意义与三阴三阳的生理特点相一致。

根据《素问·皮部论》中"欲知皮部以经脉为纪者，诸经皆然"的论述，可见其分布是以十二经脉体表的分布范围为依据而划分的。十二皮肤居于人体最外层，又与经络气血相通，是机体的卫外屏障，具有保护机体、抗御外邪和反映病证的作用。生理状态下，卫气调和则"皮肤调柔，腠理致密"，六淫之邪不能侵袭人体，而在病理状态下，皮部又成为最先感受外邪之处，"邪客于皮则腠理开，开则邪入客于络脉，络脉满则注于经脉，经脉满则入舍于腑脏也，故皮者有分部，不与而生大病也"。

发挥： 本书将十二皮部之称谓改为十二皮肤。十二皮部之称虽已沿用许久，然究其来源、语法、功能等方面，称其为十二皮肤会更加贴切。

早在《素问·皮部论》中便已阐明皮部是皮的"分部"，即按照十二经脉将皮分为十二个部分，也就是十二皮肤。若将十二皮肤称为十二皮部，那么皮肤的理论概念便被局限在了分部上面，如此一来便缺失了生理、病理、治疗的意义。可是无论从《素问·皮部论》原文"百病之始生也，必先于皮毛"，"邪客于皮则腠理开，开则邪入客于络脉，络脉满则注于经脉，经脉满则入舍于腑脏也"，还是后世的认识来看，"皮肤"具有的生理功能、临床诊断、治疗意义都是不容置疑的，且在《内经》中但凡提及生理、病理、治疗时均称皮或皮肤，共出现253次，正如经络组成中的十二经脉不能说成十二经脉的循行，因为十二经脉还有病候、治疗等，故十二皮肤也不应当被局限于分部而称其十二皮部。

第二节　经络的功能

《灵枢·经脉》中所言："经脉者，所以能决死生，处百病，调虚实，不可不通。"经络系统对人体的生理病理变化起着重要的作用。

一、沟通内外，联络脏腑

人体的五脏六腑、四肢百骸、五官九窍、皮肉筋骨等组织器官，之所以能保持相对的协调统一，完成正常的生理活动，是依靠经络系统的联络沟通实现的。经络系统以头身四海为总纲、十二经脉为主体，分散为三百六十五络，遍布全身，将人体各部位紧密地联系起来，使人体各部位活动保持着完整和统一。十二经脉和经别重在沟通人体体表与脏腑以及脏腑间的联系；十二经脉和十五络脉重在沟通体表与体表以及体表与脏腑间的联系；十二经脉通过奇经八脉加强了经与经之间的联系；十二经的标本、根结、气街、四海则加强了人体前后腹背和头身上下的分段关系。

二、运行气血，濡养周身

气血是人体生命活动的物质基础，全身各组织器官只有得到了气血的濡养才能发挥正常的生理功能。"经脉者，所以行血气而营阴阳，濡筋骨，利关节者也"，经络的根本作用是运行气血，将营养物质输布到全身各组织器官，从而完成"和调于五脏，洒陈于六腑"的生理功能。正如《灵枢·经脉》中所说："人始生，先成精，精成而脑髓生，骨为干，脉为营，筋为刚，肉为墙，皮肤坚而毛发长，谷入于胃，脉道以通，血气乃行。"

三、抵御病邪，反应病候

《素问·缪刺论》中说："夫邪之客于形也，必先舍于皮毛，留而不去，入舍于孙脉，留而不去，入舍于络脉，留而不去，入舍于经脉，内连五脏，散于肠胃，阴阳俱感，五脏乃伤，此邪之从皮毛而入，极于五脏之次也，如此则治其经焉。"外邪侵犯人体，由表及里，先从皮毛开始，皮肤和经脉是抗御外邪、保卫机体的第一防线，其功能的发挥主要靠卫气来实现。经络行气血而营阴阳，"营行脉中，卫行脉外"，营卫之气密布周身，卫气和则腠理致密，外邪不易侵入。

经络在人体有内外相联的特点，内脏有病时又可反应于体表，即在相应的经络循行部位出现症状与体征，或在某些特定的部位出现敏感点及压痛点等，如《灵枢·邪客》中所指出："肺心有邪，其气留于两肘；肝有邪，其气留于两腋；脾有邪，其气留于两髀；肾有邪，其气留于两腘。凡此八虚者，皆机关之室，真气之所过，血络之所游，邪气恶血，固不得住留，住留则伤筋络骨节，机关不得屈伸，故拘挛也。"此外，由于经脉内连脏腑，外络肢节，内脏的病证还可反映在头面五官等部位，如心火上炎可致口舌生疮，肝火上扰可致双目赤肿，肾气亏虚可致两耳失聪。

四、传导感应，调整虚实

得气、行气、气至是针刺传导感应的全过程，也是针刺取效的关键，正如《灵枢·九针十二原》说："刺之要，气至而有效。"针刺调整虚实是通过传导感应实现的，而针刺感应是在经络中传导的。当人体发生疾病时，出现气血不和及阴阳偏盛偏衰的证候，即可运用针灸等治法以激发经络的调节作用。经络的调节作用可表现出"适应原样效应"，即原来亢奋的，可通过它的调节使之抑制，原来抑制的，又可通过它的调节而使之兴奋，这是一种良性的双向调节作用。临床及实验研究表明，经络对机体各个系统和器官都能发挥多方面、多环节、多途径的调整作用。

第三节 经络系统的文献研究

经络的组成及功能是古代医家在长期的医疗实践中不断总结发现的，在这一过程中就有可能造成人们对经络系统认识上的不全面，再加之简牍错乱遗失，关于经络系统的文献记载就存在不完备的情况。因此，对中医文献的研究梳理，将有助于对经络系统的研究。

一、《足臂十一脉灸经》系经络学说之源

1973年长沙马王堆三号汉墓出土了同抄在一副长帛上的五部古医学佚书，经《帛书》整理小组拼合修复并分别予以定名，即《足臂十一脉灸经》（以下简称《足臂》）、《阴阳十一脉灸经》甲本（以下简称《阴阳》）、《脉法》《阴阳脉死候》《五十二病方》，其中有关经脉的内容记载在《足臂》和《阴阳》上。

我们知道《内经》十分重视脏腑经络学说，在《灵枢·经脉》里详尽概述了人体的十二条经脉。如果将此篇与《足臂》和《阴阳》相比，无论内容还是词句均有许多相似之处，特别是《阴阳》中很多文句与《灵枢·经脉》相同，说明它们之间有某种关系。①上述两部古灸经均只讲了十一条脉，较《灵枢·经脉》少手厥阴脉。②所述各脉循行方向和径路及病候不仅略于《灵枢·经脉》，有的论述甚至相反。③《灵枢·经脉》所论经脉与脏腑之间的互相络属和表里关系等在帛书中尚未涉及。根据事物总是由简到繁、由不完善到逐渐完善的发展规律，可以说两部古灸经是《灵枢·经脉》的祖本，其成书年代应都早于《内经》。而《足臂》《阴阳》两部古灸经虽出土于同一墓葬，但《足臂》的成书更早于《阴阳》，这也是学术界比较一致的看法。

从《足臂》《阴阳》《灵枢·经脉》之间可看出经络学说的发展阶段和完善过程。以足太阳脉为例，与《灵枢·经脉》篇相比较，在足部，《足臂》的"病足小趾废"正是《经脉》篇足太阳脉从"外踝娄中"延伸至"小趾外侧"的理论依据，在头部，《经脉》篇足太阳脉"起于目内眦"，并不"之鼻"，则足太阳的"鼽衄"一症也是渊源于《足臂》的痕迹可知。再者如足少阳脉的起始是"出于踝前"，其病候有"足小趾次趾废"，对照《经脉》篇足少阳脉的终点是"循足跗上入小趾次趾之间"，病候为"小趾次趾不用"。可见，《内经》对中医学的整理和总结是以大量的文献资料和临床实践为依据的，《足臂》当是其所依据资料之一，因此在研究经络学说的形成和发展上，《足臂》具有更重要的意义。

将《足臂》与《灵枢·经脉》篇中的十二经脉相对照，二者在命名、分布等方面既有许多相近之处，但又有原则的不同。自《内经》以来，历代医家虽然皆宗《灵枢·经脉》篇中所述十二经脉的循行，但是《足臂》之学术观点及其所影响下的一些学说并未被完全淘汰，在《内经》中仍然有所体现，主要有以下几个方面。

1.在标本根结学说中的体现

标本学说始见于《灵枢·卫气》："足太阳之本在跟以上五寸中，标在两络命门。命门者，目也。足少阳之本在窍阴之间，标在窗笼之前。窗笼者，耳也。足少阴之本，在内踝下上三寸中，标在背腧与舌下两脉也。足厥阴之本在行间上五寸所，标在背腧也。足阳明之本在厉兑，标在人迎颊挟颃颡也。足太阴之本在中封前上四寸之中，标在背腧与舌本也。手太阳之本在外踝之后，标在命门之上一寸也。手少阳之本在小指次指之间

上二寸，标在耳后上角下外眦也。手阳明之本在肘骨中，上至别阳，标在颜下合钳上也。手太阴之本在寸口之中，标在腋内动脉也。手少阴之本在锐骨之端，标在背腧也。手心主之本在掌后两筋之间二寸中，标在腋下下三寸也。"根结学说始见于《灵枢·根结》："太阳根于至阴，结于命门。命门者，目也。阳明根于厉兑，结于颡大。颡大者，钳耳也。少阳根于窍阴，结于窗笼。窗笼者，耳中也……太阴根于隐白，结于太仓。少阴根于涌泉，结于廉泉。厥阴根于大敦，结于玉英，络于膻中。"

标本、根结学说内容不尽相同，但基本精神是一致的，都是借助十二经脉说明四肢末端与头面躯干的特定联系，主要从纵向上阐述人体经络腧穴上下对应关系，皆属于十二经脉的重要内容。十二经脉的"根"与"本"、"结"与"标"部位相近或相同，意义亦相似。"根"有"本"义，"结"有"标"义，马莳说："脉气所起为根，所归为结。""根"与"本"部位在下，皆为经气始生、始发之地，为经气之所出；"结"与"标"部位在上，皆为经气所归、所结之处。于是从标本、根结角度就确定了十二经脉的循行方向——皆以四肢末端为起始，以头面胸腹为终点，都是向心性的循行。

据《灵枢·经脉》的观点，手三阳经、足三阴经为向心性循行，起始于四肢末端，终于头面胸腹，与标本、根结的始末关系是一致的；而手三阴经、足三阳经是远心性循行，起始于头面胸腹，终于四肢末端，与标本、根结学说的始末关系恰恰相反。所以，标本、根结学说属于十二经脉的内容，虽然出于《灵枢》，却无法用《灵枢·经脉》的观点解释。若用《足臂》中经脉皆为向心性循行的观点来认识则可以得到满意解释：其经脉都是从四肢末端开始，自然就是根与本，都是终于头面胸腹，自然就是结与标。由此不难推测，标本、根结学说可能是在《足臂》理论指导下产生的。《灵枢·经脉》虽然改变了《足臂》中手三阴经、足三阳经的循行方向，却在《根结》篇、《卫气》篇中仍然保留了与《足臂》理论相一致的标本、根结学说。

不同的是"标本"的范围较"根结"为广，即所谓"根之上有本""结之外有标"。标本理论强调经脉分布上下部位的相应关系，即经气的集中和扩散。"本"部经气较为集中，"标"部经气较为分散，反映出"本"与"标"之间经气分布的一种特殊状态。根结理论强调经气两极间的联系，这种联系是上下对应的，反映出"根"与"结"之间经气分布较为集中。标本、根结理论补充说明了经气流注运行的状况，反映出经气循行具有多样性和弥散作用的特点，强调了人体四肢与头身的密切关系，说明四肢部特定穴治疗头面五官、脏腑病证，头身部腧穴治疗四肢疾患有其生理基础，为临床治疗"上病下取，下病上取"提供了理论依据。《灵枢·终始》载："病在上者下取之，病在下者高取之，病在头者取之足，病在足者取之腘"，即是这些理论的具体应用。

2.在五输穴中的体现

十二经脉在肘膝以下各有井、荥、输、经、合五个特定穴，称之为五输穴。井穴在爪甲角，依次向上是荥、输、经穴，至肘膝部为合穴。见于《灵枢》中《九针十二原》《本输》等篇，如《灵枢·九针十二原》指出："所出为井，所溜为荥，所注为输，所行为经，所入为合。"所谓井、荥、输、经、合，是以水流大小来形容每穴气血的多少、脉气的盛衰。爪甲旁的井穴脉气最小，如水之源头，脉气在荥、输、经部逐渐加大，至肘膝部的合穴，脉气最盛，如江河入海之势。就是说，从五输穴角度看，其脉气都是向心性地扩大。

五输穴的这种理论用《灵枢·经脉》的观点难以解释，假如每条经脉的脉气从开始到终了是逐步扩大的，那么向心性循行的手三阳经、足三阴经与五输穴的意义相符，而远心性循行的手三阴经、足三阳经却与五输穴的意义相反。再如每条经脉的脉气从开始到终了是逐步缩小的，那么远心性循行的手三阴经、足三阳经与五输穴的意义相符，而向心性循行的手三阳经、足三阴经与五输穴的意义相反。因此，用《灵枢·经脉》的观点难以使五输穴的意义得到两全的解释，而用《足臂》中经脉皆为向心性循行的观点可以使五输穴的意义得到满意解释，其经脉皆始于手足之端，经过肘膝向头面胸腹循行，脉气由微至盛，与五输穴中脉气由微至盛的观点恰好相吻合，故而可以推测五输穴的形成也是在《足臂》观点指导下产生的。

此外，《灵枢·经脉》记载了十二条经脉，而《灵枢·本输》中却记述了十一条经脉的五输穴，缺少手厥阴心包经及其五输穴。《足臂》中也恰恰缺少手厥阴脉。对于二者缺如一致的现象不能视为偶合，可能是在《灵枢·本输》篇成书之时，只有十一条经脉，没有手厥阴脉，其五输穴即在十一条经脉皆为向心性循行的理论指导下产生。因此，《本输》的成书年代可能要早于《经脉》。

3.在经脉循行方向中的体现

《灵枢·邪客》云："手太阴之脉，出于大指之端，内屈循白肉际，至本节之后太渊，留以澹，外屈上于本节下，内屈与阴诸络会于鱼际，数脉并注，其气滑利，伏行壅骨之下，外屈出于寸口而行，上至于肘内廉，入于大筋之下，内屈上行臑阴，入腋下，内屈走肺。"此篇手太阴之脉与《灵枢·经脉》手太阴之脉的循行方向完全相反。前者从手走胸，为向心性循行，后者从胸走手，为远心性循行。此篇与《足臂》的循行方向却相同，可能是师承的缘故，乃《邪客》仍宗《足臂》更为古老的观点所致。《内经》《针灸甲乙经》中还有诸多类似之说。此外，《灵枢·经脉》中的阴经都是远心性分布，经脉上的腧穴也应该远心性依次分布才为合理，但《针灸甲乙经》《铜人腧穴针灸图经》腧穴铺陈目次呈向心性分布，可能仍是受《足臂》的影响。

对于上述问题，不少医者皆以经气的运行是极其复杂的观点解释。经气运行极其复杂确实存在，然而无论多么复杂，应有它一定的规律，而以《灵枢·经脉》的观点却不能揭示其内在规律，得不到贴切的解释。《足臂》的出土对于揭示上述问题的所以然提供了新的线索，其核心即是十一经脉皆是向心性循行。倘若上述认识有可取之处，则又是对《内经》的成书非出于一时一人之手的佐证之一。

4.在经脉铺陈顺序上的体现

《足臂》按照足三阳、足三阴、手二阴、手三阳的顺序铺陈，《阴阳》按足三阳、手三阳、足三阴、手二阴的目次铺陈，两书略有差异。

《灵枢·经脉》在叙述十二经脉时按照手太阴、手阳明、足阳明、足太阴、手少阴、手太阳、足太阳、足少阴、手厥阴、手少阳、足少阳、足厥阴的顺序铺陈，十二经脉依次相接，形成周而复始、如环无端的特点，其分布既有向心性，又有远心性。如此《黄帝内经》其余关于经脉的铺陈次序也当如此，但《根结第五》《经脉第十》《经别第十一》《经水第十二》《经筋第十三》共五篇叙述经络学的不同内容时，铺陈目次均与《灵枢·经脉》十二经脉不同，而与帛书相似或相同。此外，《针灸甲乙经》总体上保留了三阴三阳的铺陈顺序，《铜人腧穴针灸图经》也按三阴三阳表里经顺序依次对腧穴进行了叙述。

二、经络存在纵行、横行和层次状三种分布形式

经络的内容在《内经》中论述颇多，将诸多内容进一步加以归纳，有助于中医理论的提高以及对经络实质的研究。通过研习古代文献，并结合临床实践，我们认为经络存在着纵行、横行和层次状三种分布形式。

1.经络分布纵行说

经络是人体运行气血、沟通内外、贯通上下的路径。经络纵横交错，遍布于全身，经络系统由经脉和络脉组成，其中经脉中的十二经脉、奇经八脉（带脉除外），以及附属于十二经脉的十二经别、十二经筋、十二皮肤，络脉中的十五络脉，都是属于经络纵行分布的范畴。

2.经络分布横行说

经络的横行说是指在机体内存在着一类从体表以矢状线或冠状线向中心垂直轴分布的一类经络。这类经络将体表与体内组织或体内脏腑横向地联系起来，起着运行气血、调和阴阳、传变病邪、反应病候的作用。在治疗上则为"腧穴所在，主治所在"提供了理论依据。《素问·皮部论》说："邪客于皮则腠理开，开则邪入客于络脉，络脉满则注于经脉，经脉满则入舍于腑脏也。"这样，"皮-络-经-脏腑"成为疾病的传变形式，《素问·缪刺论》有一段文字与之相仿。《灵枢·百病始生》说："是故虚邪之中人也，始于皮肤，皮肤缓则腠理开，开则邪从毛发入，入则抵深，深则毛发立，毛发立则淅然，故皮肤痛。留而不去，则传舍于络脉，在络之时，痛于肌肉，其痛之时息，大经乃代。留而不去，传舍于经，在经之时，洒淅喜惊……留而不去，传舍于肠胃，在肠胃之时，贲响腹胀，多寒则肠鸣飧泄，食不化，多热则溏出糜。留而不去，传舍于肠胃之外、募原之间，留著于脉，稽留而不去，息而成积。"这段文字也反映了邪气"皮-络-经-脏腑"的传变层次。分析以上《内经》内容可以看出，病邪绝不是从某一经的纵行线向里传变的，而是从整个躯体中的皮肤经横行经络往里传变的。因此，在机体中确实存在着横向分布的经络。

经络的横行说验之临床，对于疾病的病理及诊疗有着非常重要的意义。临证经常遇到这样的情况：素有脾胃阳虚者，遇到风寒之邪则胃脘痛；素有痹证的患者，遇到风寒之邪则头痛加剧。这种病理现象我们不可能用平时所说的经络纵行说来解释，只能用外邪呈矢状线或冠状线由皮肤向中心轴垂直传递来解释。在诊断方面，有胃病的人常可在

第9至第11胸椎两侧触及结节状或索条状的物质，实际上就是横向分布经络的反映，是传导病邪的结果。腰为肾之府，肾虚之人常可见腰痛。肾虚为什么会出现腰痛呢？就是因为在人体中存在着横行的经络，肾虚时横向分布的经络失养而成腰痛。这样的例子很多，无论是从历代文献中，还是从生理功能、病理反应及诊断方面都能够证明人体中确实存在着横向分布的经络。躯干部的腧穴治疗内脏病，头部腧穴治疗神志和五官病，也是通过横向分布的经络而实现的。这些横向分布的经络有多少，是大的经脉，还是小的络脉，古人无明确记载，我们目前尚难以肯定，也无法命名。

3.经络分布的层次说

《伤寒论》的"六经"指的是整个机体内纵向地分成6个层次，从表及里依次是太阳、阳明、少阳、太阴、少阴、厥阴。方有执在《伤寒论条辨》中说："经是各居其所有，其各该所辖部属方位之处所皆拱极而听命的。以邪之进也，不由经道而在部位方所上超直而径进，故但提纲挈领，举六该十二以为言。"例如："太阳者，以太阳经所主之部局皮肤言也……后人不察，如诸家纷纷争以经络之一线而嚣讼，岂不大谬。"由此肯定，伤寒学派的六经辨证，实际上是从经络的层次说发展起来的，与十二经脉纵行线状概念无关。

三、经脉"是动病""所生病"当改为"是动病""是主病"更为合适

"是动病""所生病"见于《灵枢·经脉》十二经脉各脉的病候中。自《难经》开始，历代医家都用这两个词来分类和概括各条经脉的病候属性，但是各家的解释都不一致，令后人无所宗。我们认为历代医家所以观点各异，就是由于"是动病""所生病"的提法本身欠妥，它难以概括经脉病候，也不能完全解释六腑病证，若改成"是动病""是主病"，不仅有利于理解经脉的病候，也可以探求历代医家分歧。

1.历代医家对"是动病""所生病"的不同认识及不足

历代医家对"是动病""所生病"的不同认识主要有以下几种，如下表（表1-1-3-1）所示。

表1-1-3-1　各文献"是动病""所生病"之不同认识

历代主要文献	是动病	所生病
《难经·二十二难》	气病	血病
《难经经释》	本经病	他经病
《黄帝内经灵枢集注》	外因所致	内因所致
《难经》杨康侯注	在气在阳	在血在阴
《十四经发挥和语钞》	在卫病在外	在营病在内
《十四经发挥和语钞》	经络的病	各脏腑的病
《类经》	本脏腑	各脏腑

分析以上诸家对"是动病""所生病"的解释可以看出两个问题：一是各注家间的认识各不相同；二是各注家都把"是动病"和"所生病"看成是两种截然不同性质的病

证。对此，我们认为上述认识欠妥。

关于第一个问题，既然诸家各持己见，那么每位注家在坚持自己观点的同时，实际上就是对其他观点的否定，如张景岳等人对《难经》以气血分类"是动病""所生病"的观点就持不同意见，认为："观此以是动为气，所生为血，先病为气，后病为血，若乎近理。然细察本篇之义，凡在五脏，则各言脏所主病，凡在六腑，则或言气或言血，或脉或筋，或骨或津液，其所生病本各有所主，非以血气二字言十二经者也。《难经》之言，似非经旨。"丹波元简赞同此说法："动生二字，分为气血，乃《难经》之臆说耳。"徐灵胎在按语中说："《经脉》篇是动诸病，乃本经之病；所生之病，则以类推。而旁及他经者，经文极明晓，并无气血分属之说。"可见，对《经脉》篇"是动病""所生病"的解释局限于气血先后方面确有未尽善处。

同时张介宾又提出了自己的见解，他说："动，言变也，变则变常而为病也，如《阴阳应象大论》曰，在变动为握为哕之类。"他解释"是动病"为某脏腑在正常的生理状态下按照一定的变化规律而得病，如肝主筋，其在正常生理状态下支持关节活动，其失去正常生理状态时即出现抽搐。可见他强调"是动病"是本脏腑的病变规律，而未涉及与其他脏腑经脉间的联系；然而"所生病"为十二经脉各脏腑所主生之病，这样的解释在某些病证中也是难以说通的。如肺手太阴之脉"是动病"中有"甚则交两手而瞀，是谓臂厥"，瞀指目疾（视物不清），属臂厥的症状，可目不和肺脏本身发生联系；又如其"所生病"中有"掌中热"，但肺经循行不通过掌中。再仔细分析十二经脉病候之间的关系不难看出，"是动病""所生病"条下的病证不是单一本脏腑的病证，同一病证可以出现在不同的经脉病候中。如"目黄"一症可见于心经、膀胱经、小肠经、大肠经的"所生病"及心包经的"是动病"。又如"臂厥"可见于心肺二经。所以，张介宾的观点也未能概全十二经脉各脉的病候。因此只就"是动病""所生病"的提法难以给各经脉病候的病理机制明确一个统一的概念。

关于第二个问题，在各条经脉中都可以见到"是动病""所生病"中具有相近或相同的证候，如手太阴肺经"是动病"有肺胀满、膨膨而喘咳，"所生病"中有咳上气、喘喝、烦心胸满，也就是说"是动病""所生病"都有咳、喘、胸满等证候。既然是同一证候，没有理由强行把它们的病机分成气与血、本经与他经、经络与脏腑、内因与外因、在阴与在阳等的不同。但是并不排除众医家的解释，仅就"是动病"或"所生病"而言是能解释某些病证的，但若将二者结合起来，则可见各医家只是为了机械地联系而将其分为相互关联的两类病理属性。因此把相同或相近的证候用"是动""所生"二词的意义概括病候性质，在不少方面是相互矛盾的。

在《灵枢·经脉》中十二经各脉"所生病"的提法：肺经为是主肺所生病，肝经为是主肝所生病，肾经为是主肾所生病，脾经为是主脾所生病，大肠经为是主液所生病，小肠经为是主筋所生病，胆经为是主骨所生病，心包经为是主脉所生病。可见"所生病"对于脏与腑来讲其前置词不同，即五脏各以其脏名而言所生病，而六腑或言气、言血、言脉、言筋、言骨、言液所生病。如足太阳膀胱经言主筋所生病，众医家对此有不同的认识。《素问·生气通天论》云："阳气者，精则养神，柔则养筋。"杨上善认为："足太阳水，生木筋也，故足太阳脉主筋者也。"张介宾说："周身筋脉，惟足太阳为多为巨。其下者结于踵，结于腨，结于臀；其上者，挟腰脊，络肩项，上头为目上网，下结于烦。故凡为挛为弛为反张戴眼之类，皆足太阳之水亏，而主筋所生病者。"张隐庵指出："太阳之气，生于膀胱水中，而为诸阳主气。阳气者，柔则养筋，故是主筋所生之病。"虽然各医家对膀胱经主筋的道理解释得似乎很明了，但多有牵强之处。另外，膀胱经既言主筋所生病，那么"所生病"条下的病证就应该是筋所产生的病证，这些病证就应该能用筋的生理功能以及筋与膀胱经的联系解释。然而有不少病证却非如此，如"目黄、泪出、衄鼽"等，因此我们认为"所生病"不能完全解释六腑病证，这种提法欠妥，若改为用"是动病""是主病"则较为适宜。

2."是动病""是主病"更为合理

"是动病"是指本经脉和脏腑或与其相关联的脏腑经脉因变动而产生的病证。"是主病"是指本经腧穴能主治的证候。二者的关系是"动"——变动和"主"——主治的关系，也是相互配合、相互补充的关系，二者之间没有截然的界线。如"肾足少阴之脉……是动则病饥不欲食，面如漆柴，咳唾则有血，喝喝而喘，坐而欲起，目䀮䀮如无所见，心如悬若饥状。气不足则善恐，心惕惕如人将捕之，是为骨厥。是主肾所生病者，口热舌干，咽肿上气，嗌干及痛，烦心心痛，黄疸，肠澼，脊股内后廉痛，痿厥嗜卧，足下热而痛。"从上述经文即可看出，在"是动病"中不仅有本脏自病的面如漆柴、气不足则善恐，而且还有合于他脏的病证，如肺肾同病的咳唾则有血、喝喝而喘，心肾同病的心如悬若饥状、心惕惕如人将捕之，肝肾同病的目䀮䀮如无所见，以及合于脾胃的饥不欲食。由此则更进一步说明我们所提出的"是动病"的含义，从而使历代医家认为"是动病"为气病、本经病、经络病等观点统一起来。"所生病"若按"是主病"的说法则应是足少阴肾经的腧穴能治"所生病"条下的病证，这些病证中既有本经循行所过之病，如口热舌干、咽肿上气、嗌干病痛、脊股内后廉痛、痿厥嗜卧、足下热而痛，而且也有合于他脏的病证，如心肾同病的烦心心痛，肾及大肠的肠澼，肝肾同病的黄疸。

因此"是动病""是主病"的提法不再只局限于气与血、内与外、表与里等的病证分类法，它可以不受任何约束地将二者的病证结合而参以类相从，以便治疗应手，选穴有方。如在肾经"是动病""是主病"中都有心肾同病的病证，即可将二者的病证都归属于心肾之中，也便于解释其病理机转。"是主病"既言该经穴能主治的病证，当然也包括了"是动病"条下的病证，这样在"是动病"与"是主病"条下出现相近或相类似的病证也就不难解释了。"是动病""是主病"的提法也能解释六腑病证，如上文不能用"所生病"解释的膀胱经之"目黄、泪出、衄鼽"等，若用"是主病"的提法解释更为贴切，因为在"是主病"中只要病证与本脏腑经脉有关联，就可取本经穴主治。所以说"是动病""是主病"的提法可以完全概括十二经脉病候，能够解决历代医家关于"是动病""所生病"观点的种种分歧。

此外，考帛书《阴阳》中的"是主"就是"主治"，此句明显是总结上文的"是动"

病，而"其所产病"一句则是总起下文的"所生"病，如"是少阴脉主治其所产病"是对本提法的有力佐证。

四、对奇经八脉的研究

1. 奇经八脉亡佚的研究

奇经八脉亡佚的观点早已有之，然而亡佚的根据是什么？亡佚的节点和环节在哪里呢？尚未见到具体理由。我们对此的研究观点如下。

（1）亡佚理由：第一，上肢没有奇经八脉与理不符。第二，十二经脉中每一条经脉都有一个郄穴，奇经八脉中4条经脉有郄穴，而另外4条奇经八脉没有郄穴，这是不合理的。第三，只有阴维脉的起点是郄穴筑宾，与其他各脉的起点不相匹配，也就是说，阴维脉不应该起于郄穴筑宾，有一段阴维脉的文献记载肯定是亡佚了。第四，关于《内经》与《难经》的关系，学者已达成共识，即《难经》是解释《内经》的。也就是说，同一个内容，《内经》的内容要比《难经》的内容多、文字多。但是关于奇经八脉，有一部分内容这两部书却恰恰相反。比如《内经》只有"阴维脉""阳维脉"6个字，别无其他内容。《难经》就有两句话："阳维起于诸阳会也，阴维起于诸阴交也"，共16字，明确说明了阴阳维脉的起始点，远远超出解释的内容，不符合《难经》是解释《内经》的关系。

（2）亡佚的节点与环节：第一，《内经》的编撰者没有见到奇经八脉的完整内容，因此该书中没有完整的奇经八脉的内容。第二，《难经》的编撰者见到了完整的奇经八脉的内容，因此即使《难经》是解释《内经》的，关于阴维脉、阳维脉的内容仍然比《内经》多。第三，皇甫谧没有见到完整的奇经八脉，只是见到了奇经八脉的交会穴，与《内经》《难经》又有所不同。而正是这些交会穴，才为李时珍画出奇经八脉的分布线提供了基础。第四，根据《针灸四书》记载，推断元代少室隐者见到了完整的奇经八脉内容，但他只把有关交会穴的内容传给山人宋子华，宋子华又传给窦汉卿。就名字推断，少室隐者似乎是位道人，山人宋子华似乎是位文人，窦汉卿肯定是位医生。通过这样间接传递，医生窦汉卿只见到结果没见到全文，但留下了全文的影子。

在信息交流非常不方便、所存竹简近乎孤本的年代，一些书籍时隐时现是非常正常的。例如孙思邈《备急千金要方》中没有《伤寒论》的内容，晚年的《千金翼方》才有《伤寒论》的内容，说明孙思邈直到晚年才见到《伤寒论》。《黄帝内经太素》《十四经发挥》在中国已经亡佚许久，之后在日本发现日文本，从日文本再翻译成中文本，才使我们重见此书。这些史实进一步佐证了我们的推断。

综上可以得出以下两点结论：第一，上肢应有4条奇经八脉。从八脉交会的穴"列缺通任脉，后溪通督脉，外关通阳维脉，内关通阴维脉"可以推断，上肢就分布着任脉、督脉、阳维脉、阴维脉，文中"通"字是否就是交会的意思？第二，历史上有认为《内经》遗篇是刺法篇者，是否可以是奇经八脉篇呢？因为《内经》中关于刺灸法的内容已经不少，而奇经八脉这么重要的内容却没有系统的文字，实在与理不符。

2.对阴维脉、阳维脉的起点另立新说

阳维脉、阴维脉属于奇经八脉中的两条经脉。《内经》《难经》仅有"阳维""阴维"的概念，有名而无循行记载。《素问·刺腰痛》有"阳维之脉令人腰痛……刺阳维之脉，脉与太阳合腨下间，去地一尺所""飞阳之脉令人腰痛……刺飞阳之脉，在内踝上五寸，少阴之前，与阴维之会"的记载。《难经》提出"起于诸阳会""起于诸阴交"，《难经·二十八难》中说："阳维、阴维者，维络于身，溢蓄不能环流灌溉诸经者也。故阳维起于诸阳会也，阴维起于诸阴交也。比于圣人图设沟渠，沟渠满溢，流于深湖，故圣人不能拘通也。而人脉隆盛，入于八脉，而不环周，故十二经亦不能拘之。"晋代皇甫谧《针灸甲乙经》卷二《奇经八脉第二》记载："阳维、阴维者，维络于身。溢蓄不能环流溉灌也。故阳维起于诸阳会，阴维起于诸阴交也。"此句说了阴阳维脉的起点问题，但依然没有明确"诸阳会""诸阴交"是何指。另外，《针灸甲乙经》卷三《足少阴及股并阴跷阴维凡二十穴第三十二》说："筑宾，阴维之郄，在足内踝上腨分中。"《针灸甲乙经》卷三《足太阳及股并阳维四穴凡二十八穴第三十四》云："阳交，一名别阳，一名足髎，阳维之郄。"这两句话分别明确了阴阳维脉的郄穴分别是阳交、筑宾。隋代杨上善在《黄帝内经太素》卷第十《阴阳维脉》篇中说："阳维起于诸脉之会，则诸阳脉会也，阴维起于诸阴之交，则三阴交也……腨下间上地一尺所，即阳交穴，阳维郄也。阴维会即筑宾穴，阴维郄也。"明确了"诸阴之交"是指阴维脉的起点三阴交穴，印证了《针灸甲乙经》阴阳维脉的郄穴分别是阳交、筑宾之说，但未明"诸阳之会"何指，也未明"诸阳脉会也"会在何处。

至元代滑寿及明代李时珍完善二维脉的循行及交会穴，特别强调金门、筑宾二穴。明代李时珍所著《奇经八脉考》在《十四经发挥》的基础上，将阴维脉的交会穴增加到一十四穴，阳维脉的交会穴增加到三十二穴。且李时珍将阴阳维脉列于八脉之首："奇经八脉者，阴维也，阳维也……带也。"更加强调二维脉的地位和作用，进一步明确、完善了阴阳维脉的具体循行及交会穴。至此，阴阳维脉的循行、交会穴已是明了，均特别强调金门、筑宾二穴，但都未回答"诸阳会""诸阴交"的含义。

《难经·二十八难》提出："阳维起于诸阳会也，阴维起于诸阴交也。"其中"诸阳会""诸阴交"到底所指何部，阴阳维脉的起点及循行如何，医界争论总在持续。根据《针灸甲乙经》的记载，悬钟是"足三阳络"，我们认为悬钟是足三阳经交会穴，三阴交是足三阴经交会穴。据此进一步认为"阳维起于诸阳会"是指阳维脉起于外踝上3寸的悬钟穴，"阴维起于诸阴交"是指阴维脉起于内踝上3寸的三阴交穴。两条脉起点对称，正符合阴阳对称之理。

（1）阳维起于诸阳会：为了叙述方便，首先引出《奇经八脉考》中关于阳维脉循行的描述："阳维起于诸阳之会，其脉发于足太阳金门穴，在足外踝下一寸五分，上外踝七寸，会足少阳于阳交，为阳维之郄，循膝外廉，上髀厌，抵少腹侧，会足少阳于居髎，循胁肋斜上肘上，会手阳明、手足太阳于臂臑，过肩前，与手少阳会于臑会天髎，却会手足少阳、足阳明于肩井，入肩后，会手太阳、阳跷于臑俞，上循耳后，会手足少阳于风池，上脑空、承灵、正营、目窗、临泣，下额与手足少阳、阳明五脉会于阳白。循头入耳，上至本神而止。"从上文可见李时珍将"阳维起于诸阳之会"放在文首，目的在于说明此句是专门论述阳维脉循行的，这个观点是非常正确的。然而此句是独立存在呢？还是指下文的金门穴呢？如果是独立存在，究竟是指什么呢？如果是指金门穴，那么根据又是什么呢？这些都没有作应有的解释。也就是说，上文中的这句话并没有什么实际话义，只是随文引出而已。以上是对"阳维起于诸阳会"的第一种认识。

对于"阳维起于诸阳会"的第二种认识，以滑寿等为代表。滑寿的《十四经发挥》列出阳维脉的大概循行、作用："阳维维于阳，其脉起于诸阳之会，与阴维皆维络于身。若阳不能维于阳，则溶溶不能收持。其脉气所发，别于金门，以阳交为郄，与手足太阳及跷脉会于臑俞，与手足少阳会于天髎，又会于肩井。其在头也，与足少阳会于阳白，上于本神及临泣，上至正营，循于脑空，下至风池，其与督脉会，则在风府及哑门。"滑寿的这段话可从两方面理解。①阳维脉的生理功能与病理表现："阳维维于阳""与阴维皆维络于身"，"若阳不能维于阳，则溶溶不能收持"，阳维脉的分布同《针灸甲乙经》所说。②阳维脉的循行及脉气所发的穴位：阳维起于诸阳之会，金门为阳维脉气所发……与督脉会风府及哑门，"此阳维脉气所发，凡二十四穴"。前面强调阳维脉发于金门，说的是起点问题，后说"此阳维脉气所发，凡二十四穴"，是说交会穴问题。

对于"阳维起于诸阳会"的第三种认识，以黄竹斋等为代表。《难经会通》《难经校释》都认为，诸阳会系指足太阳膀胱经金门穴。但查阅《内经》及《针灸甲乙经》等书籍，均未见金门穴为诸阳经交会穴的记载，所以这种解释是没有根据的。

那么，"阳维起于诸阳会"指什么呢？我们研究认为是指阳维脉起始于足少阳胆经的悬钟穴。这种认识可以从《针灸甲乙经》中得到证实，《针灸甲乙经》说悬钟穴为"足三阳络"，即足三阳经都在悬钟穴相联络，悬钟穴是足三阳经的交会穴。悬钟穴的这一特性，恰与"诸阳会"的意义相吻合。既然阳维脉"起于"诸阳会，悬钟穴当然是阳维脉的起始处。以往各书都载金门穴为阳维脉的起始穴，其根据是《针灸甲乙经》，这是对《针灸甲乙经》原意的曲解。逐个查阅《针灸甲乙经》中阴阳跷脉、阴阳维脉、冲脉、带脉的交会穴，除了郄穴之外，皆以"某经某经之会"的句式出现。如臑俞为"手太阳阳维跷脉之会"，承灵为"足少阳阳维之会"等。唯有金门穴不同，说此穴是"阳维所别属也"。这句话的意思是金门穴为阳维脉分支所连属处，因此金门穴只与阳维脉的一个分支相连，并不是阳维脉的起始穴。

（2）阴维起于诸阴交：《奇经八脉考》所载阴维脉的循行："阴维起于诸阴之交。其脉发于足少阴筑宾穴，为阴维之郄，在内踝上五寸腨肉分中，上循股内廉，上行入小腹，会足太阴、厥阴、少阴、阳明于府舍，上会足太阴于大横、腹哀，循胁肋会足厥阴于期门，上胸膈挟咽，与任脉会于天突、廉泉，上至顶前而终。凡一十四穴。"从上文可见李时珍将"阴维起于诸阴之交"放在文首，目的在于说明此句是专门论述阴维脉循行的。然而此句是独立存在呢？还是指下文的筑宾穴呢？如果是独立存在，究竟是指什么呢？如果是指筑宾穴，其根据又是什么呢？这些都没有作应有的解释。也就是说李时珍对于"阴维起于诸阴之交"这句话，只是随文引出而已。这是对"阴维起于诸阴交"的第一种认识。

对于"阴维起于诸阴交"的第二种认识，以滑寿等为代表。滑寿的《十四经发挥》列出阴维脉的大概循行、作用："阴维维于阴，其脉起于诸阴之交。若阴不能维于阴，则怅然失志。其脉气所发者，阴维之郄，名曰筑宾，与足太阴会于腹哀、大横，又与足太阴、厥阴会于府舍、期门，与任脉会于天突、廉泉。"滑寿的这段话也可从两方面理解。①阴维脉的生理功能与病理表现："阴维维于阴""若阴维不能维于阴，则怅然失志"，阴维脉的分布同《针灸甲乙经》所说。②阴维脉的循行及脉气所发的穴位："阴维起于诸阴之交，其脉气所发者，阴维之郄，名曰筑宾……与任脉会于天突、廉泉"，"此阴维脉气所发，凡十二穴"。前面强调阴维脉发于筑宾，说的是起点问题，后说"此阴维脉气所发，凡十二穴"，是说交会穴问题。

对于"阴维起于诸阴交"的第三种认识，以黄竹斋等为代表。《难经会通》《难经校释》等书都说，诸阴会是指足少阴肾经的筑宾穴。经查阅《内经》及《针灸甲乙经》等书籍，均未见筑宾穴为诸阴之会的记载，所以这种解释是没有根据的。

那么，"阴维起于诸阴交"指什么呢？我们认为是指阴维脉起于足太阴脾经的三阴交穴。这种认识可以从《针灸甲乙经》中得到证实。《针灸甲乙经》说三阴交为"足太阴厥阴少阴之会"，即是说三阴交穴为足三阴的交会穴，这种意义与"诸阴会"的意义恰好相吻合。既然阴维脉"起于"诸阴会，三阴交当然就是阴维脉的起始穴。十二经脉、阴阳蹻脉、阴阳维脉计十六条经脉，每经各有一个郄穴，除阴维脉的郄穴以外，其他十五条经脉的郄穴都不在起始穴，而在起始穴上方的某一穴位。以往各书以阴维脉的郄穴筑宾为本经的起始穴，这种郄穴出现规律与其他经郄穴出现规律是不一致的，所以以筑宾穴为起始穴是不妥当的。若定三阴交穴为起始穴，筑宾穴在三阴交的上方，其郄穴出现部位的规律与其他十五条经脉郄穴出现部位的规律相一致，所以以三阴交穴为起始穴是恰当的。阳维脉起于外踝上3寸的悬钟穴，阴维脉起于内踝上3寸的三阴交穴，正符合阴阳平衡之理。

五、卫气循行的系统研究作为探究经络实质的突破点

《内经》中关于卫气运行的论述，除有《卫气行》专篇外，还散见于不少篇章中，内容多，观点亦多。经过多年的潜心研究，将卫气运行形式作为突破点探究经络实质，主要有以下几个方面。

1.卫气运行，位于脉外

《灵枢·营卫生会》云："营在脉中，卫在脉外。"《灵枢·胀论》云："卫气之在于身也，常然并脉。"《素问·痹论》云："卫者……不能入于脉也。"所谓"脉中"与"脉外"是指营卫以脉为分界，营血在脉的里面运行，卫气在靠近脉的外面的一定空间运行，但皆受经脉与络脉的统辖。卫气无论以什么形式运行，与脉的关系是不可分割的。

2.卫气的三种运行形式

（1）卫气运行的基本形式：营卫相随，共周其度。

脉外之卫气与脉内之营气相互伴随，同按十四经流注次序，日夜运行五十周，这是卫气最基本的运行形式。卫气的这种运行次序在《黄帝内经太素》中有非常清楚的描述："黄帝曰，营气之道，内谷为宝，谷入于胃，乃传之肺，流溢于中，布散于外，精专者行于经隧，常营毋已，终而复始，是谓天地之纪。故气从太阴出，注于阳明，上行至面，注足阳明，下行至跗，注大趾间，与太阴合……下注肺中，复出太阴。此营气之行也，逆顺之常也。黄帝曰，愿闻营卫之所行，皆何道从行？岐伯答曰，营出于中焦，卫出于上焦。黄帝曰，愿闻三焦之所出。岐伯曰，上焦出于胃上口，并咽以上贯膈，布胸中，走腋……下足阳明，常与营俱行于阳二十五度，行于阴亦二十五度，一周也，故五十周而复大会于手太阴。"《黄帝内经太素》是类编《内经》的，以上所引的前一段出自《灵枢·营气》，后一段出自《灵枢·营卫生会》。杨上善将上两部分内容类编在一起，是有一定道理的，其目的就是论述营卫气共同按十四经次序运行。分析上述《灵枢》两篇内容及杨上善注释可以看出，前一段论述营气按十四经次序运行，后一段在于说明卫气与营气相伴随，仍然按照营气的运行次序运行。

本段开始黄帝以"愿闻营卫之所行"而发问，岐伯以"常与营俱行于阳二十五度，行于阴亦二十五度"来回答，文中"俱行"即明确指出营气与卫气是共同运行的。杨上善在注释中反复强调这一点："此则上焦所出与卫气同，所行之道与营气共行也"，"上焦卫气循营气行，终而复始，常行无已也"。关于运行次序，上文虽然只从手太阴叙述至足阳明，实际上代表了十四经的全部次序。杨上善的注释已有说明，这种观点在《难经》三十难、三十二难等中也有反映。对于前一段（《灵枢·营气》）的认识，历代医家是一致的。对于后一段（《灵枢·营卫生会》），张景岳、马莳等人将上焦所出卫气曲解为宗气，营卫俱行解释为营气与宗气俱行，这样营卫相随，日夜周流于身五十周的观点就被误解了。

（2）卫气运行的调节：白天加强在六阳经的运行，夜间加强在五脏六腑的运行。

卫气属阳属气，白天机体活动量大，需要的阳气多，单凭上文所述基本运行形式来输布不能满足机体活动的需要，因此白天加强了在六阳经的运行与输布以保证阳气的供给，夜间机体活动量小，需要的阳气少，则加强在五脏六腑的运行，将多余的卫气储存于脏腑之中。这种现象就是本节所指的卫气运行的调节。关于具体运行次序，《灵枢·卫气行》有详细记述，《灵枢·邪客》又有所补充。概括地说：卫气白天在六阳经运行二十五周，夜间在五脏六腑运行二十五周。《卫气行》将这种运行次序与周度也称为"昼行于阳二十五度，夜行于阴二十五度"。

因为《灵枢》设《卫气行》专篇论述卫气运行，所以不少医家认为《卫气行》篇所载就是卫气最基本，甚至是唯一的运行次序。如张景岳《类经》在"卫气运行之次"条目下，就仅有《卫气行》全篇内容，以示卫气只有这样的运行次序，近代出版的一些医籍大抵亦如此，这种认识似乎欠妥。其一，从卫气的功能来理解主要有两个方面：一是"温分肉，充皮肤，肥腠理，司开阖"的作用；二是"熏于肓膜，散于胸腹"的温煦脏腑的功能。试想，如果卫气白天只行于六阳经，不入于阴，脏腑就得不到卫气的温煦，那么脏腑还能维持其正常功能吗？如果卫气夜间只行于脏腑，不行于六阳经，又怎能对体表起温润、充实、肥腠、司理的作用呢？因此各脏腑组织中的卫气，只有在不同生理状态下有相对多少的现象，不可能出现或有或无的现象。其二，从气血阴阳的关系看，阴无阳不生，阳无阴不长，气为血帅，血为气母，卫属阳、属气，营属阴、属血。营卫相互依存，营气无时无处不到，卫气自然也应如此，所以白天只是六阳经有卫气、夜间只是脏腑有卫气之说，从气血，阴阳互生、互根、互用的关系看也是讲不通的。

《素问·调经论》云："肝藏血。"王冰说："肝藏血，心行之，人动则血运行于诸经，人静则血归于肝，肝主血海故也。"即是说肝藏血的功能是指肝脏对血液的调节功能，不能断章取义地认为人静之时全身的血液都藏于肝脏。因此卫气昼行于阳经，夜行于五脏的状态，亦不能机械地视为卫气唯一的运行规律。而此二者恰好紧密联系，白天机体活动量大，需要的气血多，则营血运于诸经多，卫气在阳经的输布亦多；夜间机体活动量减少，需要的气血少，有余之血藏于肝，有余之卫气藏于五脏六腑。

（3）卫气的应激运行：速度加快，不循"常"道。

《素问·痹论》说："卫者，水谷之悍气也，其气慓疾滑利。"所谓悍气、慓疾滑利，初看起来似乎指卫气的性质，深究之，实际指卫气的另一种运行形式，就是指卫气易被激发，激发后运行速度加快，且不循"常"道的现象。所谓不循常道，就是指不是按以上所说的次序运行，而是沿几条或多条经脉同时运行。这一特性表现在两方面。①在生理功能上的体现：常人饮酒之后，皮肤很快发红，就是由于酒精激发了卫气，迅速到达络脉，带动营血充盈血脉。即如《灵枢·经脉》篇所谓："饮酒者，卫气先行皮肤，先充络脉，络脉先盛，故卫气已平，营气乃满，而经脉大盛。"《灵枢·营卫生会》云："人有热，饮食下胃，其气未定，汗则出，或出于面，或出于背，或出于身半，其不循卫气之道而出何也？岐伯曰，此外伤于风，内开腠理，毛蒸理泄，卫气走之，固不得循其道，此气慓悍滑疾，见开而出，故不得从其道。"以上两段文字也形象地描述了卫气"慓悍滑疾""不得循其道"的这个特性。②在针刺中的体现：针刺腧穴时，酸麻重胀等感觉沿经络向远端传导，而不出血，不少学者认为是刺中卫气的结果，对这种观点表示完全同意。因为此种现象正是卫气被激发后"慓悍滑疾"的表现。当然这种现象只是改变速度，仍然还是循"常"道的。

综上所述，卫气的功能主要有两方面，而且是同等重要的。卫气按十四经次序日夜不停地运行输布于周身，就使内而五脏六腑，外而皮肉筋骨持续不断地得到卫气，使它们的生理功能得到保证。卫气白天加强在六阳经的运行，就可以理解为什么在机体活动增加时仍然有充足的阳气供给。卫气易被激发，就为解释多种生理现象和针刺治病提供了理论基础。

第四节　经络实质的文献研究

经络系统是物质与功能的统一，既有其形质，又有其功能。经络现象的发现途径是多方面的，其中解剖生理知识对于经络的认识有一定的启发。《内经》中有许多篇幅是描述中医对人体解剖的记述，如《灵枢·经水》说："若夫八尺之士，皮肉在此，外可度量切循而得之，其死可解剖而视之，其脏之坚脆，腑之大小，谷之多少，脉之长短，血之清浊，气之多少，十二经之多血少气，与其少血多气，与其皆多血气，与其皆少血气，皆有大数。其治以针艾，各调其经气。"可见古代医家首先是通过对正常人外部的测量、按压、抚摩而探知经络气血的活动，再结合解剖观察以验证。这种以功能探知形质的方法是经络理论发展的一般途径，也为我们从解剖角度回答经络实质的可知性提供了思路。

目前尚无从中医文献研究经络实质的内容。以前的研究多从实验与推理出发，提出了诸多假说和"经络未知论""经络是未知的组织结构，或是已知组织结构的未知功能"的观点。基于以上对记载经络文献的梳理与探究，我们认为可以从中医文献中找到经络实质的答案，突破单纯用实验方法研究的局限，打破占主流地位的观点，得出"经络已知论"。再根据经络的功能，并结合现代解剖学的认识，采用中西医学对照的方法认识经络系统的实质，即其物质基础。中医的解剖学虽然比西医解剖学笼统，但是基本结构一致的地方也很多。通过对照研究发现，经脉、络脉是血管，经筋是神经，卫气是神经功能的表现。由此得出我们的观点：中医的经络就是西医学血管与神经的结合。

一、经脉、络脉是血管

《灵枢·本脏》论经脉的作用是："行血气而营阴阳。"《灵枢·决气》说："中焦受气取汁，变化而赤，是谓血。"《灵枢·经脉》："谷入于胃，脉道以通，血气乃行。"都从不同的角度说明经脉（血管）与气血（血液）的关系，脉道通利是气血运行的重要条件。帛书记载的早期经脉学说中"脉"指血管，《内经》言及"血脉"也大多指血管，是血液运行的通道。《素问·脉要精微论》说："夫脉者，血之府也。"《灵枢·决气》说："壅遏营气，令无所避，是谓脉。"说明脉（血管）有约束和推动血液在脉道内运行的作用。《内经》作为最早的医学专著，已从解剖生理上认识到经脉是气血运行的通道，经脉中流淌着红色的血液。营血是经脉中的主要物质，因此可以认为经脉和气血的密切关系应当是基于血管与经脉的形质相同的基础上的。

《灵枢·营气》指出："营气之道，内谷为宝。谷入于胃，气传之肺，流溢于中，布散于外，精专者行于经隧，常营无已，终而复始，是谓天地之纪。"《灵枢·营卫生会》认为："人受气于谷，谷入于胃，以传与肺，五脏六腑，皆以受气，其清者为营，浊者为卫，营在脉中，卫在脉外，营周不休，五十度而复大会，阴阳相贯，如环无端。"西医解剖的血液循环系统由心脏、动脉、静脉、毛细血管组成，其中红色的血液自心脏经动脉、毛细血管和静脉再返回心脏，周而复始。可见，中西医学对于营血循环无端的运行状态的认识是一致的。中医学又认为脉为奇恒之腑，心所主，"心者生之本……其充在血脉""心主身之血脉"，说明心与脉直接相连，互相沟通。心气推动血液在脉中运行，流注全身，发挥营养和滋润作用，这一点也与十二经脉循环流注和功能认识基本是一致的，十二经脉的循环传注始于肺经而止于肝经，也是周而复始、如环无端地将气血周流全身，发挥运行气血、濡养周身、调和阴阳的作用，共同维系着机体的生命活动。

对于络脉就是血管的认识一般争议不大，《内经》多处提到"血络""刺络"，并认识到"经脉者，常不可见也，其虚实也，以气口知之，脉之见者，皆络脉也"。西医解剖学认为浅静脉在血管容量增多或血液流速缓慢时，因管壁压力增高，管腔增粗，血液中含氧量减少，可清晰地显现于皮下。可见浅静脉是中医"络脉"的一部分，古人通过进一步的观察认识到浅静脉的走行有"诸络脉皆不能经大节之间，必行绝道而出入，复合于皮中，其会皆见于外"之说。而"经脉十二者，伏行分肉之见，深而不见"又与解剖中的动脉和深静脉关系密切。西医解剖将全身的血管分成动脉、静脉和毛细血管三类。根据血管的不同部位，将大的血管进行了命名，而小的动脉则称为分支，小的静脉则称为属支，毛细血管呈网状连于动、静脉之间。对比中西医学对血管的命名虽不同，但对脉管分类都依据不同的大小和方向，这两者又具一致性。据此我们认为"大经"指直行的大动脉、大静脉，"络脉""十五络"指体表的中小浅静脉，"经别""别络"指动静脉的侧副支血管和吻合支血管，"浮络"指皮下可见的静脉血管，包括中小静脉，"孙脉""孙络"指小的和微小的动静脉及其间的吻合支。

二、经筋是神经

"经筋"一词与西医解剖学相对照，目前普遍认为相当于肌肉、肌腱和韧带。我们通过反复观察研究尸体标本和请教外科医生发现神经干的结构和肌腱的结构非常相似，都是条索样的结构，用肉眼可以清楚看到。因此，古人可能将神经干和肌腱混在一起，统称"经筋"了。这一观点可以在《灵枢·经筋》中得到充分印证："足太阳之筋……其支者，别入结于舌本；其直者，结于枕骨，上头下颜，结于鼻；其支者，为目上网"，"足少阳之筋……支者，结于目眦为外维"，"足阳明之筋……下结于鼻，上合于太阳，太阳为目上网，阳明为目下网"，"手太阳之筋……直者，出耳上，下结于颔，上属目外眦"，这些是古人对脑神经的粗浅认识。文中一些对经筋的描述完全符合西医解剖学神经的分布，如"手太阳之筋……结于肘内锐骨之后，弹之应小指之上"，"弹之应小指之上"中的"之"所指手太阳筋脉，从西医解剖去看，"弹之"能够使感觉传到小指的绝不可能是肌腱，而是神经。这段文字非常明确地说明了古人在肱骨内上髁后方的尺神经沟处看到了尺神经干，观察到其向下分布路线，而且还观察到其生理特性，并将其命名为手太阳经筋。"手太阴之筋……出缺盆……下结胸里，散贯贲，合贲下，抵季胁。"膈神经是颈丛的一个重要分支，沿前斜角肌前面进入胸腔，在心包两侧过肺根前方下降，分布于膈，右侧膈神经的感觉纤维还分布到肝的被膜和胆囊处。

受生产力水平的限制，古人经常用病理现象说明解剖结构和生理功能。在《灵枢·经筋》中就有两段文字描述经筋指的是神经。足少阳经筋"并跷脉而行，左络于右，故伤左角，右足不用，命曰维筋相交"，就是说左额角受伤，右足不能活动。古人认为这是足少阳经筋受伤引起的疾病,这与西医学由大脑皮质发出的皮质脊髓束纤维于锥体下端大部分左右交叉的规律完全一致。足阳明经筋"卒口僻,急者目不合,热则筋纵,目不开。颊筋有寒,则急引颊移口,有热,则筋弛纵缓不胜收,故僻",具体地描述了西医学的面神经麻痹,而古人则认为是足阳明经筋病。

从《内经》的描述记载综合来看,经筋和经脉既独立存在,又相互依存,并共同调节人体的各种功能。现代生理学认为血管对神经有营养作用,神经对血管有调控作用。神经周围有丰富的动静脉血管,它们常常缠绕伴行于肢体。血管中含有丰富的神经末梢、神经束和神经纤维丛。在周围神经中,血管又随结缔组织穿行进入神经束内,以保证神经纤维的血液供应。古人将神经视为经筋,因为用毫针针刺腧穴时必然产生酸、麻、重、胀和痛感而不出血,从西医解剖学来看肯定是刺中了神经。同时,在《针灸甲乙经》的349个腧穴中,就有27个腧穴运用"动脉应手"的方法作为取穴的标志之一,如太溪、人迎、冲门等。后人在这方面又有所增加,如太渊、颈臂等。现代腧穴解剖学更证明了每个腧穴处都有神经和血管的分布。

三、卫气是神经功能的表现

从位置上来看,卫气与神经的位置基本都位于血管的旁边。《灵枢·营卫生会》说:"营在脉中,卫在脉外。"《难经·三十难》:"营行脉中,卫行脉外。"《灵枢·胀论》:"卫气之在于身也,常然并脉。"营血同类,相互并称,脉就是血管,卫气"常然并脉",是指营血位于血管的里边,卫气位于血管的外边。西医解剖学发现,大部分神经与动脉或静脉是并行的。从腧穴解剖学角度也证实了这一点,有学者对动物及人体穴位和非穴位皮肤组织中的神经纤维量进行研究,发现两者神经纤维密度之比为7.22:5.26(约1.4倍)。亦有学者对家兔足三里穴与旁开非经穴部血管分布进行观察发现,两者血管密度之比为8.82:2.26(约4倍)。上述资料分别从神经、血管角度研究腧穴的局部解剖,表明很多腧穴同时分布着血管与神经,这从整体上说明腧穴与神经血管是相互贴近、相互并行的。

在经络系统中,十二经脉和奇经八脉分布范围广泛。大体说,每一条经脉可分为两部分:一是分布于头面五官、躯干和四肢;二是分布于内脏。在经络系统中的十二经别,主要分布于内脏,而十五络脉只分布于四肢。西医学的神经系统可分为躯体神经与内脏神经两部分:躯体神经主要分布于头面五官、躯干和四肢;内脏神经则主要分布于内脏。将经络与神经的分布与分类进行对照发现,经络学说中十二经脉、奇经八脉的躯体部分和十五络脉与神经系统中的躯体神经关系密切,十二经脉、奇经八脉的内脏部分和十二经别与神经系统中的内脏神经关系密切。

生理上来讲,关于卫气生理特性的描述主要有两方面:一是卫气运行速度快。《素问·痹论》:"卫者,水谷之悍气也,其气慓疾滑利。"张介宾将"悍"字注释为"浮盛而疾",将"慓"字注释为"急也"。"急"与"疾"通,均指迅速的意思。《素问注释汇粹》将"滑利"二字解释为"流利不受约束"。故《素问·痹论》这句话是指卫气运行速度快。二是卫气运行范围大。《灵枢·卫气》:"其浮气之不循经者为卫气。"《灵枢·营卫生会》

也云："此气（卫气）慓悍滑疾，见开而出，故不得从其道。""循经""得从其道"指卫气的基本运行形式。所谓的基本运行形式就是《灵枢·营卫生会》和《灵枢·五十营》所说的"营在脉中，卫在脉外"，卫气与营气一昼夜运行十四经五十周。"不循经""不得从其道"当然是指卫气不是按基本运行顺序循经次第在十四经中运行，而是循几条经或多条经同时运行。这种"不循经""不得从其道"的运行形式有的学者称之为呈"片状运行"。西医解剖学认为神经系统反应最快，躯体神经的传导速度是15~42m/s，自主神经的传导速度大约是1m/s，而且它的反应范围往往很大。可以看出，卫气与神经，无论是反应速度还是反应范围，都极为相似。在《灵枢·卫气行》篇详细记载了卫气的另一种运行形式："卫气之行，一日一夜五十周于身，昼日行于阳二十五周，夜行于阴二十五周，周于五脏。"卫气白天加强了在六阳经运行二十五周，夜间加强了在五脏运行二十五周。与交感神经和副交感神经的交替兴奋进行对比，二者极为相似。西医学将内脏神经分为传入神经与传出神经，传出神经又称为自主神经，自主神经又分为交感神经与副交感神经。人体大多数的内脏器官都受交感神经和副交感神经的双重支配，交感神经和副交感神经对同一器官的作用是对立的，交感神经使心跳加快、加强，副交感神经使之减慢、减弱。卫气属阳，主动，是功能活动的基础，白天人体活动多，卫气加强在阳经的运行，与交感神经的兴奋很相似，夜间加强在五脏六腑的运行，以增强内脏的功能，与副交感神经在比较安静状态时兴奋很相似。

同时，《灵枢·本脏》指出："卫气者，所以温分肉，充皮肤，肥腠理，司开阖者也。"描述了卫气管理汗腺的作用。因此卫气循皮肤、司开合的功能与交感神经管理支配汗腺和毛囊的功能相一致。有研究者发现，针刺时可循经出现发汗、立毛现象，也证明了这一点。此外，《灵枢·大惑论》说："夫卫气者，昼日常行于阳，夜行于阴，故阳气尽则卧，阴气尽则寤。"卫气"留于阴也久，其气不清，则欲瞑，故多卧矣"，"卫气之留于阳也久，故少瞑焉"。可见，中医学生理上认为睡眠是由卫气的功能支配的，西医学认为睡眠是由大脑皮层支配的，从这点看其两者有相似之处，卫气的功能很像大脑皮层支配睡眠的功能。

就功能来看，针灸疗法之所以能治病是基于经络的传导感应和调整虚实的功能。《素问·逆调论》认为"卫气虚则不用"，意指如果卫气的功能丧失，骨骼肌就不能随意运动。中医学认为中风病的半身不遂属邪中经络，但患者的患侧脉搏依然正常，说明血管没有病。营行脉中，卫行脉外，气属功能，因而此处的中经络确切地说是血管外的卫气功能障碍。西医学认为中风病属脑血管病，由于脑血管梗死或出血，使支配骨骼肌运动的中枢神经功能丧失。可见，卫气的功能又像中枢神经系统的功能和运动神经的功能。这种由血管病导致神经病的中风病，在《内经》中有一段记述与之很相像，《灵枢·刺节真邪》说："虚邪偏客于身半，其入深，内居营卫，营卫稍衰，则真气去，邪气独留，发为偏枯（偏枯即半身不遂）。"根据同一道理，西医学认为小儿麻痹后遗症病变位置在脊髓灰质前角的运动神经元，而中医学认为其病在经络，我们认为病在卫气。

卫气对营气的作用与交感神经支配血管平滑肌的功能相类似，《灵枢·经脉》云：

"饮酒者，卫气先行皮肤，先充络脉，络脉先盛，营气乃满，而经脉大盛。"是指卫气首先被酒精激发，激发后带动营气，使脉管充血。这种过程也符合上述卫气"慓悍滑疾"的生理特性。虽然描述了饮酒后的血管充血病理变化，并没有明确指出饮酒后皮肤发红的现象，但生活实践告诉我们，有些人饮酒后确实有皮肤发红的现象，从西医学角度看，属轻度的酒精中毒。乙醇化学结构类似于麻醉剂分子，也有麻醉作用。其麻醉过程有一定次序，麻醉不同的大脑区域，会有不同的临床表现。在此阶段是酒精使支配骨骼肌中血管平滑肌的交感神经节前纤维兴奋，释放乙酰胆碱，乙酰胆碱的作用是扩张血管，因此骨骼肌中的血管平滑肌扩张，血管充血，皮肤也随之很快发红。卫气的部分功能又和感觉神经的功能相似。《灵枢·刺节真邪》言："卫气不行，则为不仁。"说明麻木不仁是由卫气涩滞不能畅行所致。麻木不仁只是感觉障碍的一种，由此推而广之，还包括疼痛等。可见，中医学将感觉障碍的原因归为卫气功能失调，西医学认为麻木、疼痛或感觉丧失为传入神经的感觉神经功能障碍所致。

再者，针刺得气，刺中的部位多为中医学的卫气、西医学的神经。《素问·五脏生成》曰："人有大谷十二分，小溪三百五十四名，少十二俞，此皆卫气之所留止，邪气之所客也，针石缘而去之。"说明腧穴处存在着卫气。用毫针针刺腧穴时，会很快产生酸、麻、重、胀、痛，或冷、或热的感觉，针灸学中将这种现象称之为"得气"，也叫针感。针刺时不出血，说明刺中的不是血管，而是血管的外面，血管的外面正是卫气，即针刺刺中了卫气。卫气的生理特性是慓悍滑疾，正符合针刺时很快出现针感的现象。西医学认为所有的感觉都来自神经，针灸学针感的产生必然有神经的参与。以往的很多研究都证明，如果阻断了神经，针刺效应就会大大降低，从中可以推测针刺得气，刺中的部位多为中医学的卫气、西医学的神经。

第二章 腧穴总论

腧穴是人体脏腑经络气血从一定深处输注于体表的立体结构，是疾病的反应点和针灸的施治点。"腧"与"俞"，读为 shù，"输"读为 shū，此三字音相近、义相同，都有传输、输注的含义，不同的书有不同的写法，或三种写法兼见。《内经》中写作"腧"，《针灸甲乙经》中写作"俞"，《黄帝内经太素》中写作"输"，而今"腧穴"较为常用。

腧穴在《内经》中又称作"节""会""气穴""气府""骨空"等，后世医家称之为"孔穴""穴道""穴位"，宋代的《铜人腧穴针灸图经》则通称"腧穴"。

腧穴与经络、脏腑、气血密切相关。《灵枢·九针十二原》载："欲以微针通其经脉，调其血气，营其逆顺出入之会。"说明针灸通过经脉、气血、腧穴三者的共同作用达到治疗的目的。

古今诸多文献多载腧穴是人体脏腑经络气血输注于体表的部位。作者认为腧穴不单单局限于体表，而应为立体结构，针刺腧穴的不同深度层次、不同角度方向，具有不同的临床意义。从字义分析，"俞"更切合穴位本义。"俞"古义为独木舟，营血在脉中流动，如水之流动。张介宾曾谓："经犹大地之江河，络犹原野之百川"，"腧"与"输"应从"俞"演化而来。

第一节 腧穴学的形成、发展、分类和命名

腧穴形成于《内经》时期，经过历代医家的研究，在腧穴数量、分类、主治诸方面都有所发展。

一、腧穴学与《内经》同一时代形成

《针灸甲乙经》在序中说《素问》《九卷》《明堂孔穴针灸治要》"皆黄帝岐伯遗世也，三部同归"，"撰集三部，使事类相从，删其浮辞，除其重复，论其精要，至为十二卷"，就此证明《针灸甲乙经》虽为晋朝书籍，但其内容与《内经》是同一时代的产物。《针灸甲乙经》中的《明堂孔穴针灸治要》应该属于腧穴学的内容。

《针灸甲乙经》载349穴，每穴都有定位、主治、刺灸法、特定穴属性、禁忌等内容（个别穴有条目缺如）。无论从腧穴的数量及相关内容都证明，在《内经》时期已经形成了腧穴学。

二、腧穴学的发展

《内经》因不是针灸专著，所以论及穴名仅约160个。北宋王惟一对腧穴重新进行了考定，撰写了《铜人腧穴针灸图经》，详载了354个穴名。元代滑寿所著《十四经发挥》将354个经穴按循行顺序排列，称"十四经穴"。明代杨继洲《针灸大成》载经穴名359个，并列举了辨证选穴的范例，充实了针灸辨证施治的内容。清代李学川《针灸逢源》定经穴穴名361个，2006年发布的新《国标》中将印堂穴由经外奇穴归至督脉，定位不变，因此经穴数量由361个增加到362个。

三、腧穴的分类

腧穴分为十四经穴、经外奇穴、阿是穴三类。

（1）十四经穴：是指具有固定的名称和位置，且归属于十二经和任脉、督脉的腧穴。这类腧穴具有主治本经和所属脏腑病证的共同作用，因此归属于十四经脉系统，简称"经穴"。十四经穴共有362个，是腧穴的主体部分，为临床所常用。其中十二经的腧穴均为左右对称的双穴，督脉和任脉的腧穴则为分布于人体前后正中线的单穴。经穴均分别归属于各经脉，经脉又隶属于一定的脏腑，故腧穴、经脉、脏腑间形成既相互联系，又相互影响的密不可分的关系。脏腑病变可以从经络反映到相应的腧穴上，在穴位上施以针或者灸就能够治疗所属脏腑的某些疾病。

（2）经外奇穴：是指既有一定的名称，又有明确的位置，但尚未归入十四经系统的腧穴。这类腧穴的主治范围比较单纯，多数对某些病证有专一疗效，因未归入十四经系统，故又称"经外奇穴"。它们可以弥补经穴的不足，对某些病症常有其专一的治疗作用，有些经外奇穴是一名数穴，相当于小型处方，也难以归入一经；还有一些经外奇穴虽然在经络路线上，如太阳、阑尾、胆囊等，但是因为定名较晚，仍然属于奇穴。历代医籍有关奇穴记载不一，奇穴数目庞大。目前，《经外奇穴名称与定位》对51个奇穴的定位制定了统一的标准。

（3）阿是穴：是指既无固定名称，亦无固定位置，而是以压痛点或其他反应点作为针灸施术部位的一类腧穴，又称"天应穴""不定穴""压痛点"等。唐代孙思邈《备急千金要方》载："有阿是之法，言人有病痛，即令捏其上，若果当其处，不问孔穴，即得便快成痛处，即云阿是，灸刺皆验，故曰阿是穴也。"阿是穴无一定数目，临床上多用于治疗局部疼痛性病症，原指找敏感点的方法，后定为一类腧穴。

四、腧穴的命名

腧穴的名称均有一定的含义，其名称意义最早见于《内经》，《素问·阴阳应象大论》称："气穴所发，各有处名。"《千金翼方》指出："凡诸孔穴，名不徒设，皆有深意。"历代医家以腧穴所居部位和作用为基础，结合自然界现象和医学理论等，采用取类比象的方法对腧穴命名。了解腧穴命名的含义，有助于熟悉、记忆腧穴的部位和治疗作用。

现将腧穴命名依据择要分类说明如下。

（1）根据所在部位命名：即根据腧穴所在的人体解剖部位而命名，如腕旁的腕骨，乳下的乳根，面部颧骨下的颧髎，第7颈椎棘突下的大椎等。

（2）根据治疗作用命名：即根据腧穴对某种病证的特殊治疗作用命名，如治目疾的睛明、光明，治水肿的水分、水道，治面瘫的牵正。

（3）利用天体地貌命名：即根据自然界的天体名称如日、月、星、辰等和地貌名称如山、陵、丘、墟、溪、谷、沟、泽、池、泉、海、渎等，结合腧穴所在部位的形态或气血流注的状况而命名，如日月、上星、太乙、承山、大陵、商丘、丘墟、太溪、合谷、水沟、曲泽、涌泉、小海、四渎等。

（4）参照动植物命名：即根据动植物的名称，以形容腧穴所在部位的形象而命名，如伏兔、鱼际、犊鼻、鹤顶、攒竹、口禾髎等。

（5）借助建筑物命名：即根据建筑物来形容某些腧穴所在部位的形态或作用特点而命名，如天井、印堂、巨阙、脑户、屋翳、膺窗、库房、地仓、气户、梁门等。

（6）结合中医学理论命名：即根据腧穴部位或治疗作用，结合阴阳、脏腑、经络、气血等中医学理论命名，如阴陵泉、阳陵泉、心俞、三阴交、三阳络、百会、气海、血海、神堂、魄户等。

发挥： 腧穴学是与《内经》同一时代形成的。《内经》已形成经络学，同时形成腧穴学也是情理中事。明确了这一点，对于腧穴发展史等内容也要重新评价。

第二节　腧穴的主治特点和规律

从针灸治疗上讲，腧穴既是疾病的反应点，又是针灸的施术部位。所有腧穴均有一定的治疗作用，通过针刺、艾灸等对腧穴进行刺激可通其经脉，调其气血，使阴阳平衡，脏腑和调，从而达到扶正祛邪的目的。腧穴的治疗作用具有明显的特点和一定的规律。

一、腧穴的主治特点

腧穴的主治特点主要表现在三个方面，即近治作用、远治作用和特殊作用。

1.近治作用

近治作用是指腧穴均具有治疗其所在部位局部及邻近组织、器官病证的作用。这是一切腧穴所具有的共同特点。如眼区及其周围的睛明、承泣、攒竹、瞳子髎等经穴均能治疗眼疾；胃脘部及其周围的中脘、建里、梁门等经穴均能治疗胃痛；膝关节及其周围的鹤顶、膝眼等奇穴均能治疗膝关节疼痛；阿是穴均可治疗所在部位局部的病痛等。近治作用是"腧穴所在，主治所在"规律的体现。

2.远治作用

远治作用是指腧穴具有治疗其远隔部位的脏腑、组织、器官病证的作用。腧穴不仅能治疗局部病证，而且还有远治作用。十四经穴，尤其是十二经脉中位于四肢肘膝关节以下的经穴远治作用尤为突出。如合谷穴不仅能治疗手部的病证，还能治疗本经脉所过处如颈部和颜面、口齿部病证，以及外感发热等。奇穴也具有一定的远治作用，如二白治疗痔疾，胆囊穴治疗胆疾等。

3.特殊作用

特殊作用是指有些腧穴具有双向良性调节作用和相对的特异治疗作用。所谓双向良性调节作用是指同一腧穴对机体不同的病理状态，可以起到两种相反而有效的治疗作用。如腹泻时针天枢穴可止泻，便秘时针天枢穴可以通便；针刺内关可治心动过缓，又可治疗心动过速；针刺足三里穴既可使原来处于弛缓状态或处于较低兴奋状态的胃运动加强，又可使原来处于紧张状态或收缩亢进状态的胃运动减弱。此外，腧穴的治疗作用还具有相对的特异性，如大椎穴可退热、至阴穴可矫正胎位等。

二、经穴的主治规律

经穴的治疗作用呈现出一定的主治规律，主要有分经主治和分部主治两类。大体上，四肢部经穴以分经主治为主，头身部经穴以分部主治为主。

1.分经主治规律

分经主治是指某一经脉所属的经穴均可治疗该经经脉及其相表里经脉循行部位的病证。"经脉所过，主治所及"是对这一规律的概括。古代医家在论述针灸治病时，往往只选取有关经脉而不列举具体穴名，即所谓"定经不定穴"。如《灵枢·杂病》记载："齿痛，不恶清饮，取足阳明；恶清饮，取手阳明。"《灵枢·刺热病》亦载："热病始于头首者，刺项太阳而汗出止；热病始于足胫者，刺足阳明而汗出止。"实践证明，同一经脉的不同经穴可以治疗本经相同病证，如手太阴肺经的尺泽、孔最、列缺、鱼际均可治疗咳嗽、气喘等肺系疾患，说明腧穴有分经主治规律。根据腧穴的分经主治规律，后世医家在针灸治疗上有"宁失其穴，勿失其经"之说。

经脉具有表里关系，经穴既可主治本经循行部位的病证，又可治疗相表里经脉的病证。如手太阴肺经的列缺穴，不仅主治本经的咳嗽、胸闷等病证，还能治疗与其相表里的手阳明大肠经的头痛、项强等病证。

2.分部主治规律

分部主治是指处于身体某一部位的腧穴均可治疗该部位的病证。腧穴的分部主治与腧穴的局部治疗作用有相关性。位于头面、颈项部的腧穴以治疗头面五官及颈项部病证为主，位于胸腹部的腧穴以治疗脏腑病证为主，位于四肢部的腧穴可以治疗四肢的病证。人体某一部位出现病痛，均可选取位于相应部位的腧穴治疗，或循经近道取穴，或在局部直接选取腧穴。《灵枢·终始》载："从腰以上者，手太阴阳明皆主之；从腰以下者，足太阴阳明皆主之……病生于头者，头重，生于手者，臂重，生于足者，足重，治病者，先刺其病所从生者也。"《素问·水热穴论》载："大杼、膺俞、缺盆、背俞，此八者，以泻胸中之热也。"这些都与腧穴的分部主治规律有关。

第三节　特定穴

十四经穴中有一部分腧穴被称之为特定穴，它们除具有经穴的共同主治特点外，还有其特殊的应用方法。特定穴共分为五输穴、原穴、络穴、郄穴、下合穴、背俞穴、募穴、八会穴、八脉交会穴和交会穴十类。

一、五输穴

十二经脉中的每一经脉分布在肘、膝关节以下的五个特定腧穴，即井、荥、输、经、合穴，称五输穴，简称五输。古人把十二经脉气血在经脉中的运行比作自然界之水流，认为其具有由小到大、由浅入深的特点，并将井、荥、输、经、合五个名称分别冠之于五个特定穴，即组成了五输穴。五输穴从四肢末端向肘膝方向依次排列。"井"，意为谷井，喻山谷之泉，是水之源头，井穴分布在指或趾末端，其经气初出。"荥"，意为小水，喻刚出的泉水微流，荥穴分布于掌指或跖趾关节之前，为经气开始流动。"输"，有输注之意，喻水流由小到大、由浅渐深，输穴分布于掌指或跖趾关节之后，其经气渐盛。"经"，意为水流宽大通畅，经穴多位于腕、踝关节以上之前臂、胫部，其经气盛大流行。"合"，有汇合之意，喻江河之水汇合入海，合穴位于肘膝关节附近，其经气充盛且入合于脏腑。《灵枢·九针十二原》指出："所出为井，所溜为荥，所注为腧，所行为经，所入为合。"这是对五输穴经气流注特点的概括。"输"字用法始于张介宾，今文献均从之。

二、原穴

十二脏腑原气输注、经过和留止于十二经脉的部位称为原穴，又称十二原。"原"含本原、原气之意，是人体生命活动的原动力，为十二经之根本。十二原穴多分布于腕踝关节附近。阴经之原穴与五输穴中的输穴同穴名，同部位，实为一穴，即所谓"阴经以输为原""阴经之输并于原"。阳经之原穴位于五输穴中的输穴之后，即另置一原。

《灵枢·九针十二原》心经无原穴记载，《针灸甲乙经》则有原穴，可理解为腧穴学当时有不同版本。

三、络穴

十五络脉从经脉分出处各有一腧穴，称之为络穴，又称十五络穴。"络"有联络、散布之意。十二经脉各有一络脉分出，故十二经脉各有一络穴。十二经脉的络穴位于四肢肘膝关节以下，任脉络穴鸠尾位于上腹部，督脉络穴长强位于尾骶部，脾之大络大包穴位于胸胁部。

四、郄穴

"郄"有空隙之意，古文献中均如是说。此说与穴的意义相重叠。考"郄"字还可释为"病"解，即反应和治疗疾病的一类腧穴。郄穴为十二经脉和奇经八脉中的阴跷、阳跷、阴维、阳维脉之经气深聚的部位，共有十六个，除胃经的梁丘之外，都分布于四肢肘膝关节以下。

五、背俞穴

脏腑之气输注于背腰部的腧穴称为背俞穴，又称为俞穴。

六脏、六腑各有一背俞穴，即共有十二个背俞穴。《针灸甲乙经》载背俞穴十一个，《备急千金要方》补充了厥阴俞而十二背俞穴完备。背俞穴均位于背腰部足太阳膀胱经第一侧线上，大体依脏腑位置的高低而上下排列，并分别冠以脏腑之名。

六、募穴

脏腑之气汇聚于胸腹部的腧穴称为募穴，又称为腹募穴。"募"有聚集、汇合之意。六脏、六腑各有一募穴，即共有十二个募穴。《针灸甲乙经》记载了十一个募穴，后人补充了心包募膻中，始臻完备，补充者不详。募穴均位于胸腹部有关经脉上，其位置与其相关脏腑所处部位相近。一半募穴分布于正中任脉，为单穴，另一半募穴在两旁各经，为双穴。

七、下合穴

下合穴是六腑之气下合于足三阳经的六个腧穴，又称六腑下合穴，主要分布于下肢膝关节附近。它是根据"合治内府"理论提出来的，即"胃合于三里，大肠合入于巨虚上廉，小肠合入于巨虚下廉，三焦合入于委阳，膀胱合入于委中，胆合入于阳陵泉"。因大肠、小肠、三焦三经在上肢原有合穴，而上述六穴都在下肢，为了区别，故以下合穴命名。由于大肠、小肠皆承受从胃腑传化而来的水谷之气，在生理上有着直接的联属关系，所以它的下合穴（上巨虚、下巨虚）同在足阳明胃经上，三焦属手少阳经，为中渎之府，水道所出，主通行之气，而膀胱为州都之官，主藏津液，二者均参与水液的调节，三焦与膀胱的关系尤为密切，故三焦经的下合穴位于足太阳膀胱经上，胃、胆、膀胱三经的合穴本在下肢，综上，以上六穴称为六腑下合穴。

八、八会穴

"会"即汇聚之意，脏、腑、气、血、筋、脉、骨、髓等精气聚会的八个腧穴称为八会穴。八会穴分散在躯干部和四肢部，其中脏、腑、气、血、骨之会穴位于躯干部，筋、脉、髓之会穴位于四肢部。

八会穴首载于《难经·四十五难》。八会穴除了各自原有的功能外，与其所属的脏腑组织的生理功能还有着特殊的关系，如：脏会章门，章门为脾之募穴，五脏皆禀于脾，故为脏会；腑会中脘，中脘为胃之募穴，六腑皆禀于胃，故为腑会；气会膻中，膻中为心包之募穴，位于两乳之间，内为肺，诸气皆属于肺，故为气会；血会膈俞，心主血，肝藏血，膈俞位居心俞之下、肝俞之上，故为血会；筋会阳陵泉，阳陵泉为胆经合穴，胆与肝合，肝主筋，且位于膝下，膝为筋之府，故为筋会；脉会太渊，太渊属肺，位于寸口，肺朝百脉，寸口为脉之大会，故为脉会；骨会大杼，大杼位于项后第1胸椎棘突旁，第1胸椎又名杼骨，诸骨自此擎架，连接头身四肢，故为骨会；髓会绝骨（悬钟），绝骨属胆经，胆主骨所生病，骨生髓，故为髓会。

九、八脉交会穴

十二经脉与奇经八脉相通的八个腧穴称为八脉交会穴，又称交经八穴。八脉交会穴均位于腕、踝部上下。

奇经八脉与十二正经的八穴相互交汇的关系如下：公孙属足太阴络穴，其络别走足阳明胃脉，通过胃脉"入气街中"与冲脉相通。内关属手厥阴络穴，经脉从胸走手，在胸中与阴维相通。冲脉和阴维脉系通过足太阴脾经、足阳明胃经及足少阴肾经的联属关系而相合于胃、心、胸部。足临泣属足少阳经之输穴，通过足少阳胆经过季胁，与带脉相通。外关属手少阳络穴，经脉循外上肩与阳维脉相通。带脉和阳维脉系通过手、足少阳经的联属关系而相合于目锐眦、耳后、肩、颈、缺盆、胸膈部。申脉属足太阳经，为阳脉所起之处，故与阳脉相通。后溪属手太阳经输穴，通过经脉"出肩解，绕肩胛，交肩上"，于大椎穴处与督脉相通。阳跷脉与督脉系通过手、足太阳经的联属关系而相合于目内眦、项、耳、肩膊。照海属足少阴经，为阴跷脉所起之处，故与阴跷脉相通。列缺属手太阴经，通过经脉与任脉相通。阴跷脉与任脉系通过手太阴、足少阴经的联属关系而相合于肺系、咽喉、胸膈。

由于正经与奇经八脉的脉气在八穴相通，八脉交会穴除能治疗本经病证外，还能治疗与之相通的奇经八脉的病证。如后溪通督脉，既能治手太阳经病，又能治督脉病；申脉通阳跷脉，既能治足太阳经病，又能治阳跷脉病。

十、交会穴

两经或数经相交会的腧穴称为交会穴。交会穴多分布于头面、躯干部，数目繁多，腧穴各论均有记载。

发挥 阿是穴本为寻找疼痛点的方法，作为一类腧穴与经穴、经外奇穴并列的情况是1949年以后才出现的。"特定穴""腧穴分类""阿是穴"三词都是1949年后才出现的，为针灸学的发展做出了贡献，至于出于何人、何处，正在考证中。

不少文献认为八脉交会八穴始于窦汉卿《针经指南》。详查该书，只记载了列缺、照海、内关、公孙、外关、足临泣、后溪、申脉八穴的主治，且主治病证比之前的医籍扩充了许多。其中《标幽赋》中有"八脉始终连八会，本是纲纪"之语，但现存版本无具体与奇经八脉交会内容。王国瑞《扁鹊神应针灸玉龙经》始见奇经八脉与八穴的具体交会关系，《医经小学》始载《八脉交会八穴歌》。

学者已有共识：奇经八脉有所亡佚，上肢没有奇经八脉，但从八脉交会八穴来看，任脉、督脉、阴维脉、阳维脉以交会的形式分布到了四肢，或许这四条经脉实际上就是分布于上肢，弥补了上肢没有奇经八脉的不足。

第三章 十四经脉与腧穴

第一节 手太阴肺经

一、经络循行

[经脉]肺手太阴之脉，起于中焦，下络大肠，还循胃口，上膈属肺，从肺系，横出腋下，下循臑内，行少阴心主之前，下肘中，循臂内上骨下廉，入寸口，上鱼，循鱼际，出大指之端；其支者，从腕后直出次指内廉，出其端。

[经别]手太阴之正，别入渊腋少阴之前，入走肺，散之大肠，上出缺盆，循喉咙，复合阳明。

[经筋]手太阴之筋，起于大指之上，循指上行，结于鱼后，行寸口外侧，上循臂，结肘中，上臑内廉，入腋下，出缺盆，结肩前髃，上结缺盆，下结胸里，散贯贲，合贲下，抵季胁。

[络脉]手太阴之别，名曰列缺，起于腕上分间，并太阴之经直入掌中，散入于鱼际。

二、联络的脏腑器官

经脉联络的脏腑器官：中焦、大肠、胃口、肺。
经别联络的脏腑器官：肺、大肠。

三、联络的部位

经脉联络的部位：膈、上肢内侧面偏于桡侧（包括腋下，上肢内侧面的桡侧缘）、鱼际、大指、食指。

经别联络的部位：渊腋（腋窝）、缺盆、喉咙。

经筋联络的部位：大指、鱼际、上肢内侧面偏于桡侧、缺盆、肩前髃（肩关节前方）、胸里（胸中）、贲（膈）、季胁（侧胸部）。

络脉联络的部位：腕、掌中、鱼际。

四、脏腑、器官、部位与经络之间的联系

中焦：经脉起于中焦。

大肠：经脉下络大肠；经别散之大肠。

胃口：经脉还循胃口。

膈/贲：经脉上膈；经筋散贯贲，合贲下。

肺：经脉属肺；经别入走肺。

肺系：经脉从肺系，横出腋下。

喉咙：经脉从肺系，横出腋下；经别循喉咙。

上肢内侧面偏于桡侧：经脉从肺系，横出腋下，下循臑内，行少阴、心主之前，下肘中，循臂内上骨下廉，入寸口，上鱼，循鱼际，出大指之端。其支者，从腕后，直出次指内廉，出其端。经别别入渊腋。经筋起于大指之上，循指上行，结于鱼后，行寸口外侧，上循臂，结肘中，上臑内廉，入腋下。络脉起于腕上分间，并太阴之经，直入掌中，散入于鱼际。

鱼际：经脉上鱼，循鱼际；经筋结于鱼后；络脉散入于鱼际。

大指：经脉出大指之端；经筋起于大指之上，循指上行。

食指：经脉直出次指内廉。

季胁：经筋抵季胁。

缺盆：经别上出缺盆；经筋出缺盆，上结缺盆。

肩前髃：经筋结肩前髃。

胸里：经筋下结胸里。

腕：经脉从腕后；络脉起于腕上分间。

发挥：手太阴经"起于中焦，下络大肠，还循胃口，上膈属肺"，联系中焦、大肠、胃口、膈、肺等，故临床可以见到肺、胃、大肠同病，为这类疾病治疗提供了经络学基础。①肺、大肠同病：肺气上逆易引起咳嗽气喘，肺气不足亦可导致胸闷憋气，大肠主传化糟粕，大肠传化失司则为便秘或泄泻。肺气壅塞，失于肃降，导致腑气不通，出现肠燥便秘之证。大肠实热，导致腑气阻滞，传导失畅，进而影响肺气的宣降，容易出现胸闷、咳喘的证候。合主逆气而泄，尺泽为肺经合穴，尺泽往往是治疗肺、大肠同病的首选穴位。②肺、胃同病：肺病可以导致胃脘胀满、不思饮食，胃脘胀满亦可导致胸闷气短。另有研究显示，肺心病并发消化性溃疡者比例较高。右心室舒张末期压力升高，使肝淤血及胃肠道出血，胃黏膜缺氧，更加重胃黏膜屏障的损害，此种胃病可称为"肺功能不全性胃病"。③胃、大肠同病：胃受纳、腐熟功能减退，导致大肠传导失司，出现完谷不化之泄泻。反之，若大肠实热积滞，腑气不通也会影响胃气的通降。④肺、胃、大肠同病：外感风寒湿邪，内伤湿滞，皆可见恶寒发热、头痛、胸膈满闷、脘腹疼痛、恶心呕吐、肠鸣泄泻，如西医学的胃肠型感冒，常急性起病，表现为恶寒、发热、头晕、乏力等症状，并伴有腹痛、腹胀、呕吐和腹泻等消化道症状。

手太阴经"从肺系，横出腋下"，其经别"循喉咙"，为针灸治疗咽喉部疾患提供了理论依据，可选用尺泽、孔最、列缺、经渠、太渊、鱼际、少商等。

手太阴经别"别入渊腋"，渊腋意为"腋窝"。在文献资料中，渊腋一般指渊腋穴，或指胁肋部，但依照经脉循行原文互校的原则，手少阴经别"入渊腋两筋之间"，手厥阴经别"别下渊腋三寸"，则可排除渊腋穴和胁肋部的解释，同时，"渊"可解释为洄流的水潭，后引申为"深"，"腋"则指部位，"渊腋"则可解释为腋窝的深处。

手太阴经筋"抵季胁"，与侧胸部有关，为治疗肺系疾患所产生的胸胁疼痛提供了经络学基础。例如肺部感染后出现了胸膜炎性疾病，主要表现为胁肋疼痛，呼吸、咳嗽后加剧，发热，恶寒，胸痛，胸闷，气急，甚则呼吸困难，经筋"下结胸里"，与胸腔相联系，久咳而不愈者引动两胁疼痛则与经筋的分布相关。手太阴经筋"结肩前髃"，"肩前髃"是指肩关节的前方，扩大了经脉的分布范围，选用肺经的尺泽、孔最等治疗肩前髃疼痛，即以经筋的分布为依据。贲，应当指膈肌，膈肌为呼吸肌，为肺系疾病而产生胸闷憋气提供了中医经络学基础，故针刺肺经腧穴能治疗胸闷憋气。胃胀满影响膈肌运动，导致呼吸困难，从而产生胸闷憋气的症状，此时从胃论治收效甚大。另外，进食刺激性食物和吸入冷空气等容易产生膈肌痉挛，这与肺胃之气引动膈气上冲有关。

手太阴络脉进入掌中，为五心烦热（掌中热）症状提供了中医经络学基础，也为列缺、太渊等治疗五心烦热的掌中热提供依据。手太阴络脉"散入于鱼际"，指的是络脉分布于鱼际肌。透刺鱼际肌的肌腹可治疗拇指对掌不利和拇指活动不利。

五、本经腧穴

本经共有11个穴位。首穴：中府；末穴：少商。

中府（Zhōngfǔ，LU 1）肺之募穴，手足太阴交会穴

【别名】膺中外俞、膺俞、膺中俞、府中俞。

【穴名释义】中，中气，胸中；府，聚也（《玉篇》），所居。肺为呼吸外界清气之府，穴为肺之募，为自然界之清气在胸中储积之处，故名。

【定位】在前胸部，横平第1肋间隙，锁骨下窝外侧，前正中线旁开6寸（图1-3-1-1）。

注1：先确定云门，中府即在云门下1寸。

注2：横平内侧的库房、或中、华盖，4穴略呈一弧线分布，其弧度与第1肋间隙弧度相应。

【局部解剖】三角肌前头、胸大肌→喙肱肌、胸小肌→肩胛下肌。浅层有头静脉，位于三角肌、胸大肌间沟内；深层有腋动、静脉，胸肩峰动、静脉，臂丛神经，胸外侧神经等。

注：此穴深层内侧对第1肋间隙，向内深刺易引起气胸。

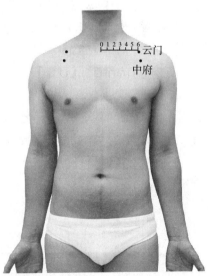

图1-3-1-1

【主治】①肺系疾患：咳嗽、气喘、胸痛、胸闷等。②脾胃疾患：食噎。③肩部疾患：肩部活动不利及疼痛。

【刺灸法】直刺0.5~1寸，治疗肩部活动不利可直刺1~1.5寸。

【针感】局部酸胀感。

发挥：中府和云门都可以治疗肩关节活动不利，必须通过深刺。手太阴经筋联络到肩前髃（肩关节前方）。三角肌前头使肩关节外展，并使肩关节前屈、旋内。上臂上举这个动作主要由肩关节的屈曲、外展两个动作组合而成，完成屈曲和外展主要依靠三角肌前头、胸大肌、肱二头肌长头、喙肱肌以及冈上肌。在中府穴针刺时，能针刺到三角肌前束，故常配合肩后方的穴位治疗上臂不能上举。

《百症赋》："胸满更加噎塞，中府、意舍所行。"经脉联系到中焦、大肠、胃口、膈、肺等，可从中医学角度解释针刺肺经募穴可治疗气滞胸膈、气结不通导致的肺胃虚弱、饮食不下。

云门（Yúnmén，LU 2）

【穴名释义】云，山川气也（《说文解字》，后均简称《说文》），气；门，人所出入也（《玉篇》），门户。云出天气，天气通于肺，本穴犹肺气出入之门户，故名。

【定位】在前胸部，锁骨下窝凹陷中，肩胛骨喙突内缘，前正中线旁开6寸（图1-3-1-1）。

注：横平内侧的气户、俞府、璇玑，4穴略呈一弧形分布，弧度与锁骨下缘弧度相应。

【局部解剖】大致同"中府"，外侧喙突为肱二头肌短头、喙肱肌的起点。

【主治】①肺部疾患：咳嗽、气喘、胸痛、胸闷等。②脾胃疾患：食噎。③肩部疾患：上臂不能上抬，肩部疼痛。

【刺灸法】直刺0.5~1.5寸。

【针感】局部酸胀感。

天府（Tiānfǔ，LU 3）

【穴名释义】天，人之上部，天气；府，聚也（《玉篇》），所居。天府，古代官名，地理名，星座名，有收藏天气之职责，主治肺气不宣诸证，故名。

【定位】在臂前外侧，腋前纹头下3寸，肱二头肌桡侧缘处（图1-3-1-2）。

注：肱二头肌外侧沟平腋前纹头处至尺泽连线的上1/3与下2/3交界处。

【局部解剖】肱二头肌长头→肱肌。浅层有头静脉、臂外侧皮神经；深层有肌皮神经穿过肱二头肌桡侧部肌腹。

【主治】①肺系疾患：咳嗽、喘息、外感寒热等。②上肢疾患：中风后肱二头肌痉挛型瘫痪，上臂疼痛。③其他：鼻衄。

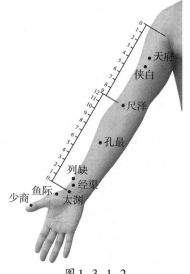

图1-3-1-2

【刺灸法】直刺0.8~1寸。

【针感】局部酸胀感，治疗痉挛型瘫痪时，以微弱针感为宜。

发挥：天府和侠白均可治疗前臂不能屈曲和上臂疼痛，手太阴经脉和经筋都与该部位有联络。肱二头肌使肘关节屈曲和旋后，肱肌使肘关节弯曲。针对痉挛型瘫痪的肱二头肌痉挛患者多采用轻刺激手法刺激该穴。

《百症赋》："天府、合谷，鼻中衄血宜追。"经脉循行经过中焦、大肠、胃口、膈、肺，《针灸甲乙经》："暴痹内逆，肝肺相薄，血溢鼻口，取天府。"作者认同"相薄"为"相搏"之意，"搏"同"抟"。肺主气而肝主藏血，邪气急亢故而血随气逆。《灵枢·九针论》："虚邪客于经络而为暴痹者也。"感受虚邪贼风，经络之中的邪气挟肝肺之气血沿经脉上行致上逆之证，如鼻衄、咳血、呕吐等，可使用肺经的腧穴治疗，取天府、侠白、尺泽、孔最、经渠、鱼际等，配合谷以增强泄热调气之功。

侠白（Xiábái，LU 4）

【穴名释义】侠，通"夹"，傍也（《广韵》）；白，白色。谓其挟于肺两侧上臂之白肉际，以所居得名。

【定位】在臂前外侧，腋前纹头下4寸，肱二头肌桡侧缘处（图1-3-1-2）。

【局部解剖】大致同"天府"，亦有头静脉、肌皮神经主干走行。

【主治】①肺部疾患：咳嗽、气喘、胸痛、胸闷等。②脾胃疾患：食噎。③上肢疾患：上臂不能上举，局部疼痛。

【刺灸法】直刺0.5~1.5寸。

【针感】局部酸胀感。

尺泽（chǐzé，LU 5）合穴

【别名】鬼受、鬼堂。

【穴名释义】腕后曰寸，由寸至肘谓尺；泽，光润也（《说文》），水聚汇处。穴居肘部低洼之处，经气充足，积聚如泽，具滋润舒缓之功，故名。

【定位】在肘前侧，肘横纹上，肱二头肌腱桡侧缘凹陷中（图1-3-1-2）。

注：屈肘，肘横纹上，曲池与曲泽之间，与曲泽相隔一肌腱（肱二头肌腱）。

【局部解剖】肱二头肌腱→肱桡肌起始部→旋后肌。浅层有头静脉和前臂外侧皮神经的分支；深层有桡侧返动脉，直下为桡神经及其分支。

【主治】①宣肺解表，止咳平喘：外感病、咳嗽、喘息、短气、咳血、咽喉肿痛等。②疏通经络，舒筋缓急：肘关节疼痛、手不能伸、前臂及手指麻木、肩关节活动不利、腕下垂、前臂皮肤感觉障碍等。③宣降肺气，调气和中：急性吐泻。④祛风解表，活血凉血：肺卫不调所致的各种皮肤病。

【刺灸法】直刺0.5~1寸，或点刺出血。

【针感】局部胀麻感，或沿肺经循行感传，或传至前臂背侧。

发挥：肢体活动不利多与关节、肌肉、神经病变相关。《玉龙赋》："尺泽理筋急之不用""肘挛痛兮，尺泽合于曲池。"作者运用尺泽治疗上肢运动和（或）感觉功能障碍

时，在患者能够耐受的基础上，要求得到向前臂放射的针感。桡神经在此处已经分为桡神经深支和桡神经浅支，故在尺泽穴针刺时，可以有两种感传：①紧贴肱二头肌桡侧缘可以针刺到桡神经浅支，使针感感传至拇指和食指的指尖，与手太阴的经脉分布一致，即从桡神经浅支分出的指背神经分布到桡侧2个半手指的皮肤。针刺时可以使针感放射至桡侧手指的皮肤，治疗手背桡侧皮肤的感觉障碍。②稍靠外少许针刺可以针刺到桡神经深支，使针感感传至前臂的桡侧和手背中央稍靠尺侧，这是经络未及之处，可以联系现代神经解剖来理解：桡神经深支大部分分布到前臂的桡侧深层肌肉，桡神经深支在旋后肌的分支（骨间背神经）分布到手背肌肉，针刺时可以使针感传至手背，治疗腕关节和手指关节活动障碍，如治疗桡神经损伤后的垂腕，中风后前臂伸肌无力导致的腕关节、掌指关节以及指关节屈伸不利。

作者认为"尺"代表部位，"泽"解释功能。在《素问》中所记载的尺肤诊，即是以观察两手肘横纹尺泽穴下至腕横纹处的皮肤的寒热、燥湿，肌肉的坚脆，寸口脉的缓急、小大、滑涩，并根据尺肤分布所主的脏腑器官和部位了解气血运行，并诊断疾病和判断预后。尺，可理解为尺肤这一部位。泽，在《说文》中解释为光润也，又"水草交厝，名之为泽"，《康熙字典》言其"润泽万物，以阜民用也"。尺泽有滋阴养血之效。

《素问·咳论》："肺咳之状，咳而喘息有音，甚则唾血。"气机上逆引起咳喘，而久咳必伤阴耗血。"合主逆气而泄"，肺之合穴尺泽可治肺气上逆之证，有养阴润肺止血、顺调胸中气机之功。

孔最（Kǒngzuì，LU 6）郄穴

【穴名释义】孔，通也（《说文》），孔窍；最，聚也（《玉篇》）。穴为肺经郄穴，郄，孔隙，寓为肺经气血汇聚出入之处，故名。

【定位】在前臂前外侧，腕掌侧远端横纹上7寸，尺泽与太渊连线上（图1-3-1-2）。

注：尺泽下5寸，即尺泽与太渊连线的中点上1寸。

【局部解剖】肱桡肌、桡侧腕屈肌→旋前圆肌→桡侧腕长、短伸肌、旋后肌止点。浅层有头静脉、前臂外侧皮神经（即肌皮神经的皮支）；深层有桡动脉、桡静脉、桡神经浅支。

【主治】①肺系疾患：咳嗽、咳血、咽喉肿痛、喉痹、短气等。②上肢疾患：前臂屈伸、旋转不利，腕不能伸，肩关节活动不利，前臂和手指麻木，肘关节活动不利以及手腕痉挛不能伸。

【刺灸法】直刺0.5~1寸。

【针感】局部酸胀感，或沿肺经传至前臂和手部。

发挥：用于治疗肘关节活动不利以及手腕痉挛不能伸，亦可治疗前臂旋前和屈曲不利、前臂和手指麻木，皆因手太阴经脉和经筋与以上部位相联络。

旋前圆肌和桡侧腕屈肌均起于肱骨内上髁，孔最常配合前臂屈肌周围的腧穴治疗肱骨内上髁炎，此属肌腹疗法。

古籍中只记载了孔最在腕上7寸，而未记载横坐标，今人用尺泽和太渊的连线来定位，弥补了横坐标的缺乏。

肺之郄穴，治疗肺系疾病咳血的效果较本经的其他穴位更突出。

列缺（Lièquē，LU7）络穴，八脉交会穴（通任脉）

【别名】童玄。

【穴名释义】列，分解也（《说文》），裂开；缺，缺口，空隙。古称雷电之神为列缺，刺本穴可迅速缓解头项部强痛，如雷电之速，故名。

【定位】在前臂外侧，腕掌侧远端横纹上1.5寸，拇短伸肌腱与拇长展肌腱之间，拇长展肌腱沟的凹陷中（图1-3-1-2）。

【局部解剖】肱桡肌腱和拇长展肌腱之间。浅层有桡神经浅支从深层肌肉穿深筋膜入皮下与前臂外侧皮神经的混合支。

【主治】①肺系疾患：咽喉肿痛、咳嗽、气喘等。②颈部疾患：颈椎病及其导致的拇、食指麻木。③其他：掌中热。

【刺灸法】向上平刺0.3~0.5寸。

【针感】局部酸麻胀、沉重感，或沿肺经传至拇、食指。

（发挥）关于"头项寻列缺"和"头颈寻列缺"两种观点的阐述。

《四总穴歌》："头项寻列缺。"由于手太阴和手阳明为表里经，列缺为手太阴经络穴，别走手阳明经，而手阳明大肠经"上出于柱骨之会上"，"柱骨之会上"指大椎穴，为手足三阳经及督脉之会，故手阳明经与项部联系，可治项病。

另有观点认为"头项寻列缺"中的"项"为"颈"的形误。一方面，考手太阴经的经脉循行达肺系，即包括喉咙，《八脉交会八穴歌》："列缺任脉行肺系，阴跷照海膈喉咙。"另一方面，手太阴的经脉和经别都与喉咙有联络，手太阴络脉联络肺经和大肠经的经气，而手阳明经"其支者，从缺盆上颈"，也与喉咙有直接的联络，故列缺治疗咽喉肿痛的效果较好。综上，"头颈寻列缺"之语可立。在实际的运用中，无论是"头颈寻列缺"抑或"头项寻列缺"，在临床均可取得不错的治疗效果。

经渠（Jīngqú，LU 8）经穴

【穴名释义】经，经脉；渠，水之通道。言肺经血气于此处流经，故名。

【定位】在前臂前外侧，腕掌侧远端横纹上1寸，桡骨茎突与桡动脉之间（图1-3-1-2）。

注：太渊上1寸，约当腕掌侧近端横纹中。

【局部解剖】肱桡肌腱外侧→旋前方肌。浅层有桡神经浅支和前臂外侧皮神经的混合支；深层内侧布有桡动脉、静脉。

【主治】①肺系疾患：咽喉肿痛、咳嗽、气喘等。②其他：掌中热，无汗。

【刺灸法】直刺0.2~0.3寸。

【针感】局部酸麻胀痛感，或沿肺经传至手部。

（发挥）手太阴经经穴五行属金，金又应肺，故属于本经本穴。《百症赋》："热病汗不出，大都更接于经渠。"肺在体合皮，其华在毛，肺气的宣发将卫气外输于皮毛，以发挥其温分肉、充皮肤、肥腠理、司开阖的作用，当肺气失宣，卫气功能失常，人体出现恶寒发热、无汗的症状，可针刺经渠。

太渊（Tàiyuān，LU9）输穴，原穴，脉会

【别名】鬼心、太泉、大泉。

【穴名释义】太，大也（《说文》）；渊，水出地而不流者（《管子·度地篇》），指深水。穴为脉会，与十二经络通达，犹经气交汇之深潭，既深且大，故名。

【定位】在腕前外侧，桡骨茎突与腕舟状骨之间，拇长展肌腱尺侧凹陷中（图1-3-1-2）。

注：在腕掌侧远端横纹桡侧，桡动脉搏动处。

【局部解剖】桡侧腕屈肌腱与拇长展肌腱之间。布有桡动脉、桡静脉、桡神经浅支、前臂外侧皮神经的混合支。

【主治】①肺系疾患：发热、咽喉肿痛、咳嗽、气喘、胸闷、胸痛等。②手部疾患：拇指活动不利。③其他：乳汁郁积，掌中热。

【刺灸法】直刺0.2~0.3寸。

【针感】局部有麻胀感，或沿肺经传至手部。

发挥：在《国标》的定位中，先采取的是骨性标志定位法，这种定位法最早记载于《灵枢·本输》和《针灸甲乙经》中。《国标》不但恢复了骨性定位标志，而且使用了拇长展肌腱补充了横坐标。对反关脉、斜飞脉等患者的取穴可以首先采用此法。在《国标》的小注中，提到有关使用桡动脉和腕横纹来定位太渊的方法，这种定位方法在《针灸大成》中均有记载，被后世广泛应用。该法取穴更简便快捷，但不适用于桡动脉解剖位置变异者和腕掌横纹位置不明确者。两种定位方法均在临床上有意义，而《国标》更进一步补充了横坐标的内容，继承和完善了古人对太渊的定位。

古代注家与现代教材都认为肺经的分支从列缺分出。作者认为手太阴经脉分支当从太渊分出，理由是分支是"腕后"，列缺是"腕上"，而肺经诸穴只有太渊在腕后，故太渊是分支处，而非列缺。

《针灸甲乙经》中记载："妒乳，太渊主之。""妒乳"又作"妒乳"，为乳汁郁积之病证，杨上善解释为："不令婴儿饮，妇人因妒病乳，故曰妒乳。"手太阴经经别"别入渊腋"，经筋"抵季胁"，经筋"下结胸里"，且肺在志为悲，胸为气海，肺气壅滞，胸中气结，进而影响乳汁的分泌，乳汁郁结易发为乳痈，且胸中气滞也容易进一步造成血瘀，产生刺痛。《席弘赋》："气刺两乳求太渊，未应之时泻列缺。"肺之原穴为治疗气机运行失常的常用穴，若配合本经的络穴使用，符合古代的针灸原络配穴理论，列缺和太渊配合使用往往能增强顺气之功。

《针灸大成》相关针灸歌赋中，列举太渊与列缺配合使用较太渊单独使用的内容更多，例如《席弘赋》："列缺头痛及偏正，重泻太渊无不应"，"气刺两乳求太渊，未应之时泻列缺。"《玉龙赋》中曰："咳嗽风痰，太渊、列缺宜刺"，"寒痰咳嗽更兼风，列缺二穴最可攻，先把太渊一穴泻，多加艾火即收功。"《杂病穴法歌》："列缺、太渊不用补，头风目眩项捩强"，"太渊、列缺穴相连，能祛气痛刺两乳。"可见古人相较于近代针灸临床更加重视原络配穴的使用。

鱼际（Yújì，LU10）荥穴

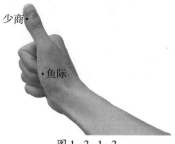

图1-3-1-3

【穴名释义】手掌拇指侧肌肉丰厚，其形似鱼，古人常称之为"鱼"；际，交接。穴当大鱼际赤白肉相合之处，故名。

【定位】在手掌，第1掌骨桡侧中点赤白肉际处（图1-3-1-3）。

【局部解剖】拇短展肌→拇对掌肌，内侧有拇短屈肌、拇收肌。浅层有桡神经浅支和前臂外侧皮神经的混合支；深层有正中神经返支，内侧有正中神经末梢及尺神经深支。

【主治】①肺系疾患：发热、咽喉肿痛、咳嗽、气喘、无汗等。②其他：中风后的对指及外展功能不利。

【刺灸法】直刺0.2~0.3寸，治疗对指功能障碍以及外展不利时，向鱼际肌的内侧缘透刺1~1.5寸。

【针感】局部有酸胀感。

发挥：鱼际是治疗对指功能障碍、拇指活动不利的重要穴位。手太阴经脉"上鱼"，手太阴络脉散入于鱼际，是治疗拇指功能活动不利的经络基础，对指导治疗有重要意义。在治疗肺系疾患和拇指活动功能不利时的刺灸方法不同，应引起重视。

鱼际肌由拇短展肌、拇短屈肌、拇对掌肌、拇收肌4块肌肉组成，是一组支配拇指运动的重要短肌。拇短展肌使拇指外展，受正中神经返支支配。拇对掌肌使拇指对指，受正中神经返支支配。拇短屈肌使第1指的近节指骨弯曲，受正中神经和尺神经的深支支配。拇收肌使第1指内收，受尺神经的深支支配。治疗对指功能障碍用肌腹疗法，针刺鱼际同时又可以刺中正中神经和尺神经。

手的功能中起最重要作用的是拇指的功能，尤其体现在对掌运动中。对掌的肌群通过与手部其他肌群的协调配合，能准确地完成对掌运动，发挥其捏持作用。对中风后手指及脚趾活动不利的治疗应置于对肩关节、肘关节、腕关节、髋关节、膝关节、踝关节等大关节的治疗后，待大关节的功能有所恢复之后，再进行精细治疗。

鱼际为肺之荥穴，"荥主身热"，《百症赋》："喉痛兮，液门、鱼际去疗"，故常用于治疗肺系热证，善治咽喉肿痛。

少商（Shàoshāng，LU 11）井穴

【别名】鬼信。

【穴名释义】少，小，微；商，五音之一，肺属金，在音为商。手太阴之井，经气初生，既幼而弱，故名。

【定位】在手指，拇指末节桡侧，指甲根角侧上方0.1寸（图1-3-1-3）。

注：拇指桡侧指甲根角侧上方（即沿角平分线方向）0.1寸，相当于沿爪角桡侧画一直线，于与爪角基底缘水平线交点处取穴。

【局部解剖】布有指背动脉（来自由桡侧腕背支和尺侧腕背支吻合成的掌背动脉），

有前臂外侧皮神经和桡神经浅支（指背神经）的混合支。

【主治】①肺系疾患：发热、咽喉肿痛等。②手部疾患：中风后拇指不能伸展。③神志疾患：惊风，癫狂，郁证。④急症：各种原因导致的晕厥或昏迷。

【刺灸法】向指甲顶角方向平刺0.1寸，或三棱针点刺出血。

【针感】局部有刺痛感。

发挥：在指甲的上缘有明显的色素沉着是定位指甲根的标志。

少商治疗咽喉肿痛在临床较为常用，如《胜玉歌》记载："颌肿喉闭少商前"，且常与本经的鱼际配合使用加强泻热之功。

治疗晕厥和神志疾患时，井穴为首选，《肘后歌》："刚柔二痉最乖张，口禁眼合面红妆，热血流入心肺腑，须要金针刺少商"，且常配合其他井穴一起使用。孙思邈的十三鬼穴中的二针鬼信即指代了少商穴。

手指活动属于精细运动。井穴均在指端，治疗中风手指不能伸，不仅与针刺时刺激到指端的皮神经和桡神经有关，也与刺激指尖以调节大脑的作用突出有关。从西医学角度来看，手指在大脑皮层的占位面积远大于身体的其他部位。从中医学角度来看，人体的指和趾的末端是阴阳交汇之处，故在四肢末端进行治疗是调和阴阳的一个重要的方法。《长桑君天星秘诀歌》："指痛挛急少商好。"少商、中商、老商往往相互配合治疗中风后拇指不能伸展。未见立效者，经多次治疗，多可收功。

第二节　手阳明大肠经

一、经络循行

[经脉]大肠手阳明之脉，起于大指次指之端，循指上廉，出合谷两骨之间，上入两筋之中，循臂上廉，入肘外廉，上臑外前廉，上肩，出髃骨之前廉，上出于柱骨之会上，下入缺盆络肺，下膈属大肠；其支者，从缺盆上颈贯颊，入下齿中，还出挟口，交人中，左之右，右之左，上挟鼻孔。

[经别]手阳明之正，从手循膺乳，别于肩髃，入柱骨下，走大肠，属于肺，上循喉咙，出缺盆，合于阳明也。

[经筋]手阳明之筋，起于大指次指之端，结于腕，上循臂，上结于肘外，上臑，结于髃；其支者，绕肩胛，挟脊；直者，从肩髃上颈；其支者，上颊，结于頄；直者，上出手太阳之前，上左角，络头，下右颌。

[络脉]手阳明之别，名曰偏历，去腕三寸，别入太阴；其别者，上循臂，乘肩髃，上曲颊偏齿；其别者，入耳，合于宗脉。

二、联络的脏腑器官

经脉联络的脏腑器官：肺、膈、大肠。

经别联络的脏腑器官：膺乳、大肠、肺。

三、联络的部位

经脉联络的部位：上肢外侧面偏于桡侧、髃骨、柱骨、缺盆、颊、下齿、口、人中、鼻孔。

经别联络的部位：肩髃、柱骨（颈椎棘突）、喉咙、缺盆。

经筋联络的部位：大指次指、腕、上肢外侧面偏于桡侧、肩髃、肩胛、脊、颈、颊/顽（颧骨）、右额。

络脉联络的部位：腕、曲颊偏齿、耳。

四、脏腑、器官、部位与经络之间的联系

肺：经脉络肺；经别属于肺。

膈：经脉下膈。

大肠：经脉属大肠；经别下走大肠。

齿：经脉入下齿中；络脉上曲颊偏齿。

膺：经别循膺乳。

乳：经别循膺乳。

喉咙：经别上循喉咙。

上肢外侧面偏于桡侧：经脉起于大指次指之端，出合谷两骨之间，入肘外廉，上臑外前廉；经筋起于大指次指之端，上结于肘外。

肩：经脉上肩，出髃骨之前廉；经别别于肩髃；经筋结于髃，绕肩胛，从肩髃上颈；络脉乘肩髃。

柱骨：经脉上出于柱骨之会上；经别入柱骨。

缺盆：经脉下入缺盆，从缺盆上颈贯颊；经别出缺盆。

颊/顽：经脉贯颊；经筋上颊，结于顽，络头；络脉上曲颊。

口：经脉还出挟口。

人中：经脉交人中。

鼻孔：经脉上挟鼻孔。

脊：经筋挟脊。

颈：经脉上颈；经筋从肩髃上颈。

额：经筋下右额。

腕：经筋结于腕；络脉去腕三寸。

耳：络脉入耳。

发挥：手阳明经"上肩，出髃骨之前廉"，经别"别于肩髃"，经筋"结于髃，其支者，绕肩胛，挟脊；直者，从肩髃上颈"，络脉"乘肩髃"，可见其与肩的联系是多重的，为手阳明经治疗肩关节及其周围疾病提供了丰富的经络依据。

手阳明经"络肺"，经别"属于肺"，为治疗咳嗽、热病等肺系疾患提供了经络学基础，常可选用的穴位有商阳、二间、三间、合谷、曲池等。

手阳明经"属大肠"，经别"下走大肠"，大肠的主要生理功能为传化糟粕，为治疗便秘、泄泻、痢疾等下消化道疾患提供了经络学基础，常可选用的穴位有商阳、二间、三间、合谷、阳溪、手三里、曲池等。

手阳明经"入下齿中"，络脉"上曲颊偏齿"，故治疗齿龈肿痛，常可选用商阳、二间、三间、合谷、阳溪、手三里、曲池、口禾髎等。

手阳明经"上挟鼻孔"，故为二间、三间、合谷、阳溪、偏历、温溜等治疗鼻衄、鼻渊等鼻疾提供了经络学基础。

手阳明经别"循膺乳"，将手阳明与胸部和乳房联系起来，扩大了经脉的分布范围，手阳明经的合谷以及附近的二间、三间、阳溪等穴位治疗乳少、乳汁不下、乳房胀痛效果明显。另外，由于经别与膺相联系，胸为气海，故对于气机不舒的疾患，本经的多个穴位均有开闭导气之功。

手阳明经别"循喉咙"，将手阳明经与喉咙联系起来，为商阳、二间、三间、合谷、阳溪、手三里、曲池等治疗咽喉疼痛提供了经络学基础。

手阳明经筋"挟脊"，手阳明经脉"上出于柱骨之会上"，手阳明经别"入柱骨"，将手阳明经与项、背、腰部联系起来，扩大了经脉的分布范围。"挟脊"可同"夹脊""侠脊"，《针灸甲乙经》曰："腰痛不得卧，手三里主之。"手三里也常常作为治疗急性腰扭伤的有效腧穴。故作者认为"挟脊"不仅仅指在肩胛间区分布，同时应包括颈、背、腰的脊柱及其两旁的区域，为二间、三间、合谷、阳溪、偏历、温溜、手三里、肩髃、巨骨、天鼎、扶突等治疗项痛、背痛、腰痛、角弓反张等提供了经络学基础。

手阳明络脉"入耳，合于宗脉。"根据《灵枢·口问》篇记载："目者，宗脉之所聚也。"同时在本篇中也记载了"耳者，宗脉之所聚也。"作者认为，手阳明络脉与目、耳均有联系，为商阳、合谷、偏历治疗耳鸣、耳聋，商阳、二间、三间、阳溪、曲池治疗目赤肿痛、目昏等耳目疾病提供了理论基础。

五、本经腧穴

本经共有20个穴位。首穴：商阳；末穴：迎香。

商阳（Shāngyáng，LI 1）井穴

【别名】绝阳、而明。

【穴名释义】商，五音之一，肺属金，在音为商；阳，高明也（《说文》），指阳经。本穴为手阳明之始，承手太阴肺金清肃之气，递接而来，故名。

【定位】在手指，食指末节桡侧，指甲根角侧上方0.1寸（图1-3-2-1）。

注：食指桡侧指甲根角侧上方（即沿角平分线方向）0.1寸，相当于沿爪角桡侧画一直线，于与爪角基底缘水平线交点处取穴。

【局部解剖】布有指背动、静脉网，来自桡神经浅支的指背神经，正中神经的指掌侧

固有神经。

【主治】①肺系疾患：发热、咽喉肿痛等。②脾胃疾患：恶心呕吐、便秘等。③腕部疾患：中风后食指活动不利、腕管综合征等。④头面五官疾患：耳鸣、耳聋、青盲、视物模糊、齿痛等。⑤神志疾患：癫狂、郁证、癔证等。⑥急症：各种原因导致的晕厥或昏迷。

【刺灸法】直刺0.1寸，或三棱针点刺出血。

【针感】局部有刺痛感。

发挥：商阳具有开窍作用，可治疗视物模糊、耳鸣、耳聋等，这与手阳明经的络脉密切相关，其络脉入耳，合于宗脉，而宗脉既可指耳，也可以指目。

商阳治疗神志疾患，从西医学角度来看，商阳处分布着丰富的桡神经和正中神经的感觉神经末梢，依据感觉区域投射图，井穴所处的指尖在大脑皮层投射区占有大片区域，因此刺激井穴有助于感觉的恢复。从中医学角度来看，食指末端是阴阳交汇之处，在末端进行治疗是调和阴阳的一个重要方法，故古今多以井穴治疗昏迷、昏厥及多种神志病。

二间（Èrjiān，LI 2）荥穴

【别名】间谷。

【穴名释义】二，数词；间，隙也（《说文》）。穴在食指桡侧第2掌指前凹陷处，为本经第2个穴位，故名。

【定位】①《国标》：在手指，第2掌指关节桡侧远端赤白肉际处（图1-3-2-1）。

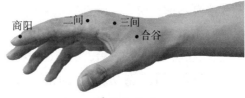

图1-3-2-1

②作者：在手指，第2近节指骨底桡侧，与指骨体形成的掌侧缘交角处，约当赤白肉际处。

【局部解剖】第一骨间背侧肌腱→第一蚓状肌腱→指深屈肌→指浅屈肌。布有掌背动静脉、指背动静脉、指背神经、指掌侧固有神经。

【主治】①阳明热证及风热证：便秘、大便脓血、头痛、喉痹、颌肿痛、鼻衄、目赤肿痛、目昏、齿痛、身热等。②肢体疾患：食指屈伸不利、疼痛，肩背痛，腰痛。

【刺灸法】紧贴指骨的掌侧面，直刺0.2~0.3寸。

【针感】局部胀麻感，或传至食指末端。

三间（Sānjiān，LI 3）输穴

【别名】少谷、少骨、小谷。

【穴名释义】三，数词；间，隙也（《说文》）。穴在食指桡侧第2掌指后凹陷处，为本经第3个穴位，故名。

【定位】①《国标》：在手背，第2掌指关节桡侧近端凹陷中（图1-3-2-1）。

②作者：在手背，第2掌骨头桡侧与掌骨体形成的交角处。

【局部解剖】指深屈肌→指浅屈肌。布有指背动、静脉，指背神经，指掌侧固有神经。

【主治】①阳明热证及风热证：便秘、大便脓血、头痛、喉痹、颌肿痛、鼻衄、目赤肿痛、目昏、齿痛等。②肢体疾患：食指屈伸不利、拘挛疼痛，手背肿痛，肩背痛，中风或类风湿关节炎导致的手指拘挛、屈伸不利等病症可酌情选择。③其他：多卧嗜睡。

【刺灸法】紧贴掌骨的掌侧面直刺0.2~0.3寸。

【针感】局部酸胀麻感，或传至食指末端。

合谷（Hégǔ，LI 4）原穴

【别名】虎口、合骨。

【穴名释义】合，会，聚（《礼》）；谷，两山间的水道（《韵会》），肉之大会为谷（《内经》）。拇、食二指如两山，穴在二指交会之肌肉丰厚处，故名。

【定位】①《国标》：在手背，第1掌骨与第2掌骨之间，约平第2掌骨桡侧的中点处（图1-3-2-1）。

②作者：在手背，第1、2掌骨间，第2掌骨桡侧中点掌侧面。

【局部解剖】第1骨间背侧肌→拇收肌。浅层有手背静脉网（即头静脉的起始部）、桡神经浅支的掌背侧神经；深层有指掌侧固有神经、尺神经深支。

【主治】①行气通络，除痹止痛：肩背、臂肘、手腕疼痛，指端麻木，食指活动不利，半身不遂、痹证、痿证、口眼歪斜、肩凝症等。②疏风宣表，调和营卫：感冒、咳嗽、发热恶寒、疟疾、水肿、无汗等。③开窍宣通，缓急止痛：下牙痛、心痛、无脉证、胃痛、呕吐、腹痛、泄泻、痢疾、便秘、经闭、痛经、滞产、胞衣不下、产后恶露不行、乳少、乳汁不下、乳房胀痛、消渴、小便不利、尿闭、耳聋、耳鸣等。④清热活血，泻火解毒：头痛、眩晕、目赤肿痛、雀盲、鼻渊、鼻衄、多汗、牙痛、痄腮、面肿、面疔、瘾疹、风疹、痈疽肿毒、疥疮、丹毒、乳痈、咽喉肿痛、失音等。⑤开窍醒神，息风镇痉：中风、小儿惊风、破伤风、晕厥、癫狂、痫证、抽搐、角弓反张、牙关紧闭等。

【刺灸法】直刺0.5~1寸，多见食指、拇指跳动；治疗手指活动不利时，向掌心方向直刺，进针0.5~1.5寸。

【针感】局部酸胀感，或传至拇、食指末端。

发挥：第1骨间背侧肌作用：使指间关节外展；拇收肌作用：使拇指内收；第1蚓状肌作用：弯曲第1掌指关节；指背神经是由桡神经浅支分布到桡侧2个半手指。

《四总穴歌》云："面口合谷收。"在经络的循行中，手阳明经脉循行经过颊、口、人中、鼻孔，经筋联络左角、颊、颃、右颔，络脉的分布是上曲颊偏齿、入耳，可见手阳明经络循行及涉及合谷的针灸歌诀都为该穴治疗头面五官疾患提供了理论支撑。

临床工作中，切记不可只关注合谷在治疗实证时的效果，而忽视了合谷治疗虚弱证候时的作用。合谷治疗头面、五官疾病并非只在邪气偏盛时才有效果。面瘫有虚实之分，面瘫的初期常与劳作过度、正气不足、风寒或风热乘虚而入有关，在面瘫的后期则以气血虚弱的证候表现为主，基本病机为经气痹阻，经筋功能失调。《金匮要略》记载："寸口脉浮而紧，紧则为寒，浮则为虚，寒虚相搏，邪在皮肤。浮者血虚，络脉空虚，贼邪不泻，或左或右，邪气反缓，正气即急，正气引邪，㖞僻不遂。"血虚无以充灌皮肤，故络脉空虚，无以捍御外气，经脉不用而缓，合谷为大肠经之原，为脏腑原气经过和留止的部位，此时取穴合谷治疗有补气调络之效。

疼痛的两个病机为"不通则痛"和"不荣则痛"，肩臂肢体疼痛、头面五官疼痛、腹痛等，无论哪种情况皆可选用合谷以治之，可见合谷穴有补与泻的双向调节作用。

合谷具有解表和清热之功，《玉龙歌》记有："无汗伤寒泻复溜，汗多宜将合谷收"，故可治疗表实的无汗、里热导致的多汗。

阳溪（Yángxī，LI 5）经穴

【别名】中魁。

【穴名释义】阳，高明也（《说文》），阳侧；溪，川曰溪（《尔雅》），肉之小会为溪（《内经》）。穴当腕骨阳侧凹隙两筋之中，故名。

【定位】在腕后外侧，腕背侧远端横纹桡侧，桡骨茎突远端，解剖学"鼻咽窝"凹陷中（图1-3-2-2）。

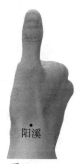

阳溪

图1-3-2-2

注：手拇指充分外展和后伸时，手背外侧部拇长伸肌腱与拇短伸肌腱之间形成一明显的凹陷——解剖学"鼻咽窝"，其最凹陷处即本穴。

【局部解剖】拇长伸肌腱、拇短伸肌腱→桡侧腕长伸肌腱。布有头静脉，桡动、静脉，桡神经浅支。

【主治】①脾胃疾患：泄泻，消化不良，疳积，消渴，口干，便秘。②肺系疾患：感冒、咳嗽、流涕、发热恶寒等。③肢体疾患：颈椎病，落枕，肩臂疼痛，上肢不遂，肘关节疼痛，手肘无力，五指拘挛，手腕痛。④头面五官疾患：目赤肿痛，目眩，目翳，耳鸣，耳聋，鼻痛，鼻痒，咽喉肿痛，颌肿，颈项肿，齿痛，口疮。⑤神志疾患：癫狂妄言，痫证，抽搐，狂言。⑥其他：小儿舌强不吮乳、皮肤瘙痒、荨麻疹、疥疮、腰痛、痔瘘、掌中热、热病汗不出、疟疾等。

【刺灸法】直刺0.3~0.5寸。

【针感】局部酸麻胀感，或传至拇、食指末端。

发挥：《素问》记载："少阴有余，病皮痹瘾疹。"《类经》释曰："少阴者，君火之气也，火盛则克金，皮者，肺之合，故为皮痹。"此处少阴应为手少阴经，手少阴经气血壅滞，且为君火之气，易日久化热，并复受风邪，风与血分之热相搏于肌肤之间导致瘾疹。《百症赋》："肩髃、阳溪，消瘾风之热极。"手阳明经与手太阴经互为表里经，"肺主皮毛"，因此手阳明经的腧穴也可治疗一些皮肤科病症。且阳溪在手阳明经中五行属火，具有清热泻火之功，肩髃乃大肠经与阳跷脉之交会穴，阳跷脉主一身左右之阳，手阳明经为多气多血之经，两者合用有较强的清解肺痹热毒之功。阳溪穴为手阳明大肠经的经穴，属火，火性炎上，又肺和大肠相表里，肺朝百脉，主治节，血液的正常分布有赖于肺的功能正常，血不能上达于头则头晕，血行太过，血热妄行则癫狂，故可针刺阳溪穴来治疗神志问题。

偏历（Piānlì，LI 6）络穴

【穴名释义】偏，颇也（《说文》），不正；历，过也（《说文》），经过。手阳明经循

臂上行，从此穴而偏出为络，历经手臂，别走太阴，故名。

【定位】在前臂后外侧，腕背侧远端横纹上3寸，阳溪至曲池连线上（图1-3-2-3）。

注：阳溪与曲池连线的下1/4与上3/4的交点处。

【局部解剖】桡侧腕长伸肌腱、桡侧腕短伸肌腱与拇长展肌腱三者之间。浅层有头静脉，掌侧布有前臂外侧皮神经、桡神经浅支；深层为桡骨。

【主治】①肢体疾患：肩臂疼痛、手臂酸痛、颈项强痛、落枕等。②头面五官疾患：目赤肿痛、目昏、耳鸣、耳聋、鼻衄、齿痛、咽喉肿痛等。③其他：水肿。

【刺灸法】直刺或斜刺0.3~0.5寸。

【针感】局部酸麻胀感，或传至拇食指末端。

发挥：偏历与列缺治疗头项病突出，其经脉上颈，经筋从肩髃上颈，从西医学角度分析则与刺激到桡神经有关。阳明经与太阴经互为表里，肺主通调水道，水液的正常输布有赖于肺，偏历为络穴，络脉分出地，络脉加强了表里两经的关系，因而用于治疗水肿。

温溜（Wēnliū，LI 7）郄穴

【别名】逆注、蛇头、池头、地头、通注。

【穴名释义】温，暖和；溜，滑动。阳明经多气多血，穴有温煦之功，故名。

【定位】在前臂后外侧，腕背侧远端横纹上5寸，阳溪至曲池连线上（图1-3-2-3）。

【局部解剖】拇长展肌→桡侧腕短伸肌腱、桡侧腕长伸肌腱。浅层有头静脉、前臂外侧皮神经；深层有桡动脉、桡神经深支。

【主治】①脾胃疾患：腹痛、肠鸣、便秘等。②肢体疾患：颈项强痛、肩臂疼痛、手臂酸痛等。③头面五官疾患：耳鸣、耳聋、鼻衄、咽喉肿痛等。

【刺灸法】直刺或斜刺0.3~0.5寸。

【针感】局部酸麻胀感，或传至拇、食指末端。

下廉（Xiàlián，LI 8）

【别名】手下廉。

【穴名释义】下，方位词，与上相对；廉，侧边曰廉。穴在前臂上方至肘外侧的侧边，在上廉之下，故名。

【定位】在前臂后外侧，肘横纹下4寸，阳溪至曲池连线上（图1-3-2-3）。

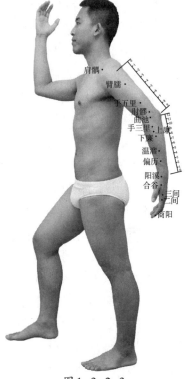

图1-3-2-3

注：阳溪与曲池连线的上1/3与下2/3的交点处，上廉下1寸。

【局部解剖】桡侧腕短伸肌、桡侧腕长伸肌→旋后肌。浅层有前臂外侧皮神经、前臂后皮神经；深层有桡动、静脉，桡神经深支。

【主治】①脾胃疾患：腹胀、腹痛、吐泻、痢疾等。②肺系疾患：发热、感冒、咳

嗽、哮喘等。③肢体疾患：上肢不遂、手臂肿痛、肱骨外上髁炎等。④头面五官疾患：头痛、咽喉肿痛、齿痛等。⑤其他：湿疹，荨麻疹，瘾疹，丹毒，疥疮，皮肤干燥，热病。

【刺灸法】直刺0.5~1寸。

【针感】局部酸胀感。

发挥：《针灸甲乙经》原文曰："下廉，在辅骨下，去上廉一寸"，尚未指出明确的体表标注，在《国标》中使用了两个坐标确定了下廉的位置，这是近代针灸学在穴位定位上的发展。

上廉（Shànglián，LI 9）

【别名】手上廉。

【穴名释义】上，方位词，与下相对；廉，侧边曰廉（《汉书·贾谊传》）。穴在前臂上方至肘外侧的侧边，在下廉之上，故名。

【定位】在前臂后外侧，肘横纹下3寸，阳溪至曲池连线上（图1-3-2-3）。

【局部解剖】同"下廉"。

【主治】同"下廉"。

【刺灸法】直刺0.5~1寸。

【针感】局部酸胀感。

手三里（Shǒusānlǐ，LI 10）

【别名】三里、鬼邪。

【穴名释义】手，上肢；三，数词，三生万物（《道德经》）；里，居也（《说文》），地方。寓为上肢化生气血之处，此穴能治上、中、下三部诸疾，故名。又按《素问·针解》："所谓三里者，下膝三寸也。"手足相对，手之三里可当为肘尖下3寸解。

【定位】在前臂后外侧，肘横纹下2寸，阳溪至曲池连线上（图1-3-2-3）。

【局部解剖】桡侧腕短伸肌、桡侧腕长伸肌→指伸肌→旋后肌。浅层有头静脉、前臂外侧皮神经；深层有桡返动、静脉，桡神经深支。

【主治】①脾胃疾患：腹胀、腹痛、吐泻、痢疾等。②肺系疾患：发热、感冒、咳嗽、哮喘等。③上肢疾患：上肢不遂，手臂肿痛，旋后肌综合征，肱骨外上髁炎。④头面五官疾患：头痛、咽喉肿痛、齿痛等。⑤其他：湿疹，荨麻疹，瘾疹，丹毒，疥疮，皮肤干燥，热病，腰痛。

【刺灸法】直刺0.5~1寸。

【针感】局部酸麻胀感，或传至前臂外侧。

发挥：旋后肌综合征是由于前臂伸肌过度使用，或其他疾病所致旋后肌慢性创伤性炎症，并导致桡神经深支（骨间背神经）在旋后肌腱弓附近被卡住，以前臂伸肌功能障碍为主要症状的一种综合征，表现为桡神经深支支配的肌肉不完全性麻痹，包括拇指外展、伸直障碍，2~5指掌关节不能主动伸直，而前臂旋后障碍可能较轻，腕关节可以主动伸直（桡侧伸腕肌不属桡神经深支支配），但偏向桡侧。

手三里相较于二廉在治疗颈椎病、落枕、项部牵掣肩胛骨疼痛方面效果更为突出，治疗颈椎病时，采用互动式针法。

曲池（Qūchí，LI 11）合穴

【别名】鬼臣、阳泽、鬼腿、洪池。

【穴名释义】曲，木曰曲直（《尚书·洪范》），弯曲；停水曰池（《广韵》），水池。曲肘可得，为大肠经合穴，经气在此汇聚如池，故名。

【定位】在肘外侧，尺泽与肱骨外上髁连线的中点处（图1-3-2-3）。

注：90°屈肘，肘横纹外侧端外凹陷中；极度屈肘，肘横纹桡侧端凹陷中。

【局部解剖】桡侧腕短伸肌、桡侧腕长伸肌→肱桡肌。浅层有前臂后皮神经；深层有桡侧副动脉、桡神经主干。

【主治】①活血通络，除痹止痛：上肢不遂，肩肘关节疼痛，手臂肿痛，肱骨外上髁炎，肩臂神经痛，中风痉挛性偏瘫，中风偏瘫感觉障碍。②调和肠胃：腹痛，吐泻，痢疾，便秘。③疏风泻热，祛邪透表：发热，感冒，咳嗽，哮喘，咽喉肿痛，齿痛，目赤肿痛，鼻衄，耳痛，五心烦热。④活血解毒祛湿：湿疹，荨麻疹，瘾疹，丹毒。

【刺灸法】直刺0.5~1寸。

【针感】局部酸胀感，或传至食指或腕背处。

发挥：《国标》中曲池的简便取穴与屈肘之后出现的肘横纹凹陷相关，之前多版教材中对曲池的定位为"肘横纹的外侧端"。结合临床实际，屈肘之后，肘横纹的尽头处为皮肤隆起处，肘横纹的外侧端与肱骨和桡骨所形成凹陷，以手抠之便知，故作者认为这是《国标》向古籍之说"在肘外辅骨肘骨之中"看齐，是值得肯定的。

肘髎（Zhǒuliáo，LI 12）

【别名】肘尖。

【穴名释义】肘，臂节也（《说文》）；髎，骨隙之狭小者。穴在肘尖旁肱骨远端外廉凹陷处，故名。

【定位】在肘后外侧，肱骨外上髁上缘，髁上嵴的前缘（图1-3-2-3）。

【局部解剖】肱桡肌和肱三头肌之间。浅层有前臂后皮神经；深层有桡侧副动、静脉，桡神经。

【主治】上肢疾患：上肢麻木，中风后上肢拘挛，肘部疼痛，肱骨外上髁炎。

【刺灸法】直刺0.5~1寸。

【针感】局部酸麻胀感，或沿前臂传至手部。

发挥：在肘髎穴附近，桡神经开始发出分支，分为桡神经深支和浅支，故在此处针刺往往可以产生两种针感：①沿着桡神经的深支向前臂的外侧面放射，可用于治疗前臂伸肌活动不利；②沿着桡神经的浅支向前臂和手背向拇、食指放射，可用于治疗前臂及手指感觉异常。《国标》中的定位与以往教材中所描述的"在臂外侧，屈肘，曲池上方1寸，当肱骨的边缘处"和《针灸甲乙经》中描述的"肘髎，在肘大骨外廉陷者中"相比较，肘髎位的定位与神经的走行联系更为紧密，且更符合古代的定位。无论哪一种取穴方法，均要求针感沿桡神经的分布区域放射。

手五里（Shǒuwǔlǐ，LI 13）

【别名】五里、尺之五里、臂五里。

【穴名释义】手，上肢；五，数词，意指五脏；里，居也（《说文》），地方。寓此乃上肢与五脏联系之孔穴，故名。又，穴居肘尖上5寸，故曰五里。

【定位】在臂外侧，肘横纹上3寸，曲池与肩髃连线上（图1-3-2-3）。

【局部解剖】肱肌、肱三头肌之间。浅层有头静脉、臂外侧皮神经；深层有肱深动脉、桡神经。

【主治】①上肢疾患：肘关节疼痛、手臂肿痛、上臂后伸无力和疼痛等。②皮肤病：瘾疹、麦粒肿、瘰疬、湿疹等。

【刺灸法】直刺0.5~1寸。

【针感】局部酸胀感。

臂臑（Bìnào，LI 14）

【别名】头冲、背臑、别阳、颈冲、臂脑。

【穴名释义】臂，上肢之统称；臑，臂羊矢也（《说文》），泛指大臂。指穴处肩臂之臑部而言。

【定位】在臂外侧，曲池与肩髃连线上，三角肌前缘处（图1-3-2-3）。

注：在曲池与肩髃连线上，约曲线上7寸，三角肌前缘处。

【局部解剖】三角肌→肱三头肌、肱肌与肱二头肌长头肌之间。浅层有臂外侧上、下皮神经；深层有桡神经、肱深动脉。

【主治】①上肢疾患：上肢不遂、肩臂挛痛等。②皮肤病：瘾疹、麦粒肿、瘰疬等。③目疾：目赤肿痛、目翳、视物不清等。

【刺灸法】直刺1~1.5寸，治疗肩关节疼痛时向肩方向斜刺进针1~1.5寸。

【针感】局部酸胀感。

发挥：治疗目疾的穴位多以眼周和手足远端的穴位为多，本穴治疗目疾实有殊功。臂臑为肌肉和气血的汇聚之处，泻该穴能通经活络、泻热明目。《内经知要》中言阳维脉起于诸阳之会……上汇手阳明、足太阳于臂臑。阳维脉有维系、联络全身阳经的作用，《百症赋》曰："五里、臂臑，生疬疮而能治。"凡为热毒壅滞于皮表者，均可考虑运用此穴。

肩髃（Jiānyú，LI 15）手阳明、阳跷交会穴

【别名】髃骨、中肩井、扁骨、尚骨。

【穴名释义】肩，髃也（《说文》）；髃，肩前也（《说文》）。穴在肩端两骨之间，故名。

【定位】在肩带部，肩峰外侧缘前端与肱骨大结节两骨间凹陷中（图1-3-2-3）。

注：屈臂外展，肩峰外侧缘前后端呈现两个凹陷，前一较深凹陷即本穴，后一凹陷为肩髎。

【局部解剖】三角肌→三角肌下囊→冈上肌腱。浅层有分布到锁骨上窝和肩上部皮肤的锁骨上神经末梢；深层有旋肱后动、静脉的分支，胸肩峰动脉，支配三角肌的腋神经。

【主治】肩臂疾患：肩关节周围炎、颈肩综合征、急性脑血管病后遗症等出现的肩关节活动障碍。

【刺灸法】向下斜刺1~1.5寸。

【针感】局部酸胀感。

发挥：肩髃在三角肌上，三角肌前束使肩关节外展，并使肩关节前屈、旋内，故治疗肩关节前屈和旋内功能障碍。《玉龙歌》："肩端红肿痛难当，寒湿相争气血狂，若向肩髃明补泻，管君多灸自安康。"肩髃是治疗肩关节及其周围疾病的局部主穴。

巨骨（Jùgǔ，LI 16）手阳明、阳跷交会穴

【穴名释义】巨，规巨也（《说文》），通"矩"，规矩；骨，肉之核也（《说文》）。穴在肱骨、肩胛骨、锁骨构成的三角形凹隙中，如循规矩，故名。

【定位】在肩带部，锁骨肩峰端与肩胛冈之间凹陷中（图1-3-2-4）。

注：冈上窝外端两骨间凹陷中。

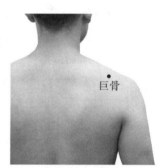

图1-3-2-4

【局部解剖】斜方肌→冈上肌。浅层有锁骨上神经、副神经分支；深层有肩胛上动、静脉，肩胛上神经。

【主治】同"肩髃"。

【刺灸法】直刺约1寸，针尖可刺至肱骨头。

【针感】局部酸胀感。

发挥：斜方肌作用为上提肩胛骨，冈上肌作用为使上臂外展。《针灸甲乙经》记载："肩背痹痛，臂不举，血瘀肩中，不能动摇，巨骨主之。"在治疗肩关节活动障碍时，刺中肱骨头以确保刺激到肩袖，可有助于恢复肩关节的上抬功能。

天鼎（Tiāndǐng，LI 17）

【别名】天项、天顶、天盖。

【穴名释义】天，人身之上半部；鼎，三足两耳之古代器具。双侧天鼎穴与喉结恰似鼎之三足，加之人之头耳，形似鼎，故名。

【定位】在颈前部，横平环状软骨，胸锁乳突肌后缘（图1-3-2-5）。

注：扶突直下，横平水突。

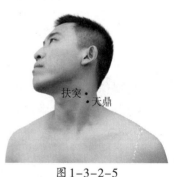

图1-3-2-5

【局部解剖】颈阔肌→胸锁乳突肌后缘→中斜角肌。浅层有颈外静脉、颈丛四条皮支（锁骨上神经，颈横神经，耳大神经，枕小神经）在颈部的穿出点；深层有副神经、膈神经起始部、臂丛。

【主治】①颈部疾患：痉挛性斜颈、胸锁乳突肌痉挛、斜角肌痉挛、落枕、神经根型颈椎病等。②肩臂疾患：肩部疼痛，前臂麻木疼痛、痿软无力，中风所导致的前臂感觉

障碍和伸肌功能不全等。③头面五官疾患：失音，咽喉肿痛，暴喑，咽部异物感，耳聋，耳鸣，脑血管病引起的构音困难等。

【刺灸法】直刺0.3~0.8寸。

【针感】局部酸胀感，或传至肩部、前臂，也可沿大肠经的分支方向传至咽喉。

发挥：须熟悉颈部解剖，把握针刺深度和角度，用心体会针感，缓慢提插以期刺中臂丛神经，防止气胸。《百症赋》记载："天鼎、间使，失音嗄嚅而休迟。"《针灸甲乙经》记载天鼎可以治疗"暴喑气哽"。暴喑表现为猝然无声或声音不扬、嘶哑，常为热乘肺金，复为寒气怫郁所致。出现暴喑，不仅要考虑到急性咽炎，还要考虑到急性脑血管疾病，此时针刺周围神经以尽快恢复构音显得尤为重要。

扶突（Fútū，LI 18）

【别名】水穴、水泉。

【穴名释义】扶，护也（《方言》），扶持；突，猝也（《广雅》），又泉名。本穴抚之突突应手，有如水泉涌突之状，故名。

【定位】在颈前部，横平甲状软骨上缘（约相当于喉结处），胸锁乳突肌前、后缘中间（图1-3-2-5）。

【局部解剖】颈阔肌→胸锁乳突肌。浅层有颈外静脉、颈横神经、面神经颈支；深层有颈动脉鞘后缘、副神经、膈神经、臂丛。

【主治】同"天鼎"。

【刺灸法】直刺0.8~1.5寸。

【针感】局部酸胀感，或传至肩部、前臂。

口禾髎（Kǒuhéliáo，LI 19）

【别名】颐、长频、长髎、长颤、长颊。

【穴名释义】口，嘴；禾，嘉谷也（《说文》），谷物；髎，骨隙之狭小者。穴底近齿，啮咬食物时，本穴为之牵动，犹啮禾之髎，故名。

【定位】在面部，横平人中沟上1/3与下2/3交点，鼻孔外缘直下（图1-3-2-6）。

注：水沟旁开0.5寸。

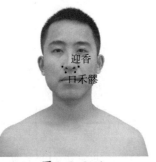

图1-3-2-6

【局部解剖】口轮匝肌→提上唇肌。浅层有面动、静脉的上唇支；深层有面神经的颊支和三叉神经的分支、上颌神经的终支眶下神经。

【主治】头面五官疾患：面瘫，鼻塞，鼻衄，鼻皶，鼻窦炎，牙痛。

【刺灸法】平刺或斜刺0.3~0.5寸，可向地仓方向透刺0.5~1寸。

【针感】局部酸胀感。

发挥：口禾髎有三叉神经第二支（上颌神经）的眶下神经分支分布，是治疗三叉神经第二支痛的主穴之一。

迎香（Yíngxiāng，LI 20）手足阳明交会穴

【别名】冲阳。

【穴名释义】迎，逢也（《说文》），迎接；香，芳也（《玉篇》），泛指气味。穴在鼻孔旁，言鼻从此迎气味而入，可治鼻塞不闻香臭，故名。

【定位】在面部，鼻翼外缘中点旁，鼻唇沟中（图1-3-2-6）。

【局部解剖】提上唇肌。布有面动、静脉及眶下动、静脉分支，面神经与眶下神经的吻合丛。

【主治】头面五官疾患：鼻衄，鼻瘜，鼻渊，面肌痉挛，面神经炎，三叉神经痛，面瘫，面痛，头痛，眩晕，口疮，齿痛。

【刺灸法】斜刺或直刺0.3~0.5寸，可从鼻翼根部向鼻腔方向针刺。

【针感】局部刺痛感。

发挥：阳明经为多气多血之经脉，手足阳明经在迎香穴处交汇，有通经调气、疏风散热之功，故通鼻窍、散风邪的作用较强，《百症赋》："面上虫行有验，迎香可取。"风邪善行数变，迎香散风热，可治疗各种头面五官疾患。《通玄指要赋》："鼻窒无闻，迎香可引。"若胃经浊气沿本经上传滞留于此处，导致鼻塞不通，香臭无闻，亦可选用该穴。

第三节　足阳明胃经

一、经络循行

［经脉］胃足阳明之脉，起于鼻之交頞中，旁纳太阳之脉，下循鼻外，入上齿中，还出挟口环唇，下交承浆，却循颐后下廉，出大迎，循颊车，上耳前，过客主人，循发际，至额颅；其支者，从大迎前下人迎，循喉咙，入缺盆，下膈属胃络脾；其直者，从缺盆下乳内廉，下挟脐，入气街中；其支者，起于胃口，下循腹里，下至气街中而合，以下髀关，抵伏兔，下膝膑中，下循胫外廉，下足跗，入中趾内间；其支者，下廉三寸而别，下入中趾外间；其支者，别跗上，入大趾间，出其端。

［经别］足阳明之正，上至髀，入于腹里，属胃，散之脾，上通于心，上循咽，出于口，上頞颅，还系目系，合于阳明也。

［经筋］足阳明之筋，起于中三趾，结于跗上，邪外上加于辅骨，上结于膝外廉，直上结于髀枢，上循胁，属脊；其直者，上循骭，结于膝；其支者，结于外辅骨，合少阳；其直者，上循伏兔，上结于髀，聚于阴器，上腹而布，至缺盆而结，上颈，上挟口，合于頄，下结于鼻，上合于太阳，太阳为目上网，阳明为目下网；其支者，从颊结于耳前。

［络脉］足阳明之别，名曰丰隆，去踝八寸，别走太阴；其别者，循胫骨外廉，上络头项，合诸经之气，下络喉嗌。

二、联络的脏腑器官

经脉联络的脏腑器官：鼻、上齿、口、唇、耳、喉咙、膈、胃、脾、乳。

经别联络的脏腑器官：胃、脾、心、咽、口、鼻、目系（眼后内连于脑的组织）。

经筋联络的脏腑器官：阴器、口、鼻、耳。

络脉联络的脏腑器官：头、喉。

三、联络的部位

经脉联络的部位：下颌角至耳屏前方与额角发际、胸锁乳突肌下半部分、锁骨上窝、前胸部经过乳房、前腹部经过肚脐旁至阴毛处、大腿前外侧、膝关节、小腿前外侧、足背、足大趾、足次趾、足中趾。

经别联络的部位：大腿前外侧、咽部到口的部分、鼻根及眼眶下部。

经筋联络的部位：足次趾、中趾、无名趾，足背，小腿前外侧，膝关节前外侧，大腿前外侧，沿着胁到脊柱，外生殖器，腹部过胸至锁骨上窝，颈至口鼻周围，上下眼睑，面颊至耳屏前方。

络脉联络的部位：小腿前外侧、头项部、喉咙及咽峡部。

四、脏腑、器官、部位与经络之间的联系

鼻：经脉起于鼻；经别上頔颐；经筋下结于鼻。

口唇：经脉还出挟口环唇；经别上循咽，出于口；经筋上挟口。

牙齿：经脉入上齿中。

眼：经别还系目系；经筋阳明为目下网。

耳：经脉上耳前；经筋从颊结于耳前。

咽：经别上循咽，出于口。

喉：经脉循喉咙；络脉下络喉嗌。

膈：经脉下膈。

胃：经脉属胃络脾；经别属胃。

脾：经脉络脾；经别散之脾。

心：经别上通于心。

乳房：经脉从缺盆下乳内廉。

膝关节：经脉下膝髌中；经筋结于膝。

头项：络脉上络头项。

脊椎：经筋属脊。

外生殖器：经筋聚于阴器。

发挥：足阳明经别"属胃，散之脾，上通于心"，联系脾、心、胃等，临床可以见到脾、心与胃同病。①脾胃同病：脾胃同居中焦，两者互为表里，在食物的受纳、消化

及水谷精微的吸收、转化方面起着重要的作用。《景岳全书》："胃司受纳，脾主运化，一运一纳，化生精气。"若脾失健运，胃气失和，则出现痞满、腹胀、泄泻等一系列脾胃不和的症状。②心脾同病或心胃同病：脾胃亏虚，气血生化不足，心失所养，心神不宁，出现失眠多梦、健忘、心悸怔忡等症状。胃不和则卧不安，脾胃饮食消化失常，则出现心烦、失眠等症状。脾胃气虚，聚湿生痰，痰湿阻遏心阳，则心痛、胸胁痛。足阳明之脉起于鼻，历代注家皆注释为起于迎香穴，作者认为此处"鼻"即指整个鼻部，而并非只是迎香穴这一小小区域。足阳明胃经与手阳明大肠经相接，手阳明经脉止点"上夹鼻孔"，因此足阳明经脉"起于鼻"解释为整个鼻部更加合理，这样也为四白、内庭、厉兑等穴治疗鼻疾提供了经络学基础。经脉"入上齿中"，胃火内盛，上炎齿龈，气血壅滞，热伤经脉，则牙龈肿痛。经脉、经别、经筋均与五官中的口相联络，且脾开窍于口，脾胃同为后天之本、气血生化之源，胃与口密切联系，为足阳明胃经腧穴治疗口周疾病提供了依据，如地仓、大迎、颊车、下关、冲阳、内庭等治疗口眼歪斜及口唇不适。经脉"从缺盆下乳内廉"，为远端腧穴梁丘、足三里等治疗乳房疾病提供了经络学依据。乳痈发病时常伴有发热、便秘等热证，又进一步佐证了二者的联系。经筋"聚于阴器"，为足阳明腧穴治疗男科和妇科病症提供了经络学依据，如大巨、归来、气冲等穴治疗早泄、阳痿、阴肿、阴挺等病症。经筋"上颈，上挟口，合于頄，下结于鼻，上合于太阳，太阳为目上网，阳明为目下网；其支者，从颊结于耳前"，足阳明胃经筋的循行与部分面神经的分布重合，且卒口僻为足阳明经的经筋病候，从两方面都佐证了经筋与神经关系密切。

五、本经腧穴

本经共有45个穴位。首穴：承泣；末穴：厉兑。

承泣（Chéngqì，ST 1）足阳明、阳跷、任脉交会穴

【别名】鼷穴、面髎、溪穴。

【穴名释义】承，受也（《说文》）；泣，无声出涕（《说文》）。泣时泪下，穴处正相承接，故名。

【定位】在面部，眼球与眶下缘之间，瞳孔直下（图1-3-3-1）。

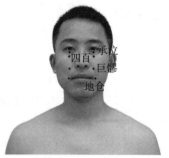

图1-3-3-1

【局部解剖】眼轮匝肌→眶内的眶脂体，下斜肌，下直肌。布有眶下动、静脉分支，眼动、静脉分支，眶下神经的分支，面神经颧支，动眼神经下支的肌支。

【主治】①眼部疾患：近视，眼睑瞤动，迎风流泪，眼痒，目赤肿痛，夜盲。②面部疾患：面瘫后的眼睑闭合不全，口眼歪斜，面肌痉挛。

【刺灸法】针刺时押手拇指向上轻推眼球，针尖沿下眼眶缓缓进针，直刺0.5~1寸，不宜行提插捻转手法，以防皮下血肿，出针时按压针孔片刻。禁灸。

【针感】局部酸胀感。

四白（Sìbái，ST 2）

【穴名释义】四,四方也(《说文》);白,白色,引申为光明。目病取此可四顾光明,故名。

【定位】在面部,眶下孔处(图1-3-3-1)。

【局部解剖】眼轮匝肌→提上唇肌。眶下动脉、静脉以及眶下神经三者走行于眶下孔内,另有面神经颧支分布。

【主治】①头面五官疾患:眼睑眴动,目赤肿痛,眼痒,近视,目翳,鼻塞,鼻衄,牙痛,面瘫,三叉神经痛,面肌痉挛,头痛,眩晕。②其他:胆道蛔虫病。

【刺灸法】直刺或斜刺0.3~0.5寸。治疗目疾由下向上斜刺0.3~0.5寸;治疗鼻病由外向内平刺0.3~0.5寸;治疗三叉神经痛直刺入眶下孔0.3~0.5寸。不宜针刺过深,眶下孔处血管、神经位置固定,且与眶下管连通,直刺过深可通过眶下孔进入眶下管导致出血。慎灸。

【针感】局部酸麻胀感,或传至上唇及上齿部。

发挥:面神经颧支支配眼轮匝肌和颧肌,眼轮匝肌主要是使眼裂闭合,颧肌主要是提口角与上唇,因此面神经损伤后可见眼睑闭合不全、口角下垂、鼻唇沟变浅等症。四白穴局部有面神经颧支分布,故四白穴是治疗面瘫的主穴之一。

上颌神经为感觉性神经,其穿出眶下孔之前,沿途的分支上牙槽神经分布到上颌牙齿、牙龈等部位。上颌神经的终支眶下神经穿出眶下孔分布于面部的下睑皮肤、角膜、鼻侧皮肤、上唇皮肤及黏膜,因此可有放电样的针感感传至上唇部及上齿部。又因上颌神经为三叉神经的分支,故四白穴为治疗三叉神经上颌支痛的主穴之一。

足阳明之脉"起于鼻之交頞中,旁纳太阳之脉,下循鼻外,入上齿中,还出挟口环唇",经脉循行经过鼻、齿、口、唇等部位,故可用于治疗头面五官疾患。

蛔虫病在临床上很少见到,胆道蛔虫病更是极少见,四白是治疗胆道蛔虫病的经验穴,以备不时之需。

巨髎（Jùliáo，ST 3）足阳明、阳跷交会穴

【穴名释义】巨,大也(《玉篇》);髎,骨隙之狭小者。穴在上颚骨与颧骨接缝中,此处为面骨巨隙,故名。

【定位】在面部,横平鼻翼下缘,瞳孔直下(图1-3-3-1)。

【局部解剖】提上唇肌→提口角肌(又称为犬齿肌)。布有面动、静脉,眶下动、静脉分支,眶下神经分支,面神经的颧支及颊支。

【主治】头面五官疾患:目赤肿痛,眼睑眴动,齿痛,头痛,面瘫。

【刺灸法】平刺或斜刺0.3~0.5寸,可向四白方向透刺。

【针感】局部酸胀感。

地仓（Dìcāng，ST 4）足阳明、手阳明、阳跷交会穴

【别名】会维、胃维。

【穴名释义】地,地为人之下(《内经》),土地;仓,谷藏也(《说文》)。穴在口角旁，脾气通于口，口通地气，饮食时，食物常积储腮齿之间，因寓为仓，故名。

【定位】在面部，口角旁开0.4寸（图1-3-3-1）。

注：口角旁，在鼻唇沟或鼻唇沟延长线上。

【局部解剖】口轮匝肌→降口角肌（直刺）、颊肌（向外斜刺）。浅层有眶下神经末梢、下颌神经的颊神经分支；深层有面动、静脉的分支，面神经的颊支。

【主治】头面五官疾患：面瘫，三叉神经痛，流涎。

【刺灸法】斜刺或平刺0.3~1.5寸。透刺可向巨髎方向平刺1~1.5寸，或向颊车方向平刺1~1.5寸。

【针感】局部酸麻胀感。

发挥：面神经的颊支支配部分提上唇肌、颊肌、口轮匝肌及其他口周肌肉，颊肌控制唇与颊紧贴牙齿，有利于咀嚼和吸吮，口轮匝肌主要是闭合口裂。颊支损伤后可出现鼻唇沟变浅或消失、鼓腮漏气、上唇运动力减弱或偏斜及食物积存于颊部等症状。针刺地仓穴不仅可以刺激口周肌肉，有助于功能恢复，还可以刺激支配口周肌肉的神经，因此地仓是治疗面瘫的主穴之一。《玉龙歌》云："口眼歪斜最可嗟，地仓妙穴连颊车。"作者临床也经常配合地仓、颊车两穴治疗面瘫。

地仓穴局部的提口角肌起于上唇上方，止于口角，位于深层，主要提口角，故而作者临床多从地仓穴进针向巨髎平刺，完全刺透提口角肌肌腹刺激提口角肌，改善口角下垂、鼻唇沟变浅等症状。

大迎（Dàyíng，ST 5）

【别名】髓孔。

【穴名释义】下颌骨前方下颌角之骨称大迎骨，穴当其处，故名。

【定位】在面部，下颌角前方，咬肌附着部的前缘凹陷中，面动脉搏动处（图1-3-3-2）。

【局部解剖】颈阔肌、咬肌前缘。浅层有颈丛的耳大神经、三叉神经下颌神经的分支颊神经；深层有面动、静脉及唇支，面神经下颌缘支。

【主治】头面五官疾患：面瘫，面痛颊肿，牙痛。

【刺灸法】直刺或斜刺0.3~0.5寸，可向颊车方向透刺0.5~1寸。

【针感】局部酸胀感。

发挥：下颌缘支主要支配降口角肌、降下唇肌及颏肌，损伤后可出现口角下垂、流口水等症状，故而大迎穴是治疗面部疾患的主穴之一。

颊车（Jiáchē，ST 6）

【别名】曲牙、机关、鬼床。

【穴名释义】穴在耳下曲颊端牙车骨处，故名。

【定位】在面部，下颌角前上方一横指（图1-3-3-2）。

注：沿下颌角平分线上一横指，闭口咬紧牙时咬肌隆起，放松时按之有凹陷处。

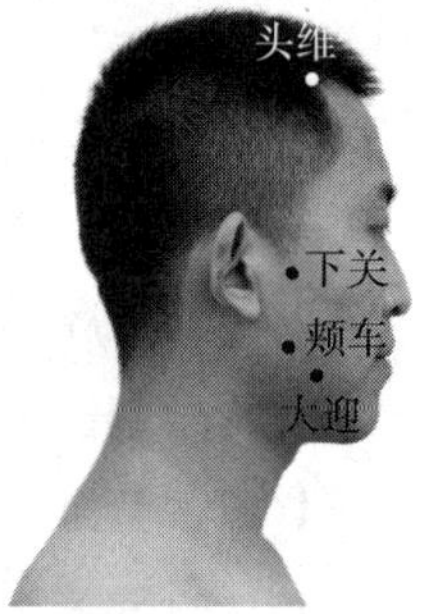

图1-3-3-2

【局部解剖】咬肌。布有咬肌动、静脉，耳大神经，面神经颊支、下颌缘支。

【主治】头面五官疾患：牙痛，下颌关节炎，口干，面瘫，面痛颊肿，面神经炎，疟腮。

【刺灸法】直刺0.3~0.5寸，或向地仓方向平刺0.5~1寸。

【针感】局部酸胀感。

发挥：常配伍地仓穴治疗面齿病症，也是治疗面瘫的主穴之一。

下关（Xiàguān，ST 7）足少阳、足阳明交会穴

【穴名释义】耳前曰关，穴在下颌关节颧弓下方凹陷处，居上关之下，故名。

【定位】在面部，颧弓下缘中央与下颌切迹之间凹陷中（图1-3-3-2）。

注：闭口，上关直下，颧弓下缘凹陷中。

【局部解剖】颧弓下缘，皮下有腮腺，咬肌后部→颞肌。浅层有耳颞神经分支；深层主要为面横动、静脉，上颌动、静脉，面神经颧支，下颌神经分支，下牙槽神经及舌神经。

【主治】①头面五官疾患：面瘫、三叉神经痛、齿痛、耳聋、耳鸣、聤耳等。②下颌部疾患：下颌关节炎，颞下颌关节紊乱综合征。

【刺灸法】直刺0.5~1寸。留针时不可做张口动作，以免弯针、折针。慎灸。

【针感】局部酸胀感。

发挥：参见四白穴与地仓穴。足阳明之脉"循颊车，上耳前，过客主人"，经脉循行经过耳前方，为主治下颌关节病症、耳疾等提供依据。当出现下颌关节炎、颞下颌关节紊乱综合征等病症时，下关穴局部有明显的压痛，故下关是治疗下颌关节疾病的常用穴。

头维（Tóuwéi，ST 8）足少阳、足阳明、阳维交会穴

【别名】颡大。

【穴名释义】头，头部；维，系也（《广雅》），维系。穴居头之隅角，主治头痛、目眩等头目病症，可使头目清聪，故名。

【定位】在头部，额角发际直上0.5寸，头正中线旁开4.5寸（图1-3-3-2）。

【局部解剖】额肌、颞肌上缘帽状腱膜。布有耳颞神经分支，面神经颞支，颞浅动、静脉的额支。

【主治】①头部疾患：头痛，眩晕。②眼部疾患：目赤肿痛、迎风流泪、眼睑瞤动、眼睑下垂等。

【刺灸法】平刺0.3~1.5寸，治疗眼部疾病时针尖指向眼睛。禁灸。

【针感】局部酸麻胀感，或传至眼周。

发挥：面神经颞支主要支配眼轮匝肌、额肌等，此支损伤会引起同侧的额纹消失，故而头维用于治疗面瘫后额纹消失。足阳明经经别"还系目系"，经筋"阳明为目下网"，眼睛与足阳明经联系密切，为头维治疗目疾提供了经络学依据。《医宗金鉴》云："头维主刺头风疼，目痛如脱泪不明，禁灸随皮三分刺，兼刺攒竹更有功。"因此头维是治疗头痛和目疾的主穴之一。

人迎（Rényíng，ST 9）足阳明、足少阳交会穴

【别名】天五会、五会。

【穴名释义】穴居颈总动脉搏动处，正值切诊部位之人迎脉，故名。

【定位】在颈前部，横平甲状软骨上缘（约相当于喉结处），胸锁乳突肌前缘，颈总动脉搏动处（图1-3-3-3）。

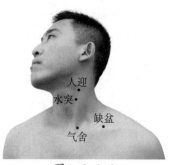

图1-3-3-3

注1：取一侧穴，令患者头转向对侧以显露胸锁乳突肌，抗阻力转动时则肌肉显露更明显。

注2：本穴与扶突、天窗二穴的关系为胸锁乳突肌前缘为人迎，后缘为天窗，中间为扶突。

【局部解剖】颈阔肌→颈筋膜浅层（封套筋膜）→胸锁乳突肌前缘，肩胛舌骨肌→咽缩肌。浅层有颈横神经；深层有交感神经干、舌下神经降支、迷走神经及其分支喉上神经。

【主治】①肺系疾患：咽喉肿痛，气喘。②头面五官疾患：头痛，眩晕，中风后构音障碍。③其他：瘿气，瘰疬。

【刺灸法】避开颈总动脉，直刺0.3~0.8寸。治疗中风后发音障碍、咽喉部疾病时针尖指向喉结。禁灸。

【针感】局部酸麻胀感，或传至咽喉部。

发挥： 喉上神经是迷走神经在颈部发出的分支之一，在相当于舌骨大角的高度分为内、外两支。外支主要为运动神经，支配环甲肌及咽下缩肌，但也有感觉支。内支主要为感觉神经，分布于会厌谷、会厌、声门以及口咽、小部分喉咽及匀状软骨前面等处的黏膜，也可能有运动神经纤维支配匀肌。喉上神经受损则出现其分布区域的运动、感觉发生障碍。构音组织、器官由口腔、舌、腭、牙龈、牙齿、嘴唇、下颌等组成，各组织、器官共同发挥作用才能使语言清晰流利，故喉上神经在构音方面起着重要的作用，针刺人迎穴可以刺激喉上神经，因此人迎是治疗构音障碍的常用穴。人迎穴亦是治疗咽喉部疾患的常用穴，如《针灸大成》云："主吐逆霍乱，胸中满，喘呼不得息，咽喉痛肿，瘰疬。"

针刺注意：人迎穴深层为颈动脉鞘，鞘内前内侧为颈内动脉和颈总动脉，后外侧为颈内静脉，两者后方为迷走神经。针刺人迎穴如果方向偏外侧，可能刺中颈总动脉，感觉明显搏动时应立即退针。如果过于偏外，或针刺过深，或行大幅度提插手法，均可能刺中颈内静脉，进而刺中迷走神经，可引起患者心悸、胸闷、面色苍白等迷走神经反应，因此人迎穴进针不可偏外侧、过深，亦不可行大幅度提插手法。

水突（Shuǐtū，ST 10）

【别名】水门。

【穴名释义】突，猝也（《广雅》），又泉名。人做吞咽动作时，本穴向上冲动，犹泉水之突上突下，故名。

【定位】在颈前部，横平环状软骨，胸锁乳突肌前缘（图1-3-3-3）。

【局部解剖】颈阔肌→胸锁乳突肌前缘→肩胛舌骨肌、胸骨甲状肌。浅层有颈横神经；深层有颈总动脉、颈内静脉，面神经颈支，交感神经的心上神经及交感干。

【主治】①肺系疾患：咳嗽，气喘，哮喘，咽喉肿痛。②其他：失音。

【刺灸法】直刺0.3~0.5寸。穴下深处有交感神经干，不可深刺。

【针感】局部酸胀感。

气舍（Qìshè，ST 11）

【穴名释义】气，呼吸之气与胃气；舍，市居曰舍（《说文》）。穴近气管与食管，寓为呼吸之气与水谷之气留驻处。

【定位】在颈前部，锁骨上小窝，锁骨胸骨端上缘，胸锁乳突肌胸骨头与锁骨头中间的凹陷中（图1-3-3-3）。

注1：取一侧穴，令患者头转向对侧以显露胸锁乳突肌，抗阻力转动时则肌肉显露更明显。

注2：人迎直下，在锁骨的上缘处。

【局部解剖】胸锁乳突肌，胸骨头与锁骨头之间；颈阔肌、胸锁乳突肌→胸骨舌骨肌、胸骨甲状肌。浅层有颈前浅静脉；深层有头臂静脉、颈总动脉、锁骨上神经前支、舌下神经分支。

【主治】①肺系疾患：气喘，呃逆，咽喉肿痛。②颈部疾患：颈项强痛，瘿瘤，瘰疬。

【刺灸法】直刺0.3~0.5寸。穴下有重要脏器，不可深刺。

【针感】局部酸胀感。

发挥：气舍因呼吸之气与水谷之气留驻而得名。若呼吸之气困阻于此，不得正常下达可发生气喘，或水谷之气上逆引发呃逆，因而针刺此穴可以治疗气喘、呃逆。《铜人腧穴针灸图经》："治咳逆上气。"

缺盆（Quēpén，ST 12）

【别名】天盖。

【穴名释义】缺，破也（《玉篇》）；盆，盎也（《说文》）。锁骨上窝如盆无盖，空虚如缺，古解剖名为缺盆，穴处其中，故名。

【定位】在颈前部，锁骨上大窝，锁骨上缘凹陷中，前正中线旁开4寸（图1-3-3-3）。

【局部解剖】颈阔肌→胸锁乳突肌→肩胛舌骨肌。浅层有锁骨上神经中支；深层有颈横动脉，臂丛的锁骨上部。

【主治】①肺系疾患：咳嗽，气喘，咽喉肿痛。②颈部疾患：缺盆中痛，瘰疬。

【刺灸法】直刺或斜刺0.3~0.5寸。穴内下为胸膜顶，是重要组织，不可深刺。

【针感】局部酸胀感。

气户（Qìhù，ST 13）

【穴名释义】气，呼吸之气；户，单扇门（《说文》），出入口。穴近肺尖，寓为人呼吸气体之门户，故名。

【定位】在前胸部，锁骨下缘，前正中线旁开4寸（图1-3-3-4）。

【局部解剖】胸大肌→锁骨下肌。布有胸肩峰动、静脉，锁骨下静脉，颈丛的锁骨上神经，胸神经前支的分支内侧神经。

【主治】①气机升降失常：咳嗽、气喘、呃逆等。②胸部疾患：胸背痛、胸胁支满等。

【刺灸法】斜刺或平刺0.5~0.8寸。穴下深层为胸膜顶，避免深刺，以防引起气胸。若患者出现胸痛、胸闷、心悸等症状，应按气胸常规处理。

【针感】局部酸胀感。

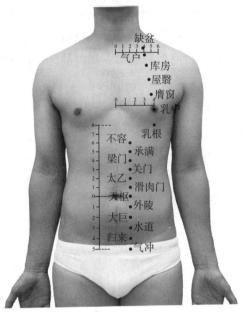

图 1-3-3-4

库房（Kùfáng，ST 14）

【穴名释义】库，兵车藏也（《说文》），泛指贮藏重要物品的地方；房，房屋。古之库房乃存兵器之所，名此与华盖、玉堂等宫廷命名相呼应。

【定位】在前胸部，第1肋间隙，前正中线旁开4寸（图1-3-3-4）。

【局部解剖】胸大肌→肋间外肌→肋间内肌。浅层有胸神经前支的分支；深层有腋动脉分支，胸肩峰动、静脉，肋间动、静脉，胸外侧动、静脉分支，胸神经的分支肋间神经。

【主治】①肺系疾患：咳嗽，气喘，咳唾脓血。②胸部疾患：胸胁胀痛。

【刺灸法】斜刺或平刺0.5~0.8寸。不可深刺，以防气胸。

【针感】局部酸胀感。

屋翳（Wūyì，ST 15）

【穴名释义】翳，华盖也（《说文》），指房檐；屋，房屋。穴上有库房，下有膺窗，本穴犹房檐之遮翳，故名。

【定位】在前胸部，第2肋间隙，前正中线旁开4寸（图1-3-3-4）。

注：先于胸骨角水平确定第2肋，其下为第2肋间隙；男性可以乳头定第4肋间隙，再向上2肋为第2肋间隙。

【局部解剖】胸大肌→胸小肌→肋间外肌→肋间内肌。浅层有胸神经前支的分支；深层有腋动脉分支胸肩峰动、静脉，肋间动、静脉，胸神经的分支肋间神经。

【主治】①肺系疾患：咳嗽，气喘，咳唾脓血。②胸部疾患：胸胁胀痛，乳痈，乳癖。

【刺灸法】斜刺或平刺0.5~0.8寸。不可深刺，以防气胸。

【针感】局部酸胀感。

膺窗(Yīngchuāng，ST 16)

【穴名释义】膺，胸也(《说文》)；窗，窗户，通孔。穴在屋翳下，乳盘上缘，如檐下之窗，可通胸气而主治气喘诸证，故名。

【定位】在前胸部，第3肋间隙，前正中线旁开4寸(图1-3-3-4)。

【局部解剖】胸大肌→胸小肌→肋间外肌→肋间内肌。浅层有胸神经前支的分支；深层有腋动脉分支胸肩峰动、静脉，肋间动、静脉，胸神经的分支肋间神经。

【主治】①肺系疾患：咳嗽，气喘。②胸部疾患：胸胁胀痛，乳痈。

【刺灸法】斜刺或平刺0.5~0.8寸。不可深刺，以防气胸。

【针感】局部酸胀感。

发挥：膺，胸也，窗，通"孔"，喻为胸膺所通气之孔处，可通胸气，犹如室中有窗，可用于治疗肺系疾患。

乳中(Rǔzhōng，ST 17)

【别名】乳头、乳首。

【穴名释义】乳，乳房；中，中间。穴在乳头正中，故名。

【定位】在前胸部，乳头中央(图1-3-3-4)。

【局部解剖】胸大肌→肋间外肌→肋间内肌。浅层有胸神经前支的分支；深层有胸外侧动、静脉，肋间动、静脉，胸神经的分支肋间神经。

【刺灸法】本穴不针不灸，作为体表标志。

乳根(Rǔgēn，ST 18)

【别名】薛息。

【穴名释义】穴当乳房之根底部，故名。

【定位】在前胸部，第5肋间隙，前正中线旁开4寸(图1-3-3-4)。

注：男性在乳头下1肋，即乳中线与第5肋间隙的相交处。女性在乳房根部弧线中点处。

【局部解剖】胸大肌、腹外斜肌→肋间外肌→肋间内肌。浅层有胸神经前支的分支外侧神经；深层有胸外侧动、静脉分支，肋间动、静脉，胸神经的分支肋间神经。

【主治】①乳房疾患：乳痈，乳癖，乳少。②肺系疾患：咳嗽，气喘。③气机失常：呃逆，胸胁疼痛。

【刺灸法】斜刺或平刺0.5~0.8寸。不可深刺，以防气胸。

【针感】局部酸胀感。

发挥：本穴以治疗乳房疾患为主，常与膺窗同用。

不容(Bùróng，ST 19)

【穴名释义】容，盛也(《说文》)，引申为容纳。本穴当胃脘部，胃主受纳，可治呕吐不食及两胁膜胀等不容之症，有刺之可容之效，故名。

【定位】在上腹部，脐中上6寸，前正中线旁开2寸(图1-3-3-4)。

注1：巨阙旁开2寸。

注2：对于某些肋弓角较狭小的人，此穴下可能正当肋骨，可采用斜刺的方法。

【局部解剖】腹外斜肌与腹外斜肌腱膜之间→腹直肌→腹横肌。浅层有第7肋间神经前皮支及前支；深层有腹壁上动、静脉的分支，第7肋间动、静脉分支。

【主治】脾胃疾患：呕吐，纳少，胃痛，腹胀满。

【刺灸法】直刺0.5~0.8寸。内有重要脏器，不可刺透腹壁。

【针感】局部酸胀感。

承满（Chéngmǎn，ST 20）

【穴名释义】承，奉也（《说文》）；满，盈溢也（《说文》）。能治心下坚满，以功效名。

【定位】在上腹部，脐中上5寸，前正中线旁开2寸（图1-3-3-4）。

注：天枢上5寸，不容下1寸，上脘旁开2寸。

【局部解剖】腹外斜肌与腹外斜肌腱膜之间→腹直肌→腹横肌。浅层有第7、8肋间神经前皮支及前支；深层有腹壁上动、静脉的分支，第7肋间动、静脉分支。

【主治】胃肠疾患：胃痛，纳少，吐血，肠鸣，腹胀。

【刺灸法】直刺0.8~1寸。内有重要脏器，不可刺透腹壁。

【针感】局部酸胀感。

梁门（Liángmén，ST 21）

【穴名释义】梁，横梁木；门，人所出入也（《玉篇》），门户。右侧穴处胃幽门部，乃食糜从胃入小肠之门户，故名。又：可治心下痞满、腹中积聚如横木在腹之伏梁病。

【定位】在上腹部，脐中上4寸，前正中线旁开2寸（图1-3-3-4）。

注：天枢上4寸，承满下1寸，中脘旁开2寸。

【局部解剖】腹外斜肌与腹外斜肌腱膜之间→腹直肌→腹横肌。浅层有第8肋间神经前皮支及前支；深层有腹壁上动、静脉的分支，第8肋间动、静脉分支；腹腔内深部右侧为肝下缘，左侧为胃幽门部。

【主治】①脾胃疾患：腹胀，胃痛，纳少，呕吐，完谷不化，腹泻。②其他：肥胖。

【刺灸法】直刺0.8~1.2寸。内有重要脏器，不可刺透腹壁。

【针感】局部酸胀感。

发挥：梁门为古代地名，借喻为五谷入胃的通路，有消胀化食的作用。《针灸大成》曰："主胁下积气，食饮不思，大肠滑泄，完谷不化。"

关门（Guānmén，ST 22）

【别名】关明。

【穴名释义】关，以木横持门户也（《说文》），门闩，关口；门，人所出入也（《玉篇》）。穴下约当横结肠部，寓为饮食消化之关口。

【定位】在上腹部，脐中上3寸，前正中线旁开2寸（图1-3-3-4）。

注：横平内侧的石关、建里。

【局部解剖】腹外斜肌与腹外斜肌腱膜之间→腹直肌→腹横肌。浅层有第8肋间动、静脉分支；深层有第8、9肋间神经前皮支及前支，腹壁上动、静脉的分支，腹腔内深部为横结肠。

【主治】胃部疾患：腹胀，腹痛，肠鸣，纳少，腹泻，便秘。

【刺灸法】直刺0.8~1.2寸。内有重要脏器，不可刺透腹壁。

【针感】局部酸胀感。

太乙（Tàiyǐ，ST 23）

【别名】太一。

【穴名释义】太，大也，又作泰（《说文》）；乙，草木冤曲而出也（《说文》）。太乙，星象名，象天地混沌之气，本穴下为大网膜，包罗错综，联系广泛，二者象形，或名。

【定位】在上腹部，脐中上2寸，前正中线旁开2寸（图1-3-3-4）。

注：横平内侧的商曲、下脘。

【局部解剖】腹外斜肌与腹外斜肌腱膜之间→腹直肌→腹横肌。浅层有胸腹壁静脉，第9肋间神经前皮支及前支；深层有第8肋间动、静脉分支，腹壁下动、静脉分支，腹腔内深部为横结肠。

【主治】①胃部疾患：腹胀，腹痛。②神志疾患：心烦，癫狂。③其他：肥胖。

【刺灸法】直刺0.8~1.2寸。内有重要脏器，不可刺透腹壁。

【针感】局部酸胀感。

滑肉门（Huáròumén，ST 24）

【别名】滑肉。

【穴名释义】滑，利也（《说文》），光滑。本穴内应光滑之腹膜油脂及小肠，外应松皮软肉，故名。又：凡病疗之以滑者可取本穴。

【定位】在上腹部，脐中上1寸，前正中线旁开2寸（图1-3-3-4）。

注：横平内侧的水分。

【局部解剖】腹外斜肌与腹外斜肌腱膜之间→腹直肌→腹横肌。浅层有胸腹壁静脉，第9、10肋间神经前皮支及前支；深层有第9肋间动、静脉分支，腹壁下动、静脉分支，腹腔内深部为小肠。

【主治】①胃部疾患：腹胀，腹痛，呕吐。②神志疾患：心烦，癫狂。③其他：肥胖。

【刺灸法】直刺0.8~1.2寸。内有重要脏器，不可刺透腹壁。

【针感】局部酸胀感。

发挥：不容、承满、梁门、关门、太乙、滑肉门六个穴位均在胃部的投影区，可以治疗各种胃部疾患。针刺以不刺透腹壁为原则。

天枢（Tiānshū，ST 25）大肠之募穴

【别名】长溪、谷门、大肠募。

【穴名释义】天，大枢之上，天气主之，天枢之下，地气主之（《内经》）；枢，制动之主曰枢机（《尔雅》）。人立正双手上举，本穴约在掌跟与足跟正中间水平面上，寓本穴分别天地，枢机全身上下，乃天地之中枢，故名。

【定位】在上腹部，横平脐中，前正中线旁开2寸（图1-3-3-4）。

【局部解剖】腹外斜肌与腹外斜肌腱膜之间→腹直肌→腹横肌。浅层有胸腹壁静脉，第10肋间神经前皮支及前支；深层有第10肋间动、静脉分支，腹壁下动、静脉分支，深部为小肠。

【主治】①脾胃疾患：便秘，泄泻，腹痛，腹胀肠鸣，痢疾。②妇科疾患：月经不调，痛经。③其他：肥胖。

【刺灸法】直刺或向下斜刺0.8~1.5寸。

【针感】局部酸胀感。

发挥：天枢为足阳明胃经腹部要穴，亦是大肠募穴及大肠经气所聚集之处。古代星家以北斗第一星为天枢，负责主持天际各星运行规律，借此喻为天地之枢机。此穴位居脐旁2寸，约在掌跟与足跟正中间水平面上，如天地交合之际，升清降浊之枢纽，故名天枢，具有疏调肠腑、润肠通便、消食导滞、活血化瘀、健脾化湿、调中止泻、理气止痛等作用，善于治疗各种肠腑病及其相关病症。常与大横相须为用。《医宗金鉴》曰："天枢主灸脾胃伤，脾泻痢疾甚相当，兼灸鼓胀癥瘕病，艾火多加病必康。"

外陵（Wàilíng, ST 26）

【穴名释义】外，与内相对，指体表；陵，大阜也（《说文》），大土堆。穴处腹直肌隆起，有丘陵之象，故名。

【定位】在下腹部，脐中下1寸，前正中线旁开2寸（图1-3-3-4）。

注：横平内侧的中注、阴交。

【局部解剖】腹外斜肌与腹外斜肌腱膜之间→腹直肌→腹横肌。浅层有胸腹壁静脉，第10、11肋间神经前皮支及前支；深层有第10肋间动、静脉分支，腹壁下动、静脉分支，腹腔内深部为小肠。

【主治】①腹部疾患：小腹坠胀，腹痛，疝气。②妇科疾患：痛经。③其他：肥胖。

【刺灸法】直刺1~1.5寸。

【针感】局部酸胀感。

大巨（Dàjù, ST 27）

【别名】腋门、液门、掖门。

【穴名释义】大，与小相对；巨，大也（《玉篇》）。穴在腹直肌最大之隆起处，故名。

【定位】在下腹部，脐中下2寸，前正中线旁开2寸（图1-3-3-4）。

注：横平内侧的四满、石门。

【局部解剖】腹外斜肌腱膜→腹直肌→腹横肌。浅层有腹壁浅动、静脉，胸腹壁静脉，第11肋间神经前皮支及前支；深部有第11肋间动、静脉分支，腹壁下动、静脉分支，腹腔内深部为小肠。

【主治】①腹部疾患：小腹胀满，疝气。②男科疾患：遗精，早泄。③水液代谢不利病症：小便不利。④其他：肥胖。

【刺灸法】直刺1~1.5寸。

【针感】局部酸胀感。

水道（Shuǐdào，ST 28）

【穴名释义】水，水液；道，所行道也（《说文》），通道。本穴当膀胱上系，通属三焦，功在治水，通利膀胱，故名。

【定位】在下腹部，脐中下3寸，前正中线旁开2寸（图1-3-3-4）。

注：天枢下3寸，大巨下1寸，关元旁开2寸。

【局部解剖】腹外斜肌腱膜→腹内斜肌→腹横肌腱膜。浅层有腹壁浅动、静脉，胸腹壁静脉，第11、12肋间神经前皮支及前支；深层有第11、12肋间动、静脉分支，腹壁下动、静脉分支，腹腔内深部为小肠。

【主治】①腹部疾患：小腹胀满，疝气。②妇科疾患：痛经，不孕。③水液代谢不利病症：小便不利。

【刺灸法】直刺1~1.5寸。

【针感】局部酸胀感。

发挥：因本穴乃水之通道，又当膀胱上系，"膀胱者，州都之官，津液藏焉，气化则能出矣"，故而具有行水、利尿之功，多用于治疗小便不利、下腹胀满等症。《玉龙歌》曰："水病之疾最难熬，腹满虚胀不肯消。先灸水分并水道，后针三里及阴交。"

归来（Guīlái，ST 29）

【别名】溪穴。

【穴名释义】归，还也（《诗经·小雅》）；来，至也（《礼记·曲礼》）。本穴可治男子卵缩，女子阴挺、月经不调，疝气等症，以功能名。

【定位】在下腹部，脐中下4寸，前正中线旁开2寸（图1-3-3-4）。

注：天枢下4寸，水道下1寸，中极旁开2寸。

【局部解剖】腹外斜肌腱膜→腹内斜肌→腹横肌腱膜。浅层有腹壁浅动、静脉，第12肋间神经前皮支及前支，髂腹股沟神经；深层有腹壁下动、静脉分支，腹腔内深部为小肠。

【主治】①腹部疾患：小腹胀满，小腹痛，疝气。②妇科疾患：月经不调，带下，阴挺。③其他：奔豚。

【刺灸法】直刺1~1.5寸。

【针感】局部酸胀感。

发挥：因本穴是以功能命名，为腹气下降时之根，具有使不归之气还复而愈、理气归原的作用，因此善治疝气、阴挺、奔豚等症。

气冲（Qìchōng，ST 30）足阳明、冲脉交会穴

【别名】气街。

【穴名释义】气，云气也，引申为下腹之气；冲，涌摇也《说文》，指上冲感。主腹有逆气上冲等诸气病，故名。

【定位】在腹股沟区，耻骨联合上缘，前正中线旁开2寸，动脉搏动处（图1-3-3-4）。

注：天枢下5寸，曲骨旁开2寸。

【局部解剖】腹外斜肌腱膜→腹内斜肌下缘、腹横肌腱膜下缘、耻骨肌上缘。浅层为腹壁浅动、静脉；深层为腰丛分支、生殖股神经的生殖支、髂腹股沟神经。

【主治】①腹部疾患：肠鸣，腹痛，腹满，疝气。②妇科疾患：月经不调，不孕。③男科疾患：阳痿，阴肿。④其他：奔豚。

【刺灸法】直刺1~1.5寸。

【针感】局部酸胀感。

发挥：《灵枢·海论》云："胃者，水谷之海，其输上在气街（冲），下至三里。"胃气向上输于气冲穴，向下可到达足三里穴。故而气冲穴不仅可用于治疗本经的腹胀、肠鸣、腹满等气机不畅病症，亦可用于治疗腹部逆气上冲及妊娠之气上攻等诸气病。

髀关（Bìguān，ST 31）

【穴名释义】髀，股也（《说文》），指大腿部；关，以木横持门户也（《说文》），门闩，关口。穴处大腿部运动之机关紧要处，故名。

【定位】在股前侧，股直肌近端、缝匠肌与阔筋膜张肌3条肌肉之间凹陷中（图1-3-3-5）。

注1：踮足，稍屈膝，大腿稍外展外旋，绷紧肌肉，在股直肌近端显现出2条相交叉的肌肉（斜向内侧为缝匠肌，外侧为阔筋膜张肌），3条肌肉间围成一个三角形凹陷，其三角形顶角下凹陷中即为本穴。

注2：约相当于髂前上棘、髌底外侧端连线与耻骨联合下缘水平线的交点处。

【局部解剖】缝匠肌和阔筋膜张肌→股直肌、股外侧肌内侧。浅层有股外侧皮神经；深层有旋股外侧动、静脉，旋股外侧动脉降支，股神经分支。

【主治】腰腿部疾患：下肢痿痹、腰痛、膝冷、膝关节痛、股外侧皮神经炎等。

【刺灸法】直刺或斜刺0.5~3寸，可向膝关节方向斜刺。

【针感】局部酸麻胀感，或传至大腿外侧。

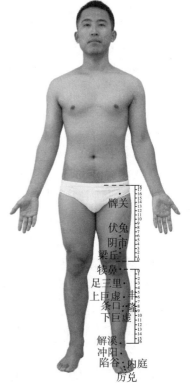

图1-3-3-5

发挥：髀关穴常用于治疗股外侧皮神经炎，首先要鉴别股外侧皮神经炎与坐骨神经痛。股外侧皮神经来自腰丛的腰2、3神经，经腹股沟下方穿过，分布于大腿前方，主要负责大腿前外侧及髌、膝的感觉，股外侧皮神经炎主要表现为大腿前外侧的麻木、疼痛等。

坐骨神经来自于骶丛的腰4、5及骶1~3，是全身最粗大的神经。坐骨结节与大转子之间的中点稍内侧到股骨内、外侧髁之间的中点的上2/3是坐骨神经干的体表投影，因此坐骨神经痛主要表现为臀部、大腿后侧、小腿后侧及外侧的放射性、烧灼样疼痛。从以上病症的部位和产生的不同感觉可以鉴别坐骨神经痛与股外侧皮神经炎。髀关穴正当股外侧皮神经的分布区，针刺此穴时直接刺激股外侧皮神经，当产生大腿外侧至膝关节的放电样针感时效果更佳。股外侧皮神经的位置较为表浅，故针刺时直刺或斜刺0.5~1寸即可。

伏兔（Fútù，ST 32）

【别名】外勾、外丘。

【穴名释义】伏，趴（《礼记·曲礼》）；兔，象兔踞（《说文》），意为像兔子一样趴着。穴处股直肌绷紧隆起而似兔卧之处，故名。

【定位】在股前外侧，髌底上6寸，髂前上棘与髌底外侧端的连线上（图1-3-3-5）。

【局部解剖】股直肌肌腹、股外侧肌内侧缘→股中间肌。浅层有股神经的股中间皮神经、股外侧皮神经；深层有旋股外侧动、静脉，股深动、静脉分支。

【主治】①下肢疾患：下肢痿痹、膝冷、膝关节疼痛，股外侧皮神经炎、股神经痛等。②其他：疝气，脚气。

【刺灸法】直刺或斜刺1~3寸，可向膝关节方向斜刺。

【针感】局部酸胀感。

发挥： 大腿前方的股四头肌是膝关节强有力的伸肌，其中股直肌负责屈大腿。此穴作为股九针之一，主要刺激股四头肌，从而促进膝关节的屈伸。无论是中风后的膝关节屈伸不利，还是膝关节疼痛导致的股四头肌长期处于牵拉紧张状态，出现肌张力增高的症状，都可以利用股九针刺激股四头肌以减小肌张力，减轻股四头肌对髌骨及髌韧带的压力。《医宗金鉴》十四经要穴主治歌曰："伏兔主刺腿膝冷，兼刺脚气痛痹风，若逢穴处生疮疖，说与医人莫用功。"《针灸甲乙经》："寒疝下至腹腠，膝腰痛如清水，大腹诸疝，按之至膝上，伏兔主之。"

阴市（Yīnshì，ST 33）

【别名】阴鼎。

【穴名释义】阴，阳之对也，前、内属阴；市，买卖所之也（《说文》），引申为集会场所。胃为水谷之海，五味皆入如市杂，故有"胃为之市"之说，《针灸甲乙经》主治寒疝，以功能名。

【定位】在股前外侧，髌底上3寸，股直肌腱外侧缘（图1-3-3-5）。

注：伏兔与髌底外侧端连线中点。

【局部解剖】股直肌腱与股外侧肌之间→股中间肌腱。浅层有股神经的股前皮神经；深层有旋股外侧动脉降支。

【主治】①下肢疾患：下肢痿痹，膝关节屈伸不利，膝关节疼痛。②疝气。

【刺灸法】直刺或斜刺1~1.5寸，可向膝关节方向斜刺。

【针感】局部酸胀感。

梁丘（Liángqiū，ST 34）郄穴

【别名】鹤顶。

【穴名释义】梁，横梁木；丘，四方高，中央下为丘（《说文》）。穴处股直肌与股外侧肌之间低洼处，两侧隆起肌肉如横梁，故名。

【定位】在股前外侧，髌底上2寸，股外侧肌与股直肌腱之间（图1-3-3-5）。

注：令大腿肌肉绷紧，显现股直肌腱与股外侧肌，于两肌之间，阴市直下1寸处取穴。

【局部解剖】股直肌腱与股外侧肌之间→股中间肌腱。浅层有股神经的股前皮神经、股外侧皮神经分支；深层有旋股外侧动、静脉降支，股神经肌支。

【主治】①脾胃疾患：胃脘疼痛。②下肢疾患：膝关节肿痛、下肢不遂等。③乳房疾患：乳痈、乳痛、缺乳等。

【刺灸法】直刺1~1.5寸。

【针感】局部酸胀感。

发挥：梁丘是足阳明胃经的郄穴，既表现为病症反应点，又能够用于救急，对治疗胃部急性病症有独特的疗效。但由于诸多书籍过于重视郄穴治疗急性病症的作用，导致现代医家多把郄穴的作用局限于急救。作者认为，在临床上，郄穴不仅可以治疗急性病，亦可用于慢性病的治疗。例如梁丘对于急慢性胃脘痛都有很好的临床疗效。

足阳明经循行于乳房，乳房为乳汁的储存部位，故足阳明经可主乳。梁丘穴不仅属于足阳明胃经，胃为仓廪之官，且本穴处于股直肌与股外侧肌之间，形如梁谷积聚之丘陵，二者皆有聚集的象征，故而足阳明经的梁丘穴可用于治疗乳房及乳汁分泌障碍等相关病症。

犊鼻（Dúbí，ST 35）

【穴名释义】犊，牛子也（《说文》），即小牛；鼻，鼻子。穴在髌骨直筋外侧凹陷处，形似牛鼻，故名。

【定位】在膝前侧，髌韧带外侧凹陷中（图1-3-3-5）。

注：屈膝45°，髌骨外下方的凹陷中。

【局部解剖】髌韧带与髌外侧支持带之间，髂胫束肌内侧。浅层有腓总神经分支腓肠外侧皮神经、股神经前皮支；深层有膝关节动、静脉网，深部为膝关节腔。

【主治】膝关节疾患：膝关节酸软疼痛，膝关节屈伸不利。

【刺灸法】向髌骨内侧面斜刺1~1.5寸。

【针感】局部酸胀感。

发挥：《灵枢·杂病》云："膝中痛，取犊鼻，以员利针，发而间之。"犊鼻与内膝眼、鹤顶是治疗膝痛、屈伸不利、下肢麻痹、膝酸软等膝关节疾患的常用穴。

足三里（Zúsānlǐ，ST 36）合穴，胃下合穴

【别名】足三里为现用名，首次以正名方式出现于《圣济总录》；曾用名为三里，出自《素问·针解》。下陵、鬼邪、下三里。

【穴名释义】三，数词，《道德经》称三生万物；里，居也（《说文》），地方。原名

三里，寓本穴能化生气血，益后天之本，故名。又《素问·针解》："所谓三里者，下膝三寸也。"

【定位】①《国标》：在小腿外侧，犊鼻下3寸，犊鼻与解溪连线上（图1-3-3-5）。

注：在胫骨前肌上取穴。

②作者：跷足，稍抬起下肢，沿胫骨前缘向上推至胫骨粗隆，胫骨粗隆外侧旁开正当胫骨前肌与趾长伸肌之间。

【局部解剖】胫骨前肌和趾长伸肌→胫骨后肌。浅层有腓肠外侧皮神经；深层有胫前动、静脉的分支，腓总神经的分支腓深神经。

【主治】①通经活络：下肢痿痹，中风下肢不遂，足内翻，坐骨神经痛，腓总神经痛。②健脾和胃：胃痛，呕吐，噎膈，腹胀，腹泻，便秘，痢疾，肠痈。③健脾祛痰，调养心神：心悸、胸闷气短、卒心痛、癫狂、妄笑、脏躁、失眠等心系及神志疾患。④理气调经：乳痈，乳癖，月经不调，闭经，缺乳。⑤疏肝和胃，升清降浊：头痛，眩晕，目不明。⑥补中益气：强身健体的保健穴。

【刺灸法】直刺1~1.5寸，针尖指向小腿中心。

【针感】局部酸胀感，或沿小腿前侧传至足背部。

发挥：传统足三里定位采用犊鼻下3寸，将体表解剖标志与同身寸结合，但并未具体说明取穴体位。屈膝位和伸膝位定位的足三里位置不一致，并且同身寸定位法也会产生取穴的误差，因此体表解剖标志定位更加准确。鉴于《针灸大成》"膝下三寸，胻骨外廉大筋内宛宛中，两筋肉分间，举足取之，极重按之，则跗上动脉止矣"的描述，足三里的纵坐标位于两条肌肉之间，即胫骨前肌与趾长伸肌之间。临床操作时，胫骨前肌与趾长伸肌于体表能够明显触及，作为定位的纵坐标，以胫骨粗隆为横坐标定位足三里更加准确。

人身之气来源于先天之精所化生的先天之气（即元气）、水谷之精所化生的水谷之气以及自然界的清气。从气的来源可知，人身之气的充足与否有赖于全身各个脏腑的综合协调作用，其中与肾、脾胃和肺的功能密切相关。肾为生气之根，先天之精必须在脾胃化生的水谷精微的滋养下方能化生成充足的元气。脾主运化，胃主受纳，共同完成对饮食的消化和水谷精微的吸收，化生为水谷之气，并与肺从自然界吸入的清气结合为宗气。若肾、脾胃和肺等脏腑的生理功能的任何环节异常或失去协调配合，都会影响气的生成及其功能的发挥，尤其是脾胃占有着重要的地位。《灵枢·海论》言："胃者水谷之海，其输上在气街（冲），下至三里。"由此可见，足阳明胃经的经气在下由足三里输注，因而足三里具有调理人体一身之气血的作用，是治疗各种胃痛、呕吐、噎膈、腹胀、腹泻、痢疾、便秘等脾胃诸疾的首选穴。《玉龙赋》："欲调饱满之气逆，三里可胜。"

《灵枢·四时气》："肠中不便，取三里，盛泻之，虚补之。"此处说明足三里既是补虚的重要腧穴，又是泻实的重要腧穴。现代诸多医家侧重于足三里的补虚作用，忽略了足三里泻法的应用。临床应用时首先辨别疾病的虚实，再确定足三里的补泻手法。《玉龙歌》："肝家血少目昏花，宜补肝俞力便加，更把三里频泻动，还光益血自无差。"作者结合临床实践证实"胃病足三里，虚实皆可宜"。

足阳明经循行"以下髀关，抵伏兔，下入膝膑中，下循胫外廉，下足跗，入中趾内间；其支者，下膝三寸而别，下入中趾外间"。足阳明经在小腿前外侧的循行分布与腓总神经分支的腓深神经和腓浅神经重合，故而针刺足三里治疗腓总神经痛、坐骨神经痛等局部病症有显著疗效。《席弘赋》："脚痛膝肿针三里，悬钟二陵三阴交。"

西医学认为，中风后足内翻是由下肢牵张反射控制紊乱，出现内侧肌肉痉挛，外侧肌肉迟缓，肌张力不对称所致。针刺足三里穴可以刺激分支腓深神经肌支，治疗胫骨前肌无力。作者临床上使用足三里配合上下巨虚治疗胫骨前肌无力导致的足内翻。

足阳明经经别"上通于心"，若脾胃运化失司，易聚湿生痰，郁而化火，热扰心神，则会出现心悸、胸闷气短、卒心痛、癫狂等心系及神志病症。《玉龙赋》："心悸虚烦刺三里。"足三里具有健脾益气、调养心神、降气除烦的作用，故可应用于心系及神志病症。

足阳明经循行"其直者，从缺盆下乳内廉"，因此足阳明经腧穴是治疗乳房疾患的常用穴。足阳明经的经脉、经筋、经别、络脉都循行上头，与面部密切联系，故而可用于治疗五官病症。作者临床中遇太阳穴局部疼痛、胀痛者，针刺足三里穴即获良效。《医宗金鉴》："足三里治风湿中，诸虚耳聋上牙疼，噎膈鼓胀水肿喘，寒湿脚气及痹风。"

上巨虚（Shàngjùxū，ST 37）大肠下合穴

【别名】上巨虚为现用名，首次以现用名方式出现于《针灸逢源》；原名为巨虚上廉，出自《灵枢·本输》。上廉、巨虚、足上廉。

【穴名释义】巨，大也（《玉篇》），巨大；虚，空虚。上巨虚原名巨虚上廉，人脚背屈时，胫骨前肌与趾长伸肌隆起，形成一长条形空隙，此空隙约当巨虚，穴在空隙之上方，故名上巨虚。

【定位】①《国标》：在小腿外侧，犊鼻下6寸，犊鼻与解溪连线上（图1-3-3-5）。

注：在胫骨前肌上取穴。

②作者：跷足，稍抬起下肢，足三里穴下3寸，正当胫骨前肌与趾长伸肌之间。

【局部解剖】胫骨前肌和趾长伸肌→踇长伸肌。浅层有腓肠外侧皮神经；深层有胫前动、静脉，腓深神经。

【主治】①脾胃疾患：胃痛，胃胀，肠鸣，腹痛，腹胀，腹泻，便秘，痢疾，肠痈。②妇科疾患：月经不调，闭经，不孕。③下肢疾患：下肢痿痹，小腿酸痛不能屈伸。

【刺灸法】直刺1~2寸。

【针感】局部酸麻胀感，或沿小腿前侧传至足背部。

发挥：《针灸大成》"三里下三寸，两筋骨罅中，举足取之"的描述，完善了上巨虚的定位方法，即跷足，稍抬起下肢，足三里穴下3寸，正当胫骨前肌与趾长伸肌之间。胫骨前肌、趾长伸肌主要使足背屈，穴区深层经过的腓深神经主要支配小腿肌前群和足背肌。针刺上巨虚不仅可以刺激控制足背屈的肌肉，还可以调节腓深神经的支配作用，因此上巨虚善于治疗由于小腿及足部无力、痉挛、疼痛等原因造成的小腿萎缩、行走困难等症。《普济方》提出上巨虚可"治风腿腰，脚不随"，"治偏风，腰腿手足不仁"。

胃受纳水谷，经过胃气的腐熟，精微物质被吸收，未被消化的食糜下传至小肠进一步消化，最终的食物残渣下移大肠形成粪便，可见大小肠正常功能的发挥依赖于胃腑的正常生理功能。《灵枢·邪气脏腑病形》："荥输治外经，合治内腑"，并且下文明确指出"合"是下合穴，所以大肠、小肠的下合穴上、下巨虚可用于治疗腑病，即常用于治疗胃肠相关疾病。《灵枢·本输》言："大肠属上，小肠属下，足阳明胃脉也。大肠小肠皆属于胃。"进一步验证上、下巨虚不仅治肠病，还用于治疗胃肠的虚实证。

冲脉即十二经脉之海，又为血海，只有冲脉、任脉气血旺盛，才能够下注于胞中，使女子来潮或妊娠以养胚胎。《灵枢·海论》："冲脉者，为十二经之海，其输上在于大杼，下出于巨虚之上下廉。"冲脉在上由大杼输注，在下由上、下巨虚输注气血，因此上、下巨虚具有反映和调节冲脉气血的作用。临床上治疗月经病多以调理冲任为关键，上、下巨虚与冲脉的联系紧密，因此上、下巨虚是治疗妇科月经病及不孕症的常用穴。

条口（Tiáokǒu，ST 38）

【穴名释义】条，小枝也（《说文》），长条形物体；口，出入处。人脚背屈时，胫骨前肌与趾长伸肌隆起，形成一长条形空隙，穴处条形空隙中，故名。

【定位】在小腿外侧，犊鼻下8寸，犊鼻与解溪连线上（图1-3-3-5）。

注：在胫骨前肌上取穴，横平丰隆。

【局部解剖】胫骨前肌和趾长伸肌→蹈长伸肌。浅层有腓肠外侧皮神经；深层有胫前动、静脉，腓深神经。

【主治】①下肢疾患：下肢痿痹，转筋。②上肢疾患：肩臂痛，肩凝症，中风后肩不能举。③腰腹部疾患：腰痛，腰酸，脘腹疼痛。

【刺灸法】直刺1~3寸。治疗四肢关节疼痛病症时，由条口进针向承山方向针刺，一边行针使产生酸胀感，一边活动疼痛的关节。

【针感】局部酸麻胀感，或沿小腿后侧传至足底部。

发挥：肩关节区域为手三阳经的分布区，根据"经脉所过，主治所及"选穴规律，治疗肩关节周围疾病应该选择手三阳经腧穴。但是十二经脉互相衔接形成一个周而复始、如环无端的循环体系，依据接经选穴原则，虽然足三阳经并未直接分布于肩部，但临床中仍然常用条口透承山治疗肩凝、肩痛。条口属足阳明经，与手阳明大肠经在迎香穴处相接；承山属足太阳膀胱经，与手太阳小肠经在睛明穴处相接，因此条口透承山不仅是治疗肩凝症的主穴，而且是接经治疗作用的典范。条口透承山亦可用于治疗颈肩屈伸不利、中风偏瘫肩不能上举等症。根据作者临床经验，运用透刺法治疗作用范围更广，具有穴经皆调的作用。但此种刺法针感强烈，针后可遗留下肢沉重的感觉，故须依据患者的情况掌握治疗的频率。

下巨虚（Xiàjùxū，ST 39）小肠下合穴

【别名】下巨虚为现用名，首次以正名方式出现于《针灸逢源》；曾用名为巨虚下廉，出自《灵枢·本输》。下廉。

【穴名释义】巨，大也（《玉篇》），巨大；虚，空虚。下巨虚原名巨虚下廉，人脚

背屈时，胫骨前肌与趾长伸肌形成一长条形空隙，此空隙约当巨虚，穴在空隙之下方，故名。

【定位】①《国标》：在小腿外侧，犊鼻下9寸，犊鼻与解溪连线上（图1-3-3-5）。

注：在胫骨前肌上取穴，横平外丘、阳交。

②作者：跷足，稍抬起下肢，上巨虚穴下3寸，正当胫骨前肌与趾长伸肌之间。

【局部解剖】胫骨前肌和趾长伸肌→蹈长伸肌。浅层有腓浅神经；深层有胫前动、静脉，腓深神经。

【主治】①脾胃疾患：胃痛，胃胀，肠鸣，腹痛，腹胀，腹泻，便秘，痢疾，肠痈。②妇科疾患：月经不调，闭经，不孕，乳痈。③下肢疾患：下肢痿痹，小腿酸痛不能屈伸。

【刺灸法】直刺1~2寸。

【针感】局部酸麻胀感，或沿小腿前侧传至足背部。

丰隆（Fēnglóng，ST 40）络穴

【穴名释义】丰，茂也，盛也（《广韵》）；隆，中央高也（《玉篇》）。穴在条口旁，正当小腿部肌肉丰满处，故名。又《淮南子·天文》："季春三月，丰隆乃出……注，丰隆，雷也。"寓穴象云雷之意，而能消阴翳。

【定位】在小腿外侧，外踝尖上8寸，胫骨前肌外缘（图1-3-3-5）。

注：犊鼻与解溪连线的中点，条口外侧一横指处。

【局部解剖】胫骨前肌外缘，趾长伸肌腱和蹈长伸肌腱。浅层有腓浅神经；深层有胫前动、静脉，腓深神经。

【主治】①清热祛湿，通络止痛：下肢痿痹，肿痛，中风后足内翻，肩周炎。②清热化痰：头痛，眩晕，咽喉肿痛，失音。③健脾祛湿：腹中切痛，泄泻，痢疾，便秘，腹胀。④豁痰理气：咳嗽，哮喘。⑤行气祛痰湿：心痛，胸胁痛。⑥利水消肿：癃闭，四肢肿，身重，面浮肿。⑦清热利湿：闭经，血崩，带下。⑧理气化痰开窍：癫狂，痫证，善笑，烦心，失眠。

【刺灸法】直刺1~3寸。治疗四肢关节疼痛时，向承山方向透刺1.5~3寸，边行针使产生酸胀感，边活动疼痛的关节。

【针感】局部或小腿后方酸麻胀感，或沿小腿前侧传至足背部。

发挥：痰浊是人体水液代谢障碍形成的病理产物，分为有形之痰和无形之痰。痰浊一旦形成，可随气流窜至全身，外至经络、肌肤、筋骨，内至脏腑，引起各种不同的病症，因此有"百病多由痰作祟"的说法。脾为生痰之源，肺为储痰之器，脾虚水湿不化，则聚而成痰，积于肺则咳喘有痰；痰湿阻遏心阳，则心痛，胸胁痛，或癫狂痫，痴呆；流窜于经络，在上则头痛眩晕，在下则痿痹不仁。丰隆为治痰之要穴，其治疗的病症多与痰有关，善于治疗与痰相关的咳嗽、哮喘、脚气、带下、身重等病症。《玉龙赋》："丰隆、肺俞，痰嗽称奇。"作者根据临床经验常配伍悬钟穴，二穴相配善于治疗痰湿与肝胆热邪相合所致的痴呆、癫狂、眩晕等病症。丰隆为胃经络穴，属胃而络脾，为豁痰祛湿之要穴；悬钟为髓会，且为足三阳络，阳主热，与丰隆相配，既可化痰开窍，又兼清

热利湿。《玉龙歌》："痰多宜向丰隆寻。"

中风后足内翻主要是由跖屈肌群张力升高，而足背屈肌群张力相对低下造成的。足背屈肌群主要有胫骨前肌、趾长伸肌、踇长伸肌，足外翻肌群有腓骨长肌、腓骨短肌。丰隆穴透刺承山穴时，针体由胫骨前肌深刺到踇长伸肌，因此有利于恢复伸肌力量，并且缓解屈肌的痉挛，达到一针双效的效果。腓深神经以运动为主，主要支配小腿前面的胫骨前肌、趾长伸肌、踇长伸肌、足背肌。如果针刺丰隆穴时产生放电样针感沿着小腿前侧传导至足背，说明刺激到腓深神经，则加强了神经对肌群的支配作用。

足阳明络脉"上络头项"，足阳明经别"上通于心"，为丰隆治疗头面五官病症和心血管病症提供了经络学依据。《百症赋》："强间、丰隆之际，头痛难禁。"

丰隆为胃经络穴，亦为通便要穴，泻之能引阳明热邪外出，腑气得降，大便乃通。

解溪（Jiěxī，ST 41）经穴

【别名】草鞋带。

【穴名释义】解，释也（《玉篇》），打开；溪，肉之小会曰溪（《内经》）。穴在足关节与胫骨、距骨相接之间隙处，能治足踝关节痿痹无力等症，故名。

【定位】在踝前侧，踝关节前面中央凹陷中，踇长伸肌腱与趾长伸肌腱之间（图1-3-3-5）。

注：令足趾上跷，显现足背部两肌腱，穴在两腱之间，相当于内、外踝尖连线的中点处。

【局部解剖】踇长伸肌腱和趾长伸肌腱。浅层有腓浅神经；深层有胫前动、静脉，腓深神经。

【主治】①下肢疾患：下肢痿痹、足踝肿痛、足内翻、足下垂、踝关节病等。②胃肠疾患：腹胀，便秘。③神志疾患：癫狂。④其他：头痛，眩晕。

【刺灸法】直刺0.5~1寸。

【针感】局部酸麻胀感，或沿足背传至足趾。

发挥： 本穴在胫骨、距骨相接间隙处，因关节间隙在《内经》中被称为"骨解"，即本穴正当骨解之中，因此具有舒筋利节的作用，可用于治疗踝关节无力、疼痛等疾患。解溪为足阳明经经穴，五行属火，具有理脾、化痰湿、清热之功。《备急千金要方》曰："解溪、阳跷主癫疾。"

冲阳（Chōngyáng，ST 42）原穴

【别名】会原、跗阳。

【穴名释义】冲，涌摇也（《说文》），指冲动；阳，高明也（《说文》）。穴当足背最高之足背动脉搏动处，搏动明显，故名。

【定位】在足背，第2跖骨基底部与中间楔状骨关节处，可触及足背动脉（图1-3-3-5）。

【局部解剖】踇长伸肌腱和趾长伸肌腱。浅层有足背静脉网、腓浅神经足背内侧皮支；深层有足背动、静脉，腓深神经。

【主治】①下肢疾患：足痿无力。②五官疾患：口眼歪斜。③脾胃疾患：胃痛。④神志疾患：癫狂病。

【刺灸法】避开动脉，直刺0.3~0.5寸。

【针感】局部酸麻胀感，或传至足趾。

陷谷（Xiàngǔ，ST 43）输穴

【别名】陷骨。

【穴名释义】陷，高下也（《说文》），沉入；谷，泉出通川为谷（《说文》）。穴在第2、3跖趾关节后凹陷处，故名。

【定位】在足背，第2、3跖骨间，第2跖趾关节近端凹陷中（图1-3-3-5）。

【局部解剖】趾长伸肌和趾短伸肌→骨间背侧肌。浅层有跖背浅静脉，腓深神经的终支；深层有跖背动脉，胫神经分支和跖趾总神经。

【主治】①水液输布失常：面目浮肿，水肿。②足踝部疾患：足背肿痛。③头面五官疾患：齿痛，咽喉肿痛，鼻衄，眼痛。④腹部疾患：腹胀，腹痛，肠鸣，便秘，痢疾。

【刺灸法】直刺或向上斜刺0.5~1寸。

【针感】局部酸胀痛感，或传至足趾。

发挥：陷谷穴位于足跗内庭穴之后2、3跖趾关节后凹陷处，喻为泉水通向大川的通道，因此具有健脾利湿、消肿的功效，善于治疗水液代谢失常引起的水肿、浮肿等症。《针灸甲乙经》言："治面肿，目痛肿，刺陷骨出血立已。"

内庭（Nèitíng，ST 44）荥穴

【穴名释义】内，从外而入也（《说文》）；庭，堂阶前也（《玉篇》），庭院。穴在足背2、3趾间缝纹端，经气至此，如入庭院，故名。

【定位】在足背，第2、3趾间，趾蹼缘后方赤白肉际处（图1-3-3-5）。

【局部解剖】趾长伸肌腱和趾短伸肌腱。浅层有足背静脉网、腓深神经的终支；深层有趾背动脉、胫神经分支。

【主治】①头面五官疾患：齿痛，咽喉肿痛，鼻衄，眼痛，口臭。②脾胃疾患：吐酸，腹胀，腹痛，腹泻，便秘，痢疾。③足踝部疾患：足背肿痛，跖趾关节痛。

【刺灸法】直刺或向足心斜刺0.5~1寸。

【针感】局部酸胀痛感，或传至足趾。

发挥：内庭为足阳明经之荥穴，"荥主身热"，诸多医家临床上多用内庭治疗热证。作者认为单纯运用内庭治疗热证，局限了内庭穴的应用范围。手足头相对应，前臂、小腿和内脏相对应，故而内庭是治疗头面五官病症的常用穴。足阳明经脉循行经过头面的鼻、上齿、口唇、眼睛、两颊、耳颞，也为内庭治疗头面部虚实证提供了依据。

厉兑（Lìduì，ST 45）井穴

【穴名释义】厉，过也（《说文》）；兑，口（《易·说卦》）。治属热病及人体关隘病症，阳明井穴，寓其居险要之门户，或名。

【定位】在足趾，第2趾末节外侧，趾甲根角侧后方0.1寸（图1-3-3-5）。

注：足第2趾外侧甲根角侧后方（即沿角平分线方向）0.1寸，相当于沿爪甲外侧画一直线，于与爪甲基底缘水平线交点处取穴。

【局部解剖】布有趾背动脉形成的动脉网、趾背静脉形成的静脉网、腓深神经的终支。

【主治】①五官疾患：鼻衄，鼻塞，齿痛，咽喉肿痛。②神志疾患：多梦，癫狂。

【刺灸法】浅刺0.1寸。

【针感】局部刺痛感。

第四节　足太阴脾经

一、经络循行

[经脉]脾足太阴之脉，起于大指之端，循指内侧白肉际，过核骨后，上内踝前廉，上端内，循胫骨后，交出厥阴之前，上膝股内前廉，入腹属脾络胃，上膈，挟咽，连舌本，散舌下；其支者，复从胃，别上膈，注心中。

[经别]足太阴之正，上至髀，合于阳明，与别俱行，上结于咽，贯舌中。

[经筋]足太阴之筋，起于大趾之端内侧，上结于内踝；其直者，络于膝内辅骨，上循阴股，结于髀，聚于阴器，上腹，结于脐，循腹里，结于胁，散于胸中；其内者，著于脊。

[络脉]足太阴之别，名曰公孙，去本节之后一寸，别走阳明；其别者，入络肠胃。

二、联络的脏腑器官

经脉联络的脏腑器官：脾、胃、膈、咽、舌、心。

经别联络的脏腑器官：咽、舌。

经筋联络的脏腑器官：阴器。

络脉联络的脏腑器官：肠、胃。

三、联络的部位

经脉联络的部位：足大趾、内踝、胫骨内侧、膝关节内侧、大腿内侧、腹部、膈、咽部、舌体及舌下、胸胁部。

经别联络的部位：大腿前外侧、咽部、舌。

经筋联络的部位：足大趾内侧、内踝、小腿内侧、大腿内侧、大腿前外侧、外生殖器、脐、腹部、肋胸、脊椎。

络脉联络的部位：第1跖骨基底部、肠胃。

四、脏腑、器官、部位与经络之间的联系

脾：经脉属脾络胃。

肠胃：经脉属脾络胃，复从胃别上膈；络脉入络肠胃。

心：经脉注心中。

膈：经脉上膈，复从胃别上膈。

咽：经脉挟咽；经别上结于咽。

舌：经脉连舌本，散舌下；经别贯舌中。

阴器：经筋聚于阴器。

胁：经筋结于胁。

腹部：经脉入腹；经筋上腹，循腹里。

胸中：经筋散于胸中。

内踝：经脉上内踝前廉；经筋上结于内踝。

发挥：经脉"挟咽，连舌本，散舌下"，经别"上结于咽，贯舌中"，可见脾与舌、咽的关系密切，也为远端腧穴如太白、商丘、三阴交等治疗构音障碍、吞咽障碍等疾病提供了依据，并且可与作者的手足头相对应的临床经验相互验证。经筋"聚于阴器"，为脾经的三阴交、冲门、地机治疗男科或妇科病症提供了经络学依据。足太阴脾经经筋在下肢的循行"起于大趾之端内侧，上结于内踝；其直者，络于膝内辅骨，上循阴股，结于髀"，正好与从股神经分支出来的隐神经走行一致，沿着大腿内侧经过膝关节内缘，走行于小腿内侧，说明经筋与神经的关系密切。足太阴经脉"上膈，注心中"，为足太阴经腧穴，如隐白、公孙、三阴交治疗神志病提供了依据。

五、本经腧穴

本经共有21个穴位。首穴：隐白；末穴：大包。

隐白（Yǐnbái，SP 1）井穴

【别名】鬼垒、鬼眼。

【穴名释义】隐，蔽也（《说文》），隐蔽；白，白色。穴居足大趾内侧隐蔽处，其肉色白，故名。

【定位】在足趾，大趾末节内侧，趾甲根角侧后方0.1寸（图1-3-4-1）。

注：足大趾内侧甲根角侧后方（即沿角平分线方向）0.1寸，相当于沿爪甲内侧画一直线，于与爪甲基底缘水平线交点处取穴。

【局部解剖】布有趾背动脉、静脉网、腓浅神经的足背内侧皮神经。

【主治】①下肢疾患：中风后下肢瘫痪，痿软，活动不利。②妇科疾患：月经过多，崩漏，胎位不正。③脾胃疾患：腹胀，腹满，腹泻。④神志疾患：癫狂，惊风，失眠多梦。

【刺灸法】浅刺0.1寸。

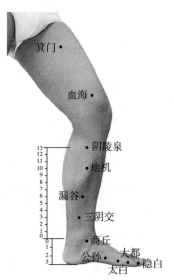

图 1-3-4-1

【针感】局部刺痛感。

发挥：作者临床治疗中风后下肢活动不利的患者时，先浅刺患侧隐白穴，然后一边抬高患肢一边行针，患侧下肢抬高的高度可较之前逐渐增高。《素问·痿论》言："脾主身之肌肉。"《素问·太阴阳明论》曰："今脾病不能为胃行其津液，四肢不得禀水谷气，气日以衰，脉道不利，筋骨肌肉，皆无气以生，故不用焉。"这两条原文都说明了脾在体合肉、主四肢的作用，只有脾胃运化的水谷精微营养和滋润肌肉，才能维持四肢的正常生理功能。隐白为足阳明经井穴，具有激发经气、健脾益气的作用，故是治疗中风后下肢活动不利的腧穴之一。

古代多有祟病的记载，即古人认为有鬼怪寄附在人体中不肯离去，使人出现一系列精神异常的表现。十三鬼穴适用于一切精神疾患，如癫病、精神分裂症、癫狂等，也可用于由高热所致的狂躁不安等。隐白为十三鬼穴之一，有"鬼眼""鬼垒"之称，具有开窍醒脑的作用，故而用于治疗一切以癫狂为主要表现的神志病。

脾主运化，主血统，隐白为脾经腧穴，具有统血、生新之功。脾功能失调后可见运化失司，统血无权，多出现腹胀及诸多出血症状。隐白具有健脾益气、统血之功，现临床多用于治疗脾不统血的崩漏，为治疗崩漏的经验穴。

隐白可作为配穴与至阴共同治疗胎位不正。

大都（Dàdū，SP 2）荥穴

【穴名释义】大，丰富；都，储积。指穴处土气丰富之处，经气在此蓄积，有都城之意，故名。

【定位】①《国标》：在足趾，第1跖趾关节远端赤白肉际凹陷中（图1-3-4-1）。

②作者：在足趾，第1近节趾骨底内下缘，在跖骨体形成的交角处，约当赤白肉际处。

【局部解剖】第1跖趾关节，踇展肌。布有足底内侧动、静脉，胫神经的分支足底内侧神经。

【主治】①脾胃疾患：腹胀，胃痛，呕吐，腹泻，便秘。②其他：热病，无汗。

【刺灸法】直刺0.3~0.5寸。

【针感】局部刺痛感。

发挥：大都穴为足太阴经荥穴，《医宗金鉴》："大都主治温热病，伤寒厥逆呕闷烦，胎产百日内禁灸，千金主灸大便难。"故而该穴常用于治疗热病。

太白（Tàibái，SP 3）输穴，原穴

【别名】大白。

【穴名释义】太白，山名，即终南山。穴在突起的第1趾骨小头后缘，此处骨高肉白，象似太白山，故名。又：金星别名太白星，古人观天之象，以太白为兵象，具勘定内乱、匡复正统之意。合之人身，则为治急症之属。

【定位】①《国标》：在足内侧，第1跖趾关节近端赤白肉际凹陷中（图1-3-4-1）。

②作者：在足内侧，第1跖骨头内下缘，与跖骨体形成的交角处，约当赤白肉际处。

【局部解剖】踇展肌、踇短屈肌。浅层有足背静脉网、隐神经；深层有足底内侧动脉及足跗内侧动脉分支、足底内侧神经。

【主治】①脾胃疾患：腹胀，腹泻，胃痛，呕吐，便秘，纳呆。②心系疾患：心悸，心痛，胸闷胁胀。③舌咽部疾患：吞咽障碍，构音障碍，舌痛，舌强语謇。④其他：身体沉重，关节疼痛，中风后跖屈抓地能力减弱。

【刺灸法】直刺0.5~1.5寸。

【针感】局部刺痛感。

发挥：原穴太白既有补虚的作用，也有祛邪的作用。《灵枢·九针十二原》："凡此十二原者，主治五脏六腑之有疾者也。"足太阴经属脾络胃，太白穴用于治疗脾胃功能失调而产生的腹胀痛、胃痛、不思饮食、便秘等一系列病症。《医宗金鉴》："太白主治痔漏疾，一切腹痛大便难。"

足太阴脾经循行"复从胃，别上膈，注心中"，经筋"结于肋，散于胸中"，因而为治疗心悸、心烦、胸闷胁胀等心胸病症提供了依据。作者临床常用于治疗冠心病、心绞痛、心律失常等疾病。《针灸聚英》中记载："烦心连脐胀，呕吐及便脓，霍乱脐中痛，神针太白攻。"

足太阴经循行"入腹属脾络胃，上膈，挟咽，连舌本，散舌下"，经别"上结于咽，贯舌中"，可见脾与舌咽部的联系密切，因此为太白治疗脑血管病后遗症、抑郁症等出现的吞咽困难、构音障碍、梅核气、舌痛、舌强语謇等症状提供了经络学依据。

《难经》："输主体重节痛。"太白为足太阴经输穴，故而可以用来治疗身体沉重、关节疼痛、活动不利。蹬短屈肌主要负责蹬趾屈功能，深刺太白穴可以增加蹬短屈肌的力量，有助于蹬趾抓地功能的恢复。此穴是治疗中风后足部抓地不能的常用穴。

公孙（Gōngsūn，SP 4）络穴，八脉交会穴（通冲脉）

【穴名释义】公，众也；孙，小也。支而横者为络，络之别者为孙，穴为足太阴之络，故名。

【定位】①《国标》：在足内侧，第1跖骨底的前下缘赤白肉际处（图1-3-4-1）。

注：沿太白向后推至一凹陷，即为本穴。

②作者：在足内侧，第1跖骨底前下缘与跖骨体形成的交角中，约当赤白肉际处。

【局部解剖】蹬展肌。浅层有足背静脉网、隐神经；深层有足蹠内侧动脉分支、足底内侧神经。

【主治】①脾胃疾患：胃痛，呕吐，腹痛，腹泻，便秘，痢疾，不思饮食。②神志疾患：失眠，心烦，狂证。③气逆：逆气里急，气上冲心（奔豚气）。

【刺灸法】直刺0.6~1.2寸。

【针感】局部刺痛感。

发挥：足太阴络脉进入腹部，入络胃肠，通于冲脉，且公孙穴是八脉交会穴之一，通冲脉，故多用于治疗冲脉病症。冲脉为病，逆气而里急，冲脉为病多以气机不利的实证为主，表现为气逆上冲心、胃、胸膈之呕吐，呃逆，反胃，奔豚等。《胜玉歌》："脾心痛急寻公孙。"

商丘（Shāngqiū，SP 5）经穴

【穴名释义】商，五音之一；丘，四方高，中央下（《说文》）。商五行属金，对应阴经五输穴之经穴，商丘为太阴经穴，穴处内踝前下缘凹陷中，故名。

【定位】在足内侧，内踝前下方，舟骨粗隆与内踝尖连线中点凹陷中（图1-3-4-1）。

注1：内踝前缘直下与内踝下缘横线的交点处。

注2：本穴前为中封，后为照海。

【局部解剖】三角韧带的胫舟韧带、距骨。浅层有大隐静脉、隐神经；深层有跗内侧动脉、足底内侧神经。

【主治】①脾胃疾患：腹胀，腹泻，便秘。②舌咽部疾患：吞咽困难，构音困难，舌痛，舌强语謇。③足踝部病症：足踝肿痛。④其他：黄疸。

【刺灸法】直刺0.5~1寸。

【针感】局部刺痛感。

(发挥)：《灵枢·卫气》："足太阴之本，在中封前上四寸之中，标在背腧与舌本也。"《说文》："标，木杪末也。"指树木的末端，即是指树木在上，高处也。对应文中所说的足太阴标在舌本。

足太阴经"挟咽，连舌本，散舌下"，经别"上结于咽，贯舌本"，故商丘与舌的关系密切，是治疗舌咽部病症的主要腧穴之一。本穴常与中封、照海配合使用治疗吞咽困难、构音困难等症。

三阴交（Sānyīnjiāo，SP 6）足三阴交会穴

【别名】承命、太阴。

【穴名释义】三，数词，三个；阴，阴经；交，合也（《广韵》），交会。穴处足太阴、少阴、厥阴三条阴经之交会处，故名。

【定位】在小腿内侧，内踝尖上3寸，胫骨内侧缘后际（图1-3-4-1）。

注：交信上1寸。

【局部解剖】比目鱼肌→趾长屈肌。浅层有大隐静脉、小腿内侧皮神经、隐神经；深层有胫后动、静脉，胫神经。

【主治】①脾胃疾患：呕吐，心腹胀满，胃脘疼痛，饮食不化，不思饮食，肠鸣，腹痛，泄泻，痢疾，便秘。②妇产科疾患：月经不调，崩漏，带下，阴挺，不孕，滞产。③泌尿系疾患：癃闭，五淋，遗尿，白浊。④男科疾患：遗精，阳痿。⑤头面五官疾患：咽喉干痒疼痛，眩晕，中风失语，鼻衄，咳嗽，气喘。⑥神志疾患：癫狂痫，不寐，痴呆，抑郁，善惊易恐。⑦下肢疾患：中风半身不遂，下肢麻痹疼痛，内踝痛。

【刺灸法】直刺或斜刺0.5~1.5寸，沿着胫骨内侧缘偏后与皮肤成90°角直刺，或紧贴胫骨内侧缘与皮肤成45°角斜刺。孕妇禁针。

【针感】局部酸麻胀感，或传至足底，或可见下肢抽动。

(发挥)：三阴交处于足太阴、少阴、厥阴三条阴经之交会处，脾主运化水湿，肝主疏泄，肾主水，各种水液代谢相关的病症无不与此三脏功能失调相关，故本穴为治疗遗尿、淋证、癃闭等泌尿系统病症的常用穴。心藏神，为君主之官，足太阴经"其支者，复从胃，别上膈，注心中"，三阴交又为足三阴经交会穴，脾主思，肝主疏泄，肾藏志，故该穴为治疗中风、癫狂痫、不寐、痴呆等神志疾病的主穴之一。本穴亦可治疗遗精、阳痿、

月经不调、崩漏、带下等男女生殖系统疾病。《百症赋》："针三阴于气海，专司白浊久遗精。"

　　小腹部为膀胱、子宫所居之所，足三阴经交会于中极、关元，又有任脉系于睾之说，全都为三阴交治疗腹部诸疾提供了依据。后人在《四总穴歌》基础上增加"小腹三阴谋。"因此三阴交是治疗腹部诸疾的主穴之一。

　　三阴交位于胫骨内侧缘偏后方，深层有胫神经，针刺此穴时针尖刺激到胫神经引起下肢抽动，并有放电样针感传到足底，用于治疗中风偏瘫下肢功能障碍，是"醒脑开窍"针刺法主穴之一。

　　《通玄指要赋》："文伯泻死胎于阴交，应针而陨。"《胜玉歌》："阴交针入下胎衣。"可见三阴交具有促进子宫收缩、下胎的作用，故而孕妇禁针。

漏谷（Lòugǔ，SP 7）

【别名】太阴络。

【穴名释义】漏，泄也（《周礼·夏官》）；谷，即穀，谷物，特指精微物质。本穴主治腹泻、小便不利、遗精等症，有固肠止利、渗湿止淋、涩精止遗诸功，故名。

【定位】在小腿内侧，内踝尖上6寸，胫骨内侧缘后际（图1-3-4-1）。

　　注：三阴交上3寸处。

【局部解剖】比目鱼肌→趾长屈肌、踇长屈肌。浅层有大隐静脉、小腿内侧皮神经、隐神经；深层有胫后动、静脉，胫神经。

【主治】①腹部疾患：腹胀，肠鸣。②泌尿生殖系疾患：小便不利，遗精。③下肢疾患：下肢痿痹。

【刺灸法】沿胫骨内侧缘直刺0.5~1.5寸。

【针感】局部酸麻胀感，或传至足底。

地机（Dìjī，SP 8）郄穴

【别名】脾舍。

【穴名释义】地，与天相对，特指脾土；机，枢机，枢纽（《国语·周语》）。《针灸甲乙经》："溏瘕，腹中痛，脏痹，地机主之。"穴主脾疾，为脾土运转之枢机，故名。

【定位】在小腿内侧，阴陵泉下3寸，胫骨内侧缘后际（图1-3-4-1）。

【局部解剖】比目鱼肌、踇肌。浅层有大隐静脉、隐神经；深层有胫后动、静脉，胫神经。

【主治】①脾胃疾患：腹痛，腹泻，便溏。②妇科疾患：痛经，崩漏，月经不调。③脾失运化之水湿病证：小便不利，水肿。④其他：疝气。

【刺灸法】沿着胫骨内侧缘直刺0.5~1.5寸。

【针感】局部酸麻胀感，或传至足底。

发挥：郄穴地机，经气聚集部位，气血之所，能活血理血、健脾利湿。《百症赋》言："妇人经事常改，自有地机、血海。"地机与血海有相似的作用，故可配合使用治疗血证。作者经验认为，地机治疗痛经优于三阴交。地机具有养血活血的作用，尤善活血，故用于治疗血分相关之月经不调、痛经、闭经、崩漏等。

阴陵泉（Yīnlíngquán，SP 9）合穴

【别名】阴之陵泉。

【穴名释义】阴，与阳相对，阴面；陵，大阜也（《说文》），大土堆；泉，水原也（《说文》）。穴处胫骨内侧髁下方凹陷处，膝突如陵，脾经合穴，经气汇聚如涓涓泉水，寓犹陵下之深泉也，故名。

【定位】在小腿内侧，由胫骨内侧髁下缘与胫骨内侧缘形成的凹陷中（图1-3-4-1）。

注：用拇指沿胫骨内缘由下往上推，推至胫骨内侧髁下缘的凹陷即是本穴。

【局部解剖】腓肠肌→比目鱼肌起点。浅层有大隐静脉、隐神经；深层有胫后动、静脉，膝降动脉分支，膝下内侧动、静脉，胫神经。

【主治】①脾胃疾患：腹胀，腹痛，不思饮食，呕吐，泄泻，黄疸。②泌尿系疾患：小便不利，水肿，遗尿，尿失禁，淋证。③生殖系统疾患：阴部痛，痛经，遗精。④下肢疾患：腰痛，半身不遂，腿膝肿痛。⑤其他：虚劳，头痛。

【刺灸法】直刺1~2寸。

【针感】局部酸麻胀感，或传至足底。

发挥：足太阴经筋"其内者，著于脊"，足太阴脾经从脊背联系膀胱经及督脉，为阴陵泉治疗腰背部疼痛提供了依据。足太阴经循行经过下肢内侧，且脾主肌肉，故阴陵泉用于主治下肢病症、半身不遂、腿膝肿痛等。

《景岳全书》云："盖水为至阴，故其本在肾……水惟畏土，故其治在脾。"阴陵泉为足太阴脾经合穴，五行属水，具有健脾化湿、淡渗利湿、利水消肿、化痰降浊的作用，主治一切水湿病证，为治湿之要穴，善于治疗腹胀、水肿、小便不利等。《杂病穴法歌》："心胸痞满阴陵泉""小便不通阴陵泉。"

血海（Xuèhǎi，SP 10）

【别名】百虫窠、血郄。

【穴名释义】血，血液；海，天池也，以纳百川者（《说文》）。穴属多血少气之太阴经，以治血擅长，故名。

【定位】在股前内侧，髌底内侧端上2寸，股内侧肌隆起处（图1-3-4-1）。

【局部解剖】股内侧肌→大收肌、收肌管。浅层有大隐静脉、隐神经；深层有股动、静脉肌支，股神经内侧肌支。

【主治】①生殖系统疾患：月经不调，痛经，闭经，崩漏，带下，遗精。②皮肤病：荨麻疹，湿疹，瘙痒，丹毒，股内廉者诸疮。③脾胃疾患：腹胀，肠鸣，呕吐，泄泻，不思饮食。④下肢疾患：膝股内侧痛。

【刺灸法】直刺1~1.5寸。

【针感】局部酸胀感，或可见股内侧肌收缩。

发挥：血海，海，水之归也，功擅扶脾统血、养血、活血、理血。《针灸甲乙经》："妇人漏下，若血闭不通，逆气胀，血海主之。"血海是治疗血分相关的月经不调、痛

经、闭经、崩漏等病症的常用穴。

血海具有活血凉血、清热利湿的作用，善治湿疹、荨麻疹、瘙痒、丹毒等病，如《胜玉歌》言："热疮臁内年年发，血海寻来可治之。"

箕门（Jīmén，SP 11）

【穴名释义】箕，箕踞（《礼记·曲礼》）；门，人所出入也（《玉篇》），门户。古人屈膝而坐，双膝微张开如簸箕，称箕踞，穴处股内侧上方，故名。

【定位】在股内侧，髌底内侧端与冲门连线上1/3与下2/3交点，长收肌和缝匠肌交角的动脉搏动处（图1-3-4-1）。

【局部解剖】缝匠肌→长收肌→大收肌。浅层有大隐静脉、隐神经；深层有股动、静脉，股神经内侧肌支。

【主治】①泌尿系疾患：小便不利，遗尿。②其他：腹股沟肿痛。

【刺灸法】避开动脉，直刺0.5~1.5寸。

【针感】局部酸胀感。

冲门（Chōngmén，SP 12）足太阴、足厥阴交会穴

【别名】慈宫、上慈宫。

【穴名释义】冲，涌摇也（《说文》），指冲动；门，人所出入也（《玉篇》），门户。穴当髂外动脉搏动处外侧，取穴时应手明显，故名。

【定位】①《国标》：在腹股沟，腹股沟斜纹中，髂外动脉搏动处的外侧（图1-3-4-2）。

注：横平曲骨，府舍稍内下方。

②作者：在腹股沟区，腹股沟斜纹中，髂外动脉搏动外侧约0.5cm处。

【局部解剖】腹股沟韧带、腹外斜肌腱膜和腹内斜肌下缘→髂腰肌（髂肌、腰大肌）。浅层有大隐静脉的属支旋髂浅静脉、髂腹股沟神经、髂腹下神经；深层内下有股动、静脉，股神经，生殖股神经股支。

【主治】①下肢疾患：大腿内侧疼痛，膝关节痛，小腿内侧疼痛。②腹部疾患：腹胀，腹中积聚疼痛。③妇科疾患：赤白带下，子痫，胎气上冲，崩漏，带下。④其他：疝气，痔痛。

【刺灸法】直刺1~3寸。

【针感】局部酸麻胀感，或传至大腿前内侧及膝关节内侧，甚者至内踝。

发挥：股神经是腰丛中最大的分支，自腰丛发出后，先在腰大肌与髂肌之间下行，在腹股沟韧带中点稍外侧，经腹股沟韧带深面、股动脉外侧到达股三角，随即分为数支，其中最长的终支隐神经下行至内踝。针刺冲门穴时，作者取髂外动脉搏动外侧约0.5cm，刺入1~3寸并进行微调，可使针感感传至大腿内侧或膝关节，甚至可达内踝。用于治疗股

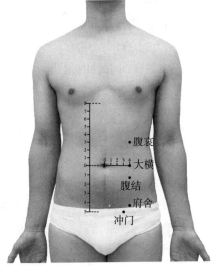

图1-3-4-2

神经卡压综合征、腰椎病变引起的大腿内侧疼痛。

作者认为膝关节疼痛的一些病症不仅要考虑膝关节本身的问题，还要解决因为长时间关节疼痛引起的股四头肌痉挛问题。针刺冲门配合大腿前方的相关腧穴，可调节股四头肌痉挛，缓解小腿前伸引起的膝关节疼痛。

府舍（Fǔshè，SP 13）足太阴、足厥阴、阴维交会穴

【穴名释义】府，脏腑（《汉书·艺文志》），特指大肠腑；舍，市居曰舍（《说文》）。穴下乃大肠腑所居之处，主治疝气、下腹痛等症，故名。

【定位】在下腹部，脐中下4.3寸，前正中线旁开4寸（图1-3-4-2）。

【局部解剖】腹外斜肌腱膜→腹内斜肌→髂肌。腹壁内有腹壁浅动、静脉，肋间动、静脉，髂腹股沟神经；腹腔内深部左侧为乙状结肠下方，右侧为盲肠下方。

【主治】腹部疾患：腹痛，积聚，疝气。

【刺灸法】直刺或向下斜刺0.5~1.5寸。

【针感】局部酸胀感。

腹结（Fùjié，SP 14）

【别名】腹屈、肠窟、肠屈、临窟、长窟、肠窝。

【穴名释义】腹，腹腔；结，缔也（《说文》），指凝结。功治腑气不通，糟粕结于大肠等症，故名。

【定位】在下腹部，脐中下1.3寸，前正中线旁开4寸（图1-3-4-2）。

【局部解剖】腹外斜肌→腹内斜肌→腹横肌肌部。腹壁内有第11肋间动、静脉分支，腹壁浅动脉，胸腹壁静脉，第11肋间神经。

【主治】腹部疾患：腹痛，腹泻，食积，疝气。

【刺灸法】直刺或向下斜刺0.5~2寸。

【针感】局部酸胀感。

大横（Dàhéng，SP 15）足太阴、阴维交会穴

【别名】肾气。

【穴名释义】大，天大，地大，人亦大（《说文》）；横，栏木也（《说文》）；穴与天枢、神阙平，处天、地、人之交而谓大，横居人身之中，故名。又《内经》："天枢之上，天气主之，天枢之下，地气主之。"天、地、人三才，人气当在天枢之水平上，故谓穴处天、地、人之交。

【定位】在腹部，脐中旁开4寸（图1-3-4-2）。

注：横平内侧的天枢、肓俞、神阙。

【局部解剖】腹外斜肌肌部→腹内斜肌肌部→腹横肌肌部。腹壁内有第10肋间动、静脉分支，胸腹壁静脉，第10肋间神经。

【主治】脾胃疾患：便秘，腹痛，泄泻，痢疾。

【刺灸法】直刺或斜刺0.5~3寸。

【针感】局部酸胀感。

发挥: 大横正当腹部大肠的投影区，通过针刺可以直接刺激肠道，从而加强调节肠道功能的作用，故而用于治疗胃肠道疾病。

腹哀（Fùāi，SP 16）足太阴、阴维交会穴

【穴名释义】腹，腹腔；哀，哀伤也（《玉篇》），哀鸣。穴下为胆囊底、肝（右侧）、胃（左侧），于此常有肠腹哀鸣之声，腹痛肠鸣等刺之有效，故名。

【定位】在上腹部，脐中上3寸，前正中线旁开4寸（图1-3-4-2）。

注：大横直上3寸，横平建里。

【局部解剖】腹外斜肌肌部→腹内斜肌肌部→腹横肌肌部。腹壁内有第8肋间动、静脉分支，胸腹壁静脉，第8肋间神经。

【主治】①脾胃疾患：消化不良、腹痛、便秘、痢疾等。②肝胆疾患：肝肿大，胆囊炎。

【刺灸法】直刺或向下斜刺0.5~1.5寸。

【针感】局部酸胀感。

发挥: 右侧的腹哀穴正好位于肝脏、胆囊点的投影区，因而用于治疗肝肿大、胆囊炎等局部病症。以不穿破腹壁为原则。

食窦（Shídòu，SP 17）

【别名】命关。

【穴名释义】食，食物；窦，空也，从穴（《说文》）。穴治反胃、腹胀等胃气失降病症，寓为食气之通道，故名。

【定位】在前胸部，第5肋间隙，前正中线旁开6寸（图1-3-4-3）。

注：横平内侧的乳根、步廊、中庭，4穴略呈一弧形分布，其弧度与第5肋间隙弧度相应。

【局部解剖】前锯肌→肋间外肌→肋间内肌。胸壁内有第5肋间动、静脉，胸外侧动、静脉，胸外侧神经，第5肋间神经，胸长神经。

【主治】①胸部疾患：胸胁胀痛。②脾胃疾患：反胃，噫气，腹胀。③其他：水肿。

【刺灸法】斜刺或向外平刺0.5~0.8寸。穴下有重要脏器，不可深刺。

【针感】局部酸胀感。

天溪（Tiānxī，SP 18）

【穴名释义】天，人身之上部；溪，川曰溪（《尔雅》）。穴处胸旁，主治胸胁痛、乳汁少，寓为胸间之溪流，故名。

【定位】在前胸部，第4肋间隙，前正中线旁开6寸

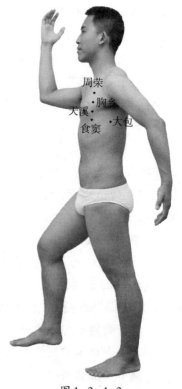

周荣
胸乡
天溪
食窦
大包

图1-3-4-3

（图1-3-4-3）。

注：横平内侧的乳中、神封、膻中，4穴略呈一弧形分布，其弧度与第4肋间隙弧度相应。

【局部解剖】胸大肌→前锯肌→肋间外肌→肋间内肌。胸壁内第4肋间动、静脉，胸腹壁动、静脉，胸外侧动、静脉，胸外侧神经，第4肋间神经。

【主治】胸部疾患：胸胁疼痛，咳嗽，乳痈，乳少。

【刺灸法】斜刺或向外平刺0.5~0.8寸。穴下有重要脏器，不可深刺。

【针感】局部酸胀感。

胸乡（Xiōngxiāng，SP 19）

【穴名释义】胸，胸部；乡，地方，指两肋之间或广大的胸廓。以穴处肋间与胸廓部而名。

【定位】在前胸部，第3肋间隙，前正中线旁开6寸（图1-3-4-3）。

注：横平内侧的膺窗、灵墟、玉堂，4穴略呈一弧形分布，其弧度与第3肋间隙弧度相应。

【局部解剖】胸大肌→胸小肌→前锯肌→肋间外肌→肋间内肌。胸壁内有第3肋间动、静脉，胸外侧动、静脉，第3肋间神经。

【主治】胸胁胀满。

【刺灸法】斜刺或向外平刺0.5~0.8寸。穴下有重要脏器，不可深刺。

【针感】局部酸胀感。

周荣（Zhōuróng，SP 20）

【穴名释义】周，密合（《说文》），周遍；荣，荣养。穴为脾肺经气接近处，脾气散精，上归于肺，借肺气敷布荣养周身，故名。

【定位】在前胸部，第2肋间隙，前正中线旁开6寸（图1-3-4-3）。

注：横平内侧的屋翳、神藏、紫宫，4穴略呈一弧形分布，其弧度与第2肋间隙弧度相应。

【局部解剖】胸大肌→胸小肌→肋间外肌→肋间内肌。胸壁内有第2肋间动、静脉，胸外侧动、静脉，胸内、外侧神经，第2肋间神经。

【主治】咳嗽，气逆，胸胁胀满。

【刺灸法】斜刺或向外平刺0.5~0.8寸。穴下有重要脏器，不可深刺。

【针感】局部酸胀感。

大包（Dàbāo，SP 21）脾之大络

【穴名释义】大，广大；容，包容（《周易》）。脾之大络也，《内经》："此脉若罗络之血者，皆取之脾之大络脉也。"言此穴主治包罗十二经络脉之病，功效广大，故名。

【定位】在侧胸部，第6肋间隙，腋中线上（图1-3-4-3）。

注：侧卧举臂，在第6肋间隙与腋中线的交点处。

【局部解剖】前锯肌→肋间外肌→肋间内肌。胸壁内有第6肋间动、静脉，胸背动、

静脉，第6肋间神经，胸长神经。

【主治】①胸胁部疾患：气喘，胸胁痛，带状疱疹，带状疱疹后遗神经痛。②其他：全身疼痛，四肢无力。

【刺灸法】斜刺或向后平刺0.5~0.8寸。穴下有重要脏器，不可深刺。

【针感】局部酸胀感。

发挥：大包穴为脾之大络，脾之大络分布于胸胁部，故用于治疗胸胁疼痛等疾病。脾之大络寓无所不包，主治十二经络脉之病，十二经络脉分布于全身各处，故针刺可治疗全身疼痛、四肢无力酸软。

第五节　手少阴心经

一、经络循行

[经脉]心手少阴之脉，起于心中，出属心系，下膈络小肠。其支者，从心系上挟咽，系目系；其直者，复从心系却上肺，下出腋下，下循臑内后廉，行太阴心主之后，下肘内，循臂内后廉，抵掌后锐骨之端，入掌内后廉，循小指之内出其端。

[经别]手少阴之正，别入于渊腋两筋之间，属于心，上走喉咙，出于面，合目内眦。

[经筋]手少阴之筋，起于小指之内侧，结于锐骨，上结肘内廉，上入腋，交太阴，挟乳里，结于胸中，循贲，下系于脐。

[络脉]手少阴之别，名曰通里，去腕一寸，别而上行，循经入于心中，系舌本，属目系。取之去腕后一寸。别走太阳也。

二、联络的脏腑器官

经脉联络的脏腑器官：心、心系（心和心相联系的器官组织包括心包、血管等）、膈、小肠、咽、目系（目和目相联系神经、血管及脑组织）、肺。

经别联络的脏腑器官：心、喉咙。

经筋联络的脏腑器官：乳房、贲（指膈）。

络脉联络的脏腑器官：心、舌、目系。

三、联络的部位

经脉联络的部位：臑内后廉（上肢内侧面尺侧缘，包括腋下、上臂内侧面后缘、肘内、前臂内侧面后缘、豌豆骨内侧、小鱼际后缘、小指内侧缘）。

经别联络的部位：渊腋、面、目内眦。

经筋联络的部位：小指内侧、锐骨（三角骨）、肘后廉、腋、胸中、脐。

络脉联络的部位：掌后一寸、腋下、上臂内侧面后缘、肘内、前臂内侧面后缘、腕豆骨内侧、小鱼际后缘、小指内侧缘。

四、脏腑、器官、部位与经络之间的联系

心：经脉起于心中，其直者行太阴、心主之后；经别属于心；络脉循经入于心中。

心系：经脉出属心系，其支者从心系，上挟咽，系目系，其直者，复从心系，却上肺。

膈/贲：经脉下膈；经筋循臂，下系于脐。

小肠：经脉络小肠。

咽：经脉上挟咽。

喉：经别上走喉咙。

目系：经脉系目系。

肺：经脉其直者，复从心系，却上肺。

乳房：经筋挟乳里。

舌：络脉系舌本。

上肢内侧缘尺侧：经脉下出腋下，下循臑内后廉，行太阴、心主之后，下肘内，循臂内后廉，抵掌后锐骨之端，入掌内后廉，循小指之内，出其端；经筋起于小指内侧，结于锐骨；络脉取之去掌后一寸。

渊腋：经脉下出腋下；经别别入渊腋两筋之间；经筋上入腋。

面：经别出于面。

目内眦：经别合目内眦。

肘后：经筋上结于肘后廉。

胸中：经筋结于胸中。

脐：经筋下系于脐。

(发挥)：心经起于心中，心主神明、主血脉，故心经穴位多与情志、血脉疾病有关，如临床常取神门穴治疗失眠、神志疾病。

心经络于小肠，与手太阳小肠经互为表里，与其泌别清浊功能密切相关，为临床上出现心火下移小肠所致口腔糜烂同时伴有小便涩痛的症状提供了理论支持，出现该症状时，亦可同取心经及小肠经穴治疗，称之为表里经配穴。

目系包括目以及与其相联系的脑组织，作者认为心经穴位之所以可以治疗失眠、焦虑、抑郁等神志疾病与此密不可分。

心与肺同居于上焦，位于胸中，且心经循行经过肺脏，与其联系密切，故治疗某些胸胁及肺部病症时可考虑配合心经穴位。

渊腋两筋之间即腋窝中央，为极泉穴所在之处，极泉是心经的第一个穴位，心经自此向下循行，经上臂内侧后缘、前臂内侧后缘及手掌、小指尺侧缘，与上肢运动密切相关，故本穴为治疗上肢活动不利的常用穴位，针刺时针感可沿本经循行路线传导至小指

桡侧，也体现了“经脉所过，主治所及”的思想。

手少阴经经别上走喉咙，其络脉系舌本，《灵枢·忧恚无言》：“喉咙者，气之所以上下者也。”其位置在喉腔内，是呼吸中气流通过的关隘，西医学中的声带即位于此处，与发音密切相关，通过与舌对气流的控制作用相配合，共同完成言语功能。言为心声，对于暴喑之证，临床常取心经通里穴治疗，即基于此。

五、本经腧穴

本经共9个穴位。首穴：极泉；末穴：少冲。

极泉（Jíquán，HT 1）

【穴名释义】极，高也；泉，水原也（《说文》）。位在腋下筋间动脉，其势甚高，心脉流注，象经气有如泉水自高而下也，故名。

【定位】在腋窝中央，腋动脉搏动处（图1-3-5-1）。

注：针刺中常取下极泉，腋前纹头水平，肱二头肌尺侧缘，可触及腋动脉搏动处。

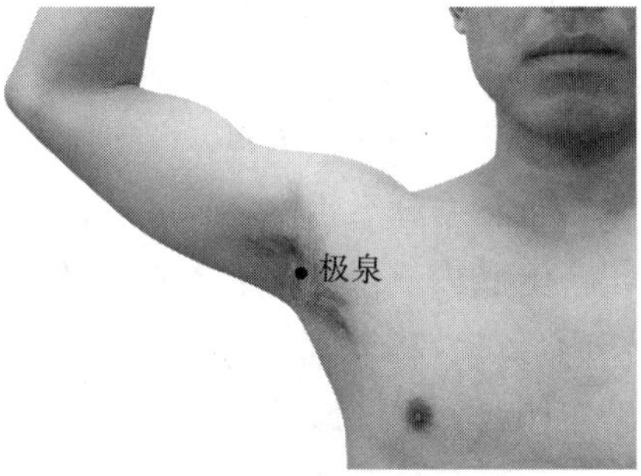

图1-3-5-1

【局部解剖】背阔肌肌腱→大圆肌。浅层有肋间臂神经分布；深层有桡神经，尺神经，正中神经，前臂内侧皮神经，臂内侧皮神经，腋动、静脉等。

【主治】①心系疾患：胸痛、心悸等。②胸胁部疾患：胸闷气短、胁肋疼痛等。③上肢疾患：神经根型颈椎病、肩臂疼痛、臂丛神经损伤、中风后上肢无力等。

【刺灸法】（下极泉）进针后，避开腋动脉，与皮肤表面呈70°~80°向后斜刺0.5~0.8寸，可刺中正中神经，呈60°~70°向后斜刺0.8~1.2寸时，可刺中尺神经。

【针感】局部酸麻胀感，或放射至前臂内面及掌侧。

发挥：《针灸甲乙经》记载：“极泉，在腋下筋间动脉入胸中。”其循行经上臂内侧后缘、前臂内侧后缘直至小指端，根据“经脉所过，主治所及”，该穴可用于治疗手臂运动及感觉障碍。该穴在腋窝中央处向上直刺时，刺中正中神经和尺神经可能性大，刺中正中神经时，可有针感放射至除小指外的其余4个手指；刺中尺神经时，可有针感放射至小指及无名指尺侧缘。因操作多有不便，以及腋窝容易感染，故在临床上多不从腋窝中点处进针，而是从极泉穴向下移，在肱二头肌尺侧缘的腋横纹头处（下极泉）进针，此处的神经分布与极泉穴相一致，针感也一致。从神经分布角度看，单从腋窝顶点处进针与肱二头肌尺侧缘的腋纹头处进针，可谓殊途同归，均刺中尺神经和正中神经，临床上可根据需要选取不同针感。《针灸大成》：“主臂肘厥寒，四肢不收。”

青灵（Qīnglíng，HT 2）

【别名】清灵泉。

【穴名释义】青，神名(《荀子》)，通"清"；灵，神灵(《玉篇》)。阳之精气曰神，阴之精气曰灵(《大戴礼》)，青灵者，象心神之清净神妙，故名。

【定位】①《国标》：在臂内侧，肘横纹上3寸，肱二头肌的内侧沟中(图1-3-5-2)。

注：屈肘举臂，在极泉与少海连线的上2/3与下1/3交点处。

②作者：在臂前区，肱骨内上髁最高点上3寸，肱二头肌的内侧沟中。

【局部解剖】肱二头肌→肱肌→肱三头肌。浅层有臂内侧皮神经、前臂内侧皮神经；深层有肱动、静脉，正中神经，尺神经。

【主治】①上肢疾患：上肢尺侧麻木疼痛，中风后小指运动障碍。②其他：胁痛，头痛，阵寒。

【刺灸法】进针后紧贴肱骨直刺1~1.5寸。

【针感】局部酸胀感，或传至前臂内侧及腋部。

发挥：青灵穴治疗中风病的作用与极泉穴相似，虽同属心经，但又有所区别，两穴局部均有尺神经与正中神经穿过，但针刺极泉穴刺中尺神经的可能性更大，尺神经支配尺侧腕屈肌、第3-4指深屈肌、掌短肌、小指展肌、小指对掌肌、小指屈肌、第3-4蚓状肌、骨间肌、拇收肌及拇短屈肌深侧头，主要针对向尺侧屈腕，第4-5手指末节指骨屈曲，小指外展、对掌、屈曲，第4、5指掌指关节屈曲及近端指间关节伸直，拇指掌部内收及拇指第1指节屈曲等运动问题。而针刺青灵穴更易刺中正中神经，正中神经主要支配旋前圆肌、桡侧腕屈肌、掌长肌、指浅屈肌、拇长屈肌、第1-2指深屈肌、旋前方肌、拇短展肌、拇对掌肌、拇短屈肌浅头、第1-2蚓状肌，主要治疗前臂旋前，拇、食、中指的屈伸及内收外展等问题。当单刺一穴难以获得理想针感时，可两穴协调应用。此外，对于颈椎病导致的上肢麻木疼痛，本穴也有较好的疗效。

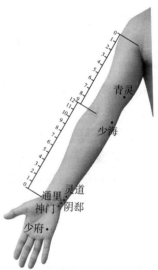

图1-3-5-2

少海(Shàohǎi，HT 3)合穴

【别名】曲节。

【穴名释义】少，小；海，以纳百川者(《说文》)。寓为手少阴经气会合处，故名。

【定位】在肘前内侧，横平肘横纹，肱骨内上髁前缘(图1-3-5-2)。

注：屈肘，在肘横纹内侧端与肱骨内上髁连接的中点处。

【局部解剖】旋前圆肌→肱肌。浅层有前臂内侧皮神经、贵要静脉；深层有正中神经，尺侧返动、静脉的吻合支。

【主治】①心系疾患：心痛、癫病等神志病。②上肢疾患：肘臂挛痛，臂麻手颤。③其他：头项痛，腋胁部痛，瘰疬。

【刺灸法】贴近肱骨内上髁前缘直刺或稍向肘尖方向斜刺0.5~1寸。

【针感】局部麻胀感，或传至前臂内侧。

发挥：《素问·至真要大论》："诸痛痒疮，皆属于心。"少海为心经合穴，属水，恰有滋阴降火良效，可治疗瘰疬。《玉胜歌》："瘰疬少海天井边。"《席弘赋》："心疼手颤少海间。"少海穴下正当前臂内侧皮神经，主管前臂内侧皮肤的痛、温、触觉，故针刺该穴使针感放射至前臂内侧时，可治疗手臂麻木疼痛、冷热感觉异常等症状。《百症赋》："且如两臂顽麻，少海就傍于三里。"

灵道（Língdào，HT 4）经穴

【穴名释义】灵，神灵（《玉篇》），指心神；道，所行道也（《说文》），通道。寓为心经精气所行之通道，故名。

【定位】在前臂前内侧，腕掌侧远端横纹上1.5寸，尺侧腕屈肌腱的桡侧缘（图1-3-5-2）。

注1：神门上1.5寸，横平尺骨头上缘（根部）。

注2：三角骨上缘桡侧直上1.5寸取穴。

【局部解剖】尺侧腕屈肌腱。桡侧有尺神经及尺动、静脉。

【主治】①心系疾患：心痛、悲恐善笑、暴喑等。②上肢疾患：肘臂挛痛。

【刺灸法】进针后直刺或针尖稍向尺侧倾斜10°~20°，向尺侧腕屈肌腱后面斜刺，轻轻调整针尖方向，刺入0.2~0.3寸，直至有针感传导。不宜深刺，以免伤及血管和神经。

【针感】局部酸麻胀感，或传至小指及无名指。

通里（Tōnglǐ，HT 5）络穴

【穴名释义】通，达也（《说文》）；里，居也（《说文》），指内部。手少阴络穴，心经由此穴联络阴阳，沟通表里经气，故名。

【定位】在前臂前内侧，腕掌侧远端横纹上1寸，尺侧腕屈肌腱的桡侧缘（图1-3-5-2）。

注1：神门上1寸。该穴与灵道、阴郄二穴的位置关系为横平尺骨头根部是灵道，横平尺骨头中部是通里，横平尺骨头头部是阴郄。

注2：豌豆骨上缘桡侧直上1寸取穴。

【局部解剖】尺侧腕屈肌腱、指浅屈肌→指深屈肌→旋前方肌。浅层有前臂内侧皮神经、贵要静脉属支；深层有尺动、静脉。

【主治】①心系疾患：心悸、怔忡等。②舌咽部疾患：舌强不语，暴喑。③其他：腕臂痛。

【刺灸法】进针后直刺或针尖向桡侧倾斜10°~20°，轻轻调整针尖方向，刺入0.2~0.3寸，直至出现针感传导。

【针感】局部酸麻胀感，或传至小指和无名指。

发挥：手少阴心经络脉连舌本，舌为心之苗，言为心声，心神失常可导致舌强语謇，可见心经与语言功能密切相关。临床治疗中风病构音障碍和癔病性失语多用此穴。《马丹阳天星十二穴歌》："通里腕侧后，去腕一寸中，欲言声不出，懊恼及怔忡，实则四肢重，头腮面颊红，虚则不能食，暴喑面无容，毫针微微刺，方信有神功。"

阴郄（Yīnxì，HT 6）郄穴

【别名】手少阴郄、少阴郄。

【穴名释义】阴，阴经；郄，隙也（《前汉书》）。手少阴脉之郄穴，故名。

【定位】在前臂前内侧，腕掌侧远端横纹上0.5寸，尺侧腕屈肌腱的桡侧缘（图1-3-5-2）。

注1：神门上0.5寸，横平尺骨头的下缘（头部）。

注2：豌豆骨上缘桡侧直上0.5寸取穴。

【局部解剖】尺侧腕屈肌腱。浅层有前臂内侧皮神经、贵要静脉属支等；深层有尺动、静脉。

【主治】①心系疾患：心痛、惊悸等。②骨蒸盗汗。③血证：吐血、衄血等热性出血疾病。

【刺灸法】进针后直刺或针尖向桡侧倾斜10°~20°，轻轻调整针尖方向，刺入0.2~0.3寸，直至出现针感传导。不宜深刺，以免伤及血管和神经。

【针感】局部酸胀感，或传至小指、无名指。

（发挥）：阴郄为治疗汗证的常用穴。《标幽赋》："泻阴郄止盗汗，治小儿骨蒸。"阴郄为手少阴心经郄穴，郄穴常用于治疗本经循行所过部位及所属脏腑的急性病症，阴经的郄穴多用于治疗血分病证，故该穴可用于治疗出血病证。

神门（Shénmén，HT 7）输穴，原穴

【别名】兑骨、兑冲、中都、锐中。

【穴名释义】神，圣而不可知之（《庄子》），指心神。主治皆关乎神志，寓为心神出入之门户，故名。

【定位】①《国标》：在腕前内侧，腕掌侧远端横纹尺侧端，尺侧腕屈肌腱的桡侧缘（图1-3-5-2）。

注：于豌豆骨上缘桡侧凹陷中，在腕掌侧远端横纹上取穴。

②作者：在腕前区，腕骨后缘与尺侧腕屈肌腱桡侧缘交点处的凹陷中。

【局部解剖】尺侧腕屈肌腱。浅层有前臂内侧皮神经、贵要静脉属支等；深层有尺动、静脉。

【主治】①心系疾患：失眠、健忘、痴呆、心烦、惊悸、怔忡、癫狂病等。②胸胁部疾患：心痛，胸胁痛。③其他：高血压。

【刺灸法】直刺或针尖稍斜向内刺0.3~0.5寸。

【针感】局部麻胀感，或传至小指、无名指掌侧或拇指根部。

（发挥）：关于神门穴的定位，相关古籍多有记载，如《针灸甲乙经》："在掌后兑骨之端陷者中。"明代张景岳《类经》："锐骨之端，神门穴也。"《针灸大成》："神门，在掌后锐骨精。"《医宗金鉴》："神门穴，在掌后锐骨端陷中。"作者反复验证于临床，发现每个人的腕横纹形态和部位都有所差异，腕横纹下组织也会随手腕做不同动作而发生相对运动，不利于准确定位。现行《国标》在上版《国标》以腕掌侧远端横纹作为取穴标准的基础上

加以备注："于三角骨上缘桡侧凹陷中，在腕掌侧远端横纹上取穴。"体现了对骨性标志的重视。经临床实践与观察，作者认为，"掌后锐骨端"应取三角骨后缘更为准确。

临床上，神门穴可用于治疗中风后拇指无力。由于神门穴处尺神经部分位于尺侧腕屈肌腱之下，针刺时于尺侧腕屈肌腱桡侧缘取穴，针尖稍斜向尺侧。调整针尖后，使针感沿尺神经深支传至拇指，偶可有立竿见影之效。

另外强调一点，灵道、通里、阴郄、神门4穴相邻两穴之间只间隔0.5寸，故主治雷同者甚多。根据古今经验，灵道以治疗心悸、疼痛突出，通里以治暴喑为主，阴郄以治疗阴虚盗汗、吐衄血为主，神门则是治疗血脉、神志疾病的主穴。

少府（Shàofǔ，HT 8）荥穴

【穴名释义】少府，官名，秦汉时九卿之一，掌管宫廷收藏总务，寓为心神藏聚之处。

【定位】在手掌，横平第5掌指关节近端，第4、5掌骨之间（图1-3-5-2）。

注：第4、5掌骨之间，握拳时，小指尖所指处，横平劳宫。

【局部解剖】指浅、深屈肌肌腱→第4蚓状肌→骨间背侧肌。布有第4指掌侧固有神经，指掌侧总动、静脉。

【主治】①心系疾患：心悸、胸痛等。②泌尿系疾患：癃闭、小便不利等。③湿热证：阴痒、阴痛、痈疡等湿热火毒之证。④其他：小指挛痛。

【刺灸法】浅刺0.3~0.5寸。

【针感】局部刺痛、酸麻胀感，或传至小指外侧、无名指内侧。

发挥：《备急千金要方》："少府，主阴痛，实时挺长，寒热，阴暴痛，遗尿，偏虚则暴痒，气逆卒疝，小便不利。"《备急千金要方》："少府、三里，主小便不利、癃。"因心经与小肠经互为表里，少府为心经荥穴，属火，通过针刺少府穴可泻心火与小肠经之火，治疗心胸疾患及阴痒、阴痛等小肠经湿热火毒诸证。《肘后歌》："心胸有病少府泻。"

少冲（Shàochōng，HT 9）井穴

【别名】经始。

【穴名释义】少，小；冲，涌摇也（《说文》），指要冲。心经之井穴，为手少阴经气要冲之所在，故名。

【定位】在手指，小指末节桡侧，指甲根角侧上方0.1寸（指寸）（图1-3-5-3）。

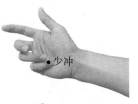

图1-3-5-3

注：小指桡侧指甲根角侧上方（即沿角平分线方向）0.1寸。相当于沿爪甲桡侧画一直线，于与爪甲基底缘水平线交点处取穴。

【局部解剖】布有指掌侧固有神经、指掌固有动、静脉所形成的动、静脉网。

【主治】①心系疾患：心悸、心痛、癫狂、昏迷等。②热证。③胸胁痛。

【刺灸法】浅刺0.1寸，或点刺出血。

【针感】局部刺痛感。

发挥：本穴为井穴，有开窍醒神、泻热等功效，治疗高热、神昏等症。《百症赋》："发热仗少冲、曲池之津。"《玉龙赋》："心虚热壅，少冲明于济夺。"此外，少冲穴位于

指端，末梢神经较为丰富，痛觉敏感，局部刺激可引发反射性缩弹指、缩手动作，故还用于治疗中风后小指屈伸不利、颈椎病或糖尿病引起的小指麻木等病症。

第六节　手太阳小肠经

一、经络循行

[经脉]小肠手太阳之脉，起于小指之端，循手外侧上腕，出踝中，直上循臂骨下廉，出肘内侧两骨之间，上循臑外后廉，出肩解，绕肩胛，交肩上，入缺盆络心，循咽下膈，抵胃属小肠。其支者，从缺盆循颈上颊，至目锐眦，却入耳中。其支者，别颊上𬌗抵鼻，至目内眦，斜络于颧。

[经别]手太阳之正，指地，别于肩解，入腋走心，系小肠也。

[经筋]手太阳之筋，起于小指之上，结于腕，上循臂内廉，结于肘内锐骨之后，弹之应小指之上，入结于腋下。其支者，后走腋后廉，上绕肩胛，循颈出足太阳之筋前，结于耳后完骨；其支者，入耳中；直者，出耳上，下结于颔，上属目外眦。

[络脉]手太阳之别，名曰支正，上腕五寸，内注少阴；其别者，上走肘，络肩髃。

二、联络的脏腑器官

经脉联络的脏腑器官：心、咽、膈、胃、小肠、耳、鼻。

经别联络的脏腑器官：心、小肠。

经筋联络的脏腑器官：耳。

三、联络的部位

经脉联络的部位：手外侧（手及前臂内侧面后缘）、臑外后廉（上臂外后缘）、肩解（肩关节部）、肩胛、肩上、缺盆（锁骨上窝）、颈、颊、目锐眦（外眼角）、颊𬌗（颧部）、鼻旁、目内眦。

经别联络的部位：肩解（肩关节）、腋窝。

经筋联络的部位：小指、腕背、臂内廉（前臂内侧）、肘内锐骨之后（肱骨内上髁后）、腋下、腋后廉、肩胛、颈旁、耳后完骨、耳中、耳上、颔（下颌）、目外眦。

络脉联络的部位：肘、肩髃。

四、脏腑、器官、部位与经络之间的联系

心：经脉络心；经别走心。

膈：经脉循咽下膈。

胃：经脉抵胃。

小肠：经脉属小肠；经别系小肠。

咽：经脉循咽。

耳：经脉却入耳中；经筋支者入耳中。

鼻：经脉抵鼻。

手外侧：经脉起于小指之端，循手外侧上腕，出踝中，直上循臂骨下廉，出肘内侧两筋之间；经筋起于小指之上，结于腕，上循臂内廉，结于肘内锐骨之后。

肘：络脉上走肘。

肩胛：经脉绕肩胛；经筋上绕肩胛。

肩：经脉出肩解，交肩上；经别别于肩解；络脉络肩髃。

腋下：经筋入结于腋下。

缺盆：经脉入缺盆，其支者，从缺盆循颈。

颈：经脉从缺盆循颈；经筋循颈。

耳后：经筋结于耳后完骨。

颊颇：经脉上颊，其支者，别颊上颇。

颧部：经脉斜络于颧。

耳上：经筋直者出耳上。

目锐眦：经脉至目锐眦；经筋上属目外眦。

目内眦：经脉至目内眦。

颔：经筋下结于颔。

发挥：经脉"至目锐眦"，经筋"上属目外眦"，经脉"至目内眦"，经筋"直者，出耳上""结于耳后完骨"，经脉"斜络于颧"。手太阳经循行经过眼、耳、面部等，为少泽、前谷、后溪、腕骨、养老等穴治疗头面五官疾病提供了经络学依据。手太阳经筋循行部位大致与尺神经分布区域类似，肘内锐骨之后即尺神经沟小海穴处，此处尺神经部位表浅，以手指弹拨即可有放电感传至小指尖，可用于针刺治疗手臂活动不利。

五、本经腧穴

本经共有19个穴位。首穴：少泽；末穴：听宫。

少泽（shàozé，SI 1）井穴

【别名】小吉、少吉。

【穴名释义】少，小；泽，水聚汇处（《广韵》）。携少阴经气之末，转少阳经气之初，寓经气开始形成之意。

【定位】在手指，小指末节尺侧，指甲根角侧上方0.1寸（图1-3-6-1）。

注：小指尺侧指甲根角侧上方（即沿角平分线方

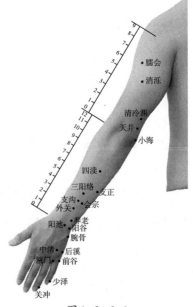

图1-3-6-1

向）0.1寸。相当于沿爪甲尺侧画一直线，于与爪甲基底缘水平线交点处取穴。

【局部解剖】布有尺神经手背支，指掌侧固有动、静脉及指背动脉形成的动、静脉网。

【主治】①乳房疾患：乳痈、乳少等。②头面五官疾患：头痛、目翳、鼻衄、咽喉肿痛等。③其他：昏迷，热病。

【刺灸法】浅刺0.1寸或点刺出血。

【针感】局部刺痛感。

发挥：小肠主泌别清浊，将来自胃腑食糜中的水谷精微上输于脾，营养周身，将剩余的食物残渣下注大肠，排出体外，故水谷精微化生的充足与否，与小肠密切相关。乳汁的形成与水谷精微密切相关，针刺少泽穴时，根据迎随补泻，自指甲向手腕方向刺治疗乳少，自手腕方向向指甲方向刺则可起回乳作用。《玉龙赋》："妇人乳肿，少泽与太阳可推。"《百症赋》："妇人吹乳痛难消，吐血风痰稠似胶，少泽穴内明补泻，应时神效气能调。"由于小肠经循行经过目外眦，故还可用于治疗目翳等眼病。《铜人腧穴针灸图经》："目生肤翳覆瞳子，少泽主之。"手太阳经脉抵鼻，故可用以治疗鼻衄。《医宗金鉴》言少泽"主鼻衄不止"。

前谷（Qiángǔ，SI 2）荥穴

【穴名释义】前，前面；谷，两山间的水道（《韵会》）。穴当第5掌指关节前尺侧凹陷处，其所处骨肉相会凹陷如谷，故名。

【定位】①《国标》：在手指，第5掌指关节尺侧远端赤白肉际凹陷中（图1-3-6-1）。

注：半握拳，第5掌指横纹尺侧端。

②作者：在手指，第5近节指骨底尺侧，与指骨体形成的掌侧缘交角处，约当赤白肉际处。

【局部解剖】浅层有指背神经；深部有掌指神经，指动、静脉。

【主治】①头面五官疾患：头痛、目痛、耳鸣、咽喉肿痛等。②通经下乳：乳痈，乳少。③其他：热病。

【刺灸法】直刺0.2~0.3寸。

【针感】局部刺痛、酸胀感，浅刺时针感可传至小指端，深刺可有酸胀感达到掌侧面。

发挥：向掌侧面进针可刺中尺神经掌侧固有神经，治疗小指掌侧屈肌功能障碍；向指尖方向可刺中指背神经，治疗小指伸肌功能障碍。经脉循行过咽，可治疗咽喉肿痛。《针灸资生经》："前谷、照海、中封，主嗌偏肿，不可咽。"

后溪（Hòuxī，SI 3）输穴，八脉交会穴（通督脉）

【穴名释义】后，后面；溪，川曰溪（《尔雅》）。穴当第5掌指关节后尺侧凹陷处，承少泽之泽，经气流行，如走溪谷，故名。

【定位】①《国标》：在手背，第5掌指关节尺侧近端赤白肉际凹陷中（图1-3-6-1）。

注：半握拳，掌远侧横纹头（尺侧）赤白肉际处。

②作者：在手内侧，第5掌骨头尺侧，与掌骨体形成的掌侧缘交角处，约当赤白肉际处。

【局部解剖】小指展肌→小指短屈肌。浅层有尺神经手背支、尺神经掌支、皮下浅静脉等；深层有指掌侧固有神经，小指尺掌侧固有动、静脉。

【主治】①痛证：头项强痛、胁肋疼痛、腰背痛、手指屈伸困难及肘臂挛痛等。②头面五官疾患：耳聋、目赤等。③神志疾患：癫狂痫等。

【刺灸法】治疗头项、腰背、耳、目、神志疾患时，直刺0.5~1寸；治疗手指屈伸困难、手臂挛痛时，取后溪穴上1寸，紧贴第5掌骨边缘进针，平行手掌向桡侧缓慢直刺2~2.5寸，可透刺至合谷穴。

【针感】局部酸胀感，或传至小指、无名指指尖。

发挥：小肠经经脉、经别、络脉、经筋循行均经过肩部，故小肠经腧穴治疗肩周炎有很好的疗效。明代刘纯《医经小学》中《八脉交会穴歌诀》记载："后溪督脉内眦颈。"后溪为小肠经与督脉的交会穴，故可用于治疗颈肩腰背及神志病。《通玄指要赋》："痫发癫狂兮，凭后溪而疗理；头项痛，拟后溪以安然。"《拦江赋》："后溪专治督脉病，癫狂此穴治还轻。"对于掌指关节屈伸困难及手臂挛痛，作者认为与掌侧屈肌无力或痉挛有关，故针刺时于后溪上1寸进针深刺，可刺激到深层的蚓状肌，以调整抓握功能。《千金翼方》："后溪主五指尽痛。"

腕骨（Wàngǔ，SI 4）原穴

【穴名释义】穴当第5掌骨基底与三角骨之间，古称此处骨关节为腕骨，故名。

【定位】在腕后内侧，第5掌骨底与三角骨之间赤白肉际凹陷中（图1-3-6-1）。

注：由后溪向上沿掌骨直推至一突起骨，于两骨之间凹陷中取穴。

【局部解剖】小指展肌。布有尺神经手背支、腕背侧动脉（尺动脉分支）。

【主治】①痛证：指挛腕痛，头项强痛。②其他：目翳，黄疸。

【刺灸法】直刺0.3~0.5寸。

【针感】局部麻胀感，或传至小指或无名指背侧。

发挥：小肠主泌别清浊，其功能异常时，无法正常将水谷精微上输于脾、将糟粕下输大肠，导致清浊不分，湿浊泛溢周身，发为黄疸，腕骨作为小肠经原穴，常用于黄疸的治疗。《通关指要赋》："固知腕骨祛黄。"

阳谷（Yánggǔ，SI 5）经穴

【穴名释义】阳，高明也（《说文》），指阳侧；谷，两山间的水道（《韵会》）。穴在腕背横纹尺侧凹陷中，故名。

【定位】在腕后内侧，尺骨茎突与三角骨之间的凹陷中（图1-3-6-1）。

注：由腕骨向上，相隔一骨（即三角骨）与尺骨茎突之间的凹陷中。

【局部解剖】尺侧腕伸肌腱。布有尺神经手背支、腕背侧动脉。

【主治】①痛证：颈颔肿、臂外侧痛、腕痛等。②头面五官疾患：头痛、目眩、耳聋、耳鸣等。③其他：热病，癫狂病。

【刺灸法】直刺0.3~0.5寸。

【针感】局部酸胀感。

发挥：手少阳经脉上颊，斜络于颧，经筋下结于颌，故可用于治疗相关部位疾患。《百症赋》："阳谷、侠溪颔肿口噤并治。"

养老（Yǎnglǎo，SI 6）郄穴

【穴名释义】养，供养也（《说文》）；老，考也，七十曰老（《说文》），特指老人易患之疾。该穴主治多为老年人常患之疾，如肩背痛、目视不明等，故名。

【定位】在前臂后侧，腕背横纹上1寸，尺骨头桡侧凹陷中（图1-3-6-1）。

注：掌心向下，用一手指按在尺骨头的最高点上，然后手掌旋后，在手指滑入的骨缝中。

【局部解剖】尺侧腕伸肌腱、小指固有肌腱。布有前臂背侧皮神经，尺神经，前臂骨间背侧动、静脉的末支，腕静脉网。

【主治】①眼部疾患：目视不明。②颈肩上肢疾患：肩、背、肘、臂酸痛等。

【刺灸法】直刺或斜刺0.5~0.8寸。强身保健可用温和灸。

【针感】局部酸麻胀感，或传至手背侧。

发挥：《针灸甲乙经》说："在手踝骨上一空，腕后一寸陷者中。""尺骨小头近端桡侧凹陷中"是一个取穴的部位，对于肥胖之人，此凹陷很不清晰，无法指明穴位具体所在，因此临床上难以用此标志，如果按《针灸甲乙经》的取法，则"腕后一寸"如何确定？既然尺骨小头近端桡侧与桡骨相邻，则可形成一细小的骨缝，养老穴只能是藏在这一骨缝中。具体取穴法为将手平放在桌面上，手心向下，用笔在尺骨小头正中高点点一点，然后屈臂直掌，手心向后，在点记处可摸到一骨缝，就是本穴，即"养老转手髁中藏"。

养老常用于治疗肩周炎、白内障、玻璃体混浊等老年性疾病。《备急千金要方》："养老、天柱，主肩痛欲折。"《百症赋》："目觉䀮䀮，急取养老、天柱。"

支正（Zhīzhèng，SI 7）络穴

【穴名释义】支，旁系；正，方直不曲谓之正（《新书·道术篇》）。太阳正经之上，支别此络，走向少阴，故名。

【定位】在前臂外侧，腕背远端横纹上5寸，尺骨尺侧与尺侧腕屈肌之间（图1-3-6-1）。

注：阳谷与小海连线的中点下1寸。

【局部解剖】尺侧腕屈肌→指深屈肌。布有前臂内侧皮神经支，骨间背侧动、静脉。

【主治】①痛证：头痛，项强，肘臂酸痛。②其他：热病，癫狂，疣。

【刺灸法】直刺或斜刺0.5~0.8寸。

【针感】局部酸胀感，或传至前臂掌侧或小指。

发挥：《国标》定位中说本穴在前臂后侧区，作者认为有所不妥，尺骨尺侧与掌侧腕屈肌之间已靠近于掌侧面，其下分布的前臂内侧皮神经支亦位于尺骨掌侧，可从尺骨

尺侧与尺侧腕屈肌之间或掌侧面尺侧腕屈肌处刺出针感，但无法从前臂背侧施针。应改为前臂尺侧区更为恰当。

小海（Xiǎohǎi，SI 8）合穴

【穴名释义】小，物之微也（《说文》）；海，天池也，以纳百川者（《说文》）。寓为手太阳经气会合处，故名。

【定位】在肘后内侧，尺骨鹰嘴（即肘尖）与肱骨内上髁之间凹陷中（图1-3-6-1）。

注：微曲肘，在尺神经沟中，用手指弹敲此处时有触电麻感直达小指。

【局部解剖】布有前臂内侧皮神经、尺神经本干，尺侧上、下副动脉和副静脉以及尺返动、静脉后吻合成的动静脉网。

【主治】①上肢疾患：肘部及前臂尺侧部疼痛、麻木。②其他：癫痫。

【刺灸法】直刺或斜刺0.3~0.5寸。

【针感】局部麻胀感，或传至小指。

发挥：小海穴局部分布尺神经，支配尺侧腕屈肌、指深屈肌，可用于治疗手指、手腕、肘关节及前臂内侧拘挛疼痛，难以屈伸。针刺该穴时，令患者屈肘，由肘尖尺神经沟近端进针，针尖向下倾斜45°~60°，轻轻调整针尖探寻尺神经位置，至有放电感传至小指尖为宜，经络实质应包括神经，此为典型。

肩贞（Jiānzhēn，SI 9）

【穴名释义】肩，肩部；贞，正（《尚书·太甲下》），正气。穴为肩部正气所居之处，不容外邪侵犯，故名。

【定位】在肩带部，肩关节后下方，腋后纹头直上1寸（图1-3-6-2）。

注：臂内收时，腋后纹头直上1寸，三角肌后缘。

【局部解剖】三角肌→大圆肌。布有腋神经分支；深部上方为桡神经，旋肩胛动、静脉。

【主治】①颈肩上肢疾患：肩臂疼痛，上肢不遂。②其他：瘰疬，耳鸣耳聋。

【刺灸法】向外斜刺1~1.5寸，或向前腋缝方向透刺。

【针感】局部酸胀感。

发挥：肩贞穴深部为大圆肌，其功能为使肩关节后伸、内收及旋内，针刺该穴可缓解大圆肌痉挛，缓解肩关节疼痛，增加其活动范围。小肠经脉"却入耳中"，其经脉腧穴可治疗耳疾。《针灸甲乙经》："耳鸣无闻，肩贞及完骨主之。"

臑俞（Nàoshù，SI 10）手足太阳、阳维、阳跷交会穴

【穴名释义】臑，肩脚也（《韵会》）；俞，穴位。穴在肩髎穴后内下方肩胛骨上廉凹陷处，故名。

【定位】在肩带部，腋后纹头直上，肩胛冈下缘凹陷中（图1-3-6-2）。

【局部解剖】三角肌→冈下肌。布有腋神经，深层为肩胛上神经，旋肱后动、静脉的分支或属支等。

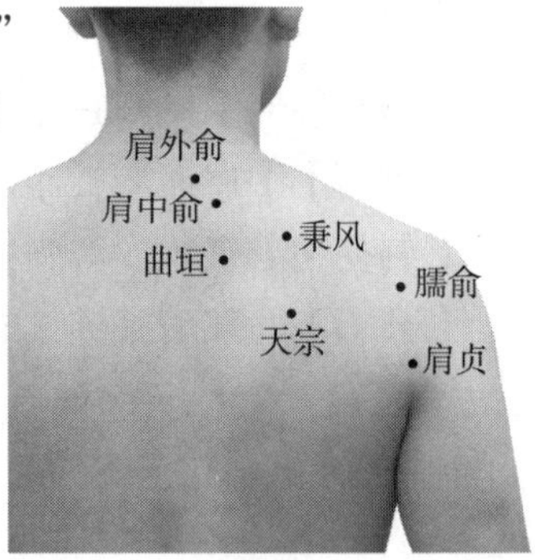

图1-3-6-2

【主治】①肩部疾患：肩部疼痛，肩不举。②其他：瘰疬，胫痛。

【刺灸法】直刺1~1.5寸，不宜向胸侧深刺。

【针感】局部酸麻胀感，或传至肩胛冈下部。

发挥：臑俞为手太阳与阳跷脉的交会穴，可治疗下肢痿软无力，小腿、足跟疼痛等症。《类经图翼》记载臑俞可治胫痛。

天宗（Tiānzōng，SI 11）

【穴名释义】天，指人身之上部；宗，宗仰。天宗，星名，统指天象或帝王宗室，乃众所瞻仰之处，故名。

【定位】在肩带部，肩胛冈中点与肩胛骨下角连线上1/3与下2/3交点凹陷中（图1-3-6-2）。

【局部解剖】冈下肌。布有肩胛上神经，旋肩胛动、静脉。

【主治】①颈肩背部疾患：肩胛疼痛、肩背部劳损等。②心胸部疾患：气喘、胸闷等。③乳腺疾患：乳腺增生，积乳。

【刺灸法】倾斜45°进针，刺至肩胛骨。治疗胸部胀闷、积乳、气喘时常采用刺络拔罐法。

【针感】局部酸胀感。

发挥：天宗穴位于冈下窝，其下为冈下肌和肩胛上神经，冈下肌受肩胛上神经支配，参与肩关节外旋，故针刺天宗穴可用于治疗肩部疼痛和运动障碍。小肠的泌别清浊功能与乳汁密切相关，本穴与肺及乳房又存在位置上的前后对应关系，故常于本穴局部施行刺络拔罐法以理气通经，治疗肺及乳房郁滞性疾患。

秉风（Bǐngfēng，SI 12）手三阳、足少阳交会穴

【别名】肩解。

【穴名释义】秉，执也（《尔雅》），秉持；风，风邪。项背易受风邪，穴为治肩胛部风邪之持秉，故名。

【定位】在肩带部，肩胛冈中点上方冈上窝中（图1-3-6-2）。

【局部解剖】斜方肌→冈上肌。浅层有锁骨上神经和副神经；深层有肩胛上神经，肩胛动、静脉。

【主治】上肢疾患：肩胛疼痛、上肢麻木等。

【刺灸法】向斜下方45°方向斜刺至肩胛冈。

【针感】局部酸胀感。

发挥：秉风穴位于冈上窝，深部有肺组织，此处肩胛骨覆盖面积较小，对于体型肥胖者准确定位存在一定困难，直刺深度不易掌握，存在引发气胸的风险，故针刺此穴多采用向肩胛冈斜刺至骨面的方法，既能达到所需针感，又保证了安全。

曲垣（Qūyuán，SI 13）

【穴名释义】曲，木曰曲直（《尚书》），弯曲；垣，墙也（《说文》）。穴在肩胛冈上窝内侧端，肩胛冈似矮墙，穴处肩胛骨稍弯曲如被短墙所围绕，故名。

【定位】在肩带部，肩胛冈内侧端上缘凹陷中（图1-3-6-2）。

注：臑俞与第2胸椎棘突连线的中点处。

【局部解剖】斜方肌→冈上肌。浅层有第2胸神经后支外侧皮支，副神经，颈横动、静脉降支；深层有肩胛上神经肌支，肩胛上动、静脉肌支。

【主治】肩胛疼痛。

【刺灸法】直刺或向外下方斜刺0.5~0.8寸。

【针感】局部酸胀感。

肩外俞（Jiānwàishū，SI 14）

【穴名释义】穴在肩胛上廉，去脊3寸凹陷中，因其位于肩中俞之外侧，故名。

【定位】在背部，第1胸椎棘突下，后正中线旁开3寸（图1-3-6-2）。

注1：肩胛骨脊柱缘的垂线与第1胸椎棘突下的水平线相交处。

注2：本穴与内侧的大杼、陶道均位于第1胸椎棘突下水平。

【局部解剖】斜方肌→肩胛提肌、菱形肌。布有第1胸神经后支内侧皮支，肩胛背神经和副神经，颈横动、静脉。

【主治】颈肩背部疾患：肩背疼痛、颈项强急等。

【刺灸法】向外斜刺0.5~0.8寸，

【针感】局部酸胀感，或传至肩臂。

肩中俞（Jiānzhōngshū，SI 15）

【穴名释义】与肩外俞相对而言。

【定位】在背部，第7颈椎棘突下，后正中线旁开2寸（图1-3-6-2）。

注：大椎旁开2寸。

【局部解剖】斜方肌→菱形肌。布有第1胸神经内侧皮支，肩胛背神经和副神经，颈横动、静脉。

【主治】①肺系疾患：咳嗽，气喘。②肩背部疾患：肩背疼痛。

【刺灸法】斜刺0.5~0.8寸。

【针感】局部酸胀感。

发挥：局部肌肉有斜方肌、小菱形肌、肩胛提肌，针刺此处可缓解肌肉痉挛及局部疼痛。局部浅层有肩胛背神经，主要支配菱形肌和肩胛提肌，故可用以治疗肩背疼痛。

天窗（Tiānchuāng，SI 16）

【别名】窗笼、窗聋、天笼。

【穴名释义】天，指人身上部；窗，窗户，通孔。其功能主治头面孔窍闭塞不通诸症，犹人身上部之窗，故名。

【定位】在颈部，横平甲状软骨上缘（约相当于喉结处），胸锁乳突肌的后缘（图1-3-6-3）。

注1：取一侧穴，令患者头转向对侧以显露胸锁乳突肌，抗阻力转动时则肌肉显露更明显。

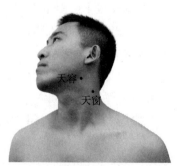

图1-3-6-3

注2：本穴与人迎、扶突均横平喉结，三者的位置关系为胸锁乳突肌前缘处为人迎，后缘为天窗，前后缘中间为扶突。

【局部解剖】深层为头夹肌。布有颈皮神经，正当耳大神经丛的发出部及枕小神经处，耳后动、静脉及枕动、静脉分支。

【主治】①五官疾患：耳鸣、耳聋、咽喉肿痛、暴喑等。②颈部疾患：颈项强痛。

【刺灸法】斜刺0.5~1寸。

【针感】局部酸胀感。

发挥：作者认为所谓与喉结相平，是以喉结为顶点在颈外侧做一条下颌的平行线，该线与胸锁乳突肌后缘交点的凹陷处即为本穴。临床上根据不同的疾病，采取不同的针刺深度和角度，以达到气至病所。①颈项部局部疼痛采用直刺法，针尖指向颈部中心，深度为0.5~0.8寸，以局部酸胀为度。②斜角肌痉挛、疼痛可直刺0.5~0.8寸，以局部有酸胀感为度。③上肢麻木时可采用直刺法，针尖指向中心，进针1~1.5寸，刺中C_5神经根，使针感传至肩、臂、拇指、食指和中指。《备急千金要方》："狂邪鬼语，灸天窗九壮。"《千金翼方》："头痛瘾疹，灸天窗七壮。"

天容（Tiānróng，SI 17）

【穴名释义】天，指人身上部；容，貌也（《说文》），容貌。主治五官面容病症，故名。

【定位】在颈前部，下颌角后方，胸锁乳突肌前缘凹陷中（图1-3-6-3）。

注：取一侧穴，令患者头转向对侧以显露胸锁乳突肌，抗阻力转动时则肌肉显露更明显。

【局部解剖】胸锁乳突肌与二腹肌之间。布有耳大神经的前支，面神经的颈支、副神经；前方有颈外静脉，颈内动、静脉；深层有交感神经干的颈上神经节。

【主治】①五官疾患：耳鸣、耳聋、咽喉肿痛等。②头项部疾患：头痛，颈项强痛。

【刺灸法】直刺0.5~1寸。注意避开血管。

【针感】局部酸胀感，或放射至舌咽部。

发挥：关于天容穴的归经存在诸多争议，最早见于《灵枢》："四次脉，足少阳也，名曰天容"，认为该穴位于足少阳胆经。晋代皇甫谧《针灸甲乙经》记载："天容，在耳曲颊后，手少阳脉气所发""足少阳根于窍阴，溜于丘墟，注于阳辅，入于天容、光明"，出现两种不同的归经即足少阳胆经和手少阳三焦经。隋代杨上善于《黄帝内经太素》中提出："天容在耳下曲颊后，足少阳正经也。""足太阳近天容，手太阳脉未至天容，谓天容字错，未详所发，左右八穴，十六。""考《甲乙经》天窗手太阳脉气所发，据此则天容乃天窗之误。"认为天容是天窗的误写，保持了《灵枢》中归属于足少阳胆经的说法。至唐代《外台秘要》记载："天容，在耳下曲颊后，手太阳脉气所发"，天容穴被归为手太阳小肠经。此后，大多保持此观点，如宋代赵佶《圣济总录》、明代李中梓《内经知要》、清代薛雪《医经原旨》均持此观点，并沿用至今。

针尖稍向后朝颈部中心斜刺0.5~0.8寸，可刺中耳大神经，治疗耳垂、耳后、腮腺等部位疼痛。《针灸甲乙经》："肩痛不可举，天容及秉风主之。"

颧髎（Quánliáo，SI 18）手少阳、手太阳交会穴

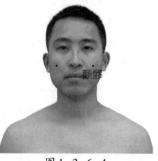

图 1-3-6-4

【别名】兑骨、权髎、兑端。

【穴名释义】颧，颧骨；髎，骨隙之狭小者。穴处颧骨下缘凹陷处，故名。

【定位】在面部，颧骨下缘，目外眦直下凹陷中（图1-3-6-4）。

【局部解剖】颧肌→咬肌→颞肌。浅层有上颌神经的眶下神经分支，面神经的颧支、颊支，面横动、静脉的分支或属支；深层有三叉神经下颌支。

【主治】头面五官疾患：口眼歪斜、眼睑𬇕动、齿痛、面痛等。

【刺灸法】直刺0.3~0.5寸，斜刺或平刺0.5~1寸。慎灸。

【针感】局部酸麻胀感，或传至上牙部。

发挥：颧髎深层有三叉神经下颌支分布，但由于其位于咬肌深层，必须深刺才能刺中，通常须刺入1寸以上才可出现上牙的酸麻感，临床上治疗面神经和三叉神经痛时，非此针感疗效不著。《针灸甲乙经》："口僻，颧髎及龈交、下关主之""齿痛，颧髎及二间主之。"

听宫（Tīnggōng，SI 19）手足少阳、手太阳交会穴

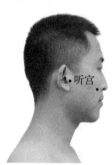

图 1-3-6-5

【别名】耳中、多所闻。

【穴名释义】听，聆也（《说文》），指耳的功能；宫，室也（《说文》）。穴在耳前，深居于耳轮之内，张口方得，既深且隐，为治耳病之要穴，寓为听觉之宫室，故名。

【定位】在面部，耳屏正中与下颌骨髁突之间的凹陷中（图1-3-6-5）。

注：微张口，耳屏正中前缘凹陷中，在耳门与听会之间。

【局部解剖】布有耳颞神经，颞浅动、静脉耳前支的分支或属支等。

【主治】头面五官疾患：耳鸣，耳聋，聤耳，齿痛，面瘫。

【刺灸法】不张口，直刺0.8~1.2寸。慎灸。

【针感】局部酸胀感，或传至耳中深部。

发挥：不同于传统的张口直刺，对于听宫穴的针刺，作者常采用耳门透听宫的刺法，较传统位置稍靠后，紧贴耳屏上切迹前缘进针，针尖向下倾斜30°~45°，轻进针、缓慢刺入，可使疼痛减少，同时避免了留针时保持张口的困难。

第七节　足太阳膀胱经

一、经络循行

［经脉］膀胱足太阳之脉，起于目内眦，上额交颠。其支者，从颠至耳上角。其直者，从颠入络脑，还出别下项，循肩髆内，挟脊抵腰中，入循膂，络肾属膀胱；其支者，从腰中下挟脊贯臀，入腘中；其支者，从髆内左右，别下贯胛，挟脊内，过髀枢，循髀外从后廉下合腘中，以下贯踹内，出外踝之后，循京骨，至小趾外侧。

［经别］足太阳之正，别入于腘中，其一道下尻五寸，别入于肛，属于膀胱，散之肾，循膂当心入散；直者，从膂上出于项，复属于太阳。

［经筋］足太阳之筋，起于足小趾上，结于踝，邪上结于膝，其下循足外踝，结于踵，上循跟，结于腘；其别者，结于踹外，上腘中内廉，与腘中并上结于臀，上挟脊上项；其支者，别入结于舌本；其直者，结于枕骨，上头，下颜，结于鼻；其支者，为目上网，下结于顽；其支者，从腋后外廉结于肩髃；其支者，入腋下，上出缺盆，上结于完骨；其支者，出缺盆，邪上出于顽。

［络脉］足太阳之别，名曰飞阳，去踝七寸，别走少阴。

二、联络的脏腑器官

经脉联络的脏腑器官：目、耳、脑、肾、膀胱。

经别联络的脏腑器官：肛、膀胱、肾、心。

经筋联络的脏腑器官：舌本、鼻、目。

三、联络的部位

经脉联络的部位：目内眦、额、颠（百会穴）、耳上角、项、肩髆（肩胛区）、脊、腰、膂（夹脊两旁的肌肉）、臀、腘中、胛、髀枢（环跳穴）、髀外后廉（大腿外侧的后缘）、踹内（小腿后面的内侧，即腓肠肌内侧）、外踝、京骨、小趾外侧。

经别联络的部位：腘中、尻［骶骨，自腰以下至骶尾骨（第17~21节）通称为尻］、肛、膂、项。

经筋联络的部位：足小趾、踝、膝、足外踝、踵、跟、腘、踹外、腘中内廉、腘中、臀、脊、项、枕骨/完骨、头颜面部、目上网、顽（颧骨部）、腋后外廉、肩髃、腋下、缺盆。

络脉联络的部位：小腿后侧。

四、脏腑、器官、部位与经络之间的联系

目内眦：经脉起于目内眦。

额：经脉上额交颠。

颠：经脉上额交颠，从颠至耳上角，从颠入络脑。

耳上角：经脉从颠至耳上角。

脑：经脉从颠入络脑。

项：经脉还出别下项；经别从膂上出于项；经筋上挟脊上项。

肩髆：经脉循肩髆内，从髆内左右别下贯胛。

腰脊部：经脉挟脊抵腰中，入循膂，从腰中下挟脊贯臀，挟脊内；经别循膂当心入散，从膂上出于项；经筋上挟脊上项。

肾：经脉络肾属膀胱；经别散之肾。

膀胱：经脉络肾属膀胱；经别属于膀胱。

心：经别循膂当心入散。

臀：经脉从腰中下挟脊贯臀；经筋与腘中并上结于臀。

腘：经脉入腘中，循髀外从后廉下合腘中；经别别入于腘中；经筋邪上结于膝，结于腘，上腘中内廉，与腘中并上结于臀。

髀枢：经脉过髀枢。

踹：经脉以下贯踹内；经筋结于踹外；络脉去踝7寸，别走少阴。

外踝：经脉出外踝之后；经筋起于足小趾上，结于踝。

足：经脉循京骨，至小趾外侧；经筋起于足小趾上，结于踝，其下循足外侧，结于踵，上循跟。

尻：经别其一道下尻五寸，别入于肛。

肛：经别其一道下尻五寸，别入于肛。

舌本：经筋别入结于舌本。

枕骨/完骨：经筋结于枕骨，上结于完骨。

头：经筋上头下颜。

颜面部：经筋上头下颜。

鼻：经筋结于鼻。

肩髃：经筋从腋后外廉，结于肩髃。

腋：经筋入腋下。

缺盆：经筋上出缺盆，出缺盆。

頄：经筋下结于頄，邪上出于頄。

目上网：经筋为目上网。

发挥： 足太阳经脉"起于目内眦"，经筋"为目上网"，可用于治疗目系疾患。如睛明、攒竹可治疗目赤肿痛、流泪等疾患，眉冲、承光可治疗目眩等。

足太阳经脉"上额交颠"，指交于百会穴，通于督脉，其支者"从颠至耳上角"，其直者"从颠入络脑"，另，"头为精明之府"，故可用于治疗癫狂痫等神志疾患，如眉冲、五处、申脉、仆参、京骨、束骨等皆可用于治疗癫狂。

足太阳经脉循行经过耳上角、项、肩胛、脊、腰、膂、臀、腘窝、腿、外踝、足等部位，经筋循行经过足小趾、踝、足外踝、踵、跟、腘、踹外、腘中内廉、腘中、臀、脊、项、枕骨/完骨、颜面部、目上网、烦、腋后外廉、肩髃、腋下、缺盆等部位，络脉循行经过小腿后侧等部位，可用于治疗局部疾患。如膈关、胞肓等可用于治疗腰脊强痛，承筋、承山、飞扬等可治疗腰腿拘急、疼痛等。

足太阳经脉"络肾属膀胱"，其经别"属于膀胱，散之肾"，可用于治疗肾与膀胱疾患。如胃仓可治水肿，秩边可治小便不利，胞肓可用于治疗癃闭。

足太阳经别"别入于肛"，可用于治疗痔疮、肛漏等痔疾。如秩边、飞扬、承筋、承山等均可用于治疗痔疾。

足太阳经别"循膂当心入散"，可用于治疗心胸疾患。如睛明、厥阴俞、心俞、督俞等可用于治疗心痛等疾患。

足太阳经筋"上头下颜，结于鼻"，经过头部、颜面部、鼻部等部位，可用于治疗头痛、鼻衄等头面五官疾患。如飞扬可用于治疗鼻塞、鼻衄，申脉、京骨等穴可用于治疗头痛等。

背俞穴根据投影区可分为以下几区。

（1）心肺区：第1胸椎至第10胸椎。心区的体表投影平对第3~7胸椎，肺的体表投影为两肺前缘起自锁骨内侧段上方2~3cm处，后缘约平第7颈椎，下缘在腋中线上与第8肋相交，在肩胛线上与第10肋相交，在接近脊柱时则平第10胸椎棘突。故心肺区为第1胸椎到第10胸椎，在此范围的腧穴皆可治疗心、肺疾及心、肺疾导致的其他脏腑病，如心悸怔忡、心烦、失眠多梦、昏迷、心痛、咳嗽、气喘、胸闷疼痛、咯痰、食欲不振、水肿、背痛、皮肤瘙痒、荨麻疹、湿疹、痹证、乳痈等。

（2）肝胆区：第7胸椎至第2腰椎。根据肝脏和胆囊的位置和体表投影，肝胆区位于第7胸椎至第2腰椎之间，在此范围的腧穴皆可治疗肝胆疾患及肝胆疾患导致的其他脏腑病，如眩晕、两胁痛、黄疸、心悸、咳嗽、纳呆、腹胀等。

（3）脾胃区：第11胸椎至第1腰椎。脾位于左季肋区，与第9~11肋相对，其长轴与第10肋一致。胃的体表投影为贲门，约在第11胸椎的左侧，幽门约在第1腰椎的右侧，胃充满到中等程度时，约3/4位于左季肋区，1/4位于腹上区。综上，脾胃区为第11胸椎至第1腰椎，在此范围的腧穴皆可治疗脾胃疾患及脾胃疾患导致的其他脏腑病，如食少、黄疸、乏力、恶心、呕吐、呃逆、大便秘结、咳嗽等。

（4）肾区：第12胸椎至第3腰椎。肾脏位于脊柱两侧，左肾上端平第11胸椎下缘，下端平第2腰椎下缘，右肾比左肾略低半个椎体的高度。综上，肾区为第12胸椎至第3腰椎，在此范围的腧穴皆可治疗肾疾及与肾相关的其他脏腑病，如阳痿、滑精、早泄、遗精、腰冷酸痛、骨蒸潮热、水肿、小便不利、尿频、尿闭、遗尿、失禁、耳鸣耳聋、心烦不寐、心悸怔忡、久泄久痢、五更泄泻、久咳痰血、口燥咽干、头晕、目眩等。

现文献大部分均报道背俞穴治疗虚证，形成背俞只治虚证的认识，然而作者认为此想法不甚完全，背俞穴虚、实病证皆可治疗，如《素问·刺热》以肺俞治疗胸中热，以厥阴俞治疗膈中热，以心俞治疗肝热，为治疗实热证代表。另外，膈俞为血会，以膈俞治疗血瘀诸证，亦为治疗实证的代表。

五、本经腧穴

本经共67个穴位。首穴：睛明；末穴：至阴。

睛明（Jīngmíng，BL 1）手足太阳、足阳明、阴阳跷交会穴

【别名】目内眦、泪孔、精明、泪空、泪乳。

【穴名释义】睛，目珠子也（《玉篇》），目睛；明，照也（《说文》），光明。穴在眼旁，为治目疾之要穴，能使目睛光白明亮，故名。

【定位】在面部，目内眦内上方眶内侧壁凹陷中（图1-3-7-1）。

注：闭目，在目内眦内上方0.1寸凹陷中。

【局部解剖】眼轮匝肌→上泪小管上方→内直肌与筛骨眶板之间。浅层有三叉神经眼支的滑车上神经，内眦动、静脉的分支或属支；深层有眼动、静脉的分支或属支。

【主治】①目系疾患：如目赤肿痛、迎风流泪、视物不明、目眩、近视、夜盲、色盲、内眦痒痛、目翳等。②腰部疾患：急性腰扭伤，坐骨神经痛。③心系疾患：心悸，怔忡。

【刺灸法】嘱患者闭目，医者左手轻推眼球向外侧固定，右手缓慢进针，紧靠眶缘直刺0.5~1寸。遇到阻力时，不宜强行进针，应改变进针方向或退针。不捻转，不提插（或只轻微地捻转和提插）。出针后按压针孔片刻，以防出血。禁灸。

【针感】局部酸痛感。

发挥："腧穴所在，主治所在"，睛明穴可用于治疗目系疾患，如《玉龙歌》所说："两眼红肿痛难熬，怕日羞明心自焦，只刺睛明鱼尾穴，太阳出血自然消。""经脉所过，主治所及"，故本穴还可用于治疗急性腰扭伤、坐骨神经痛。足太阳经别"循膂当心入散"，故可用于治疗心悸、怔忡。

攒竹（Cuánzhú，BL 2）

【别名】眉本、眉头、员在、始光、夜光、明光、光明、员柱、矢光、始元。

【穴名释义】眉形似竹叶，穴在眉头攒聚处，犹竹叶之蒂柄，故名。

【定位】在面部，眉头凹陷中，额切迹处（图1-3-7-1）。

注：沿睛明直上至眉头边缘可触及一凹陷，即额切迹处。

【局部解剖】眼轮匝肌→枕额肌→皱眉肌。浅层有额神经的滑车上神经，眶上动、静脉的分支或属支；深层有面神经的颞支和颧支。

【主治】①头面五官疾患：头痛、眉棱骨痛、眼睑𥆧动、眼睑下垂、口眼歪斜、目视不明、流泪、目赤肿痛等。②脾胃疾患：呃逆。③腰部疾患：腰腿痛。

【刺灸法】可向眉中或向眼眶内缘平刺或斜刺0.5~0.8寸，针刺时抵住眉棱骨，以免刺伤眼球。禁灸。

【针感】局部胀感或刺痛感。

发挥：攒竹有和胃理气、降逆复气之功效，故为治疗呃逆之要穴。攒竹还为治疗眉棱骨痛的主要腧穴，如《玉龙歌》曰："眉间疼痛苦难当，攒竹沿皮刺不妨，若是眼昏皆可治，更针头维即安康。""腧穴所在，主治所在"，故可用来治疗头痛、眉棱骨痛及眼部疾患，如《通玄指要赋》所言："脑昏目赤，泻攒竹以便宜。"

眉冲（Méichōng，BL 3）

【别名】小竹。

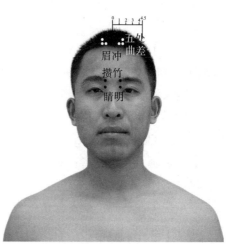

图1-3-7-1

【穴名释义】眉，目上毛也（《说文》），眼眉；冲，和也（《韵会》）。主治头痛、目眩等拘急病症，有冲和舒缓之功，穴在眉头直上，故名。

【定位】在头部，额切迹直上入发际0.5寸（图1-3-7-1）。

注：神庭与曲差中间。

【局部解剖】枕额肌。布有额神经的眶上神经，有额动、静脉的分支或属支。

【主治】①头面五官疾患：头痛，目眩，鼻塞，鼻衄。②神志疾患：癫痫，失眠，健忘。

【刺灸法】平刺0.3~0.5寸。

【针感】局部胀感或刺痛感。

发挥：从西医学角度来说，三叉神经的眼支可分为额神经、泪腺神经及鼻睫神经等分支，眉冲穴布有额神经内侧支，为针刺眉冲穴治疗目眩、鼻塞、鼻衄提供了解剖学基础。从中医来说，"经脉所过，主治所及"，故眉冲可用于治疗头痛、目眩、鼻塞、鼻衄。足太阳经脉"起于目内眦，上额交巅""从巅至耳上角""从巅入络脑"，经气上冲交于巅顶，汇合督脉，故可用于治疗神志疾患。

曲差（Qūchā，BL 4）

【别名】鼻冲。

【穴名释义】曲，木曰曲直（《尚书》），弯曲；差，差错（《韵会》），不齐。膀胱经从睛明直行上眉冲，横行向外到曲差后斜行向上，寓其曲而不齐也，故名。

【定位】在头部，前发际正中直上0.5寸，旁开1.5寸（图1-3-7-1）。

注：神庭与头维连线的内1/3与外2/3交点处。

【局部解剖】同"眉冲"。

【主治】头面五官疾患：头痛、目眩、鼻塞、鼻衄等。

【刺灸法】平刺0.3~0.5寸。

【针感】局部胀痛感。

五处（Wǔchù，BL 5）

【别名】巨处。

【穴名释义】五，数词，第五；处，居也（《玉篇》）。穴为足太阳膀胱经起始第5个穴位，或名。

【定位】在头部，前发际正中直上1寸，旁开1.5寸（图1-3-7-1）。

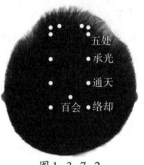

图1-3-7-2

注：曲差直上0.5寸处，横平上星。

【局部解剖】同"曲差"。

【主治】①头面五官疾患：头痛，目眩，鼻塞，鼻衄。②神志疾患：癫痫。③脊柱部疾患：脊强反折，脊膂强痛。

【刺灸法】平刺0.3~0.5寸。

【针感】局部胀痛感。

承光（Chéngguāng, BL 6）

【穴名释义】承，奉也（《说文》）；光，明也（《说文》），光明。目病昏暗者，能使之承奉光明也，或名。

【定位】在头部，前发际正中直上2.5寸，旁开1.5寸（图1-3-7-2）。

注：五处直上1.5寸，曲差直上2寸处。

【局部解剖】额枕肌额部、帽状腱膜。布有额神经的分支眶上神经与枕大神经会合支处，有额动、静脉的分支或属支，颞浅动、静脉及枕动、静脉的吻合网。

【主治】①头面五官疾患：头痛、目眩、目视不明、鼻塞、鼻衄等。②神志疾患：癫痫。③其他：热病。

【刺灸法】平刺0.3~0.5寸。

【针感】局部胀痛感。

发挥：额神经外侧支与枕大神经会合，刺激枕大神经时针感可传至眉部，可能是本穴治疗头面五官疾患的解剖学基础。

通天（Tōngtiān, BL 7）

【别名】天臼、天伯、天目、天白、天归。

【穴名释义】通，达也（《说文》）；天，颠也，至高无上（《说文》），指头顶。穴临颠顶，脉气从此上交督脉之百会，寓脉气经本穴通达颠顶，故名。

【定位】在头部，前发际正中直上4寸，旁开1.5寸（图1-3-7-2）。

注：承光与络却的中点。

【局部解剖】帽状腱膜。布有枕大神经分支，有颞浅动、静脉的分支或属支及枕动、静脉的吻合网。

【主治】头面五官疾患：头痛、眩晕、鼻塞、鼻衄、鼻渊等。

【刺灸法】平刺0.3~0.5寸。

【针感】局部酸麻胀感，或向前传至额部，或向后传至枕部。

发挥：枕大神经为第2颈神经分支，与枕动脉伴行，经枕部上行，为头皮后部的主要感觉支，与枕小神经、耳大神经、耳后神经及第3颈神经相交通，故可用于治疗头痛、眩晕。"经脉所过，主治所及"，故可用于治疗鼻部疾患，如《百症赋》云："通天去鼻内无闻之苦。"

络却（Luòquè，BL 8）

【别名】强阳、脑盖、胳却、及行、络郄。

【穴名释义】络，缠也(《广雅》)，联络；却，退也(《广韵》)。足太阳经从颠入络脑，还出别下项，穴当入络还出处，故名。

【定位】在头部，前发际正中直上5.5寸，旁开1.5寸（图1-3-7-2）。

注：百会后0.5寸，旁开1.5寸。

【局部解剖】帽状腱膜。布有枕大神经分支，有枕动、静脉的分支或属支。

【主治】①头面五官疾患：头晕，头痛，目视不明，耳鸣。②神志疾患：癫狂痫、失眠、健忘等。

【刺灸法】平刺0.3~0.5寸。

【针感】局部酸麻胀痛感，或向前传至额部，或向后传至枕部。

发挥：作者认为络却位于百会穴附近，在外四神聪透刺范围之内，功效类似于外四神聪，神志病可用。

玉枕（Yùzhěn，BL 9）

【穴名释义】玉，石之美者(《说文》)；枕，枕骨。脑后隆起骨，古今皆称为枕骨，穴当枕外粗隆处，名玉寓其珍贵，故名。

【定位】在头部，横平枕外隆凸上缘，后发际正中旁开1.3寸（图1-3-7-3）。

注：斜方肌外侧缘直上与枕外隆凸上缘水平线的交点，横平脑户。

【局部解剖】额枕肌枕部。布有枕大神经分支，有枕动、静脉的分支或属支。

【主治】①头项部疾患：头项痛，眩晕。②五官疾患：目痛，鼻塞。

【刺灸法】平刺0.3~0.5寸。

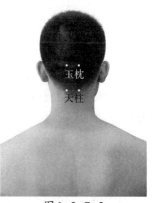

图1-3-7-3

【针感】局部酸麻胀痛感，或向前传至额部，或向下传至颈部。

发挥：枕大神经是第2颈神经后支的分支，在斜方肌的起点、上项线下方浅出，伴枕动脉的分支上行，分布至枕部皮肤，为治疗头项痛提供了解剖学基础。枕大神经与额神经的眶上神经交通，刺激枕大神经时针感可传至眉部，可能是此穴治疗目痛的解剖学基础。

天柱（Tiānzhù，BL 10）

【穴名释义】天，人身上部；柱，楹也(《说文》)，支柱。人体以头为天，颈项犹头之支柱，穴在颈头之间，似擎天之柱，故名。

【定位】在颈后部，横平第2颈椎棘突上际，斜方肌外缘凹陷中（图1-3-7-3）。

【局部解剖】斜方肌→头夹肌的内侧头→头半棘肌→头后大直肌。浅层有第3颈神经后支的内侧支和皮下静脉；深层有枕大神经。

【主治】①五官疾患：鼻塞，目赤肿痛，目视不明。②痛证：后头痛、项强、肩背腰痛等。③神志疾患：癫狂痫。④其他：热病。

【刺灸法】直刺或斜刺0.5~0.8寸，不可向内上方深刺，以免伤及延髓，但根据作者的临床经验，使用40mm的针灸针安全。

【针感】局部酸麻胀痛感，或向前传至额部，或向下传至颈部。

发挥：天柱为头部之支柱，联系头部及颈项部，故可用于治疗后头痛、项强、肩背腰痛。余同玉枕。

大杼（Dàzhù，BL 11）骨会，手足太阳交会穴

【别名】背俞、大腧、本神、百劳。

【穴名释义】大，巨大；杼，机持纬者（《说文》），织布梭子。古称椎骨为杼骨，上椎尤大，本穴在其旁，故名。

【定位】在背部，第1胸椎棘突下，后正中线旁开1.5寸（图1-3-7-4）。

【局部解剖】斜方肌→菱形肌→上后锯肌→竖脊肌。浅层有第1、第2胸神经后支的内侧皮支和伴行的肋间后动、静脉背侧支的内侧皮支；深层有肩胛背神经，第1、第2胸神经后支的肌支和相应的肋间后动、静脉背侧支的分支等。

【主治】①项背部疾患：项强，肩背痛。②外感疾患：咳嗽，发热，鼻塞。③妇科疾患：痛经、月经失调、缺乳等。④其他：骨病、骨痿等。

【刺灸法】斜刺1~1.5寸。

【针感】局部酸胀感。

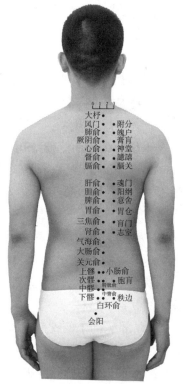

图1-3-7-4

发挥：大杼为骨会，故可用于治疗骨骼疾患，如《肘后歌》曰："风痹痿厥如何治，大杼、曲泉真是妙。"亦有"大椎为骨会"之说，作者亦认同此说法，因大椎在第7颈椎棘突下，较为突出。大杼可清热除燥，故可用于治疗外感疾患。"腧穴所在，主治所在"，故大杼可用于治疗项强、肩背痛。大杼、上下巨虚为冲脉所注的腧穴，可治冲脉病所生妇科疾患，合称为"调冲三穴"，《素问·气穴论》载有大杼为督脉别络，大杼系冲督，故可通胞宫，治妇科病。

风门（Fēngmén，BL 12）足太阳、督脉交会穴

【别名】背俞、热府俞、风门热府、热府。

【穴名释义】风，风邪；门，人所出入也（《玉篇》），门户，引申为穴位。本穴主治风邪犯卫之感冒、发热等，为治风之要穴，故名。

【定位】在背部，第2胸椎棘突下，后正中线旁开1.5寸（图1-3-7-4）。

【局部解剖】斜方肌→菱形肌→上后锯肌→颈夹肌→竖脊肌→肋间肌。浅层有第2、第3胸神经后支的内侧皮支和伴行的肋间后动、静脉背侧支的内侧皮支；深层有肩胛背神经，第2、第3胸神经后支的肌支和相应的肋间后动、静脉背侧支的分支等。

【主治】①外感疾患：感冒、咳嗽、发热、头痛等。②头项、胸背部疾患：头痛，项强，胸背痛。

【刺灸法】斜刺1~1.5寸，直刺0.5~0.8寸。

【针感】局部酸胀感。

发挥：风门为治风、治气之要穴，主治外感疾患，如《玉龙歌》所言："腠理不密咳嗽频，鼻流清涕气昏沉，须知喷嚏风门穴，咳嗽宜加艾火深。"

肺俞（Fèishū，BL 13）肺之背俞穴

【别名】肩中外俞。

【穴名释义】肺，指肺本脏；俞，空中木为舟也（《说文》），引申为穴位。以下各脏腑俞皆同。内通肺脏，与肺相应，而为之俞，为肺气转输、输注之穴，乃治肺之要穴，故名。

【定位】在背部，第3胸椎棘突下，后正中线旁开1.5寸（图1-3-7-4）。

【局部解剖】斜方肌→菱形肌→上后锯肌→竖脊肌。浅层有第3、第4胸神经后支的内侧皮支和伴行的肋间后动、静脉背侧支的内侧皮支；深层有肩胛背神经，第3、第4胸神经后支的肌支和相应的肋间后动、静脉背侧支的分支或属支。

【主治】①肺系疾患：咳嗽、气喘、咯血等。②阴虚证：骨蒸潮热、盗汗等。③皮肤病：瘙痒、瘾疹等。

【刺灸法】斜刺1~1.5寸，直刺0.5~0.8寸。

【针感】局部酸胀感。

发挥：肺俞为治肺要穴，主要用于治疗咳嗽等肺系疾患，如《玉龙歌》所言："伤风不解嗽频频，久不医时劳便成，咳嗽须针肺俞穴，痰多宜向丰隆寻。"肺俞可补虚清热，故可用于治疗盗汗等阴虚证，如《素问·刺热》言："热病气穴，三椎下间，主胸中热。"肺主皮毛，故肺俞还可用于治疗皮肤疾患。

厥阴俞（Juéyīnshū，BL 14）心包之背俞穴

【别名】阙俞、厥俞、心包俞。

【穴名释义】手厥阴心包络气血输注之处，故名。

【定位】在背部，第4胸椎棘突下，后正中线旁开1.5寸（图1-3-7-4）。

【局部解剖】斜方肌→菱形肌→竖脊肌→半棘肌→肋间肌。浅层有第4、第5胸神经后支的内侧皮支和伴行的肋间后动、静脉背侧支；深层有肩胛背神经，第4、第5胸神经后支的肌支和相应的肋间后动、静脉背侧支的分支或属支。

【主治】①心系疾患：心痛，心悸，心烦。②胸肺部疾患：咳嗽，胸闷。③脾胃疾患：呕吐。

【刺灸法】斜刺1~1.5寸。

【针感】局部酸胀感。

心俞（Xīnshū，BL 15）心之背俞穴

【穴名释义】心，指本脏。内通心脏，与心相应，而为之俞，为心气转输、输注之穴，乃治心之要穴，故名。

【定位】在背部，第5胸椎棘突下，后正中线旁开1.5寸（图1-3-7-4）。

【局部解剖】斜方肌→菱形肌下缘→竖脊肌→肋间肌。浅层有第5、第6胸神经后支的内侧皮支及伴行的动、静脉；深层有第5、第6胸神经后支的肌支和相应的肋间后动、静脉背侧支的分支或属支。

【主治】①心系疾患：心痛，惊悸，失眠。②神志疾患：健忘、癫痫等。③肺系疾患：咳嗽、咯血等。④阴虚证：盗汗，遗精。

【刺灸法】斜刺1~1.5寸。

【针感】局部酸胀感。

发挥：心俞为治心之要穴，可用于治疗心系疾患与神志疾患。心主血脉，藏神明，针刺心俞可养心安神、宁心定惊，用于治疗盗汗、遗精，如《玉龙歌》言："胆寒由是怕惊心，遗精白浊实难禁，夜梦鬼交心俞治，白环俞治一般针。"若心阴亏虚，心肾不交，出现失眠、烦躁等症，亦可通过针刺心俞以滋养心阴、交通心肾。

督俞（Dūshū，BL 16）

【别名】高盖、商盖。

【穴名释义】督，察也（《说文》），督正。居中通乎脊柱，总督诸阳，为背部诸俞之统帅，故名。

【定位】在背部，第6胸椎棘突下，后正中线旁开1.5寸（图1-3-7-4）。

【局部解剖】斜方肌→背阔肌→竖脊肌→肋间肌。浅层有第6、第7胸神经后支的皮支和伴行的动、静脉；深层有颈横动脉降支，第6、第7胸神经后支的肌支和相应的肋间后动、静脉背侧支的分支或属支。

【主治】①心系疾患：心痛，胸闷。②肺系疾患：寒热，气喘。③脾胃疾患：呃逆、腹胀、腹痛、肠鸣等。

【刺灸法】斜刺1~1.5寸。

【针感】局部酸胀感。

膈俞（Géshū，BL 17）血会

【穴名释义】膈，胸膈。内通胸膈，可开通胸膈之关格，治疗格拒痞塞诸病，故名。

【定位】在背部，第7胸椎棘突下，后正中线旁开1.5寸（图1-3-7-4）。

【局部解剖】斜方肌→背阔肌→竖脊肌。浅层有第7、第8胸神经后支的内侧皮支及伴行的动、静脉；深层有第7、第8胸神经后支的肌支和相应的肋间后动、静脉背侧支的分支或属支。

【主治】①血证：吐血、衄血、便血等。②气机上逆证：呕吐、呃逆、气喘等。③阴

虚证：潮热，盗汗。④皮肤疾患：瘾疹，皮肤瘙痒。

【刺灸法】斜刺1~1.5寸。

【针感】局部酸胀感。

发挥： 膈为血会，可活血止血，补血养血，故可用于治疗各种血虚证、出血证和血瘀证。血虚则易生风，故血会之膈俞可用于治疗皮肤疾患，如瘾疹、皮肤瘙痒等。膈俞亦可以缓解由于阴血亏虚所导致的潮热、盗汗等症状。膈俞内通胸膈，可以开通胸膈之关格，位置近膈膜，故可治疗气机上逆疾患。

肝俞（Gānshū，BL 18）肝之背俞穴

【穴名释义】肝，指肝本脏。内通肝脏，与肝相应，而为之俞，为肝气转输、输注之穴，乃治肝之要穴，故名。

【定位】在背部，第9胸椎棘突下，后正中线旁开1.5寸（图1-3-7-4）。

【局部解剖】斜方肌→背阔肌→下后锯肌→竖脊肌。浅层有第9、第10胸神经后支的皮支及伴行的动、静脉；深层有第9、第10胸神经后支的肌支和相应的肋间后动、静脉的分支或属支。

【主治】①肝胆疾患：胁痛、黄疸等。②目系疾患：目赤、目视不明、目眩、夜盲、迎风流泪等。③神志疾患：癫狂痫。④脊柱部疾患：脊背痛。

【刺灸法】斜刺1~1.5寸。

【针感】局部酸胀感。

发挥： 肝开窍于目，故而以肝之背俞穴治疗目系疾患，如《玉龙歌》云："肝家血少目昏花，宜补肝俞力便加，更把三里频泻动，还光益血自无差。"肝主疏泄，在志为怒，可畅气机，调情志，用于治疗神志疾患，又因"诸风掉眩，皆属于肝"，故以肝俞治疗因愤怒所致肝风内动、肢体抽搐之癫狂痫。另外，肝主藏血，血舍魂，肝血不足则魂不守舍，出现梦游、梦呓及幻觉等症，故可以肝俞治疗。

胆俞（Dǎnshū，BL 19）胆之背俞穴

【穴名释义】胆，指胆本腑。内通胆腑，与胆相应，而为之俞，为胆气转输、输注之穴，乃治胆之要穴，故名。

【定位】在背部，第10胸椎棘突下，后正中线旁开1.5寸（图1-3-7-4）。

【局部解剖】斜方肌→背阔肌→下后锯肌→竖脊肌。浅层有第10、第11胸神经后支的皮支及伴行的动、静脉；深层有第10、第11胸神经后支的肌支和相应的肋间后动、静脉分支或属支。

【主治】①肝胆疾患：胁痛、黄疸、口苦等。②肺系疾患：肺痨，潮热，盗汗。

【刺灸法】斜刺1~1.5寸。

【针感】局部酸胀感。

脾俞（Píshū，BL 20）脾之背俞穴

【穴名释义】脾，指脾本脏。内通脾脏，与脾相应，而为之俞，为脾气转输、输注之穴，乃治脾之要穴，故名。

【定位】在背部，第11胸椎棘突下，后正中线旁开1.5寸（图1-3-7-4）。

【局部解剖】背阔肌→下后锯肌→竖脊肌。浅层有第11、第12胸神经后支的皮支及伴行的动、静脉；深层有第11、第12胸神经后支的肌支和相应的肋间、肋下动静脉分支或属支。

【主治】①脾胃疾患：腹胀、纳呆、呕吐、泄泻、痢疾、便血、多食善饥、身体消瘦等。②背部疾患：背痛。

【刺灸法】斜刺1~1.5寸。

【针感】局部酸胀感。

发挥： 脾俞为治脾之要穴，主要用于治疗脾胃疾患，如《百症赋》所言："脾虚谷以不消，脾俞、膀胱俞觅。""腧穴所在，主治所在"，故脾俞还可用于治疗背痛。

胃俞（Wèishū，BL 21）胃之背俞穴

【穴名释义】胃，指胃本腑。内通胃腑，与胃相应，而为之俞，为胃气转输、输注之穴，乃治胃之要穴，故名。

【定位】在背部，第12胸椎棘突下，后正中线旁开1.5寸（图1-3-7-4）。

【局部解剖】背阔肌腱膜→下后锯肌腱膜→胸腰筋膜浅层→竖脊肌→胸腰筋膜深层。浅层有第12胸神经、第1腰神经后支的皮支及伴行的动、静脉；深层有第12胸神经、第1腰神经后支的肌支和相应的肋间后动、静脉的分支或属支。

【主治】①脾胃疾患：胃脘痛、呕吐、腹胀、肠鸣、多食善饥、身体消瘦等。②胸胁部疾患：胸胁痛。

【刺灸法】斜刺1~1.5寸。

【针感】局部酸胀感。

三焦俞（Sānjiāoshū，BL 22）三焦之背俞穴

【穴名释义】三焦，人身之孤府。与人体上、中、下各部脂膜相应，为三焦气转输、输注之穴，乃治三焦之要穴，故名。

【定位】在腰部，第1腰椎棘突下，后正中线旁开1.5寸（图1-3-7-4）。

注：先定第12胸椎棘突，下数第1个棘突即第1腰椎棘突。

【局部解剖】背阔肌腱膜→下后锯肌腱膜→胸腰筋膜浅层→竖脊肌→胸腰筋膜深层→腰大肌。浅层有第1、第2腰神经后支的皮支及伴行的动、静脉；深层有第1、第2腰神经后支的肌支和相应的肋间后动、静脉的分支或属支。

【主治】①三焦气化不利：小便不利、水肿等。②脾胃疾患：肠鸣、腹胀、呕吐、泄泻、痢疾等。③腰背部疾患：腰背强痛。

【刺灸法】直刺1~1.5寸。

【针感】局部酸胀感。

肾俞（Shènshū，BL 23）肾之背俞穴

【别名】高盖。

【穴名释义】肾，指肾本脏。内通肾脏，与肾相应，而为之俞，为肾气转输、输注之

穴，乃治肾之要穴，故名。

【定位】在腰部，第2腰椎棘突下，后正中线旁开1.5寸（图1-3-7-4）。

注：先定第12胸椎棘突，下数第2个棘突即第2腰椎棘突。

【局部解剖】背阔肌腱膜→下后锯肌腱膜→胸腰筋膜浅层→竖脊肌→胸腰筋膜深层→腰大肌。浅层有第2、第3腰神经后支的皮支及伴行动、静脉；深层有第2、第3腰神经后支的肌支和相应的腰动、静脉背侧支的分支或属支，靠近腹腔的腰大肌内有构成腰丛的脊神经前支穿行。

【主治】①益肾助阳：头晕、耳鸣、耳聋、腰酸痛等肾虚疾患。②补肾益精：遗尿、遗精、阳痿、早泄、不育等泌尿生殖系疾患。③调经止带：月经不调、带下、不孕等妇科疾患。④生津止渴：消渴。

【刺灸法】直刺或斜刺1~1.5寸。

【针感】局部酸胀感。

发挥：肾俞为治肾之要穴，可益肾助阳，用于治疗肾虚疾患，如《玉龙歌》言："肾弱腰疼不可当，施为行止甚非常，若知肾俞二穴处，艾火频加体自康。"肾开窍于耳，故可治疗耳聋、耳鸣等疾患。肾主生殖，故可治疗泌尿生殖系疾患及妇科疾患。消渴主要责之于肾，故可以肾之背俞穴治疗消渴。

气海俞（Qìhǎishū，BL 24）

【穴名释义】气，指下焦原气；海，天池也，以纳百川者（《说文》）。穴为腰下纳气之所，上合于肺，与后天呼吸之气相关，与任脉之气海穴前后相应，而为之俞，故名。

【定位】在腰部，第3腰椎棘突下，后正中线旁开1.5寸（图1-3-7-4）。

【局部解剖】背阔肌腱膜→下后锯肌腱膜→胸腰筋膜浅层→竖脊肌→胸腰筋膜深层→腰大肌。浅层有第3、第4腰神经后支的皮支及伴行动、静脉；深层有第3、第4腰神经后支的肌支和相应的腰动、静脉背侧支的分支或属支。

【主治】①胃肠疾患：腹胀，肠鸣，泄泻。②妇科疾患：痛经。③泌尿系疾患：小便频数，遗尿。④腰部疾患：腰痛。

【刺灸法】直刺1~1.5寸。

【针感】局部酸胀感。

发挥：肾俞、志室、气海俞深刺可及构成腰丛的腰神经前支，其中股神经的神经纤维来源于第2~4腰神经前支，在腰大肌与髂肌之间下行，在股前面分为数支。其最长的皮支隐神经伴随股动脉入收肌管，穿过收肌管内侧壁行至膝关节的内侧，在小腿内侧与大隐静脉一同下行降至足内缘，股神经是股前群肌的运动神经，也是股前和小腿内侧皮肤的感觉神经，为其治疗腰腿痛提供了理论依据。

大肠俞（Dàchángshū，BL 25）大肠之背俞穴

【穴名释义】大肠，指大肠本腑。内通大肠腑，与大肠相应，而为之俞，为大肠气转输、输注之穴，乃治大肠之要穴，故名。

【定位】在腰部，第4腰椎棘突下，后正中线旁开1.5寸（图1-3-7-4）。

【局部解剖】背阔肌腱膜→下后锯肌腱膜 →胸腰筋膜浅层→竖脊肌→胸腰筋膜深层→腰大肌。浅层有第4、第5腰神经后支的皮支及伴行动、静脉；深层有第4、第5腰神经后支的肌支和有关动、静脉的分支或属支。

【主治】①肠腑疾患：腹胀、泄泻、便秘、腹痛、肠鸣、痢疾等。②腰腿疾患：腰腿疼痛、麻木。

【刺灸法】直刺1~3寸。

【针感】局部酸胀感。

关元俞（Guānyuánshū，BL 26）

【穴名释义】穴与任脉之关元穴相应，而为之俞，主治略同，故名。

【定位】在腰部，第5腰椎棘突下，后正中线旁开1.5寸（图1-3-7-4）。

【局部解剖】背阔肌腱膜→胸腰筋膜浅层→竖脊肌→胸腰筋膜深层→腰大肌。浅层有第5腰神经和第1骶神经后支的皮支及伴行动、静脉；深层有第5腰神经后支的肌支。

【主治】①肠腑疾患：腹胀，泄泻，腹痛，肠鸣。②腰部疾患：腰骶痛。③泌尿系疾患：小便频数或不利，遗尿。

【刺灸法】直刺1~3寸。

【针感】局部酸胀感。

小肠俞（Xiǎochángshū，BL 27）小肠之背俞穴

【穴名释义】小肠，指小肠本腑。内通小肠腑，与小肠相应，而为之俞，为小肠气转输、输注之穴，乃治小肠之要穴，故名。

【定位】在骶部，横平第1骶后孔，骶正中嵴旁开1.5寸（图1-3-7-4）。

注：横平上髎。

【局部解剖】背阔肌腱膜、胸腰筋膜浅层→竖脊肌。浅层有第1、第2骶神经的后支及伴行的动、静脉；深层有第1、第2骶神经的肌支及伴行的动、静脉。

【主治】①肠腑疾患：腹痛，泄泻，痢疾。②泌尿生殖系疾患：遗尿、尿血、尿痛、带下、遗精等。③腰部疾患：腰骶痛。④其他：疝气。

【刺灸法】直刺或斜刺0.8~1.2寸。

【针感】局部酸胀感。

膀胱俞（Pángguāngshū，BL 28）膀胱之背俞穴

【穴名释义】膀胱，指膀胱本腑。内通膀胱腑，与膀胱相应，而为之俞，为膀胱气转输、输注之穴，乃治膀胱之要穴，故名。

【定位】在骶部，横平第2骶后孔，骶正中嵴旁开1.5寸（图1-3-7-4）。

注：横平次髎。

【局部解剖】背阔肌腱膜、胸腰筋膜浅层→竖脊肌。浅层有第1、第2骶神经的后支及伴行的动、静脉；深层有第1、第2骶神经的肌支及伴行的动、静脉。

【主治】①泌尿系疾患：小便不利、遗尿等。②腰部疾患：腰脊强痛。③肠腑疾患：泄泻，便秘，痔疾。

【刺灸法】直刺或斜刺0.8~1.2寸。

【针感】局部酸胀感。

中膂俞（Zhōnglǚshū，BL 29）

【别名】中膂、中膂内俞、脊内俞、旋俞。

【穴名释义】中，中间；膂，脊骨也（《说文》）。穴在腰骶部，约居人身之中，为腰膂之气所注输，故名。

【定位】在骶部，横平第3骶后孔，骶正中嵴旁开1.5寸（图1-3-7-4）。

注：横平中髎。

【局部解剖】臀大肌。浅层有臀下皮神经；深层为骶结节韧带起始部，臀下动、静脉的分支处。

【主治】①肠腑疾患：痢疾，泄泻。②腰部疾患：腰骶痛。③其他：疝气。

【刺灸法】直刺1~1.5寸。

【针感】局部酸胀感。

白环俞（Báihuánshū，BL 30）

【别名】环俞、玉环俞、玉房俞。

【穴名释义】白环，指肛门或臀部。白环俞或可意为肛门或臀部之俞。

【定位】在骶部，横平第4骶后孔，骶正中嵴旁开1.5寸（图1-3-7-4）。

注：骶管裂孔旁开1.5寸，横平下髎。

【局部解剖】臀大肌，骶结节韧带下内缘。浅层有臀中和臀下皮神经；深层为阴部神经，有臀下动、静脉。

【主治】①泌尿生殖系疾患：大小便不利，遗精，阳痿。②妇科疾患：月经不调，带下，痛经。③腰部疾患：腰骶痛。④其他：疝气。

【刺灸法】直刺1~1.5寸。

【针感】局部酸麻胀感，或传至会阴部。

发挥：阴部神经来自阴部神经丛，神经纤维由骶2、3、4神经前支组成，内含许多副交感神经纤维。其与阴部内动脉伴行，自梨状肌下缘离开骨盆，再绕过坐骨棘后方经坐骨小孔重返盆腔，并于肛提肌下方沿坐骨肛门窝的外侧壁穿过阴部管达会阴部。其在坐骨直肠窝内发出会阴神经（浅支、深支）、直肠下神经、阴茎（阴蒂）背神经，为其治疗泌尿生殖系统疾患提供了解剖学基础。本穴可用于治疗腰骶痛，如《百症赋》云："背连腰痛，白环、委中曾经。"

上髎（Shàngliáo，BL 31）

【穴名释义】上，最上；髎，骨隙之狭小者。人骶骨曰髎骨，穴居骶孔中，居上者为上髎，居次者为次髎，居中者为中髎，最下者为下髎，左右共有八穴，合称八髎。

【定位】在骶部，正对第1骶后孔中（图1-3-7-4）。

注：从次髎向上触摸到的凹陷即第1骶后孔。

【局部解剖】竖脊肌、臀大肌起始部。浅层有臀中皮神经；深层有第1骶神经后支，骶外侧动、静脉后支。

【主治】①腰部疾患：腰骶痛。②妇科疾患：月经不调、带下、阴挺、痛经等。③前后二阴疾患：大小便不利，遗精，阳痿。④其他：疝气。

【刺灸法】直刺1~1.5寸，针尖微倾向骶正中嵴及尾骨侧。

【针感】局部酸麻胀感，或传至臀部。

发挥：八髎穴为治疗妇科疾患的主穴，深刺可触及盆腔神经丛，调节脏器功能。八髎穴处的第1~4骶神经后支与发出坐骨神经、阴部神经的骶神经前支在同一脊髓平面，亦为八髎穴治疗腰骶疼痛及前后二阴疾患提供了解剖学基础。

次髎（Cìliáo，BL 32）

【穴名释义】同"上髎"。

【定位】在骶部，第2骶后孔中（图1-3-7-4）。

注：俯卧，于第2骶后孔中取之。髂后上棘与第2骶椎棘突连线的中点凹陷处，即第2骶后孔。

【局部解剖】竖脊肌、臀大肌起始部。浅层有臀中皮神经；深层有第2骶神经和骶外侧动、静脉的后支。

【主治】①妇科疾患：月经不调、痛经、带下等。②泌尿生殖系疾患：小便不利、遗精、阳痿等。③痹证：腰骶痛，下肢痿痹。④其他：疝气。

【刺灸法】直刺1~1.5寸，针尖微倾向骶正中嵴及尾骨侧。

【针感】局部酸麻胀感，或传至臀部。

中髎（Zhōngliáo，BL 33）

【穴名释义】同"上髎"。

【定位】在骶部，正对第3骶后孔中（图1-3-7-4）。

注：次髎向下触摸到的第1个凹陷即第3骶后孔。

【局部解剖】竖脊肌、臀大肌起始部。浅层有臀中皮神经；深层有第3骶神经和骶外侧动、静脉的后支。

【主治】①肠腑疾患：便秘，泄泻。②泌尿系疾患：小便不利。③妇科疾患：月经不调，带下，痛经。④腰骶部疾患：腰骶痛。

【刺灸法】直刺1~1.5寸，针尖微倾向骶正中嵴及尾骨侧。

【针感】局部酸麻胀感，或传至臀部。

下髎（Xiàliáo，BL 34）

【穴名释义】同"上髎"。

【定位】在骶部，正对第4骶后孔中（图1-3-7-4）。

注：次髎向下触摸到的第2个凹陷即第4骶后孔，横平骶管裂孔。

【局部解剖】竖脊肌、臀大肌起始部。浅层有臀中皮神经；深层有第4骶神经和骶外侧动、静脉的后支。

【主治】①肠腑疾患：腹痛，便秘。②泌尿系疾患：小便不利。③妇科疾患：月经不调，痛经，带下。④腰骶部疾患：腰骶痛。

【刺灸法】直刺1~1.5寸，针尖微倾向骶正中嵴及尾骨侧。

【针感】局部酸麻胀感，或传至臀部。

会阳（Huìyáng，BL 35）

【别名】利机。

【穴名释义】会，合也（《说文》）；阳，高明也（《说文》），阳经。穴为左右足太阳经络与督脉之会，故名。

【定位】在臀部，尾骨端旁开0.5寸（图1-3-7-4）。

注：俯卧或跪伏位，按取尾骨下端旁软陷处取穴。

【局部解剖】臀大肌。浅层有尾神经；深部有阴部内神经，阴部内动、静脉。

【主治】①前后二阴疾患：痔疾，便血。②肠腑疾患：泄泻，便秘。③男科疾患：阳痿。④妇科疾患：带下病。

【刺灸法】针尖向前正中线倾斜刺1~3寸。

【针感】局部酸麻胀感，或传至会阴部。

发挥：阴部神经与阴部内动脉伴行，可到达会阴部，为治疗阳痿、带下提供了解剖学基础。布有尾神经，可用于治疗前后二阴疾患。

承扶（Chéngfú，BL 36）

【别名】肉郄、阴关、皮部、扶承。

【穴名释义】承，奉也，受也（《说文》）；扶，左也（《说文》），佐助。穴在臀横纹正中，对人身坐立具有扶持之功，故名。

【定位】①《国标》：在臀部，臀沟的中点（图1-3-7-5）。

②作者：委中与殷门连线的延长线与臀横纹的交点。

【局部解剖】臀大肌下缘→股二头肌长头、半腱肌。浅层有股后皮神经；深层为坐骨神经及伴行的动、静脉。

【主治】①痹证：腰、骶、臀、股部疼痛。②其他：痔疮。

【刺灸法】直刺1.5~2.5寸。

【针感】局部酸麻胀感，或沿股后侧向下传至内踝部，进而传至足底；或沿股后侧向下传至腘窝，再沿小腿外侧传至足背。

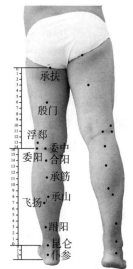

图1-3-7-5

发挥：《国标》将承扶穴定位在"股后区，臀沟的中点"，然作者在多年临床中发现"臀横纹"这一体表标志个体差异大，臀横纹的长度因人而异，起止点变化较大，可因患者体型、押手力度的变化而改变，因此找到的"中点"并不准确，故而定位于"委中与殷门连线的延长线与臀横纹的交点"。

"腧穴所在，主治所在"，故本穴可用于治疗痹证和痔疾。坐骨神经自梨状肌下孔出骨盆后，其总干和终支延伸在整个下肢背侧。总干位于臀大肌深面，经股骨大转子和坐骨结节之间下降至股骨背侧，至腘窝上角上方分支为胫神经和腓总神经。坐骨神经是大腿后群肌、小腿肌和足肌的运动神经，也是小腿和足的重要感觉神经，为治疗腰、骶、臀、股部疼痛提供了解剖学基础。

殷门（Yīnmén，BL 37）

【穴名释义】殷，作乐之盛称殷（《说文》），富足，丰满；门，人所出入也（《玉篇》），指出入口。穴处肌肉丰厚殷实，可治腰痛不可俯仰、难以伸举，其体则殷，其用犹门，故名。

【定位】在股后侧，臀沟下6寸，股二头肌与半腱肌之间（图1-3-7-5）。

注1：俯卧，膝关节抗阻力屈曲显示出半腱肌和股二头肌，同时大腿做内旋和外旋时，指下感觉更明显。

注2：于承扶与委中连线的中点上1寸处取穴。

【局部解剖】半腱肌与股二头肌之间。浅层有股后皮神经；深层正当坐骨神经，外侧为股深动、静脉第3穿支。

【主治】腰腿疾患：腰痛，下肢痿痹。

【刺灸法】针尖向外侧与皮肤呈80°，斜刺2~3寸。

【针感】局部酸麻胀感，或沿股后侧向下传至内踝部，进而传至足底；或沿股后侧向下传至腘窝，再沿小腿外侧传至足背。

（发挥：）认为应以解剖定位，将殷门穴定位于股二头肌与半腱肌之间，然1990年《国标》尚未采纳作者意见，将殷门定位于"在大腿后面，当承扶与委中的连线上，承扶下6寸"，而2006年《国标》采纳了意见，将殷门定位于"在股后区，臀沟下6寸，股二头肌与半腱肌之间"。

浮郄（Fúxì，BL 38）

【穴名释义】浮，氾也（《说文》），漂浮；郄，隙也（《前汉书》）。弯膝时，股二头肌腱与半腱肌腱浮离于股骨，形成一大孔隙，故名。

【定位】在膝后侧，腘横纹上1寸，股二头肌腱内侧缘（图1-3-7-5）。

注：稍屈膝，委阳上1寸，股二头肌腱内侧缘取穴。

【局部解剖】股二头肌腱内侧。浅层有股后皮神经；深层正当腓总神经处，有膝上外侧动、静脉。

【主治】①下肢部疾患：股腘部疼痛、麻木，腓总神经痛。②其他：便秘。

【刺灸法】直刺1~1.5寸。

【针感】局部酸麻胀感，或沿小腿外侧传至足部。

（发挥：）腓总神经自腘窝上角由坐骨神经分出后，沿股二头肌内侧缘向外下行，走行在腓骨头后面并绕过腓骨颈，与骨膜紧相贴近以后进入腓肠肌上、中，在该处分为腓浅、深神经。

腓浅神经在腓骨长、短肌和趾长伸肌之间下行，发出肌支支配腓骨长、短肌。其主干行向下，在小腿下部穿出深筋膜。分为内侧、外侧皮支，分布于小腿内侧、足背及除第1趾及与第2趾毗邻缘以外的各趾皮肤。

腓深神经于腓骨长肌上部深面，在腓总神经绕过腓骨头处发出，继而穿过腓骨长肌，在趾长伸肌与胫骨前肌之间，与胫前动脉一起在小腿骨间膜前面下降至踝关节前方，它沿途分支支配胫骨前肌、趾长伸肌、踇长伸肌和第三腓骨肌，并发关节支至踝关节。腓深神经在踝关节前方分为二终支：外侧支在趾短伸肌深面，支配趾短伸肌、骨间背侧肌及附近小关节；内侧支沿足背动脉外侧行向前至第1跖骨间隙，分布于第1跖骨背面皮肤。腓肠外侧皮神经与腓肠内侧皮神经合并为腓肠神经。

委阳（Wěiyáng，BL 39）三焦下合穴

【穴名释义】委，委随也（《说文》）（从女，从禾。"女"表顺随，"禾"表委曲），曲折；阳，高明也（《说文》），指阳侧。穴在腘窝委中穴之外侧，故名。

【定位】在膝后外侧，腘横纹上，股二头肌腱的内侧缘（图1-3-7-5）。

注：稍屈膝，即可显露明显的股二头肌腱。

【局部解剖】股二头肌腱内侧→腓肠肌外侧头→腘肌。浅层有股后皮神经；深层有腓总神经和腘动、静脉分支或属支。

【主治】①通利三焦：腹满，小便不利，水肿。②腰腿疾患：腰脊强痛，腿足挛痛，下肢痿痹，腓总神经痛。

【刺灸法】直刺1~1.5寸。

【针感】局部酸麻胀感，或沿小腿外侧传至足背。

发挥：委阳为三焦之下合穴，可通利三焦、通调水道，用于治疗腹满、小便不利、水肿等疾患，如《百症赋》言："委阳、天池、腋肿针而速散。"可刺至腓总神经，沿小腿外侧可传至足背。

委中（Wěizhōng，BL 40）合穴，膀胱下合穴

【别名】郄中、委中央、腘中、血郄。

【穴名释义】委，委随也（《说文》），曲折；中，中间。穴约在腘窝横纹正中，膝腿委折屈曲之关节部，故名。

【定位】①《国标》：在膝后侧，腘横纹中点（图1-3-7-5）。

②作者：在膝后区，腘横纹中点偏向外侧，约位于6/11处。

【局部解剖】腓肠肌内、外侧头之间。浅层有股后皮神经、腓肠内侧皮神经及小隐静脉；深层有胫神经，腘动、静脉。

【主治】①强腰止痛，活血通络，祛风湿：腰背痛、下肢痿痹等。②清热解毒：瘾疹，丹毒，皮肤瘙痒，疔疮。③急症：腹痛、急性吐泻等。④泌尿系疾患：小便不利，遗尿。

【刺灸法】直刺1~1.5寸或浅刺0.5~0.8寸。

【针感】局部酸麻胀感，或沿小腿后侧传至足部。

发挥：《国标》将之定位于"在膝后区，腘横纹中点"，《针灸甲乙经》取之于"腘中央约纹中动脉"，解剖学亦认为胫神经沿腘窝中线下行，然根据作者多年临床经验，认为应取之于"在膝后区，腘横纹中点偏向外侧，约位于6/11处"。进针时针尖稍稍向外倾斜，大概与体表呈80°角时更易获得针感，进针后，于局部应用雀啄法，调整针刺深

度和角度，可达到循经感传、分经得气的效果。刺中胫神经时，可有麻电感传至足根或足底，适用于坐骨神经痛之胫神经分支痛及足跟痛属胫神经卡压症；针尖稍稍向外调整，刺中腓肠内侧皮神经，则麻电感可传至小腿后侧或沿足背外侧缘传至足小趾端，对于坐骨神经痛伴小腿外侧与足外侧、小趾不适者以此针感为佳。而对于膝关节病患者，可直刺通过股骨髁间窝与胫骨髁间隆起之间的缝隙，依次穿过后、前交叉韧带，刺至髌骨后面。

腘窝处胫神经已分出腓肠内侧皮神经，该处血管、神经由浅入深，由外向内依次是胫神经（腓肠内侧皮神经处于同一层面）、腘静脉、腘动脉，由于胫神经及腓肠外侧皮神经部位浅，针刺时只须刺穿腓肠肌，且此处正当腓肠肌内侧头与外侧头之间的缝隙处，肌肉十分浅薄，与皮肤距离很近，故以浅刺0.5~0.8寸为宜。另外，胫神经出自坐骨神经，坐骨神经至腘窝前分为胫神经和腓总神经；胫神经继续下行至足跟，分为足底内侧神经和足底外侧神经。作为胫神经分支的腓肠内侧皮神经支与腓总神经发出的腓肠外侧皮神经支于小腿后侧汇合成腓肠神经，循行至足背外侧小趾端，恰与膀胱经分布部位相同。

委中可刺至胫神经，故可用于治疗腰及下肢疾患，如《四总穴歌》言："腰背委中求。"《马丹阳天星十二穴歌》中亦标明："委中曲腘里，横纹脉中央。腰痛不能举，沉沉引脊梁，酸痛筋莫展，风痹复无常，膝头难伸曲，针入即安康。"

附分（Fùfēn，BL 41）手足太阳交会穴

【穴名释义】附，附庸（《礼记》）；分，隔也（《玉篇》）。足太阳经在背部左右侧分内外两行，位置互相依附，功能相近，第二行各穴又实为第一行之附庸，故第二行之第一穴即名附分。

【定位】在背部，第2胸椎棘突下，后正中线旁开3寸（图1-3-7-4）。

注：本穴与内侧的风门均位于第2胸椎棘突下水平。

【局部解剖】斜方肌→菱形肌→上后锯肌→竖脊肌→肋间外肌。浅层有第2、第3胸神经后支的皮支和伴行的动、静脉和颈横动脉降支；深层有肩胛背神经，肩胛背动、静脉，第2、第3胸神经后支的肌支和相应的肋间后动、静脉背侧支的分支或属支。

【主治】痹证：颈项强痛、肩背拘急、肘臂麻木等。

【刺灸法】斜刺1~1.5寸。

【针感】局部酸胀感。

魄户（Pòhù，BL 42）

【别名】魂户。

【穴名释义】魄，阴神也（《说文》），形也，体也；户，单扇门（《说文》），出入口。肺者，气之本，魄之处也，本穴与肺俞平，应肺，故名。

【定位】在背部，第3胸椎棘突下，后正中线旁开3寸（图1-3-7-4）。

注：本穴与内侧的肺俞、身柱均位于第3胸椎棘突下水平。

【局部解剖】斜方肌→菱形肌→上后锯肌→竖脊肌→肋间肌。浅层有第3、第4胸神

经后支的皮支和伴行的动、静脉；深层有颈横动脉降支，肩胛背神经，肩胛背动、静脉，第3、第4胸神经后支的肌支和相应的肋间后动、静脉背侧支的分支或属支。

【主治】①肺系疾患：咳嗽、气喘、肺痨等。②项背部疾患：项强，肩背痛。

【刺灸法】斜刺1~1.5寸。

【针感】局部酸胀感。

【发挥】魄户为心肺区之穴位，主要用于治疗肺系疾患，如《百症赋》云："痨瘵传尸，趋魄户、膏肓之路。""腧穴所在，主治所在"，故本穴还可用于治疗项强、肩背痛。

膏肓（Gāohuāng, BL 43）

【别名】膏肓俞。

【穴名释义】膏肓，指心下、膈上之脂膜。内与心膈间脂膜相应，邪正之气可由此出入转输。又膏肓原指邪气深藏，针药不可及之处，及无药可治之病，为穴则无所不主，乃正气之门户，后世有膏肓灸法，治肺痨顽疾，可证。

【定位】在背部，第4胸椎棘突下，后正中线旁开3寸（图1-3-7-4）。

注：本穴与内侧的厥阴俞均位于第4胸椎棘突下水平。

【局部解剖】斜方肌→菱形肌→竖脊肌→肋间肌。浅层有第4、第5胸神经后支的皮支和伴行的动、静脉及颈横动脉降支；深层有肩胛背神经，肩胛背动、静脉，第4、第5胸神经后支的肌支和相应的肋间后动、静脉背侧支的分支或属支。

【主治】①肺系疾患：咳嗽、气喘、肺痨等。②虚劳证：健忘、遗精、盗汗、羸瘦等。③肩部疾患：肩胛背痛。

【刺灸法】斜刺1~1.5寸。

【针感】局部酸胀感。

【发挥】膏肓可补虚益损，用于治疗虚劳疾患，如《行针指要歌》曰："或针劳，须向膏肓及百劳。"膏肓为心肺区之穴，兼之又可调理肺气，故用于治疗肺系疾患。"腧穴所在，主治所在"，故用于治疗肩胛背痛。《玉龙歌》中云："膏肓二穴治病强，此穴原来难度量，斯穴禁针多着艾，二十一壮亦无妨。"然现代亦可针之，非唯灸也。

神堂（Shéntáng, BL 44）

【穴名释义】神，心神；堂，殿也（《说文》），殿室。心藏神，心为明堂，穴为心神留住处，主心疾，寓为心君用事之居所，故名。

【定位】在背部，第5胸椎棘突下，后正中线旁开3寸（图1-3-7-4）。

注：本穴与内侧的心俞、神道均位于第5胸椎棘突下水平。

【局部解剖】斜方肌→菱形肌→竖脊肌→肋间肌。浅层有第5、第6胸神经后支的皮支和伴行的动、静脉；深层有颈横动脉降支，第5、第6胸神经后支的肌支和相应的肋间后动、静脉背侧支的分支或属支。

【主治】①胸肺部疾患：咳嗽、气喘、胸闷等。②心系疾患：心痛，心悸。③脊柱部疾患：脊背强痛。

【刺灸法】斜刺1~1.5寸。

【针感】局部酸胀感。

譩譆（Yìxǐ，BL 45）

【穴名释义】譩譆，痛叹词。譩譆在背下夹脊旁3寸所，压之令患者发"譩譆"之声，譩譆应手《内经》，故名。

【定位】在背部，第6胸椎棘突下，后正中线旁开3寸（图1-3-7-4）。

注1：本穴与内侧的督俞、灵台均位于第6胸椎棘突下水平。

注2：坐位时，宜抱肘展肩取该穴。

【局部解剖】斜方肌→背阔肌→胸髂肋肌→肋间肌。浅层有第6、第7胸神经后支的皮支和伴行的动、静脉；深层有第6、第7胸神经后支的肌支和相应的肋间后动、静脉背侧支的分支或属支。

【主治】①肺系疾患：咳嗽，气喘。②肩背部疾患：肩背痛。③其他：疟疾，热病。

【刺灸法】斜刺1~1.5寸。

【针感】局部酸胀感。

膈关（Géguān，BL 46）

【穴名释义】膈，胸膈（《玉篇》）；关，以木横持门户也（《说文》），门闩，关口。穴平膈俞，内应膈肌，指穴如胸膈之关口，可开通关格，故名。

【定位】在背部，第7胸椎棘突下，后正中线旁开3寸（图1-3-7-4）。

注1：本穴与内侧的膈俞、至阳均位于第7胸椎棘突下水平。

注2：坐位时，宜抱肘展肩取该穴。

【局部解剖】背阔肌→竖脊肌→肋间肌。浅层有第7、第8胸神经后支的皮支和伴行的动、静脉；深层有第7、第8胸神经后支的肌支和相应的肋间后动、静脉背侧支的分支或属支。

【主治】①气机上逆证：胸闷、嗳气、呕吐、食不下、噎膈等。②脊柱部疾患：脊背强痛。

【刺灸法】斜刺1~1.5寸。

【针感】局部酸胀感。

魂门（Húnmén，BL 47）

【穴名释义】魂，阳气也（《说文》），指精神；门，人所出入也（《玉篇》），门户。肝藏魂，穴平肝俞，应肝，穴为肝魂出入之门户，主肝疾，故名。又参魄户条。

【定位】在背部，第9胸椎棘突下，后正中线旁开3寸（图1-3-7-4）。

注：本穴与内侧的肝俞、筋缩均位于第9胸椎棘突下水平。

【局部解剖】背阔肌→腰髂肋肌→肋间肌。浅层有第9、第10胸神经后支的皮支和伴行的动、静脉；深层有第9、第10胸神经后支的肌支和相应的肋间后动、静脉背侧支的分支或属支。

【主治】①胸背部疾患：胸胁痛，背痛。②肝胆疾患：黄疸。③脾胃疾患：呕吐，泄泻。

【刺灸法】斜刺1~1.5寸。

【针感】局部酸胀感。

发挥：寒主收引凝滞，不通则痛，故而寒主痛，魂门可外输阳热之气，祛寒止痛，如《标幽赋》所云："筋挛骨痛而补魂门。"魂门可疏肝和胃，故可治疗脾胃受寒引发的呕吐、泄泻，如《百症赋》云："胃冷食而难化，魂门、胃俞堪责。"

阳纲（Yánggāng，BL 48）

【穴名释义】阳，高明也（《说文》），少阳；纲，纲纪（《诗经·大雅》）。穴平胆俞，应胆，胆者，中正之官，主全身之纲纪，又为甲木，寓为少阳阳气之纲领，主胆疾，故名。

【定位】在背部，第10胸椎棘突下，后正中线旁开3寸（图1-3-7-4）。

注：本穴与内侧的胆俞、中枢均位于第10胸椎棘突下水平。

【局部解剖】背阔肌→下后锯肌→竖脊肌→肋间外肌。浅层有第10、第11胸神经后支的皮支和伴行的动、静脉；深层有第10、第11胸神经后支的肌支和相应的肋间后动、静脉背侧支的分支或属支。

【主治】①脾胃疾患：肠鸣、腹痛、泄泻等。②肝胆疾患：黄疸。③胸背部疾患：脊背痛。④其他：消渴。

【刺灸法】斜刺1~1.5寸。

【针感】局部酸胀感。

发挥：平胆俞，主治肝胆疾患，用于治疗黄疸，如《百症赋》所云："目黄兮，阳纲、胆俞。"穴可对应腹部区，故而可以治疗胃肠疾患。

意舍（Yìshè，BL 49）

【穴名释义】意，心有所忆谓之意（《灵枢·本神》），意向，意念；舍，市居曰舍（《说文》），所居。穴平脾俞，应脾，脾藏意也，穴为脾气所居，主脾疾，故名。

【定位】在背部，第11胸椎棘突下，后正中线旁开3寸（图1-3-7-4）。

注：本穴与内侧的脾俞、脊中均位于第11胸椎棘突下水平。

【局部解剖】背阔肌→下后锯肌→竖脊肌→肋间外肌。浅层有第11、第12胸神经后支的皮支和伴行的动、静脉；深层有第11、第12胸神经后支的肌支和相应的肋间后动、静脉背侧支的分支或属支。

【主治】①脾胃疾患：呕吐、腹胀、肠鸣、泄泻等。②背部疾患：脊背痛。

【刺灸法】斜刺1~1.5寸。

【针感】局部酸胀感。

胃仓（Wèicāng，BL 50）

【穴名释义】胃，胃腑；仓，谷藏也（《说文》），仓库。平胃俞，应胃，胃为仓廪之官，主胃疾，故名。

【定位】在背部，第12胸椎棘突下，后正中线旁开3寸（图1-3-7-4）。

注：本穴与内侧的胃俞均位于第12胸椎棘突下水平。

【局部解剖】背阔肌→下后锯肌→胸腰筋膜浅层→竖脊肌→胸腰筋膜中层→腰方肌→胸腰筋膜深层。浅层有第12胸神经、第1腰神经后支的皮支及伴行的动、静脉；深层有第12胸神经、第1腰神经后支的肌支和相应的肋间后动、静脉的分支或属支。

【主治】①脾胃疾患：胃脘痛、腹胀、小儿食积等。②肾系疾患：水肿。③脊柱部疾患：脊背痛。

【刺灸法】斜刺1~1.5寸。

【针感】局部酸胀感。

肓门（Huāngmén，BL 51）

【穴名释义】肓，肓膜（《素问》）；门，人所出入也（《玉篇》），门户。穴平三焦俞，内应三焦，三焦者，中渎之府也，水道出焉，赖诸膜系维之，寓为诸肓之门也，故名。又本穴上有膏肓，下有胞肓，前有肓俞，此为诸肓之门户也。

【定位】在腰部，第1腰椎棘突下，后正中线旁开3寸（图1-3-7-4）。

注：本穴与内侧的三焦俞、悬枢均位于第1腰椎棘突下水平。

【局部解剖】背阔肌→下后锯肌→胸腰筋膜浅层→竖脊肌→胸腰筋膜中层→腰方肌→胸腰筋膜深层。浅层有第1、第2腰神经后支的皮支及伴行的动、静脉；深层有第1、第2腰神经后支的肌支和相应的肋间后动、静脉的分支或属支。

【主治】①胃肠疾患：胃痛、便秘、腹痛、痞块等。②外科疾患：乳疾。③腰部疾患：腰痛。

【刺灸法】直刺1~1.5寸。

【针感】局部酸胀感。

志室（Zhìshì，BL 52）

【别名】神关、志堂、精宫、志舍。

【穴名释义】志，从心之声（《说文》），意慕也；室，居也（《集韵》）。穴平肾俞，应肾，肾藏志，寓肾气留住所，故名。

【定位】在腰部，第2腰椎棘突下，后正中线旁开3寸（图1-3-7-4）。

注：本穴与内侧的肾俞、命门均位于第2腰椎棘突下水平。

【局部解剖】背阔肌→下后锯肌→胸腰筋膜浅层→竖脊肌→胸腰筋膜中层→腰方肌→胸腰筋膜深层。浅层有第2、第3腰神经后支的外侧皮支及伴行的动、静脉；深层有第2、第3腰神经后支的肌支和相应的腰动、静脉背侧支的分支或属支。

【主治】①泌尿生殖系疾患：小便不利、遗精、阳痿、月经不调等。②肾系疾患：水肿。③腰背部疾患：腰脊强痛。

【刺灸法】直刺1~1.5寸。

【针感】局部酸胀感。

胞肓（Bāohuāng，BL 53）

【穴名释义】胞，儿生裹也（《说文》），胎衣，引申为尿胞，指膀胱；肓，肓膜（《素问》）。穴与膀胱俞平，内应膀胱，位于膀胱脂膜之间，主膀胱疾，故名。

【定位】在臀部，横平第2骶后孔，骶正中嵴旁开3寸（图1-3-7-4）。

注：本穴与内侧的膀胱俞、次髎均位于第2骶后孔水平。

【局部解剖】臀大肌→臀中肌→臀小肌。浅层有臀上皮神经，臀上动、静脉处；深层有臀上神经。

【主治】①肠腑疾患：肠鸣、腹胀、便秘等。②肾系疾患：小便不利、癃闭、水肿等。③腰部疾患：腰脊强痛。

【刺灸法】直刺1~1.5寸。

【针感】局部酸胀感。

秩边（Zhìbiān，BL 54）

【穴名释义】秩，积也（《说文》），秩序；边，行垂崖也（《说文》）。穴位于背部秩序井然诸穴之最底部，故名。

【定位】①《国标》：在臀部，横平第4骶后孔，骶正中嵴旁开3寸（图1-3-7-4）。

注：本穴位于骶管裂孔旁开3寸，横平白环俞。

②作者：俯卧，平骶管裂孔，与委中、殷门连线的延长线交点。

【局部解剖】臀大肌→梨状肌下缘。浅层有臀下神经及股后皮神经；深层正当臀下动、静脉，外侧为坐骨神经。

【主治】①腰腿疾患：腰骶痛、下肢痿痹等。②泌尿系疾患：小便不利，癃闭。③肠腑疾患：便秘。④前后二阴疾患：痔疮，阴痛。

【刺灸法】直刺2.5~3寸。

【针感】局部酸麻胀感，或传至臀部或下肢部。

发挥：临床上第4骶后孔不易寻找，经作者多年临床经验及向解剖专家讨教，一致认为骶管裂孔平第4骶后孔，《国标》之注解亦支持此观点，故而临床上取之于"俯卧，平骶管裂孔，与委中、殷门的连线的延长线的交点"。秩边穴直刺2.5~3寸可刺中坐骨神经，治疗坐骨神经痛。

合阳（Héyáng，BL 55）

【穴名释义】合，会也，聚也（《礼记·王制》）；阳，高明也（《说文》），指足太阳经。足太阳经在背部自附分穴分为内、外两行，下行相遇于委中后，至此又复合为一，故名。

【定位】在小腿后侧，腘横纹下2寸，腓肠肌内、外侧头之间（图1-3-7-5）。

注：在委中与承山的连线上，委中直下2寸。

【局部解剖】腓肠肌两肌腹之间→比目鱼肌。浅层有腓肠内侧皮神经和小隐静脉；深层有胫神经，腘动、静脉及其分支或属支。

【主治】①腰部及下肢疾患：腰脊强痛，下肢痿痹。②外科疾患：疝气。③妇科疾患：崩漏。

【刺灸法】直刺0.5~1寸。

【针感】局部酸麻胀感，或沿小腿后侧传至足部。

发挥: "腧穴所在, 主治所在", 故本穴可用于治疗腰部及下肢疾患; 合阳, 指膀胱经的阳气于此汇聚, 功能散热降浊, 故而可用于治疗疝气、崩漏等阳气不足疾患。

承筋 (Chéngjīn, BL 56)

【别名】腨肠、直肠。

【穴名释义】承, 奉也, 受也 (《说文》); 筋, 肉之力也 (《说文》), 筋肉。穴在腓肠肌两肌腹中央, 位于足太阳经筋所结之处, 承于足膝后两筋之下, 故名。

【定位】在小腿后侧, 腘横纹下5寸, 腓肠肌两肌腹之间 (图1-3-7-5)。

注: 合阳与承山连线的中点。

【局部解剖】腓肠肌两肌腹之间→比目鱼肌。浅层有腓肠内侧皮神经和小隐静脉; 深层有胫神经, 胫后动、静脉。

【主治】①腰腿疾患: 腰腿拘急、疼痛。②其他: 痔疾, 腋下肿。

【刺灸法】直刺1~1.5寸。

【针感】局部酸麻胀感, 或沿小腿后侧传至足部。

承山 (Chéngshān, BL 57)

【别名】鱼腹、肉柱、肠山、鱼腹山、伤山、玉柱。

【穴名释义】承, 奉也, 受也 (《说文》); 山, 生万物, 有石而高 (《说文》), 引申为身重。穴在腓肠肌两肌腹之间凹陷的顶点处, 人站立时, 全身重量皆承于小腿之上, 又以穴处为重, 寓其可承载一身如山之重, 故名。

【定位】在小腿后侧, 腓肠肌两肌腹与跟腱交角处 (图1-3-7-5)。

注: 伸直小腿或足跟上提时, 腓肠肌肌腹下出现尖角凹陷中 (即腓肠肌内、外侧头分开的地方, 呈 "人" 字形沟)。

【局部解剖】腓肠肌两肌腹交界下端→比目鱼肌。浅层有腓肠内侧皮神经和小隐静脉; 深层有胫神经, 胫后动、静脉。

【主治】①舒筋活络: 腰腿拘急、疼痛。②固化脾土: 痔疾, 便秘。③理气止痛: 腹痛, 疝气。

【刺灸法】直刺2~2.5寸。

【针感】局部酸麻胀感, 或沿小腿后侧传至足部。

发挥: 可刺至胫神经, 用于治疗腰腿拘急、疼痛, 如《马丹阳天星十二穴歌》曰: "承山名鱼腹, 腨肠分肉间, 善治腰疼痛, 痔疾大便难, 脚气并膝肿, 辗转战疼酸, 霍乱及转筋, 穴中刺便安。" 承山可运化水湿、固化脾土, 用于治疗痔疾, 如《玉龙歌》云: "九般痔漏最伤人, 必刺承山效若神。"

飞扬 (Fēiyáng, BL 58) 络穴

【别名】厥阳、厥阴、厥扬、飞阳。

【穴名释义】飞, 飞翔 (《广韵》); 扬, 飞举也 (《说文》)。穴为足太阳之络穴, 谓其飞而走足少阴经, 故名。又飞扬者, 脱离根基, 悬浮不定也, 寓其可治行走不稳、头晕目眩之症。

【定位】在小腿后外侧, 腓肠肌外下缘与跟腱移行处, 约当昆仑直上7寸 (图1-3-7-5)。

注：承山外侧斜下方1寸处，下直昆仑。

【局部解剖】腓肠肌→比目鱼肌→踇长屈肌。浅层有腓肠外侧皮神经、小隐静脉；深层有胫神经和胫后动、静脉。

【主治】①腰腿疾患：腰腿疼痛，下肢无力。②头面五官疾患：头痛，目眩，鼻塞，鼻衄。③其他：痔疾，癫疾。

【刺灸法】斜向内侧刺1~1.5寸。

【针感】局部酸麻胀感，或沿小腿后侧传至足部。

发挥："腧穴所在，主治所在"，故本穴可用于治疗腰腿疼痛及足跟痛。"经脉所过，主治所及"，本穴又可用于治疗头面五官疾患、痔疾，如《百症赋》云："目眩兮，支正、飞扬。"

跗阳（Fūyáng，BL 59）阳跷脉之郄穴，足太阳、阳跷交会穴

【别名】付阳、外阳、附阳。

【穴名释义】跗，足上也（《玉篇》）；阳，高明也（《说文》），阳侧。穴在足外踝跗骨阳侧，附于太阳与少阳经之间，阳跷脉返附其中，三阳相扶，故名。

【定位】在小腿后外侧，昆仑直上3寸，腓骨与跟腱之间（图1-3-7-5）。

【局部解剖】跟腱外前缘→踇长屈肌。浅层有腓肠神经和小隐静脉；深层为腓动脉末支。

【主治】①腰腿疾患：腰骶痛、下肢痿痹、外踝肿痛等。②头部疾患：头痛，头重，目眩。

【刺灸法】斜向内侧刺1~1.5寸。

【针感】局部酸麻胀感，或沿小腿后侧传至足部。

昆仑（Kūnlún，BL 60）经穴

【别名】上昆仑、下昆仑。

【穴名释义】古人以昆仑山为最高山，足外踝骨为各关节中之高大者，穴在其后，故名。

【定位】在踝后外侧，外踝尖与跟腱之间的凹陷中（图1-3-7-5）。

【局部解剖】跟腱前方的疏松结缔组织中，浅层有腓肠神经和小隐静脉；深层达对侧有胫神经及胫后动、静脉。

【主治】①头面五官疾患：后头痛，项强，目眩。②腰腿疾患：腰骶疼痛，足踝肿痛，下肢痿痹。③其他：癫痫，滞产。

【刺灸法】浅刺0.5~0.8寸。孕妇禁用，经期慎用。

【针感】局部酸麻胀感，或传至小腿后侧，或传至足背外侧。

发挥："腧穴所在，主治所在"，本穴可用于治疗局部足踝肿痛，如《通玄指要赋》言："大抵脚腕痛，昆仑解愈。""经脉所过，主治所及"，故本穴还可用于治疗腰骶疼痛。可刺至腓肠神经，在腘窝内腓总神经发出的腓肠外侧皮神经和发自胫神经的腓肠内侧皮神经汇合成腓肠神经，分布于小腿后区。腓肠外侧皮神经支配膝关节和小腿近端1/3

的外侧皮肤，腓肠神经支配小腿后外侧和外踝、足外侧和第4、第5趾的皮肤，故可用于治疗膝关节和小腿及足外侧疼痛，如《马丹阳天星十二穴歌》云："昆仑足外踝，跟骨上边寻，转筋腰尻痛，暴喘满中心，举步行不得，一动即呻吟，若欲求安乐，须于此穴针。"

足太阳膀胱经起于目内眦，过头、项、背部，根据"上病下取"之理，昆仑穴可治疗头面五官疾患。昆仑穴为膀胱经之经穴，位于外踝后，太溪为肾经之原穴，位于内踝后，二穴阴阳相合，表里相通，相互配合可治疗难产，故孕妇禁用。昆仑穴五行属火，应于心，膀胱经经别入于心，心藏神，故可治疗神志疾患。

仆参（Púcān，BL 61）足太阳、阳跷交会穴

【别名】安邪、安耶。

【穴名释义】仆，顿也（《说文》），顿首，引申为仆从；参，下见上谓之参。古时仆人参见主人，行跪拜礼，足跟显露，适当穴处，或名。

【定位】在足外侧，昆仑直下，跟骨外侧，赤白肉际处（图1-3-7-5）。

【局部解剖】布有腓肠神经跟骨外侧支，有腓动、静脉的跟骨外侧支。

【主治】①下肢疾患：下肢痿痹，足跟痛。②神志疾患：癫痫。

【刺灸法】直刺0.3~0.5寸。

【针感】局部刺痛感。

发挥：足跟痛时可浅刺。

申脉（Shēnmài，BL 62）八脉交会穴（通阳跷脉），足太阳、阳跷交会穴

【别名】阳跷、鬼路。

【穴名释义】申，地支第九位，申时；脉，血理分衺行体者（《说文》），经脉。穴为阳跷脉所起，申时膀胱经当令，气血由此注于膀胱经，故名。

【定位】在足外侧，外踝尖直下，外踝下缘与跟骨之间凹陷中（图1-3-7-6）。

注：外踝下方凹陷处，与照海内外相对。

【局部解剖】腓骨长肌腱、腓骨短肌腱→距跟外侧韧带。布有腓肠神经的足背外侧皮神经分支、小隐静脉。

【主治】①头部疾患：头痛，眩晕。②神志疾患：失眠、癫狂痫等。③腰腿疾患：腰腿酸痛。

【刺灸法】直刺0.3~0.5寸。

【针感】局部酸胀感。

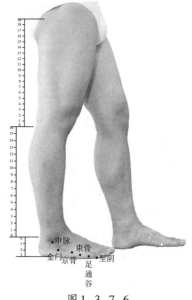

图1-3-7-6

发挥：申脉通于阳跷脉，可补阳益气，用于治疗阳气虚弱之头痛、眩晕，如《标幽赋》云："头风头痛，刺申脉与金门。"阳跷脉主下肢，故申脉可治疗腰腿酸痛。《内经》认为卫气昼行于阳，夜行于阴，行于阳则寤，行于阴则寐，而其途径是经跷脉出阳入阴

的，照海、申脉为阴阳二跷的脉气所发之处，故而可用申脉、照海治疗痫病、失眠等神志疾患，如《八脉八穴治症歌》云："腰背屈强腿肿，恶风自汗头疼，雷头赤目痛眉棱，手足麻挛臂冷，吹乳耳聋鼻衄，痫癫肢节烦憎，遍身肿满汗头淋，申脉先针有应。"

金门（Jīnmén，BL 63）郄穴，足太阳、阳维交会穴

【别名】关梁、梁关。

【穴名释义】金，五色金也，黄为之长（《说文》）；门，人所出入也（《玉篇》），门户。穴为阳维所别属也，太阳经经行至末，将与少阴之气交接，犹时届九秋，金风肃起，故名。

【定位】在足背，外踝前缘直下，第5跖骨粗隆后方，骰骨下缘凹陷中（图1-3-7-6）。

【局部解剖】腓骨长肌腱、小趾外展肌之间。布有足背外侧皮神经，有足底外侧动、静脉；深层为足底外侧神经。

【主治】①通经活络：头痛、腰痛、下肢痿痹、外踝痛等。②安神开窍：癫痫，小儿惊风。

【刺灸法】直刺0.3~0.5寸。

【针感】局部酸麻胀感，或沿足部传至足背和足趾。

发挥：膀胱经气血在金门穴处变为温热之性，可通经活络，故金门穴可治疗痛证、痹证，如《百症赋》云："转筋兮，金门、丘墟来医。"金门穴可安神开窍，治疗癫痫等神志疾患。足背外侧皮神经是腓肠神经的终支，经外踝后方转至足背外侧，分布于足背和小趾外侧缘的皮肤，为治疗下肢痿痹、外踝痛等疾患提供了解剖学基础。

京骨（Jīnggǔ，BL 64）原穴

【穴名释义】京，大也（《独断》）；京骨，古解剖名，位于足外侧大骨下，穴当其处，骨穴同名。

【定位】①《国标》：在足外侧，第5跖骨粗隆前下方，赤白肉际处（图1-3-7-6）。

注：在足外侧缘，约当足跟与跖趾关节连线的中点处可触到明显隆起的骨，即第5跖骨粗隆。

②作者：在足外侧，第5跖骨粗隆前下方与跖骨体形成的交角处，约当赤白肉际处。

【局部解剖】小趾外展肌。布有足背外侧皮神经，足底外侧动、静脉；深层为足底外侧神经。

【主治】①头项部疾患：头痛，项强。②腰腿疾患：腰腿痛，足跟痛。③神志疾患：癫痫。④其他：目翳。

【刺灸法】直刺0.3~0.5寸。

【针感】局部酸麻胀感，或传至足背和足趾。

束骨（Shùgǔ，BL 65）输穴

【穴名释义】束，缚也（《说文》），约束。穴在足小趾外侧本节后凹陷处，寓为趾骨之收束，故名。

【定位】①《国标》：在足外侧，第5跖趾关节近端，赤白肉际处（图1-3-7-6）。

②作者：在足外侧，第5跖骨头后下缘与跖骨体形成的交角处，约当赤白肉际处。

【局部解剖】小趾外展肌下方。布有第4跖趾侧神经及足背外侧皮神经，第4跖趾侧总动、静脉。

【主治】①头部疾患：头痛、项强、目眩等。②腰腿疾患：腰腿痛，足痛。③神志疾患：癫狂。

【刺灸法】直刺0.3~0.5寸。

【针感】局部酸麻胀感，或传至足背和足趾。

发挥：治疗足趾活动不利时可向对侧平刺，深刺，进针应缓慢、轻柔，以防痉挛。

足通谷（Zútōnggǔ，BL 66）荥穴

【穴名释义】足，足部；通，达也（《说文》）；谷，即穀，谷物。功能除结积留饮、胸满食不化，又通于足少阴之然谷，故名。

【定位】①《国标》：在足趾，第5跖趾关节远端，赤白肉际处（图1-3-7-6）。

②作者：在足趾，第5近节趾骨底外下缘与跖骨体形成的交角处，约当赤白肉际处。

【局部解剖】布有跖趾侧固有神经及足背外侧皮神经，跖趾侧动、静脉。

【主治】①头项部疾患：头痛，项强。②五官疾患：目眩，鼻衄。③神志疾患：癫痫。

【刺灸法】直刺0.3~0.5寸。

【针感】局部刺痛感。

至阴（Zhìyīn，BL 67）井穴

【穴名释义】至，达也（《玉篇》），到；阴，阴经，指肾经。穴居足太阳之末，衔足少阴之初，有阳极反阴、动极生静之意，故名。

【定位】在足趾，小趾末节外侧，趾甲根角侧后方0.1寸（图1-3-7-6）。

注：足小趾外侧甲根角侧后方（即沿角平分线方向0.1寸）。相当于沿爪甲外侧画一直线，于与爪甲基底缘水平线交点处取穴。

【局部解剖】布有趾背动脉及跖趾侧固有动脉形成的动脉网、跖趾侧固有神经及足背外侧皮神经。

【主治】①产科疾患：胎位不正，滞产，难产。②头面五官疾患：头痛，目痛，鼻塞，鼻衄。③足部疾患：足痛、足肿等。

【刺灸法】浅刺0.1寸，胎位不正用灸法。经期慎用。

【针感】局部刺痛感。

发挥：治疗头面五官疾患时，采用互动式针法，边捻转边嘱患者注意力集中，体会针感和头的感觉。膀胱经交会于百会，从络却穴入络脑，故而尤善于治疗颠顶疼痛，为上下配穴治法，如《肘后歌》云："头面之疾针至阴。""腧穴所在，主治所在"，故本穴还可用于治疗局部疾患，如《席弘赋》云："脚膝肿时寻至阴。"

第八节 足少阴肾经

一、经络循行

[经脉]肾足少阴之脉，起于小趾之下，邪走足心，出于然谷之下，循内踝之后，别入跟中，以上踹内，出腘内廉，上股内后廉，贯脊属肾络膀胱；其直者，从肾上贯肝膈，入肺中，循喉咙，挟舌本；其支者，从肺出络心，注胸中。

[经别]足少阴之正，至腘中，别走太阳而合，上至肾，当十四椎，出属带脉；直者，系舌本，复出于项，合于太阳。

[经筋]足少阴之筋，起于小趾之下，并足太阴之筋，邪走内踝之下，结于踵，与太阳之筋合而上结于内辅之下，并太阴之筋而上循阴股，结于阴器，循脊内挟膂，上至项，结于枕骨，与足太阳之筋合。

[络脉]足少阴之别，名曰大钟，当踝后绕跟，别走太阳；其别者，并经上走于心包，下外贯腰脊。

二、联络的脏腑器官

经脉联络的脏腑器官：肾、膀胱、肝、肺、心、喉咙、舌本、膈。

经别联络的脏腑器官：肾、舌本。

经筋联络的脏腑器官：阴器。

络脉联络的脏腑器官：心包。

三、联络的部位

经脉联络的部位：足小趾、足心、然骨、内踝之后、跟、踹内（腓肠肌部）、腘内廉、股内后廉（大腿内侧后缘）、脊（正中及两旁的经筋）、胸。

经别联络的部位：腘、十四椎。

经筋联络的部位：小趾之下、足心、内踝、踵（足跟）、内辅、阴股（大腿内侧）、阴器、膂、脊、项、枕骨。

络脉联络的部位：踝、跟、腰脊。

四、脏腑、器官、部位与经络之间的联系

肾：经脉贯脊属肾络膀胱，其直者从肾上贯肝膈；经别上至肾。

膀胱：经脉贯脊属肾络膀胱。

肝：经脉从肾上贯肝膈。

肺/心：经脉从肺出络心。

脊：经脉贯脊属肾络膀胱；经筋循脊内挟膂；络脉下外贯腰脊。

喉：经脉循喉咙。

舌本：经脉挟舌本；经别系舌本。

阴器：经筋聚于阴器。

心包：络脉并经上走于心包。

足小趾：经脉起于小趾之下；经筋起于小趾之下。

足心：经脉邪走足心。

然谷：经脉出于然骨之下。

内踝：经脉循内踝之后；经筋并足太阴之筋邪走内踝之下；络脉当踝后绕跟。

跟/踵：经脉别入跟中；经筋结于踵；络脉当踝后绕跟。

下肢内侧：经脉以上端内，出腘内廉，上股内后廉；经筋与太阳之筋合而上结于内辅之下，并太阴之筋而上循阴股。

脊：经筋循脊内挟膂。

项：经筋上至项；经别复出于项。

枕骨：经筋结于枕骨。

膈：经脉从肾上贯肝膈。

胸中：经脉注胸中。

腘中：经别至腘中。

十四椎/带脉：经别当十四椎出属带脉。

发挥：足少阴经脉"贯脊属肾络膀胱"，"从肾上贯肝膈"，经别"上至肾"，故本经腧穴可用于治疗肾与膀胱疾患，如涌泉可用于治疗腰痛、小便不利，大钟治腰痛、癃闭，照海治阴挺、五淋。

足少阴经脉"贯脊属肾络膀胱"，经筋"循脊内挟膂"，络脉"下外贯腰脊"，与督脉会于长强，故本经腧穴可用于治疗神志疾患，如涌泉可用于治疗急症昏迷、癫狂痫，《标幽赋》中以大钟治心内之呆痴。腰为肾之府，肾主骨生髓，故本经腧穴还可用于治疗腰部及泌尿生殖系疾患。

足少阴经脉"上贯肝膈"，故本经腧穴可治疗肝系疾患，"女子以肝为先天"，亦可为肾经腧穴治疗妇科疾患做解释。涌泉亦可治疗黄疸。另"乙癸同源"，亦可为肾经腧穴治疗肝病提供理论依据，可用于治疗肝肾不足疾患。

足少阴经脉"入肺中""从肺出络心"，故本经腧穴可用于治疗肺系疾患，如太溪、或中等可用于治疗咳嗽、气喘，涌泉可治咯血、咽喉肿痛等。

足少阴经脉"从肺出络心""注胸中"，故本经腧穴可用于治疗心胸系疾患，如腹通谷可用于治疗心痛、心悸、胸痛等，步廊等穴位可用于治疗乳痈。心与肾"水火相济"，亦可为照海等穴位治疗心肾不交之失眠做出解释。

足少阴经别"当十四椎，出属带脉"，故本经腧穴可用于治疗妇科疾患，如大赫、气穴、四满可用于治疗月经不调等。

足少阴经脉"挟舌本"，经别"系舌本"，止于舌根两旁，故本经腧穴可治疗咽喉疾患。以照海为例，"阴跷照海膈喉咙"，照海可用于治疗咽喉诸疾。

足少阴经筋"结于阴器"，可为肾经腧穴主治泌尿生殖系疾患做出解释。肾主蛰，封藏之本，精之处也，故主生殖，如石关可用于治疗不孕，然谷可治疗遗精、阳痿等。

肾经循行经过足、股等部位，本经腧穴可用于治疗局部疼痛、无力、麻木等，亦可用于治疗足跟痛、足心冷热等疾患。

腹部穴位可分部：大赫~肓俞均分布于下腹部，故主用于治疗泌尿生殖系疾患；商曲~幽门均分布于上腹部，故主用于治疗胃肠疾患；步廊~俞府均分布于胸部，故主用于治疗心肺疾患；幽门~横骨均为冲脉、足少阴之会。（《针灸甲乙经》）

五、本经腧穴

本经共27个穴位。首穴：涌泉；末穴：俞府。

涌泉（Yǒngquán，KI 1）井穴

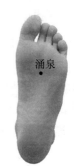

涌泉

图1-3-8-1

【别名】足心、地冲。

【穴名释义】涌，腾也（《说文》），水浪腾起；泉，水原也（《说文》）。肾主水，为全身水液之源泉，穴为肾井，寓穴如喷涌而出之泉水，故名。

【定位】在足底，屈足卷趾时足心最凹陷中（图1-3-8-1）。

注：卧位或伸腿坐位，卷足，约当足底第2、3趾蹼缘与足跟连线的前1/3与后2/3交点凹陷中。

【局部解剖】足底腱膜（跖腱膜）→趾短屈肌腱、趾长屈肌腱之间→第2蚓状肌→足底骨间肌。浅层有足底内、外侧神经分支；深层为第2趾足底总神经，第2趾足底总动、静脉。

【主治】①足部疾患：足心热。②急症及神志疾患：昏厥、中暑、小儿惊风、失眠、癫狂痫等。③头面五官疾患：头顶痛，头晕，目眩。④肺系疾患：咯血、咽喉肿痛、喉痹、失音等。⑤二便疾患：大便难，小便不利。⑥其他：奔豚气。

【刺灸法】直刺0.5~1寸。针刺时要防止刺伤足底动脉弓，可用指甲抵住涌泉的位置，快速刺入，以减轻疼痛感。

【针感】局部刺痛感。

发挥：涌泉位于足心，故可治疗足心热等足部疾患。布有足底内侧神经分支，神经分布较多，感觉较为灵敏，疼痛感较明显，且涌泉为井穴，为阴阳交汇之处，故可用于急救，治疗急症及神志疾患，如《肘后歌》云："伤寒痞气结胸中，两目昏黄汗不通，涌泉妙穴三分许，速使周身汗自通。"《百症赋》云："厥寒、厥热涌泉清。"涌泉为"上病取下"的代表穴，其经脉"循喉咙，挟舌本"，故可用于治疗头面五官疾患，如《肘后歌》所言："顶心头痛眼不开，涌泉下针定安泰。""经脉所过，主治所及"，故可用本穴治疗肺系疾患及二便疾患。涌泉位于足底，是人体周身最低处之穴位，为全身水液之源泉，可治疗气上冲胸的奔豚气。

然谷（Rángǔ，KI 2）荥穴

【别名】龙渊、龙泉、然骨。

【穴名释义】然，燃也（《说文》），烧烤；谷，泉出通川为谷（《说文》）。舟骨粗隆，古称然骨，穴在然骨之下，故名。

【定位】在足内侧，足舟骨粗隆下方，赤白肉际处（图1-3-8-2）。

【局部解剖】蹈展肌。浅层有隐神经的小腿内侧皮支、足背静脉网的属支；深层有足底内侧神经和足底内侧动、静脉。

【主治】①下肢疾患：下肢痿痹，足跗痛。②妇科疾患：月经不调、阴挺、阴痒等。③泌尿生殖系疾患：小便不利、遗精、白浊、阳痿等。④肺系疾患：咯血，咽喉肿痛。⑤脾胃疾患：食欲不振，泄泻。⑥其他：小儿脐风，口噤，消渴。

【刺灸法】直刺0.5~1寸。

【针感】局部酸胀感或刺痛感。

发挥：对于肢体痉挛患者，应轻柔进针，缓慢推进。布有小腿内侧皮神经末支及足底内侧神经，故可用于治疗下肢痿痹。"腧穴所在，主治所在"，故可用于治疗局部疾患。"经脉所过，主治所及"，故可用于治疗妇科疾患、泌尿生殖系疾患、肺系疾患、脾胃疾患等。《通玄指要赋》写明"然谷泻肾"，为然谷治疗实证、热证提供了理论基础。脐为先天之根蒂，幼儿出生前靠脐带获取母体精微物质，是胎儿生命所系，出生后脐带断开，失去先天充养，此时婴儿脏腑仍处于幼稚阶段，先、后天均为薄弱时期，对六淫病邪抵抗力弱，断脐处易受侵袭，引发脐风。艾灸此穴可扶助元阳，激发正气以鼓邪外出，如《百症赋》曰："脐风须然谷而易醒。"《针灸甲乙经》中云："然谷者，火也……刺之多见血，使人立饥欲食。"故以然谷治疗食欲不振。

太溪（Tàixī，KI 3）输穴，原穴

【别名】内昆仑、大溪、吕细。

【穴名释义】太，大也（《说文》）；溪，川曰溪（《尔雅》）。穴处宽阔深邃，如洞如溪，寓为肾经气血流经聚通之大汇，故名。

【定位】①《国标》：在踝后内侧，内踝尖与跟腱之间的凹陷中（图1-3-8-2）。

②作者：内踝尖与跟腱前缘中点，动脉应手处。

【局部解剖】跟腱、跖肌腱前方→蹈长屈肌。浅层有隐神经的小腿内侧皮支、大隐静脉的属支；深层前方有胫神经和胫后动、静脉。

【主治】①补肾填精：头痛、目眩、失眠、健忘、遗精、阳痿等属肾虚证者；咽喉肿痛、齿痛、耳鸣、耳聋等属阴虚证者。②通经活络：腰脊痛（脊柱两侧疼痛），下肢及足厥冷，内踝肿痛，足跟痛、麻木，足心冷热等。③清热滋阴：咳嗽、气

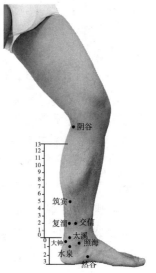

图1-3-8-2

喘、咯血、胸痛等肺系疾患。④温阳补气：消渴、小便不利、便秘、月经不调等。⑤癔病性失明。

【刺灸法】浅刺0.2~0.3寸。

【针感】局部酸麻胀感，或传至足跟、足心，甚至可传至足趾末端。

发挥：《国标》将太溪穴定位于"在足内侧，内踝后方，当内踝尖与跟腱之间的凹陷处"。然跟腱前缘与后缘相距约有1cm，难以定位，根据作者临床经验，遵循《针灸甲乙经》"足内踝后跟骨上动脉凹陷中"，取之于"平内踝尖，内踝尖与跟腱前缘中点，动脉应手处"，即取之跟腱前缘。针刺应在动脉应手处，向动脉前缘直刺，浅刺0.2~0.3寸，可出现沿经感传。

太溪为肾经原穴，为补肾填精之要穴，用于治疗各种肾虚性证候，阴虚与阳虚皆可治疗，但偏于治疗肾阴虚证候，包括头痛、遗精、齿痛等。

"腧穴所在，主治所在"，故本穴还可用于治疗局部疾患，为治疗足冷之效穴，如《玉龙赋》云："太溪、昆仑、申脉，最疗足肿之地。""经脉所过，主治所及"，可用于治疗腰脊痛、月经不调、肺系疾患等。

《内经》中云："是故三阳之离合也，太阳为开，阳明为阖，少阳为枢。三经者，不得相失也。搏而勿浮，命曰一阳。是故三阴之离合也，太阴为开，厥阴为阖，少阴为枢。三经者，不得相失也。搏而勿沉，名曰一阴。阴阳冲冲，积传为一周，气里形表而为相成也。"作者认为癔病性失明为情志失调致阴阳失调、枢机不利所致，少阴为枢，即为枢纽之所在，故而以足少阴肾经之原穴太溪治疗癔病性失明。治疗腰脊疼痛及癔病性失明，有时单穴即可有效。

大钟（Dàzhōng，KI 4）络穴

【别名】太钟。

【穴名释义】钟，乐钟（《说文》）。穴在足跟部，跟骨为足之大骨，如钟状，故名。

【定位】在足内侧，内踝后下方，跟骨上缘，跟腱附着部内侧前缘凹陷中（图1-3-8-2）。

【局部解剖】足底肌腱和跟腱的前方。浅层有隐神经的小腿内侧皮支、大隐静脉属支；深层前方有胫神经和胫后动、静脉。

【主治】①神志疾患：痴呆。②二便不利：癃闭，遗尿，便秘。③妇科疾患：月经不调。④肺系疾患：咯血，气喘。⑤腰背部疾患：腰脊强痛。⑥足部疾患：足跟痛。

【刺灸法】直刺0.3~0.5寸或斜向内侧刺1~1.5寸。

【针感】局部酸麻胀感，或传至足跟部。

发挥：治疗足跟痛时，进针应斜向内侧刺1~1.5寸，刺至胫神经，针感应传至足跟部。大钟为肾之络穴，《灵枢·经脉》曰："其病气逆则烦闷，实则癃闭，虚则腰痛，取之所别者也。"故可以用来治疗癃闭、遗尿、便秘等实证，亦可用于治疗腰脊强痛等虚证，《标幽赋》所言"用大钟治心内之呆痴"为大钟治疗痴呆提供了理论基础。

水泉（Shuǐquán，KI 5）郄穴

【穴名释义】泉，水原也（《说文》）。肾之精从涌泉而出，至太溪，下水泉，通照海，水流渐人，从泉水而成水泉矣，故名。

【定位】在足内侧，太溪直下1寸，跟骨结节内侧凹陷中（图1-3-8-2）。

【局部解剖】布有小腿内侧皮神经及胫神经的跟骨内侧神经、胫后动脉跟内侧支。

【主治】①妇科疾患：月经不调、痛经、阴挺等。②泌尿系疾患：小便不利，血尿。③其他：淋证。

【刺灸法】直刺0.3~0.5寸。

【针感】局部酸胀感。

照海（Zhàohǎi，KI 6）八脉交会穴（通阴跷脉），足少阴、阴跷脉交会穴

【别名】阴阳跷四穴、漏阴。

【穴名释义】照，明也（《说文》），光明；海，天池也，以纳百川者（《说文》）。海为百谷之王，言海者，谓水之大也，所云照者，因肾为水火之脏，水中有火，寓肾水温煦，虽水深广似海，可光照周身，故名。

【定位】在足内侧，内踝尖下1寸，内踝下缘边际凹陷中（图1-3-8-2）。

注：由内踝尖向下推，至其下缘凹陷中，与申脉内外相对。

【局部解剖】胫骨后肌腱。浅层有隐神经的小腿内侧皮支、大隐静脉的属支；深层有跗内侧动、静脉的分支或属支，上方有胫神经，胫后动、静脉。

【主治】①神志疾患：失眠、癫痫等。②五官疾患：咽喉干痛、目赤肿痛等。③妇科疾患：月经不调、痛经、带下、阴挺等。④二便疾患：小便频数，癃闭，便秘。

【刺灸法】直刺0.5~0.8寸。

【针感】局部酸胀感。

发挥： 阴阳跷脉可用于治疗痫病，有"昼申脉，夜照海"之说，《内经》认为卫气昼行于阳，夜行于阴，行于阳则痫，行于阴则寐，照海、申脉为阴阳二跷的脉气所发之处，是治疗各种癫证、动证的经验用穴，故而可用申脉、照海治疗痫病、失眠等神志疾患，如《通玄指要赋》云："四肢之懈惰，凭照海以消除。""阴跷照海膈喉咙"，照海为八脉交会穴（通于阴跷脉），故可用于治疗咽喉疾患，如《标幽赋》云："取照海治喉中之闭塞。"亦可用阴跷脉治疗失眠、癃闭等疾患，正如《八脉交会穴主治歌》所述："喉塞小便淋涩，膀胱气痛肠鸣，食黄酒积腹脐并，呕泻胃番便紧；产难昏迷积块，肠风下血常频，膈中快气气核侵，照海有功必定。"照海可滋阴通便，故可用于治疗五官热性疾患，如咽喉干痛、目赤肿痛等，亦可用于治疗便秘，常配伍支沟使用，如《玉龙歌》云："大便闭结不能通，照海分明在足中，更把支沟来泻动，方知妙穴有神功。"

复溜（Fùliū，KI 7）经穴

【别名】伏白、昌阳、外命、胃阳、复白。

【穴名释义】复，往来也（《说文》）；溜，滑行。指其功能通调水道，维护与恢复水液之正常流行，《内经》谓其动而不休，故名。

【定位】在小腿后内侧，内踝尖上2寸，跟腱前缘（图1-3-8-2）。

注：前平交信。

【局部解剖】跟腱、跖肌腱前方→踇长屈肌。浅层有隐神经的小腿内侧皮支、大隐静脉的属支；深层前方有胫神经和胫后动、静脉。

【主治】①通调水道：水肿、汗证（无汗或多汗）等。②胃肠疾患：腹胀、泄泻、肠鸣等。③腰腿疾患：腰脊强痛，下肢痿痹。

【刺灸法】直刺0.5~1寸。

【针感】局部酸麻胀感，或沿内踝传至足底部。

发挥：复溜可补肾益阴。《百症赋》中"复溜祛舌干口燥之悲"即是以复溜滋阴，增加津液以缓解口干舌燥之苦。临床上常配伍太溪以滋肾阴。治疗下肢痿痹时须刺至胫神经，《杂病穴法歌》中以复溜治疗"闪挫脊膂腰难转，举步多难行重寒"。治疗汗证时，常与合谷相配，如《肘后歌》云"当汗不汗合谷泻，自汗发黄复溜凭。"

交信（Jiāoxìn，KI 8）阴跷郄穴，足少阴、阴跷交会穴

【别名】内筋。

【穴名释义】交，共也，合也（《广韵》）；信，诚也（《说文》），守约也。穴与肝脾两经相交近，故曰交，海有潮汐，潮汐有信，其治月经失信、痛有定期等症，因曰信，故名。

【定位】在小腿内侧，内踝尖上2寸，胫骨内侧缘后际凹陷中（图1-3-8-2）。

注：复溜前0.5寸。

【局部解剖】趾长屈肌。浅层有小腿内侧皮神经；深层为胫神经及胫后动、静脉。

【主治】①妇科疾患：月经不调、崩漏、阴挺、阴痒等。②脾胃疾患：泄泻、便秘、痢疾等。③外科疾患：疝气。④其他：五淋。

【刺灸法】直刺0.5~1寸。

【针感】局部酸麻胀感，或沿内踝传至足底部。

发挥：海有潮汐，潮汐有信，其治月经失信、痛有定期等症，如《百症赋》曰："女子少气漏血，不无交信、合阳。"交信可通肠腑，理下焦，用于治疗腹泻、便秘等脾胃疾患及淋证、疝气。

筑宾（Zhùbīn，KI 9）阴维郄穴，足少阴、阴维交会穴

【穴名释义】筑，捣也（《说文》），指捣土使坚实，修建；宾通"膑"，髌骨；《史记·秦本纪》："王与孟说举鼎，绝膑"，指胫骨。穴处小腿中间部，有强健小腿之功，故名。

【定位】在小腿后内侧，太溪直上5寸，比目鱼肌与跟腱之间（图1-3-8-2）。

注1：屈膝，小腿抗阻力绷紧，胫骨内侧缘后呈现一条明显的纵形肌肉，即比目鱼肌。

注2：太溪与阴谷的连线上，横平蠡沟。

【局部解剖】腓肠肌和趾长屈肌之间→比目鱼肌→踇长屈肌。浅层有腓肠内侧皮神经；深部为胫神经和胫后动、静脉。

【主治】①化痰安神：癫狂，呕吐涎沫，吐舌。②理气止痛：疝气。③下肢疾患：小

腿内侧痛。

【刺灸法】直刺1~1.5寸。

【针感】局部酸麻胀感，或沿小腿内侧传至足跟及足底部。

发挥：作者认为阴维脉之起点非为筑宾，而应为三阴交，正如悬钟为诸阳之会，而非金门，三阴交为诸阴之会，筑宾非阴维脉之郄穴。"腧穴所在，主治所在"，筑宾在腓肠肌和趾长屈肌之间，故可用于治疗局部疼痛。"经脉所过，主治所及"，故可用于治疗癫狂、吐舌等疾患。

阴谷（Yīngǔ，KI 10）合穴

【别名】阴舍。

【穴名释义】阴，暗也（《说文》），阴侧；谷，泉出通川为谷（《说文》），山谷。穴当膝关节内侧半腱肌腱与半膜肌腱之间，如处谷中，故名。

【定位】在膝后内侧，腘横纹上，半腱肌肌腱外侧缘（图1-3-8-2）。

注：当腘窝内侧，和委中相平，屈膝取之。

【局部解剖】半腱肌肌腱外侧缘。浅层有股内侧皮神经；深层有膝上内侧动、静脉。

【主治】①神志疾患：癫狂。②泌尿生殖系疾患：阳痿、小便不利、月经不调、崩漏等。③下肢疾患：膝股内侧痛。

【刺灸法】浅刺0.2~0.3寸。

【针感】局部胀痛感。

发挥：穴下布有股内侧皮神经，故可治疗膝股内侧痛，刺之可有局部针感。"经脉所过，主治所及"，故可治疗神志疾患及泌尿生殖系疾患。《百症赋》中云："中邪霍乱，寻阴谷、三里之程。"

横骨（Hénggǔ，KI 11） 足少阴、冲脉交会穴

【别名】下极、屈骨、屈骨端、曲骨端。

【穴名释义】耻骨联合名横骨，为古解剖名，穴当横骨之边际，骨穴同名。

【定位】在下腹部，脐中下5寸，前正中线旁开0.5寸（图1-3-8-3）。

【局部解剖】腹直肌鞘前层→腹直肌。布有髂腹下神经分支，下方临近髂腹股沟神经，腹壁下动、静脉。

【主治】①腹部疾患：少腹胀痛、疝气等。②泌尿生殖系疾患：小便不利、遗尿、遗精、阳痿、阴痛等。③其他：疝气。

【刺灸法】斜向下刺1~1.5寸。

【针感】局部酸麻胀感，或沿下腹部传至会阴区。

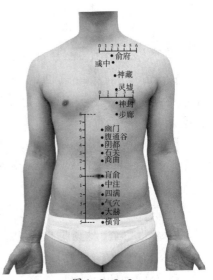

图1-3-8-3

发挥： 本穴与曲骨、龙骨组成"三骨穴"，治疗泌尿生殖系疾患，针尖斜向内下方，针感传至会阴区。髂腹下神经发出皮支至臀外侧和皮下环上方的皮肤，肌支支配腹部肌肉。髂腹股沟神经在髂腹下神经的下方并与之平行，支配生殖器区、腹股沟区及股内侧上部皮肤，肌支也支配腹壁诸肌。若髂腹下神经及髂腹股沟神经受损伤，腹股沟区皮肤的感觉缺失，腹壁肌瘫痪，易导致疝复发，但作者认为，此处的"疝气"非为疝气，而应为腹胀。

大赫（Dàhè，KI 12） 足少阴、冲脉交会穴

【别名】阴维、阴关。

【穴名释义】大，盛大；赫，火赤貌（《说文》），指阳气。穴平中极，处丹田区域，丹田为元气之根本与最为重要之处，寓其阳气盛大也，故名。

【定位】在下腹部，脐中下4寸，前正中线旁开0.5寸（图1-3-8-3）。

【局部解剖】腹直肌鞘前层→腹直肌。浅层有髂腹下神经前皮支，腹壁浅动、静脉分支；深层有腹壁下动、静脉分支或属支，肋间神经和相应的肋间动、静脉。

【主治】①男科疾患：遗精，阳痿。②妇科疾患：阴挺、带下、月经不调等。③肠腑疾患：泄泻，痢疾。

【刺灸法】斜向下刺1~1.5寸。

【针感】局部酸胀感，或沿下腹部传至会阴区。

发挥： 大赫为治疗遗精之效穴。

气穴（Qìxué，KI 13）足少阴、冲脉交会穴

【别名】胞门、子户。

【穴名释义】气，元气；穴，穴位。穴平关元，关元乃人身真元藏居与出入处，穴在其旁，故名。

【定位】在下腹部，脐中下3寸，前正中线旁开0.5寸（图1-3-8-3）。

【局部解剖】腹直肌鞘前层→腹直肌。浅层有髂腹下神经、腹壁浅静脉；深层有肋间神经肌支，腹壁下动、静脉的分支或属支。

【主治】①妇科疾患：月经不调，经闭，崩漏，带下，不孕。②肠腑疾患：泄泻。③泌尿系疾患：小便不利。④其他：奔豚气。

【刺灸法】斜向下刺1~1.5寸。

【针感】局部酸胀感，或沿下腹部传至会阴区。

发挥： "腧穴所在，主治所在"，故可治疗局部肠腑疾患及妇科、泌尿系疾患。奔豚气从少腹起，上冲胸咽，多责之于肝肾气逆与寒气上逆、阳虚，归于心、肝、肾与冲脉，故而以藏元气之气穴理气温阳。

四满（Sìmǎn，KI 14）足少阴、冲脉交会穴

【别名】髓府、髓中、髓海。

【穴名释义】四，第四,四周；满，盈溢也（《说文》），充满。穴为肾经入腹第4穴，治腹部四周胀满，故名。

【定位】在下腹部，脐中下2寸，前正中线旁开0.5寸（图1-3-8-3）。

【局部解剖】腹直肌鞘前层→腹直肌。布有第11肋间神经，腹壁下动、静脉肌支的分支或属支。

【主治】①妇产科疾患：月经不调、崩漏、带下、产后恶露不净等。②泌尿生殖系疾患：遗精，遗尿。③腹部疾患：小腹痛，脐下积、聚、疝、瘕等。④消积除满：便秘，水肿。

【刺灸法】斜向下刺1~1.5寸。

【针感】局部酸胀感。

发挥：本穴可除胀消满，故可治疗脐下积聚、水肿等；"腧穴所在，主治所在"，又可用于治疗泌尿生殖系疾患、妇产科疾患及其他局部疾患。

中注（Zhōngzhù，KI 15）足少阴、冲脉交会穴

【穴名释义】中，中部；注，灌也（《说文》），灌注。穴为冲脉与足少阴之会，为水气所中注，亦是肾气注入冲脉之处，故名。

【定位】在下腹部，脐中下1寸，前正中线旁开0.5寸（图1-3-8-3）。

【局部解剖】腹直肌鞘前层→腹直肌。布有第10肋间神经，腹壁下动、静脉肌支的分支或属支。

【主治】①妇科疾患：月经不调，痛经。②肠腑疾患：腹痛、便秘、泄泻等。

【刺灸法】斜向下刺1~1.5寸。

【针感】局部酸胀感。

肓俞（Huāngshū，KI 16）足少阴、冲脉交会穴

【别名】肓输、肓腧。

【穴名释义】肓，肓膜（《素问》）；俞，穴位。与足太阳之肓门前后相应，内循三焦脂膜，故名。

【定位】在上腹部，脐中旁开0.5寸（图1-3-8-3）。

【局部解剖】腹直肌鞘前层→腹直肌。布有脐周皮下静脉网、第10肋间神经的分支；深层有腹壁上、下动、静脉吻合形成的动、静脉网。

【主治】①肠腑疾患：腹痛绕脐、腹胀、泄泻、便秘等。②妇科疾患：月经不调。

【刺灸法】斜向下刺1~1.5寸。

【针感】局部酸胀感。

发挥："腧穴所在，主治所在"，故本穴可用于治疗肠腑、妇科等疾患，如《百症赋》云："且如肓俞、横骨，泻五淋之久积。"

商曲（Shāngqū，KI 17）足少阴、冲脉交会穴

【别名】高曲、商谷。

【穴名释义】商，五音之一，商为金声，在腑主大肠；曲，木曰曲直（《尚书》），弯曲。本穴正值腹肠之曲折处，故名。

【定位】在上腹部，脐中上2寸，前正中线旁开0.5寸（图1-3-8-3）。

【局部解剖】腹直肌鞘前层→腹直肌。布有第9肋间神经，腹壁上动、静脉肌支的分支或属支。

【主治】脾胃疾患：胃痛、腹痛、腹胀、泄泻、便秘等。

【刺灸法】斜向下刺1~1.5寸。

【针感】局部酸胀感。

石关（Shíguān，KI 18）足少阴、冲脉交会穴

【别名】石阙、右关、石门、食关。

【穴名释义】石，砭石；关，以木横持门户也（《说文》），门闩，关口。主治腹胀、便秘、不孕等症，乃针砭之要穴，故名。

【定位】在上腹部，脐中上3寸，前正中线旁开0.5寸（图1-3-8-3）。

【局部解剖】腹直肌鞘前层→腹直肌。布有第9肋间神经，腹壁上动、静脉肌支的分支或属支。

【主治】①脾胃疾患：胃痛、呕吐、腹痛、便秘等。②妇产科疾患：产后腹痛，不孕。

【刺灸法】斜向下刺1~1.5寸。

【针感】局部酸胀感。

阴都（Yīndū，KI 19）足少阴、冲脉交会穴

【别名】食宫、通关、石宫。

【穴名释义】阴，阳之对也，指腹部与阴经；都，天子所宫曰都（《广韵》），汇聚。腹为阴，穴为冲脉、足少阴经气之会，故名。

【定位】在上腹部，脐中上4寸，前正中线旁开0.5寸（图1-3-8-3）。

【局部解剖】腹直肌鞘前层→腹直肌。布有第8肋间神经及伴行的动、静脉，腹壁上动、静脉肌支的分支或属支。

【主治】①脾胃疾患：胃痛、腹胀、便秘等。②妇科疾患：不孕。

【刺灸法】斜向下刺1~1.5寸。

【针感】局部酸胀感。

腹通谷（Fùtōnggǔ，KI 20）足少阴、冲脉交会穴

【穴名释义】腹，腹部；通，达也（《说文》）；谷，泉出通川为谷（《说文》）。穴下为胃体部，胃体形似山谷，寓为食物流经之山谷也，故名。

【定位】在上腹部，脐中上5寸，前正中线旁开0.5寸（图1-3-8-3）。

【局部解剖】腹直肌内缘。布有第8肋间神经，腹壁上动、静脉肌支的分支或属支。

【主治】①脾胃疾患：胃痛、呕吐、腹痛、腹胀等。②心胸部疾患：心痛，心悸，胸痛。

【刺灸法】斜向下刺1~1.5寸。

【针感】局部酸胀感。

幽门 (Yōumén，KI 21) 足少阴、冲脉交会穴

【别名】上门、幽关、上关。

【穴名释义】胃下口称幽门，穴处胃下口经气深藏、隐蔽之所，故名。

【定位】在上腹部，脐中上6寸，前正中线旁开0.5寸（图1-3-8-3）。

【局部解剖】腹直肌内缘。布有第7肋间神经，腹壁上动、静脉肌支的分支或属支。

【主治】脾胃疾患：善哕、呕吐、腹痛、腹胀、腹泻等。

【刺灸法】斜向下刺1~1.5寸。不可向上深刺，以免伤及内脏。

【针感】局部酸胀感。

发挥：该穴位于上腹部，故主用于治疗脾胃疾患，如《百症赋》云："烦心呕吐，幽门闭彻玉堂明。"

步廊 (Bùláng，KI 22)

【别名】步郎。

【穴名释义】步，行也（《说文》）；廊，庑下也（《玉篇》），廊道。肾经沿胸骨两侧夹任脉，犹中庭两侧房廊之相对，故名。

【定位】在前胸部，第5肋间隙，前正中线旁开2寸（图1-3-8-3）。

【局部解剖】乳腺组织→胸大肌→肋间肌。布有第5肋间神经及伴行的动、静脉。

【主治】①肺系疾患：胸痛、咳嗽、气喘等。②外科疾患：乳痈。③脾胃疾患：呕吐。

【刺灸法】斜刺或平刺0.5~0.8寸。不可向上深刺，以免伤及心、肺。

【针感】局部酸胀感。

神封 (Shénfēng，KI 23)

【穴名释义】神，圣而不可知之（《庄子》），指心神；封，爵诸侯之土也（《说文》），封地。穴下为心神之所居与心阳藏聚之处，故名。

【定位】在前胸部，第4肋间隙，前正中线旁开2寸（图1-3-8-3）。

【局部解剖】乳腺组织→胸大肌→肋间肌。布有第4肋间神经及伴行的动、静脉。

【主治】①胸肺部疾患：胸胁支满、咳嗽、气喘、乳痈等。②脾胃疾患：呕吐，不嗜食。

【刺灸法】斜刺或平刺0.5~0.8寸。不可直刺、深刺。

【针感】局部酸胀感。

发挥：神封、灵墟、神藏三穴均为心神聚集，可调节气机升降，神封可降浊升清，灵墟可升阳益气，神藏可安神定志，降逆平喘，故而三穴除了治疗胸肺疾患，还可用于治疗胃气上逆之呕吐，神封和神藏可用于治疗胸闷之不欲饮食。

灵墟 (Língxū，KI 24)

【穴名释义】灵，神灵也（《玉篇》）；墟，大丘也（《说文》），寓君神居处。穴在心君居处之旁，故名。

【定位】在前胸部，第3肋间隙，前正中线旁开2寸（图1-3-8-3）。

【局部解剖】乳腺组织→胸大肌→肋间肌。布有第3肋间神经及伴行的动、静脉。

【主治】①胸肺疾患：胸胁支满、咳嗽、气喘等。②外科疾患：乳痈。③脾胃疾患：呕吐。

【刺灸法】斜刺或平刺0.5~0.8寸。不可直刺、深刺。

【针感】局部酸胀感。

神藏（Shéncáng，KI 25）

【穴名释义】神，圣而不可知之（《庄子》），指心神；藏，匿也（《说文》），藏聚。寓为心神藏聚处。

【定位】在前胸部，第2肋间隙，前正中线旁开2寸（图1-3-8-3）。

【局部解剖】胸大肌→肋间内肌。布有第2肋间神经及伴行的动、静脉。

【主治】①肺系疾患：胸胁支满、咳嗽、气喘等。②脾胃疾患：呕吐，不嗜食。

【刺灸法】斜刺或平刺0.5~0.8寸。不可直刺、深刺。

【针感】局部酸胀感。

发挥："腧穴所在，主治所在"，如《百症赋》云："胸满项强，神藏、璇玑已试。"

彧中（Yùzhōng，KI 26）

【别名】或中。

【穴名释义】彧，茂盛（《玉篇》），引申为舒展；中，中气。其功能宽胸理气，使胸怀舒畅，寓为中气舒畅也，故名。

【定位】在前胸部，第1肋间隙，前正中线旁开2寸（图1-3-8-3）。

【局部解剖】胸大肌→肋间肌。布有第1肋间神经及伴行的动、静脉。

【主治】肺系疾患：咳嗽、气喘、胸胁支满、痰涌等。

【刺灸法】斜刺或平刺0.5~0.8寸。不可深刺，以免伤及心、肺。

【针感】局部酸胀感。

俞府（Shū fǔ，KI 27）

【别名】输府、腧府。

【穴名释义】俞，空中木为舟也（《说文》），独木舟，引申为转输；府，所居。下接心包经，手厥阴之脉起于胸中，肾之经气由此穴入胸，故名。

【定位】在前胸部，锁骨下缘，前正中线旁开2寸（图1-3-8-3）。

【局部解剖】颈阔肌→胸大肌→锁骨与第1肋之间。浅层有锁骨上神经；深层依次有胸内筋膜、肋胸膜、胸膜腔、肺，故不可深刺，另直刺过深还可能损伤锁骨下静脉。

【主治】①胸肺疾患：咳嗽、气喘、胸痛等。②脾胃疾患：呕吐。

【刺灸法】斜刺或平刺0.5~0.8寸。不可深刺，以免伤及心、肺。

【针感】局部酸胀感。

发挥："腧穴所在，主治所在"，如《玉龙歌》云："吼喘之证嗽痰多，若用金针疾自和，俞府乳根一样刺，气喘风痰渐渐磨。"

第九节　手厥阴心包经

一、经络循行

[经脉]心主手厥阴心包络之脉，起于胸中，出属心包络，下膈，历络三焦。其支者，循胸出胁，下腋三寸，上抵腋，下循臑内，行太阴、少阴之间，入肘中，下臂行两筋之间，入掌中，循中指出其端。其支者，别掌中，循小指次指出其端。

[经别]手心主之正，别下渊腋三寸，入胸中，别属三焦，出循喉咙，出耳后，合少阳完骨之下。

[经筋]手心主之筋，起于中指，与太阴之筋并行，结于肘内廉，上臂阴，结腋下，下散前后挟胁；其支者，入腋，散胸中，结于臂。

[络脉]手心主之别，名曰内关，去腕二寸，出于两筋之间，循经以上，系于心，包络心系。

二、联络的脏腑器官

经脉联络的脏腑器官：心包（心包络）、三焦。

经别联络的脏腑器官：三焦。

络脉联络的脏腑器官：心包、心系。

三、联络的部位

经脉联络的部位：胸中、膈、胸、胁、腋、上肢内侧面偏于中线处（包括臑内，即肱二头肌长短头之间）、肘中、前臂、两筋之间、掌中、中指。

经别联络的部位：渊腋、胸中、喉咙、耳后、完骨。

经筋联络的部位：中指、肘内廉、臂阴、腋下、胁、腋、胸中、贲。

络脉联络的部位：腕、两筋之间。

四、脏腑、器官、部位与经络之间的联系

胸中：经脉起于胸中；经别入胸中；经筋散胸中。

心包：经脉出属心包络；络脉系于心包。

膈：经脉下膈；经筋结于贲。

三焦：经脉历络三焦；经别别属三焦。

胸：经脉循胸出胁。

胁：经脉循胸出胁；经筋下散前后挟胁。

腋：经脉下腋3寸，上抵腋下；经别别下渊腋3寸，结腋下，入腋。

上肢内侧面偏于中线处：经脉循臑内，行太阴、少阴之间，入肘中，下臂，行两筋之间，入掌中，循中指，出其端；经筋起于中指；络脉出于两筋之间。

小指次指：经脉循小指次指出其端。

喉咙：经别出循喉咙。

耳后：经别出耳后。

完骨：经别合少阳完骨之下。

肘内廉：经筋结于肘内廉。

臂阴：经筋上臂阴。

腕：络脉去腕2寸。

心系：络脉络于心系。

【发挥】：心包络，本经称为手心主，杨上善注解："心神为五脏六腑之主，故曰心主厥阴之脉……心外，有脂包裹其心，名曰心包。脉起胸中，入此包中，名手厥阴，故心有两经也。"《灵枢·邪客》篇载："心者，五脏六腑之大主也。诸邪之在心者，皆在心包络。包络者，心主之脉也。"君火以明，相火以位，手厥阴代君火行事，故以用而言，名曰手心主，以经而言，名曰心包络。一经二名，实相火也。

手厥阴的经脉"起于胸中"，手厥阴的经别"入胸中"，手厥阴的经筋"散胸中"，表明经脉分布于胸腔中，故为天池、天泉、郄门、间使、内关、大陵、劳宫等治疗胸胁满闷提供了经络学基础。

手厥阴的经脉"下膈"，手厥阴的经筋"结于贲"，"贲"应当指膈肌，膈肌为呼吸肌，为本经腧穴治疗呃逆提供了经络学基础，这与三焦之气通降不利引动膈气上冲有关，由胃气不降，上逆动膈所致，本经具有通降三焦气机的作用，故可治呃逆。

五、本经腧穴

本经共有9个穴位。首穴：天池；末穴：中冲。

天池（Tiānchí，PC 1）

【别名】天会。

【穴名释义】天，人之上半身；池，停水曰池（《广韵》），水池。穴在乳后1寸，寓乳房蓄积乳汁，有清凉灌溉之功，故名。又星名、山名、海名。

【定位】在前胸部，第4肋间隙，前正中线旁开5寸（图1-3-9-1）。

【局部解剖】胸大肌、胸小肌→乳腺组织→肋间肌（此部有肋间外肌、肋间内肌、肋间最内肌）。布有第4肋间神经外侧皮支、胸腹壁静脉。

【主治】①心肺疾患：咳嗽、痰多、胸闷、气喘、胸痛等。②疮疡疾患：腋下肿痛，乳痈，瘰疬。

【刺灸法】斜刺或平刺0.3~0.5寸，不可直刺、深刺。

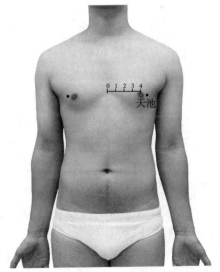

图1-3-9-1

【针感】局部酸胀感。

发挥：天池有清凉解热之意，可治疗胸满热郁之证。《百症赋》云："委阳、天池，腋肿针而速散。"

天泉（Tiānquán，PC 2）

【别名】天温、天湿。

【穴名释义】天，人之上半身；泉，水原也（《说文》）。寓经气自上而下，如泉水之自天上来。

【定位】在臂前侧，腋前纹头下2寸，肱二头肌长、短头之间（图1-3-9-2）。

【局部解剖】肱二头肌长、短头之间→喙肱肌。浅层有肌皮神经；深层有肱动、静脉肌支。

【主治】①心肺疾患：心痛、咳嗽、胸胁胀满等。②痛证：胸背及上臂内侧痛。

【刺灸法】直刺1~1.5寸。

【针感】局部酸胀感。

曲泽（Qūzé，PC 3）合穴

【穴名释义】曲，木曰曲直（《尚书》），弯曲；泽，水聚汇处（《广韵》）。穴在曲肘横纹正中凹陷处，平于曲池及尺泽，意相近，故名。

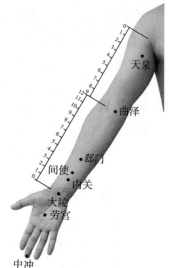

图 1-3-9-2

【定位】在肘前侧，肘横纹上，肱二头肌腱尺侧缘凹陷中（图1-3-9-2）。

注：仰掌，屈肘45°，尺泽尺侧肌腱旁。

【局部解剖】肱二头肌腱→肱肌腱。浅层有肘正中静脉、前臂内侧皮神经；深层有肱动、静脉，正中神经。

【主治】①心系疾患：心痛、心悸、善惊等。②脾胃疾患：胃痛、呕血、呕吐等。③上肢疾患：肘臂挛痛，上肢颤动。④其他：暑热病，烦渴。

【刺灸法】直刺1~1.5寸，或点刺出血。

【针感】局部酸麻胀感，或沿经传至手部。

发挥：正中神经感觉支分布于手掌桡侧半皮肤以及相应手指的掌面皮肤，运动支分布于大部分前臂前群肌，协助屈肘、屈腕、屈指、对掌等动作。穴下有肱动、静脉主干，针刺时须注意。本穴承于天池、天泉，急性热病多点刺出血。《百症赋》云："少商、曲泽，血虚口渴同施。"《穴性赋》："心包有热中冲泻曲泽内关大劳针……身热烦渴心包热，劳宫曲泽刺出血。"

郄门（Xì mén，PC 4）郄穴

【别名】四白。

【穴名释义】郄，隙也（《前汉书》）；门，人所出入也（《玉篇》），引申为穴位。手厥阴之郄，在前臂桡侧腕屈肌与指浅屈肌交接部夹隙处，故名。

【定位】在前臂前侧，腕掌侧远端横纹上5寸，掌长肌腱与桡侧腕屈肌腱之间（图1-3-9-2）。

注1：握拳，手外展，微屈腕时，显现两肌腱。本穴在曲泽与大陵连线中点下1寸，两肌腱之间。

注2：若两手的一侧或双侧摸不到掌长肌腱，则以桡侧腕屈肌腱尺侧定穴。

【局部解剖】桡侧腕屈肌腱与掌长肌腱→指浅屈肌→指深屈肌→前臂骨间膜。浅层有前臂正中动、静脉，前臂内侧皮神经前支；深部有前臂掌侧骨间动、静脉，骨间前动脉，骨间前神经（正中神经的分支）。

【主治】①心胸部疾患：急性心痛、心悸、心烦、胸痛等。②血证：咯血、呕血、衄血等。③神志疾患：癫痫。④皮肤病：疔疮。

【刺灸法】直刺0.5~1寸。

【针感】局部酸麻胀感，或沿经传至中指端。

（发挥）名为门者，可司开阖。治疗呃哕、吐泻宜用补法。郄门与内关同经相合，具有强心定悸作用，配合补法或温灸可加强温心阳、补心气之功。凡血脉方面的疾病，心包经腧穴优于心经腧穴，在"气至病所"方面表现尤速。当掌长肌腱与桡侧腕屈肌腱之间进针，针感为局部酸胀感；沿着桡侧腕屈肌腱的尺侧缘进针，有放电样针感感传至前臂或手的桡侧半。

间使（Jiānshǐ，PC 5）经穴

【别名】鬼路。

【穴名释义】间，隙也（《说文》）；使，令也（《说文》），臣使。心为君，主血，心包为臣使，主脉，穴在前臂两筋之间，寓为厥阴经气通行之使道也，故名。

【定位】在前臂前侧，腕掌侧远端横纹上3寸，掌长肌腱与桡侧腕屈肌腱之间（图1-3-9-2）。

注1：握拳，手外展，微屈腕时，显现两肌腱。本穴在大陵直上3寸，两肌腱之间。

注2：若两手的一侧或双侧摸不到掌长肌腱，则以桡侧腕屈肌腱尺侧定穴。

【局部解剖】桡侧腕屈肌腱与掌长肌腱→指浅屈肌→指深屈肌→旋前方肌→前臂骨间膜。浅层有前臂正中静脉、前臂外侧皮神经；深部有前臂掌侧骨间动、静脉，正中神经的分支。

【主治】①心系疾患：心痛、心悸等。②脾胃疾患：胃痛、呕吐等。③上肢疾患：腋肿，肘挛，臂痛。④神志疾患：癫狂。⑤其他：热病，疟疾，阴虚盗汗。

【刺灸法】当掌长肌腱与桡侧腕屈肌腱之间进针，直刺0.5~1寸；沿桡侧腕屈肌腱尺侧缘进针，直刺0.2~0.3寸。

【针感】局部酸麻胀感，或沿经传至中指端。

（发挥）间者，间隔也；使，使令。心主血，心包主脉，君相相合，间使者，君相兼行之使道。《肘后歌》曰："狂言盗汗加见鬼，惺惺间使便下针。"故本穴既可治疗心痛、惊悸，又可治疗热病、癫狂等。

内关（Nèiguān，PC 6）络穴，八脉交会穴（通阴维脉）

【别名】阴维。

【穴名释义】内，里也（《玉篇》），指胸膈之内及前臂之内侧；关，以木横持门户也（《说文》），门闩，关口。穴居前臂内侧冲要处，可内通脏腑、胸膈关塞诸部，主治内腑，故名。

【定位】在前臂前侧，腕掌侧远端横纹上2寸，掌长肌腱与桡侧腕屈肌腱之间（图1-3-9-2）。

注1：握拳，手外展，微屈腕时，显示两肌腱。本穴在大陵直上2寸，两肌腱之间，与外关相对。

注2：若两手的一侧或双侧摸不到掌长肌腱，则以桡侧腕屈肌腱尺侧定穴。

【局部解剖】桡侧腕屈肌腱与掌长肌腱→指浅屈肌→指深屈肌→旋前方肌。浅层有前臂正中静脉、前臂外侧皮神经；深部有前臂掌侧骨间动、静脉，正中神经。

【主治】①心系疾患：心痛、胸闷、心动过速或过缓等。②脾胃疾患：胃痛、呕吐、呃逆等。③头部疾患：中风、偏瘫、眩晕、偏头痛。④神志疾患：失眠、郁证、癫狂痫等。⑤上肢疾患：肘臂挛痛。⑥妇产科疾患：死胎，胞衣不下。

【刺灸法】直刺0.5~1寸。可向间使穴透刺，先内关直刺0.5~1寸使局部酸胀，再将针尖提到皮下，针体与皮肤呈30°角，针尖向间使方向刺入1~1.5寸。

【针感】局部酸麻胀感，或沿经传至中指端。

发挥：《难经·二十九难》："阳维维于阳，阴维维于阴，阴阳不能自相维则怅然失志……阳维为病苦寒热，阴维为病苦心痛。"内关为八脉交会穴，通于阴维脉。在古代，心痛一般既可能指代心脏投影区域的疼痛，也可能代表上腹部位的疼痛。首先，三阴脉与阴维交会部位主要在胸腹部。其次，疼痛的产生不外乎"不通则痛""不荣则痛"，内关穴的特殊之处在于其为行气导滞的要穴。《标幽赋》有云："胸满腹痛刺内关"，故出现以心腹痛为主病症时，往往会选用内关穴。心主神明，心包为心之官城，代心受邪，亦代心行令，且心包经历络三焦，在治疗神志病方面，心包经腧穴作用与心经类似。《玉龙歌》云："腹中气块痛难当，穴法宜向内关防。"《拦江赋》云："胸中之病内关担。"《玉龙赋》云："取内关于照海，医腹疾之块。"《针灸甲乙经》云："心澹澹而善惊恐，心悲，内关主之。"

大陵（Dàlíng，PC 7）输穴，原穴

【别名】心主、鬼心。

【穴名释义】大，盛大，丰富；陵，大阜曰陵（《尔雅》）。穴在掌后高骨形如丘陵之下方，故名。又陵为之终（《国语·齐语》），陵墓。穴主不寐，功效安神。心主名意心包经中运行的物质以气为其主，以血为其副，气为血之帅、为血之主，故名心主。鬼心之名意指脾土中的水湿在此气化为天部之气，此气化之气如同来自鬼所处的地心，故名鬼心。

【定位】在腕前侧，腕掌侧远端横纹中，掌长肌腱与桡侧腕屈肌腱之间（图1-3-9-2）。

注1：握拳，手外展，微屈腕时，展现两肌腱。本穴在腕掌远端横纹的中点，两肌

腱之间，横平豌豆骨上缘处的神门。

注2：若两手的一侧或双侧摸不到掌长肌腱，则以桡侧腕屈肌腱尺侧定穴。

【局部解剖】掌长肌腱与桡侧腕屈肌腱→拇长屈肌，指浅、深屈肌腱。浅层有腕掌侧动、静脉网，正中神经掌支（皮支）；深层有掌浅动、静脉弓，正中神经主干。

【主治】①心系疾患：心痛，心悸，胸胁满痛。②脾胃疾患：胃痛、呕吐、口臭等。③神志疾患：喜笑悲恐、癫狂病等。④上肢疾患：手、臂挛痛。⑤其他：足跟痛。

【刺灸法】直刺0.3~0.5寸。

【针感】局部酸麻胀感，或传至中指端。

发挥：《通玄指要赋》："抑又闻心胸病，求掌后之大陵。"《十三鬼穴歌》："四针掌后大陵穴，入寸五分为鬼心。"

劳宫（Láogōng，PC 8）荥穴

【别名】五里、鬼路、手心、掌中、营房。

【穴名释义】劳，动也（《尔雅》）；宫，中也（《汉书·律历志》）。手任劳作，穴在掌心，手掌四周列位八卦，穴居中宫，故名。五里，指本穴内气血的覆盖范围如五里之广。鬼路名意指穴内气血来自于地部，故名鬼路。掌中名意一指本穴位于手掌，二指穴内气血来自掌中。

【定位】在手掌，横平第3掌指关节近端，第2、3掌骨之间偏于第3掌骨（图1-3-9-2）。

注1：握拳屈指时，中指尖点到处，第3掌骨桡侧。

注2：另一种定位，在手掌，横平第3掌指关节近端，第3、4掌骨之间偏于第3掌骨。

【局部解剖】掌腱膜→食指、中指指浅、深屈肌肌腱→第2蚓状肌→第1骨间掌侧肌、第2骨间背侧肌。浅层有正中神经掌支；深层有第1指掌侧总动脉、第2指掌侧总神经。

【主治】①急症：中风昏迷、中暑等。②心胸疾患：心痛、烦闷等。③神志疾患：癫狂病。④手部疾患：鹅掌风，掌中热。⑤其他：口疮，口臭，身体劳倦。

【刺灸法】直刺0.3~0.5寸。

【针感】局部酸胀痛感。

发挥：劳宫为心包经荥火穴，心居胸中，心包络护卫于外，为心之宫城，代心受邪，故心经实邪火热，宜从心包络泻之。凡外证之关于内因者，亦可取之。《玉龙赋》曰："劳宫、大陵，可疗心闷疮痍。"《穴性赋》云："身热烦渴心包热，劳宫曲泽刺出血。"

中冲（Zhōngchōng，PC 9）井穴

【别名】手心主。

【穴名释义】言穴居中指尖端冲要之地，故名。

【定位】在手指，中指末端最高点（图1-3-9-2）。

注：另一种定位，在手指，中指末节桡侧指甲根角侧上方0.1寸。

【局部解剖】布有指掌侧固有动、静脉所形成的动、静脉网，正中神经的指掌侧固有神经。

【主治】①急症：中风昏迷、舌强不语、中暑、昏厥、小儿惊风等。②其他：舌下肿痛。

【刺灸法】浅刺0.1寸，或点刺出血。

【针感】局部刺痛感。

第十节　手少阳三焦经

一、经络循行

[经脉]三焦手少阳之脉，起于小指次指之端，上出两指之间，循手表腕，出臂外两骨之间，上贯肘，循臑外上肩，而交出足少阳之后，入缺盆，布膻中，散络心包，下膈，遍属三焦；其支者，从膻中上出缺盆，上项，系耳后直上，出耳上角，以屈下颊至𬷕。其支者，从耳后入耳中，出走耳前，过客主人前，交颊，至目锐眦。

[经别]手少阳之正，指天，别于颠，入缺盆，下走三焦，散于胸中也。

[经筋]手少阳之筋，起于小指次指之端，结于腕，上循臂，结于肘，上绕臑外廉，上肩，走颈，合手太阳；其支者，当曲颊入系舌本；其支者，上曲牙，循耳前，属目外眦，上乘额，结于角。

[络脉]手少阳之别，名曰外关，去腕二寸，外绕臂，注胸中，合心主。病实则肘挛，虚则不收。取之所别也。

二、联络的脏腑器官

经脉联络的脏腑器官：心包、三焦。

经别联络的脏腑器官：三焦。

三、联络的部位

经脉联络的部位：小指次指之端、两指（中指与无名指）之间、上肢外侧面偏于中线处（包括手背腕、臂外两骨之间、肘、臑外、肩）、缺盆、膻中、膈、项、耳后、耳上角、颊、𬷕、耳中、耳前、客主人前、目锐眦。

经别联络的部位：颠、缺盆、胸中。

经筋联络的部位：小指次指之端、上肢外侧面偏于中线处（包括腕、臂、肘、臑外廉、肩）、颈、颊、舌本、牙、耳前、目外眦、额、角。

络脉联络的部位：腕、臂、胸中。

四、脏腑、器官、部位与经络之间的联系

小指次指：经脉起于小指次指之端；经筋起于小指次指之端。

两指之间：经脉上出中指与无名指之间。

上肢外侧面偏于中线处：经脉循手背腕，出臂外两骨之间，上贯肘，循臑外上肩；经别结于腕，上循臂，结于肘，上绕臑外廉，上肩。

缺盆：经脉入缺盆，上出缺盆；经别入缺盆。

膻中：经脉布膻中，从膻中上出缺盆。

心包：经脉散络心包；络脉合心主。

膈：经脉下膈。

三焦：经脉遍属三焦；经别下走三焦。

项：经脉上项。

耳后：经脉系耳后，从耳后入耳中。

耳上角：经脉直上出耳上角。

颊：经脉以屈下颊至𩩲，交颊；经筋当曲颊入系舌本。

𩩲：经脉以屈下颊至𩩲。

耳中：经脉从耳后入耳中。

耳前：经脉出走耳前；经筋循耳前。

客主人前：经脉过客主人前。

目锐眦：经脉至目锐眦；经筋属目外眦。

颠：经别别于颠。

胸中：经别散于胸中也；络脉注胸中。

颈：经筋走颈。

舌本：经筋当曲颊入系舌本。

牙：经筋其支者上曲牙。

额：经筋上乘额。

角：经筋结于角。

腕：络脉去腕2寸。

臂：络脉外绕臂。

发挥：经脉联系到中焦、膈、心包、胸中等，胸胁满痛、瘰疬等病可取三焦经腧穴治疗。《循经考穴编》载："上焦者，在心下，下膈，在胃上口，主内而不出，其治在膻中……中焦者，在胃中脘，不上不下，主腐熟水谷，其治在脐旁。下焦者，在膀胱上口，主分别清浊，主出而不纳，以传道也，其治在脐下一寸，是名曰三焦也。"三焦的概念既包括功能又包括位置，功能上，上焦的升发、中焦的运化腐熟、下焦的蒸腾温热均赖于三焦；位置上，上焦心肺、中焦脾胃、下焦肝肾，气机的升降出入均有赖于三焦的调控，张介宾《类经》还指出："三焦为水渎之府，水病必由于气也"，故本经腧穴可治疗腹胀、水肿、遗尿、小便不利、咽喉肿痛、目赤胀痛、颊肿和耳后、肩臂、肘外侧疼痛等病证。

本经胸中支脉从膻中上行，经锁骨上窝上颈，过耳。耳后支脉从耳后入耳中，出耳前，手少阳的经脉"系耳后""从耳后入耳中""直上出耳上角""从耳后入耳中""出走耳前"，手少阳的经筋"循耳前"，《阴阳十一脉灸经》中，本经名为"耳脉"，为治疗耳聋、耳鸣取穴提供了依据。

手少阳三焦的经别"指天"，与手太阳经别"指地"相仿，可以理解为手少阳经别从颠顶分出，其部位在上，故称"指天"。三阳经经别只此一条从头部分出。

手少阳的经脉"入缺盆""布膻中""从膻中，上出缺盆"，手少阳的经别"入缺盆""散于胸中也"，手少阳的络脉"注胸中"，为本经腧穴治疗胸中痛、缺盆中痛提供了依据。

五、本经腧穴

本经共有23个穴位。首穴：关冲；末穴：丝竹空。

关冲（Guānchōng，TE 1）井穴

【穴名释义】关，以木横持门户也（《说文》），门闩，关口；冲，冲要。手少阳之井，居三焦经冲要之地，为本经之关界，故名。

【定位】在手指，第4指末节尺侧，指甲根角侧上方0.1寸（图1-3-10-1）。

注：第4指末节尺侧指甲根角侧上方（即沿角平分线方向）0.1寸。相当于沿爪甲尺侧画一直线与爪甲基底缘水平线交点处取穴。

【局部解剖】布有指掌侧固有动、静脉所形成的动、静脉网，尺神经的指掌侧固有神经指背支。

【主治】①头面五官疾患：头痛、目赤、耳鸣、耳聋、喉痹、舌强等。②其他：热病，中暑。

【刺灸法】浅刺0.1寸，或点刺出血。

【针感】局部刺痛感。

发挥：《百症赋》云："哑门、关冲，舌缓不语而要紧。"《玉龙歌》云："三焦热气壅上焦，口苦舌干岂易调，针刺关冲出毒血，口生津液病俱消。"《行针指要歌》云："壅热盛乎三焦，关冲最宜。"

液门（Yèmén，TE 2）荥穴

【穴名释义】液，津液；门，人所出入也（《玉篇》），门户。手少阳荥穴，五行属水，功主津液，有清热除烦之功，故名。又液同"掖"，宫阙旁小门称掖门，穴处4、5指间缝纹端，二指开合有门之象。

【定位】在手背，第4、5指间，指蹼缘上方赤白肉际凹陷中（图1-3-10-1）。

【局部解剖】布有掌背动、静脉，尺神经的指背神经。

【主治】①头面五官疾患：头痛、目赤、耳鸣、耳聋、

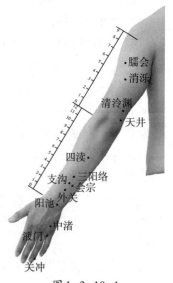

图1-3-10-1

喉痹等。②上肢疾患：手臂痛。③其他：疟疾。

【刺灸法】直刺0.3~0.5寸。

【针感】局部酸麻胀感，或沿经传向小指和无名指。

【发挥】本穴为三焦经荥穴，"荥主身热"，故可治疗多种热病。《百症赋》云："喉痛兮，液门、鱼际去疗。"在热盛煎灼津液后，咽部最先失去津液的滋润出现红肿疼痛，此时液门泄热，釜底抽薪，顾护了体内的津液。刺本穴，还能助生津液，汗、唾、小溲均为人身之液，液出及门，刺本穴促之，助其发动之用。

中渚（Zhōngzhǔ，TE 3）输穴

【穴名释义】中，中间；渚，水中小洲（《尔雅》）。握拳时，穴处空空如在水道中，伸掌时，指伸肌拉伸，穴处形成洲状隆起，故名。

【定位】在手背，第4、5掌骨间，第4掌指关节近端凹陷中（图1-3-10-1）。

【局部解剖】第4骨间肌背侧肌。浅层有尺神经手背支、手背静脉网；深层有第4掌背动脉。

【主治】①头面五官疾患：头痛、目赤、耳鸣、耳聋、喉痹等。②上肢疾患：肩背肘臂酸痛，手指不能屈伸。③其他：热病，疟疾。

【刺灸法】直刺0.3~0.5寸。

【针感】局部酸麻胀感，或沿经传向小指和无名指。

【发挥】水流成渚，其势较缓，可使水液流连，亦可治疗水液诸病。

阳池（Yángchí，TE 4）原穴

【别名】别阳。

【穴名释义】阳，高明也（《说文》），指背侧；池，停水曰池（《广韵》），指凹陷。穴在手腕背部如池之凹陷中，故名。别，离别也；阳，阳气也。别阳名意指三焦经的阳气由此别走厥阴心包经。

【定位】在腕后侧，腕背侧远端横纹上，指伸肌腱的尺侧缘凹陷中（图1-3-10-1）。

注1：指伸肌腱，在抗阻力伸指伸腕时可明显触及。

注2：俯掌，沿第4、5掌骨间向上至腕背侧远端横纹处的凹陷中，横平阳溪、阳谷。

【局部解剖】腕背侧韧带→指伸肌腱和小指伸肌腱。浅层有皮下手背静脉网，尺神经手背支、前臂后皮神经；深层有第4掌背动脉、桡神经的分支骨间后神经。

【主治】①五官疾患：目赤肿痛、耳聋、喉痹等。②上肢疾患：腕痛，肩臂痛。③其他：消渴，口干。

【刺灸法】直刺0.3~0.5寸。

【针感】局部酸胀感。

【发挥】本穴在腕关节背侧凹陷中，形似小池，为储水之处，水流渐大，故可用于治疗水液代谢病。

外关（Wàiguān，TE 5）络穴，八脉交会穴（通阳维脉）

【别名】阳维。

【穴名释义】外，外侧；关，以木横持门户也（《说文》），门闩，关口。穴居前臂外侧要冲，为少阳、厥阴互相联络之处，沟通内外，通畅三焦，寓为前臂外侧之关要，故名。本穴通于阳维脉，以脉命名，亦称阳维穴。

【定位】在前臂后侧，腕背侧远端横纹上2寸，尺骨与桡骨间隙中点（图1-3-10-1）。

注：阳池上2寸，两骨之间凹陷中。与内关相对。

【局部解剖】小指伸肌、指伸肌→拇长伸肌、食指伸肌。浅层有前臂后皮神经分支，头静脉、贵要静脉属支；深层有骨间后动、静脉，骨间后神经。

【主治】①头面五官疾患：头痛、目赤肿痛、耳鸣、耳聋等。②热证。③上肢疾患：上肢痿痹不遂。④其他：瘰疬，胁肋痛。

【刺灸法】直刺0.5~1寸。

【针感】局部酸胀感，或沿经传向手臂、手背。

发挥：前臂骨间掌侧神经损伤表现为拇指指间关节及食、中指远侧指间关节屈曲无力或障碍，旋前方肌瘫痪而旋前圆肌正常。根据"经脉所过，主治所及"的原则，本穴可治疗经络所过部位的肢体病证以及经脉所分布的头、目、耳病变。外关穴为八脉交会穴之一，通于阳维脉，阳维脉维系一身之阳，"阳维为病苦寒热"，本穴可解表退热，治疗热病。

支沟（Zhīgōu，TE 6）经穴

【别名】飞虎、飞处。

【穴名释义】支，通"肢"，上肢；沟，构也，纵横相交构也（《释名》）。处上肢腕后3寸两骨间凹陷处，故名。别名飞虎，以取穴手法而得名也：人张手量物，由大指尖至中指尖，名曰一虎（口），以虎口中指向前跪屈，食指向前迈进一步，中指尖至食指尖，名为一飞。穴处在腕节上3寸许，正当阳池穴向上一飞之处，因名飞虎。处则是指穴内阳气到达它所应去的处所，故亦名飞处。

【定位】在前臂后侧，腕背侧远端横纹上3寸，尺骨与桡骨间隙中点（图1-3-10-1）。

注：外关上1寸，两骨之间，横平会宗。

【局部解剖】小指伸肌→拇长伸肌→前臂骨间膜。浅层有前臂后皮神经分支，头静脉、贵要静脉属支；深层有骨间后神经，骨间后动、静脉。

【主治】①五官疾患：耳聋，耳鸣，暴喑。②气滞证：胁肋痛、便秘等。③其他：热病、瘰疬。

【刺灸法】直刺0.5~1寸。

【针感】局部酸胀感，或沿经传至前臂、手背。

发挥：经气流行于此，贯彻三焦，故本穴司行气，凡肺郁气滞引起的胸胁胀满、胁肋疼痛、急躁易怒皆可选取。《玉龙赋》曰："照海、支沟，通大便之秘。"本穴可疏调少阳经气，临床常用阳陵泉配支沟治疗带状疱疹及后遗神经痛。

会宗（Huìzōng，TE 7）郄穴

【穴名释义】会，合也（《说文》），汇聚；宗，聚也（《广雅·释诂》）。寓本经经气在此处汇聚，或名。

【定位】在前臂后侧，腕背侧远端横纹上3寸，尺骨桡侧缘（图1-3-10-1）。

注：支沟尺侧。

【局部解剖】小指伸肌、尺侧腕伸肌→食指伸肌。浅层有前臂后皮神经分支、头静脉属支；深层有骨间后神经，骨间后动、静脉。

【主治】①五官疾患：耳鸣，耳聋。②上肢疾患：上肢痹痛。

【刺灸法】直刺0.5~1寸。

【针感】局部酸胀感。

（发挥）会宗穴为本经郄穴，郄穴多治疗本经循行所过部位及所属脏腑比较严重或顽固性疾患，阳经郄穴多用来治疗气形两伤的病证，气伤痛，形伤肿，故本穴可主治各种痛证，治以刺络放血。

三阳络（Sānyángluò，TE 8）

【别名】通门、通间。

【穴名释义】三阳，指手太阳、阳明、少阳三经；络，缠也（《广雅》），联络。指手三阳经在穴处联络，故名。

【定位】在前臂后侧，腕背侧远端横纹上4寸，尺骨与桡骨间隙中点（图1-3-10-1）。

注：阳池与尺骨鹰嘴尖（即肘尖）连线的上2/3与下1/3的交点处，两骨之间。

【局部解剖】指伸肌、拇长展肌起端→拇短伸肌。浅层有前臂后皮神经分支、头静脉属支；深层有骨间后动、静脉，骨间后神经。

【主治】①五官疾患：耳聋、暴喑、齿痛等。②上肢疾患：手臂痛。

【刺灸法】直刺0.5~1寸。

【针感】局部酸胀感，或传至手部。

（发挥）手三阳经脉并行上行，行至本穴处，相近并有络脉相通，故本穴为手三阳经交会穴。所治疗病证与手三阳经均相关。

四渎（Sìdú，TE 9）

【穴名释义】渎，水之大川也；江、淮、河、济为四渎（《尔雅·释水》）。寓穴处少阳经气运行汇聚如川渎之处，故名。

【定位】在前臂后侧，尺骨鹰嘴下5寸，尺骨与桡骨间隙中点（图1-3-10-1）。

【局部解剖】小指伸肌、尺侧腕伸肌→拇长展肌、拇长伸肌。浅层有前臂后皮神经分支、头静脉属支；深层有骨间后神经，骨间后动、静脉。

【主治】①五官疾患：耳聋、暴喑、下齿痛、咽喉肿痛等。②上肢疾患：手臂痛。

【刺灸法】直刺0.5~1寸。

【针感】局部酸胀感，或沿经传至肘部或手背。

天井（Tiānjǐng，TE 10）合穴

【穴名释义】天，人身之上部；井，穿地取水，共汲之所（《玉篇》），水井。穴在肘后屈肘陷窝中，此穴颇深而似井，寓经气如井水之深邃、清净也，故名。

【定位】在肘后侧，尺骨鹰嘴尖上1寸凹陷中（图1-3-10-1）。

注：屈肘90°时，鹰嘴窝中。

【局部解剖】鹰嘴窝→肱三头肌腱。浅层有前臂后皮神经分支；深层有桡神经肌支，肘关节动、静脉网。

【主治】①痛证：偏头痛、胁肋痛、颈项肩臂痛等。②神志疾患：癫痫。③头面五官疾患：瘰疬，瘿气，耳聋。

【刺灸法】直刺0.5~1寸。

【针感】局部酸胀感。

发挥：《玉龙歌》曰："如今瘰疬疾多般，好手医人治亦难，天井二穴多着艾，纵生瘰疬灸皆安。"针灸歌曰："项强天井及天柱。"

清冷渊（Qīnglíngyuān，TE 11）

【别名】清冷泉、清吴、清灵。

【穴名释义】清，朖也（《说文》），水净透明；泠，寒也（《说文》）；渊，水出地而不流者（《管子·度地篇》），指深水。寓其有凉润清爽之功，而具清热解毒之效，故名。

【定位】在臂后侧，尺骨鹰嘴尖与肩峰角连线上，尺骨鹰嘴尖上2寸（图1-3-10-1）。

注：伸肘，鹰嘴尖上2寸。

【局部解剖】肱三头肌下部。浅层有前臂后皮神经分支；深层有桡神经肌支，中副动、静脉末支。

【主治】痛证：头痛、目痛、胁痛、肩臂痛等。

【刺灸法】直刺0.8~1.2寸。

【针感】局部酸胀感。

发挥：穴性清冽，热毒之病均可取本穴以解热毒。《针灸甲乙经》曰："头痛振寒，清冷渊主之。"《类经图翼》曰："主治诸痹痛，肩臂肘臑不能举。"

消泺（Xiāoluò，TE 12）

【穴名释义】消，尽也（《说文》），消除；泺，水在济南（《玉篇》），水名。寓穴用如清凉之水，能清热润燥也，故名。

【定位】在臂后侧，尺骨鹰嘴尖与肩峰角连线上，鹰嘴尖上5寸（图1-3-10-1）。

【局部解剖】肱三头肌。浅层有前臂后皮神经分支；深层有桡神经肌支、肱深动、静脉。

【主治】痛证：头痛、齿痛、项背痛等。

【刺灸法】直刺1~1.5寸。

【针感】局部酸胀感。

发挥：具有消解寒滞、消除灼热之功。

臑会（Nàohuì，TE 13）

【别名】臑髎、臑交。

【穴名释义】臑，肩脚也（《韵会》），泛指大臂；会，合也（《说文》），汇聚。穴与臂臑及臑俞相近，又为手少阳、阳维交会之处，故名。

【定位】在臂后侧，尺骨鹰嘴尖与肩峰角连线上，与三角肌后缘相交处（图1-3-10-1）。

【局部解剖】肱三头肌长头与外侧头之间。浅层有前臂后皮神经分支；深层有肱深动、静脉，桡神经。

【主治】①上肢疾患：上肢痹痛。②其他：瘰疬，瘿气。

【刺灸法】直刺1~1.5寸。

【针感】局部酸胀感。

发挥：臂臑属手阳明，为手足太阳及阳维之会，臑俞属手太阳，又为手太阳与阳维之会，臑会属手少阳，又为手少阳及阳维之会，故本穴有手三阳及阳维之会之意，治疗范围广泛。

肩髎（Jiānliáo，TE 14）

【穴名释义】肩，肩部；髎，骨隙之狭小者。穴居肩后髎隙间，故名。

【定位】在肩带部，肩峰角与肱骨大结节两骨间凹陷中（图1-3-10-2）。

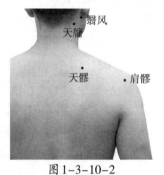

图1-3-10-2

注：屈臂外展时，肩峰外侧缘前后端呈现两个凹陷，前一较深凹陷为肩髃，后一凹陷即本穴。后垂肩时，肩髃后约1寸。

【局部解剖】三角肌→三角肌下囊→小圆肌→大圆肌→背阔肌。浅层有锁骨上神经；深层有腋神经，旋肱后动、静脉。

【主治】肩部疾患：臂痛，肩重不能举。

【刺灸法】向肩关节直刺1~1.5寸。

【针感】局部酸胀感。

发挥：有升清降浊之用，寒则先泻后补或补之灸之，热则泻针出气。

天髎（Tiānliáo，TE 15）

【穴名释义】天，人身上部；髎，骨隙之狭小者。穴当肩胛冈上凹陷处，故名。

【定位】在肩带部，肩胛骨上角骨际凹陷中（图1-3-10-2）。

注：正坐垂肩，肩井与曲垣连线的中点。

【局部解剖】斜方肌→冈上肌。浅层有第1胸神经后支、锁骨上神经；深层有肩胛背神经，肩胛上神经，肩胛背动、静脉。

【主治】肩颈部疾患：肩臂痛，颈项强急。

【刺灸法】直刺0.5~1寸。

【针感】局部酸胀感。

发挥：本穴有收引天部湿浊之用，寒湿之证可用灸法。

天牖（Tiānyǒu，TE 16）

【穴名释义】天，人身上部；牖，穿壁以木为交窗也（《说文》），窗户。穴能开通耳目壅塞之气，如人身上部之窗牖，故名。

【定位】在颈前部，横平下颌角，胸锁乳突肌的后缘凹陷中（图1-3-10-2）。

【局部解剖】胸锁乳突肌止部后缘→头夹肌。浅层有枕小神经、颈后浅静脉；深层有副神经、颈神经后支。

【主治】①头项五官疾患：头痛、头眩、项强、目不明、暴聋、鼻衄、喉痹等。②痛证：颈椎病，肩背痛。③其他：瘰疬。

【刺灸法】直刺0.5~1寸。

【针感】局部酸麻胀感，或传至耳后部。

发挥：枕小神经是颈丛最上方的分支，沿胸锁乳突肌后缘上升，到头的侧面，分布于耳廓后面，支配耳廓后上部、乳突部和枕部外侧区域的皮肤，故针刺本穴可治疗上述神经所过部位的疼痛、麻木。另，穴位出于颈旁，有如旁墙之窗，治颈旁头面、耳目诸疾。

翳风（Yìfēng，TE 17）

【穴名释义】翳，掩也（《扬子·方言》），遮蔽；风，风淫（《左传》），风邪。穴在耳后凹陷处，为耳朵所遮蔽，具祛风之功效，故名。

【定位】在颈部，耳垂后方，乳突下端前方凹陷中（图1-3-10-2）。

【局部解剖】腮腺。浅层有耳大神经、耳后动、静脉；深层有面神经的分支，偏前方有颈外动脉、颈内动脉、颈内静脉、舌下神经、副神经、迷走神经及舌咽神经等，偏后方有椎动脉。

【主治】头面五官疾患：耳鸣、耳聋、口眼歪斜、面瘫、牙关紧闭、颊肿、瘰疬等。

【刺灸法】直刺0.5~1寸。

【针感】局部酸胀感，可传至半侧面部或舌前。

发挥：翳，遮蔽之意，气动为风，本穴可开郁启闭，治气闭而致耳聋。现代研究显示翳风穴正当面神经出颅位置，主耳鸣耳聋、口眼歪斜、口噤不开、不能言等。《百症赋》曰："耳聋气闭，全凭听会、翳风。"此外，翳风可向内前下方斜刺，局部酸胀感可向咽部扩散，用治吞咽或语言不利。

瘈脉（Chìmài，TE 18）

【别名】资脉、体脉。

【穴名释义】筋脉相引而急曰瘈；脉，血理分衺行体者（《说文》），络脉。穴在耳后，青络脉形如鸡爪处，主瘈疭，故名。

【定位】在头部，乳突中央，角孙与翳风沿耳轮弧形连线的上2/3与下1/3交点处（图1-3-10-3）。

【局部解剖】耳后肌。浅层有耳大神经，耳后动、静脉；深层有面神经的分支耳后神经。

【主治】头面五官疾患：耳鸣，耳聋，头痛。

【刺灸法】向耳后高骨方向斜刺0.3~0.5寸，或点刺静脉出血。

【针感】局部酸胀感。

颅息（Lúxī，TE 19）

【别名】颅囟。

【穴名释义】颅，头颅；息，塞满（《释名》）。穴能安神醒脑，治头目昏沉如塞诸病，故名。

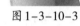

【定位】在头部，角孙与翳风沿耳轮弧形连线的上1/3与下2/3交点处（图1-3-10-3）。

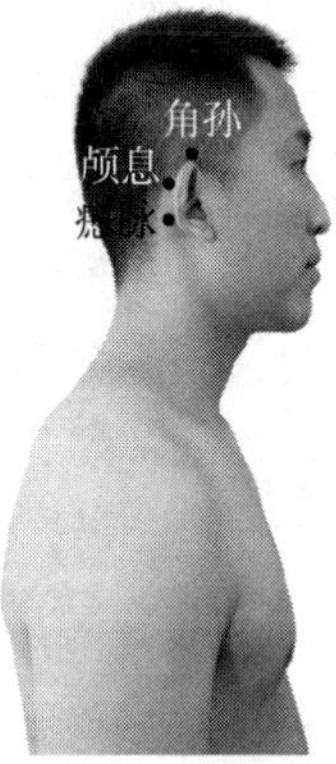

【局部解剖】耳后肌、颞浅筋膜。浅层有耳大神经和枕小神经的吻合支，耳后动、静脉；深层有面神经的分支耳后神经。

【主治】①头面五官疾患：头痛，耳鸣，耳聋。②其他：小儿惊风。

【刺灸法】平刺0.3~0.5寸。

图1-3-10-3

【针感】局部酸麻胀感，或传至枕部。

发挥：《百症赋》曰："瘈病非颅息而不愈。"故多采用颅息向瘈脉方向平刺，二者为治疗耳鸣、耳聋的主穴，治疗头痛、项强的常用配穴。因穴下有动脉走行，《针灸甲乙经》载："出血多则杀人。"

角孙（Jiǎosūn，TE 20）

【穴名释义】角，生于额角也（《释名》），头角；孙，支而横者为络，络之别者为孙（《灵枢·脉度》），子之子也（《说文》），孙络。穴在耳上之头角处，为手足少阳、手阳明之会，诸阳经之孙络会于此，故名。

【定位】在头部，耳尖正对发际处（图1-3-10-3）。

注：耳廓向前对折时，耳廓上部尖端处即为耳尖，其正对发际处即为本穴。

【局部解剖】耳上肌→颞筋膜浅层→颞肌。浅层有三叉神经的分支耳颞神经，颞浅动、静脉耳前支；深层有面神经的颞支。

【主治】①头面五官疾患：头痛，目翳，目赤肿痛，齿痛，耳鸣，耳聋。②其他：项强，小儿惊风。

【刺灸法】平刺0.3~0.5寸。小儿疳腮用灯火灸。

【针感】局部酸胀或刺痛感。

发挥：角孙点刺出血治疗目赤肿痛、睑腺炎、腮腺炎等疾病，可与耳尖同时使用。

耳门（Ěrmén，TE 21）

【穴名释义】耳，主听也（《说文》）；门，人所出入也（《玉篇》），门户，引申为穴位。本经支线从耳后入耳中，由本穴出走耳前，如耳之门户，故名。

【定位】在面部，耳屏上切迹与下颌骨髁突之间的凹陷中（图1-3-10-4）。

注：微张口，耳屏上切迹前的凹陷中，听宫直上。

【局部解剖】腮腺上缘。浅层有三叉神经分支的耳颞神经，颞浅动、静脉耳前支；深层有面神经分支颞支。

【主治】五官疾患：耳鸣，耳聋，聤耳，齿痛。

【刺灸法】微张口，直刺0.5~1.5寸。

【针感】局部胀痛感，或传至耳内、下颌部。

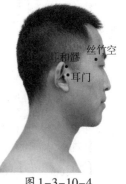

图1-3-10-4

发挥：《百症赋》曰："耳门、丝竹空，住牙疼于顷刻。"《长桑君天星秘诀歌》云："耳鸣腰痛先五会，次针耳门三里内。"

耳和髎（Ěrhéliáo，TE 22）

【穴名释义】耳，主听也（《说文》），耳窍；和，相应也（《说文》），引申为声音调和之意；髎，骨隙。穴在耳门稍上之陷中，有关听觉，能调治耳病、增强听力，故名。

【定位】在头部，鬓发后缘，耳廓根的前方，颞浅动脉的后缘（图1-3-10-4）。

【局部解剖】耳前肌颞肌→颞筋膜浅层→颞肌。浅层有三叉神经分支耳颞神经，颞浅动、静脉耳前支；深层有面神经分支颞支。

【主治】头面五官疾患：头痛，耳鸣，牙关紧闭，口歪。

【刺灸法】避开动脉，平刺0.3~0.5寸。

【针感】局部胀痛感，或传至耳内、下颌部。

丝竹空（Sīzhúkōng，TE 23）

【别名】巨髎、目髎。

【穴名释义】丝竹，乐器之统称；空，窍也（《说文》），孔。穴在眉梢凹陷处，眉似竹叶，其穴似萧管之孔，故名。

【定位】在头部，眉梢凹陷中（图1-3-10-4）。

注1：瞳子髎直上。

注2：用指甲垂直于眉毛向外侧端推摸，大约在眉梢外侧端可以摸到额骨颧突和颞线形成的交角，交角后的凹陷处即为本穴。

【局部解剖】眼轮匝肌。布有眶上神经，颧神经（三叉神经第2支上颌神经的分支），颞浅动、静脉额支。

【主治】①头目病症：头痛、目眩、目赤肿痛、眼睑瞤动、齿痛等。②神志疾患：癫痫。

【刺灸法】平刺0.3~0.5寸。

【针感】局部胀痛感。

发挥：《针灸甲乙经》曰："眩，头痛，刺丝竹空主之。"丝竹空为治疗偏头痛主穴。三焦经至目锐眦，经筋上曲牙，循耳前，属目外眦，上乘颌，结于角，故本穴亦可治疗面瘫和头痛。三叉神经的眼神经眶上神经分支分布于此，故本穴还可治疗三叉神经第一支痛。《百症赋》曰："耳门、丝竹空，住牙疼于顷刻。"

第十一节 足少阳胆经

一、经络循行

[经脉]胆足少阳之脉，起于目锐眦，上抵头角，下耳后，循颈行手少阳之前，至肩上，却交出手少阳之后，入缺盆；其支者，从耳后入耳中，出走耳前，至目锐眦后；其支者，别锐眦，下大迎，合于手少阳抵于颇，下加颊车，下颈合缺盆以下胸中，贯膈络肝属胆，循胁里，出气街，绕毛际，横入髀厌中；其直者，从缺盆下腋，循胸，过季胁，下合髀厌中，以下循髀阳，出膝外廉，下外辅骨之前，直下抵绝骨之端，下出外踝之前，循足跗上，入小趾次趾之间；其支者，别跗上，入大趾之间，循大趾歧骨内出其端，还贯爪甲，出三毛。

[经别]足少阳之正，绕髀入毛际，合于厥阴；别者，入季胁之间，循胸里属胆，散之肝，上贯心，以上挟咽，出颐颔中，散于面，系目系，合少阳于外眦也。

[经筋]足少阳之筋，起于小趾次趾，上结外踝，上循胫外廉，结于膝外廉；其支者，别起外辅骨，上走髀，前者结于伏兔之上，后者结于尻；其直者，上乘眇、季胁，上走腋前廉，系于膺乳，结于缺盆；直者，上出腋，贯缺盆，出太阳之前，循耳后，上额角，交颠上，下走颔，上结于颇；支者，结于目外眦，为外维。

[络脉]足少阳之别，名曰光明，去踝五寸，别走厥阴，下络足跗。实则厥，虚则痿躄，坐不能起。取之所别也。

二、联络的脏腑器官

经脉联络的脏腑器官：耳、膈、肝、胆。

经别联络的脏腑器官：胆、肝、心、咽、目系（眼后内连于脑的组织）。

经筋联络的脏腑器官：乳。

三、联络的部位

经脉联络的部位：目锐眦、侧头部、耳后耳前、眼眶下、下颌角至颈部、肩后上、缺盆、过腋及胸前季胁至髋关节、耻骨阴毛部、大腿外侧、膝关节外侧、小腿外侧、外踝、小趾次趾、大趾。

经别联络的部位：耻骨阴毛部、季胁至胸、口咽、面部、目及目外眦。

经筋联络的部位：小趾次趾、外踝、小腿外侧、膝关节外侧、大腿、臀部、髋部、眇（两肋下方空软的地方）、季胁、腋前至乳房、缺盆、耳后过额角至头顶、下颌、颇（鼻旁）、目外眦。

络脉联络的部位：外踝、足背。

四、脏腑、器官、部位与经络之间的联系

膈：经脉贯膈。

肝：经脉络肝；经别散之肝。

胆：经脉属胆；经别属胆。

心：经别贯心。

目：经脉起于目锐眦，至目锐眦后；经别系目系，合少阳于外眦也；经筋结于目外眦。

头角：经脉上抵头角；经筋上额角。

耳：经脉下耳后，从耳后入耳中，出走耳前；经筋循耳后。

颈：经脉循颈，下颈。

肩上：经脉至肩上。

缺盆：经脉入缺盆，合缺盆，从缺盆下腋；经筋结于缺盆，贯缺盆。

大迎（大迎穴）：经脉下大迎。

颊：经脉抵于颊。

膺乳：经筋系于膺乳。

胸中：经脉下胸中，循胸。

胁里（侧胸部肋骨）/季胁/眇：经脉循胁里，过季胁；经别入季胁之间，循胸里；经筋上乘眇季胁。

气街（腹股沟部位动脉搏动处）：经脉出气街。

毛际：经脉绕毛际；经别绕髀入毛际。

髀厌（髋关节）/髀：经脉横入髀厌中，下合髀厌中；经别绕髀入毛际；经筋上走髀。

腋：经脉从缺盆下腋；经筋上走腋前廉，上出腋。

咽：经别以上挟咽。

颐（腮）：经别出颐颔中。

颔中（包括了上颌与下颌等构成口腔的结构，本文主要指下颌骨）/颔（下巴颏）：经别出颐颔中；经筋下走颔。

面：经别散于面。

目系：经别系目系。

伏兔之上（指大腿前方，股四头肌的部位）：经筋前者结于伏兔之上。

尻：经筋后者结于尻。

颠：经筋交颠上。

顑：经筋上结于顑。

发挥：足三阳经经脉和心并无联系，但足三阳经经别都和心发生联系。足少阳经经别"贯心"，与心发生联系，为心主血脉、心主神明以及心为五脏六腑之大主的功能基

础，也为针刺胆经治疗心系疾患提供了依据。

足阳明经筋的下肢部分与足少阳经筋部分重叠，作者认为这与腓总神经分布相关。作者认为经筋就是指现代局部解剖学中的神经与肌肉，分别为经络实质的主体和次要组成部分。

膺乳：膺指胸部，乳指乳腺。足少阳经筋"系膺乳"，临床上治疗胸闷不舒、心胸胀满、两胁胀痛、乳房胀痛、乳痛、乳房结节、乳腺炎等疾患，作者选用足少阳经腧穴，疗效确切。

足少阳经筋"结于尻"为针刺、艾灸风市穴治疗骶部疾患奠定了局部解剖学基础。

足少阳经别"系目系"，针刺足少阳经不仅可以治疗眼部疾患，还可以治疗脑部神志疾患，且脑为精明之府，为针刺肝、胆经腧穴以疏利肝胆、调神解郁提供了基础。

足少阳经别"挟咽"，针刺足少阳经可以治疗咽喉部疾患。

足少阳经筋上走"腋前廉"，腋前廉为胆囊底部投影，进一步印证了针刺足少阳经可以治疗胆系疾患。

五、本经腧穴

足少阳经共有44个穴位：首穴：瞳子髎；末穴：足窍阴。

瞳子髎（Tóngzǐliáo，GB 1）手太阳、手足少阳交会穴

【别名】目瞳子、目外眦、后曲、太阳、前关、鱼尾、前间。

【穴名释义】瞳子，瞳孔；髎，骨隙之狭小者。穴近眼球，横直瞳孔，故名。

【定位】①《国标》：在头部，目外眦外侧0.5寸凹陷中（图1-3-11-1）。

②作者：在面部，紧贴眼眶外缘处，平目外眦。

【局部解剖】眼轮匝肌。布有颧眶动、静脉分支，颧面神经与颧颞神经，面神经的颞额支。

【主治】①头部疾患：头痛，头晕，头麻，头胀。②眼部疾患：目赤，目痛，羞明，迎风流泪，近视，白内障。③其他：胸胁胀满，胸痛。

【刺灸法】直刺或向后斜刺0.3~0.5寸；或用三棱针点刺出血。禁灸。

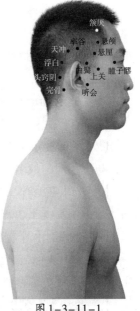

图1-3-11-1

【针感】局部酸胀感。

发挥：作者认为瞳子髎的定位应以骨性标志为参照，紧贴眼眶外缘处，平目外眦。

足少阳经脉"起于目锐眦""至目锐眦后"，经别"系目系"，经筋"结于目外眦"，证实足少阳经与目的关系密切，故瞳子髎可治疗目系疾患。

足少阳经脉"络肝，属胆，循胁里""下腋，循胸，过季胁"，足少阳经筋"上乘胁、季胁"。经脉和经筋都循行经过胸胁部，瞳子髎可治疗胸胁部疾病，亦为"下病上取"之法。作者临床中也常应用本穴治疗胸胁部疾病。

手太阳、手足少阳经在瞳子髎交会。本穴分布有面神经颞支，负责支配额肌和眼轮匝肌，而额肌和眼轮匝肌主要功能为扬眉、皱额、闭合眼裂，因此为瞳子髎治疗面瘫、面痛提供了依据。作者在临床中常用丝竹空透瞳子髎治疗面瘫，因单刺腧穴只能刺激到一个点，而透穴刺激范围更大，因而能发挥比单穴刺激更好的效果。

听会（Tīnghuì，GB 2）

【别名】耳门、听诃、听呵、后关。

【穴名释义】听，听觉；会，合也（《说文》），汇聚。穴在耳前，寓为听觉经气在耳部会聚之所，故名。

【定位】在面部，耳屏间切迹与下颌骨髁突之间的凹陷中（图1-3-11-1）。

注：微张口，耳屏间切迹前方的凹陷中。听宫直下。

【局部解剖】浅层有颞浅动脉分支，耳大神经分支；深层有面神经耳颞支。

【主治】头面五官疾患：耳鸣，耳聋，中耳炎，齿痛，颞下颌关节紊乱综合征，面瘫，面痛。

【刺灸法】沿着下颌髁状突的边缘，向对侧的耳垂方向斜刺0.5~1寸。

【针感】局部酸胀痛感。

发挥：听会取穴时要注重押手的作用，既能够通过押手的辅助，迅速定位耳屏、颞骨关节盂后结节与下颌骨髁状突之间的间隙，方便进针，又能够减少患者张口取穴时的疼痛和闭口留针时的不适。针刺本穴痛感明显，为了避免疼痛，进针后必须缓慢推针。本穴是治疗耳聋、耳鸣的主穴之一。

上关（Shàngguān，GB 3）手足少阳、足阳明交会穴

【别名】客主人、客主。

【穴名释义】上，高也（《说文》），与下相对；关，耳前曰关，穴在耳前之颧弓上方，与下相对，故名。

【定位】在头部，颧弓上缘中央凹陷中（图1-3-11-1）。

注：下关直上，颧弓上缘中央凹陷中，微张口。

【局部解剖】耳前肌→颞肌。布有颧眶动、静脉，三叉神经的分支，面神经的颧支。

【主治】头面五官疾患：面瘫，三叉神经痛，听力减弱，神经衰弱，眩晕，中耳炎，牙痛，颞下颌关节紊乱综合征。

【刺灸法】直刺0.5~1寸；治疗颞下颌关节紊乱综合征时直刺1寸，进针缓而轻。

【针感】局部酸胀痛感。

发挥：颞下颌关节紊乱综合征表现为颞下颌关节区的疼痛、运动时弹响、张口运动障碍。颞肌主要作用是提拉下颌骨，刺激颞肌可以改善张口运动障碍等症。上关还是治疗耳鸣、耳聋的常用穴。

颔厌（Hànyàn，GB 4）手足少阳、足阳明交会穴

【穴名释义】颔，虎头燕颔（《前汉书》），下巴；厌，引手曰厌（《仪礼》），引。咀嚼时，口腮开合，本穴被牵引而动，故名。

【定位】在头部，从头维至曲鬓的弧形连线（其弧度与鬓发弧度相应）的上1/4与下3/4交点处（图1-3-11-1）。

【局部解剖】颞肌上缘。布有颞浅动、静脉额支，耳颞神经颞支。

【主治】①头面五官疾患：头痛，眩晕，目外眦痛，牙痛，耳鸣。②神志疾患：惊痫。

【刺灸法】直刺或向下平刺0.3~0.4寸。

【针感】局部酸胀感。

发挥：《百症赋》："悬颅颔厌之中，偏头痛止。"故颔厌穴是治疗头痛、偏头痛的常用穴。

悬颅（Xuánlú，GB 5）

【穴名释义】悬，系也（《说文》）；颅，颅颡（《后汉书》），额头。穴在头部曲角颞颡中，上不及发，下不及耳根，如悬在额头部，可治头目眩晕如悬诸病，故名。

【定位】在头部，从头维至曲鬓的弧形连线（其弧度与鬓发弧度相应）的中点处（图1-3-11-1）。

【局部解剖】颞肌上部。布有颞浅动、静脉额支，三叉神经耳颞支。

【主治】头面五官疾患：偏头痛，面肿，目外眦痛，牙痛。

【刺灸法】向后或向下平刺0.5~0.8寸。

【针感】局部酸胀痛感。

悬厘（Xuánlí，GB 6）手足少阳、足阳明交会穴

【穴名释义】悬，系也（《说文》）；厘为"釐"之简，与"犛"通，即牦，是长毛与强屈之毛。穴在强屈之鬓鬃长毛处，故名。

【定位】在头部，从头维至曲鬓的弧形连线（其弧度与鬓发弧度相应）的上3/4与下1/4交点处（图1-3-11-1）。

【局部解剖】颞肌中部。布有颞浅动、静脉额支，三叉神经耳颞支。

【主治】头面五官疾患：偏头痛，面肿，目外眦痛，耳鸣，上牙痛。

【刺灸法】向后或向下平刺0.5~0.8寸。

【针感】局部酸胀痛感。

曲鬓（Qūbìn，GB 7）足少阳、足太阳交会穴

【别名】曲发。

【穴名释义】曲，木曰曲直（《尚书·洪范》），弯曲；鬓，头发也（《说文》），鬓角。穴在鬓角弯曲处，故名。

【定位】在头部，鬓角发际后缘与耳尖水平线的交点处（图1-3-11-1）。

注：在耳前上方，约当角孙穴前一横指处取穴。

【局部解剖】颞肌中部。布有颞浅动、静脉额支，三叉神经耳颞支。

【主治】头面五官疾患：偏头痛，颌颊肿，牙关紧闭，呕吐，牙痛，目赤肿痛。

【刺灸法】向后平刺0.5~0.8寸。

【针感】局部酸胀痛感。

率谷（Shuàigǔ，GB 8）足少阳、足太阳交会穴

【别名】蟀谷、率骨。

【穴名释义】率，循也（《广韵》）；谷，肉之大会为谷（《内经》）。穴在颞肌上缘，可"嚼而取之"，为足太阳、少阳之会，故名。

【定位】①《国标》：在头部，耳尖直上入发际1.5寸（图1-3-11-1）。

注：角孙直上，入发际1.5寸。咀嚼时，以手按之有肌肉鼓动。

②作者：在头上，耳尖直上，闭口咬紧牙时正当隆起处。

【局部解剖】耳上肌→颞肌中上部。布有耳后动、静脉，颞深后动、静脉，三叉神经耳颞支，面神经耳后支。

【主治】①头部疾患：头痛，眩晕。②其他：呕吐，小儿惊风。

【刺灸法】平刺0.5~1寸。

【针感】局部酸胀痛感。

发挥：《针灸大成》："耳上入发际寸半陷者宛宛中，嚼而取之。"此处说明率谷穴取穴时需要咬紧牙关。《国标》中描述率谷的定位是在头部，耳尖直上入发际1.5寸，但是1.5寸的选取难以把握，定位不是十分准确，因此作者认为利用闭口咬牙时隆起的颞肌上缘定位更加方便。

天冲（Tiānchōng，GB 9）足少阳、足太阳交会穴

【别名】天衢。

【穴名释义】天，指头部；冲，和也（《韵会》）。天冲，星座名，穴用祛风定惊，消肿宁神，寓为头部和冲之地，故名。

【定位】在头部，耳根后缘直上，入发际2寸（图1-3-11-1）。

注：率骨之后0.5寸。

【局部解剖】颞肌后上部。布有耳后动、静脉，耳大神经，面神经耳后支。

【主治】①头面五官疾患：头痛，牙龈肿痛。②神志疾患：癫痫，惊恐。

【刺灸法】平刺0.5~1寸。

【针感】局部酸胀痛感。

浮白（Fúbái，GB 10）足少阳、足太阳交会穴

【穴名释义】古有"浮白"典故，寓酒醉如酣之状。穴治足不能行及胸满仰息宛如醉酒诸症，故名。

【定位】在头部，耳后乳突的后上方，从天冲至完骨的弧形连线（其弧度与耳廓弧度相应）的上1/3与下2/3交点处（图1-3-11-1）。

注：侧头部，耳尖后方，入发际1寸。

【局部解剖】颞肌后缘。布有颞浅动、静脉顶支和耳后动、静脉，耳颞神经和枕小神经以及枕大神经的会合支。

【主治】①头面五官疾患：头痛，耳鸣，耳聋，牙痛。②肢体疾患：臂痛不举，足痿不行。

【刺灸法】平刺0.5~0.8寸。

【针感】局部酸胀痛感。

头窍阴（Tóuqiàoyīn，GB 11）足少阳、足太阳交会穴

【别名】首窍阴、枕骨。

【穴名释义】头，首也（《说文》）；窍，孔窍；阴，指五脏之阴。头部穴能治五脏阴窍之病，故名。

【定位】在头部，耳后乳突的后上方，从天冲到完骨的弧形连线（其弧度与耳廓弧度相应）的上2/3与下1/3交点处（图1-3-11-1）。

【局部解剖】枕肌前缘。布有耳后动、静脉，耳大神经与枕小神经汇合支，面神经耳后支。

【主治】①头面五官疾患：眩晕，头痛，口苦，耳鸣，耳聋，耳痛。②痛证：颈项强痛，胸胁痛。

【刺灸法】平刺0.5~0.8寸。

【针感】局部酸胀痛感。

完骨（Wángǔ，GB 12）足少阳、足太阳交会穴

【穴名释义】完骨，古解剖名，即今之颞骨乳突，穴当其处，骨穴同名。

【定位】①《国标》：在颈部，耳后乳突的后下方凹陷中（图1-3-11-1）。

②作者：当耳后乳突下缘与胸锁乳突肌后缘交点处。

【局部解剖】胸锁乳突肌附着部→头夹肌。布有枕动、静脉分支，枕小神经主干，面神经耳后支。

【主治】①头面五官疾患：头痛，颊肿，喉痹，面瘫。②其他：颈项强痛，癫痫，疟疾。

【刺灸法】斜刺0.5~0.8寸。

【针感】局部酸麻胀感，或沿耳后传至颞部。

（发挥）：《国标》中完骨的定位只是描述为乳突的后下方凹陷中，后下方的定位不够准确，无法准确取穴。作者认为腧穴的定位至少两个坐标，横纵坐标交汇的点才是腧穴准确的定位，因此将完骨的定位补充为耳后乳突的下缘与胸锁乳突肌后缘交汇处。《针灸甲乙经》："癫疾，僵仆，狂易，面有气，完骨及风池主之。"因此本穴可以用于治疗癫、痫、狂等神志病症。

本神（Běnshén，GB 13）足少阳、阳维交会穴

【穴名释义】本，始也（《玉篇》），本原；神，圣而不可知之（《庄子》），指元神。穴治癫痫、惊风、中风等神机错乱之证，寓为元神之本源，故名。

【定位】在头部，前发际上0.5寸，头正中线旁开3寸（图1-3-11-2）。

注：神庭与头维弧形连线（其弧度与前发际弧度相应）的内2/3与外1/3交点处。

【局部解剖】额肌。布有颞浅动、静脉额支，三叉神经的眶上神经分支，面神经颞支。

【主治】①头面五官疾患：头痛，目眩。②神志疾患：癫痫，小儿惊风。③痛证：颈项强痛，胸胁痛。④其他：半身不遂。

【刺灸法】平刺0.5~0.8寸。

【针感】局部酸胀痛感。

阳白（Yángbái，GB 14）足少阳、阳维交会穴

【穴名释义】阳，高明也（《说文》），指阳侧；白，西方色也（《说文》），白色，引申为明亮。穴在前额向阳之发眉间，其处平白，主治目疾，能使目视明亮，故名。

【定位】在头部，眉上1寸，瞳孔直上（图1-3-11-2）。

【局部解剖】额肌。布有眶上动、静脉，眶上神经分支，面神经颞支。

【刺灸法】平刺0.5~1寸；阳白四透即分别向上星、头维、攒竹、丝竹空方向平刺1寸。

【针感】局部酸胀痛感。

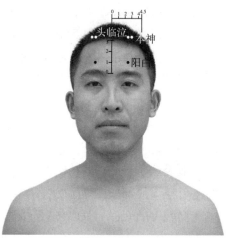

图1-3-11-2

【主治】头面五官疾患：头痛，面瘫，面肌痉挛，前额疼痛，结膜炎，角膜炎，白内障，近视，远视，雀目，目痛，外眦疼痛，目眩。

发挥： 足少阳经筋"支者，结于目外眦，为外维"，经脉"起于目锐眦"，"至目锐眦后"，为阳白治疗面瘫、目疾提供了经络学依据。《针灸甲乙经》曰："头目瞳子痛，不可以视，挟项强急，不可以顾，阳白主之。"故临床中可以采用阳白四透法增加对额肌与神经双方面的广泛刺激，治疗周围性面瘫所引起的额纹消失等症。

头临泣（Tóulínqì，GB 15）足少阳、足太阳、阳维交会穴

【穴名释义】头，首也（《说文》）；临，临诸侯（《礼记·曲礼》），引申为统治，监督；泣，无声出涕（《说文》）。穴当头部眼目直上，有明目止泪之功，故名。

【定位】在头部，前发际上0.5寸，瞳孔直上（图1-3-11-2）。

注：两目平视，瞳孔直上，正当神庭与头维弧线连线（其弧度与前发际弧度相应）的中点处。

【局部解剖】额肌。布有眶上动、静脉，眶上神经，面神经颞支。

【主治】①头面五官疾患：头痛，目眩，目赤肿痛，流泪，目翳，鼻塞，鼻渊。②其他：小儿惊痫。

【刺灸法】平刺0.5~0.8寸。

【针感】局部酸胀痛感。

目窗（Mùchuāng，GB 16）足少阳、阳维交会穴

【别名】至营、至宫。

【穴名释义】目，人眼（《说文》）；窗，在墙曰牖，在户曰窗（《说文》），开在屋顶上的天窗。穴有明目之功，如眼之天窗，使目光亮也，故名。

【定位】在头部，前发际上1.5寸，瞳孔直上（图1-3-11-3）。

注：头临泣直上1寸。

【局部解剖】帽状腱膜。布有颞浅动、静脉额支，眶上神经，面神经颞支。

【主治】①头面五官疾患：流泪、目赤肿痛、近视、眼睑下垂、眼睑痉挛、头痛、面瘫、白内障、梅尼埃病等。②其他：高血压，肌无力，小儿惊痫。

【刺灸法】平刺0.8~1.2寸。治疗头部病症和眼睑下垂疾患时，针尖向头上方平刺；治疗目疾时针尖向眼睛平刺。

【针感】局部酸胀痛感。

〔发挥〕：《针灸甲乙经》曰："头痛，小儿惊痫，目窗主之。"《古今医统大全》曰："目窗主治头眩。"目窗是治疗头痛、眩晕的常用穴。

足少阳经别"系目系，合少阳于外眦"，足少阳经筋"结于目外眦，为外维"，目窗为治疗目痛、视物模糊等眼病的主穴之一。

本穴分布有额神经、眶上神经、面神经的颞支、额动脉及颞浅动脉的分支等，并且对应大脑皮层的额区，为目窗穴治疗目疾、头部病症提供了依据。

正营（Zhèngyíng，GB 17）足少阳、阳维交会穴

【穴名释义】正，方直不曲谓之正（《新书·道术》）；营，孟春之月，日在营室（《礼记·月令》），引申为茂盛。穴在头顶正中横线上，象少阳升发荣茂之气，功能止痛定惊，故名。

【定位】在头部，前发际上2.5寸，瞳孔直上（图1-3-11-3）。

注：头临泣直上2寸。

【局部解剖】帽状腱膜。布有颞浅动、静脉顶支，枕动、静脉吻合网，额神经和枕大神经会合支。

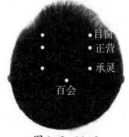

目窗
正营
承灵
百会

图1-3-11-3

【主治】头面五官疾患：头痛，头晕，目眩，牙痛。

【刺灸法】平刺0.5~0.8寸。

【针感】局部酸胀痛感。

〔发挥〕：本穴的定位在前发际上2.5寸，但是2.5寸的测量并不准确，因此作者先定位百会的位置，百会至前发际为5寸，再取中点即是此穴。

承灵（Chénglíng，GB 18）足少阳、阳维交会穴

【穴名释义】承，奉也，受也（《说文》）；灵，神灵（《玉篇》）。头顶骨古称天灵盖，穴在其下旁，寓承受脑神之处，故名。

【定位】在头部，前发际上4寸，瞳孔直上（图1-3-11-3）。

注：正营后1.5寸，横平通天。

【局部解剖】帽状腱膜中。布有枕动、静脉分支，枕大神经分支。

【主治】①头面五官疾患：头痛，头晕，眩晕，目痛，鼻渊，鼻衄，鼻窒。②神志疾患：失眠，癫痫。

【刺灸法】平刺0.5~0.8寸。

【针感】局部酸麻胀感，或传至前额部。

发挥：足少阳经别"系目系"，经筋"交颠上"，脑为精明之府，故该穴为治疗神志疾患的要穴。承灵的定位在前发际上4寸，作者仍然是先定位百会穴，再取前发际与百会的上4/5，正当瞳孔直上即为此穴。

脑空（Nǎokōng，GB 19）足少阳、阳维交会穴

【别名】颞颥。

【穴名释义】脑，颅脑；空，空虚（《韵会》），孔窍。指穴在后脑枕骨下方之空虚处，故名。

【定位】在头部，横平枕外隆凸的上缘，风池直上（图1-3-11-4）。

注：横平脑户、玉枕。

【局部解剖】枕肌。布有枕动、静脉，枕大神经分支。

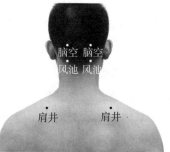

图1-3-11-4

【主治】①头面五官疾患：头痛，颈项强痛，目眩，目赤肿痛，鼻痛，耳聋。②其他：癫痫，惊悸。

【刺灸法】平刺或斜刺0.5~0.8寸，针尖可向风池方向平刺。

【针感】局部酸麻胀感，或传至头顶及前额。

发挥：本穴分布有枕大神经分支，枕大神经是混合性神经，负责分布区的感觉和运动。治疗头痛、眼疾时，针刺此穴产生传至头顶的感觉。取穴时可在枕外隆凸的上缘触及动脉搏动，即为此穴。

风池（Fēngchí，GB 20）足少阳、阳维脉交会穴

【穴名释义】风，风邪；池，停水曰池（《广韵》），水池，引申为凹陷。穴当脑后两侧发际凹陷中，为治风之要冲，故名。

【定位】在项部，枕骨之下，胸锁乳突肌上端与斜方肌上端之间的凹陷中（图1-3-11-4）。

注：项部枕骨下两侧，横平风府，胸锁乳突肌与斜方肌两肌之间凹陷中。

【局部解剖】胸锁乳突肌与斜方肌上端附着部→头半棘肌。布有枕动、静脉分支，枕小神经分支，枕大神经。

【主治】内风：①高热，神昏，抽搐，癫痫，属热极生风者；②偏头痛，结膜炎，麦粒肿，目赤肿痛，近视，眩晕，耳鸣，耳聋，头目胀痛，中风，高血压，属肝阳化风者；

③半身不遂，记忆力减退，面瘫，不语，偏身麻木，失眠，眩晕，手足心热，属阴虚风动者；④面色苍白或萎黄，肢体麻木，手足徐徐抽动等，属血虚生风者。外风：面瘫，恶风，发热，汗出，头身疼痛，鼻塞，喷嚏，咳嗽，鼻渊，咽喉痒痛，皮肤瘙痒，水肿，发疹。

【刺灸法】直刺0.5~1.2寸。治疗鼻部疾患时针尖指向鼻尖；治疗咽喉疾患时针尖指向喉结；治疗眼病、偏头痛时针尖指向眼睛；治疗耳病时针尖指向眼睛和鼻尖均可；治疗颈椎病、落枕等头项强痛时针尖指向对侧风池。

【针感】局部酸麻胀感，或传至头顶及前额。

发挥：足少阳经脉"起于目锐眦""下耳后，循颈""其支者，从耳后入耳中，出走耳前，至目锐眦后"，足少阳经别"挟咽，出颐颌中，散于面，系目系，合少阳于外眦也"。说明足少阳经与面部五官联系密切。"胆移热于脑，则辛頞鼻渊"，为足少阳胆经腧穴风池治疗眼部、鼻部、咽部、耳部、头晕目眩等疾患提供了依据。《玉龙歌》曰："风池清头目。"《通玄指要赋》曰："头晕目眩，要觅于风池。"

足少阳经筋"支者，结于目外眦，为外维"，风池治疗眼睑下垂是作者临证常用穴。

《针灸甲乙经》言风池为"足少阳、阳维之会"，《难经》谓："阳维为病苦寒热"，风池穴是治疗由风邪引起发热恶寒、周身或关节痛等病症的要穴。

足少阳之脉"络肝，属胆"，《素问·至真要大论》言："诸风掉眩，皆属于肝"，肝胆相表里，故足少阳胆经的风池是治疗内风上扰而致眩晕的主穴之一。

"足少阳之正……上贯心"，心主神明，《十四经发挥》言阳维"其与督脉会，则在风府及哑门"，督脉入络脑，脑为元神之府，风池为足少阳经与阳维脉的交会穴，是治疗失眠、抑郁不舒等神志病症的常用穴。

风池穴区分布有枕动脉、枕静脉、枕大神经、枕小神经，穴区对应大脑皮层的枕叶区域，因此针刺风池穴不仅可以改善脑供血，还是治疗脑血管病的常用穴。

肩井（Jiānjǐng，GB 21）手足少阳、足阳明、阳维交会穴

【别名】肩解、膊井、髆井。

【穴名释义】肩，髆也（《说文》），肩膀；井，穿地取水也（《玉篇》）。穴在肩部正中凹陷处，故名。

【定位】在项后部，第7颈椎棘突与肩峰最外侧点连线的中点（图1-3-11-4）。

【局部解剖】斜方肌→肩胛提肌、冈上肌。浅层有锁骨上神经分支；深层有颈横动、静脉分支，肩胛上神经。

【主治】①颈肩疾患：肩背痹痛，癔病性瘫痪，颈项强痛，颈椎病，颈肩综合征。②乳腺疾患：乳汁少、乳汁不畅、乳痈、乳房胀痛、乳房小叶增生、乳腺炎等。③其他：瘰疬，难产，诸虚百损。

【刺灸法】平刺0.5~1寸。治疗乳房疾病时针尖向前；治疗肩关节病症时针尖指向肩部；治疗颈椎病、项部不适时针尖指向颈椎；治疗背部不适针尖向后。不可深刺，以防气胸。妊娠禁针。

【针感】局部酸胀感。

发挥：足少阳经脉"以下胸中……循胸"，足少阳经筋"系于膺乳，结于缺盆"。《儒门事亲》曰："乳汁不下……针肩井两穴。"肩井是治疗乳房疾患的常用穴。

足少阳经脉"下合髀厌中，以下循髀阳，出膝外廉，下外辅骨之前"，主病"髀、膝外至胫、绝骨、外踝前及诸节皆痛"，肩井用于治疗腰腿痛和腿部活动不利。对于因腰痛而下肢无法大范围活动的患者，可采用互动式针法，即让患者活动下肢并行走，常与攒竹、腰痛、委中等穴配合使用。

古籍中"足"和"腿"不分，《八总穴歌》云："两足肩井搜"，可以理解为针刺肩井可以治疗腿部、足部疾患。肩井除治疗上述腰腿病外，治疗癔病性瘫痪亦有奇效。

肩井位于肩部，可以发挥"腧穴所在，主治所在"的局部治疗作用，治疗颈椎病、肩周炎等。

肩井穴用于治疗妇人难产，是妊娠忌用穴之一。《备急千金要方》："难产，针两肩井入一寸泻之，须臾即分娩。"《针灸大成》："主中风，气塞涎上不语，气逆，妇人难产。"

渊腋（Yuānyè，GB 22）

【别名】泉腋、泉掖。

【穴名释义】渊，水出地而不流者（《管子·度地》），指深水。腋，肘腋（《广韵》），指腋窝。穴处腋窝下之隐伏深藏处，故名。

【定位】在侧胸部，第4肋间隙中，腋中线上（图1-3-11-5）。

【局部解剖】前锯肌→肋间肌。浅层有胸腹壁静脉、第4肋间神经外侧皮支；深层有胸外侧动、静脉及第4肋间动、静脉，胸长神经分支。

【主治】①胸胁部疾患：胸满，胁痛。②肩部疾患：腋下肿，臂痛不举。

【刺灸法】斜刺或平刺0.5~0.8寸。不可深刺，以防气胸。

【针感】局部酸麻胀感。

辄筋（Zhéjīn，GB 23）

【穴名释义】辄，两车辋也（《说文》），指两肋骨；筋，肉之力也（《说文》），筋肉。穴在腋下四五肋间之筋肉处，故名。

【定位】在侧胸部，第4肋间隙中，腋中线前1寸（图1-3-11-5）。

【局部解剖】胸大肌外缘→前锯肌→肋间肌。浅层有胸腹壁静脉，第4肋间神经外侧皮支；深层有胸外侧动、静

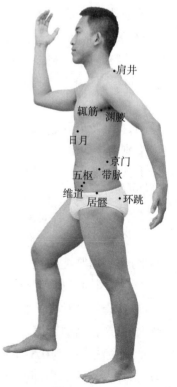

图1-3-11-5

脉及第4肋间动、静脉，胸长神经分支。

【主治】①胸肺部疾患：胸满，胁痛，气喘。②脾胃疾患：呕吐，吞酸。③肩部疾患：腋肿，肩背痛。

【刺灸法】斜刺或平刺0.5~0.8寸。不可深刺，以防气胸。

【针感】局部酸麻胀感。

发挥：渊腋、辄筋两穴常用于治疗带状疱疹遗留的胁肋部疼痛，穴位局部分布肋间神经的外侧皮支，针刺时沿着肋间隙有酸麻胀感效果更显著。

日月（Rìyuè，GB 24）胆之募穴，足少阳、足太阴交会穴

【别名】神光、胆募。

【穴名释义】日，天之明也（《周礼》），太阳；月，月亮。胆之募穴，胆为中正之官，专主决断，决断当明也，日、月皆为光明之征象，故名。

【定位】在前胸部，第7肋间隙中，前正中线旁开4寸（图1-3-11-5）。

注1：乳头直下，期门下1肋。

注2：女性在锁骨中线与第7肋间隙交点处。

【局部解剖】腹外斜肌腱膜→肋间肌。布有第7肋间动、静脉，第7肋间神经。

【主治】①肝胆疾患：黄疸，胆囊炎，胁肋胀痛。②脾胃疾患：呕吐，吞酸，呃逆。

【刺灸法】斜刺或平刺0.5~0.8寸。内有重要脏器，不可刺透腹壁。

【针感】局部酸胀感。

发挥：足少阳经脉"以下胸中，贯膈，络肝，属胆，循胁里……从缺盆下腋，循胸，过季胁"，经别"入季胁之间，循胸里，属胆，散之肝"，经筋"上乘眇、季胁"。说明足少阳胆经与胸胁部联系密切，是治疗胸胁病症的主穴，尤其是治疗黄疸和胁肋胀痛的首选穴。《针灸甲乙经》曰："太息善悲……日月主之。"《铜人腧穴针灸图经》曰："治太息善悲。"

日月为胆之募穴，募穴多治腑病，且与足太阴经交会，故可用此穴治疗呕吐、吞酸等脾胃疾病。

京门（Jīngmén，GB25）肾之募穴

【别名】气府、气俞。

【穴名释义】京，原，古通用（《东观汉纪》），原气；门，人所出入也（《玉篇》），门户。肾之募穴，肾主原气，寓原气之门，故名。

【定位】在侧腹部，第12肋骨游离端的下际（图1-3-11-5）。

注：侧卧举臂，从腋中线的肋弓软骨缘下方向后触及第12肋骨游离端，在下方取穴。

【局部解剖】背阔肌→腹内斜肌→腹横肌。布有第11肋间神经的分支和胸腹壁静脉属支，第11肋间动、静脉。

【主治】①水液代谢失调疾病：小便不利，水肿。②肠腑疾患：肠鸣，泄泻，腹胀。③腰部疾患：腰痛，胁痛。

【刺灸法】直刺0.5~1寸。

【针感】局部酸胀感。

带脉（Dàimài，GB 26）足少阳、带脉交会穴

【穴名释义】带，绅也（《说文》），束带；脉，血理分衰行体者（《说文》），经脉。足少阳经与带脉交会穴，带脉为奇经八脉之一，在人身匝腰一周，如束带然，故名。

【定位】在侧腹部，第11肋骨游离端垂线与脐水平线的交点上（图1-3-11-5）。

注1：侧卧举臂，屈上足伸下足，先确认第12肋游离端，再沿着肋弓缘向前触摸到的浮肋即第11肋骨游离端，直下与脐相平处取之。

注2：章门直下，横平脐（中）。

【局部解剖】腹外斜肌→腹内斜肌→腹横肌。布有肋下神经分支，胸腹壁静脉属支，第12肋间动、静脉。

【主治】①妇科疾患：月经不调，闭经，赤白带下。②其他：腰痛，胁痛，疝气。

【刺灸法】直刺或斜刺1~3寸。

【针感】局部酸胀感。

发挥：足少阳经脉"以下胸中，贯膈……出气街，绕毛际"，足少阳经别"入毛际，合于厥阴"。"毛际"为男女生殖器阴毛部，因此足少阳经与生殖器密切联系，足少阳经腧穴常用于治疗带下病、月经不调等相关疾患。《针灸甲乙经》曰："妇人少腹坚痛，月水不通，带脉主之。"《医宗金鉴》曰："主治疝气，偏堕木肾，及妇人赤白带下等证。"

《难经》："带脉者，起于季胁，回身一周。"带脉是唯一横行于腰腹部的经脉，带脉为病"左右绕脐，腹腰脊痛，冲阴股也"。带脉穴是足少阳与带脉的交会穴，是治疗腰痛的常用穴。

五枢（Wǔshū，GB 27）足少阳、带脉交会穴

【穴名释义】五，数词，中数；枢，户枢也（《说文》），枢机。穴处人身中部之枢纽，故名。

【定位】在下腹部，横平脐下3寸，髂前上棘内侧（图1-3-11-5）。

注：带脉下3寸处，横平关元。

【局部解剖】腹外斜肌→腹内斜肌→腹横肌。布有旋髂浅、深动静脉，髂腹下神经，髂腹股沟神经。

【主治】①妇科疾患：阴挺，赤白带下，月经不调。②肠腑疾患：少腹痛，便秘。③其他疾患：腰胯痛，疝气。

【刺灸法】直刺1~1.5寸。

【针感】局部酸胀感。

维道（Wéidào，GB 28）足少阳、带脉交会穴

【别名】外枢。

【穴名释义】维，系也（《诗经·小雅》），维护；道，所行道也（《说文》），道路。足少阳经与带脉交会穴，穴处为维系与连接诸经络之通道，故名。

【定位】在下腹部，髂前上棘内下0.5寸（图1-3-11-5）。

注：五枢内下0.5寸。

【局部解剖】腹外斜肌→腹内斜肌→腹横肌。布有旋髂浅、深动静脉，髂腹下神经，髂腹股沟神经。

【主治】①妇科疾患：阴挺，赤白带下，月经不调。②肠腑疾患：少腹痛，便秘。③其他疾患：腰胯痛，疝气。

【刺灸法】直刺或斜刺1~1.5寸。治疗便秘时可深刺，但不留针。

【针感】局部酸胀感。

发挥：维道穴正好位于乙状结肠的体表投影区，深刺此穴可以刺激乙状结肠，促进肠道蠕动，排出糟粕，标本兼治。本穴常配合五枢穴治疗各种类型的便秘，尤其擅治因为长期卧床，肠道蠕动缓慢导致的便秘。此外，五枢、维道位于小腹部，故常用于治疗小腹痛、带下、月经不调等妇科生殖系疾患。

居髎（Jūliáo，GB 29）足少阳、阳跷交会穴

【穴名释义】居，安也（《广韵》），居住，端坐；髎，骨隙之狭小者。端坐时穴在髋骨与股骨头之孔隙处，故名。

【定位】在臀部，髂前上棘与股骨大转子最凸点连线的中点处（图1-3-11-5）。

【局部解剖】阔筋膜张肌→股外侧肌。浅层有股外侧皮神经，旋髂浅静脉；深层有旋股外侧动、静脉升支，臀上神经等。

【主治】①腰腿疾患：腰腿痹痛，偏瘫，瘫痪，髋关节炎，足痿。②其他：疝气，少腹痛。

【刺灸法】直刺或斜刺1~2寸。

【针感】局部酸胀感。

发挥：《针灸甲乙经》曰："足少阳，阳跷之会。"阳跷脉主司肢体运动，居髎穴处的肌肉负责屈髋，深刺有助于屈髋动作恢复。《类经图翼》曰："主治肩引胸臂挛急不得举，腰引小腹痛。"

环跳（Huántiào，GB 30）足少阳、足太阳交会穴

【别名】膑骨、髋骨、分中。

【穴名释义】环，边孔适等（《尔雅·释器》），泛指圆形；跳，以足蹬地，跳跃。股骨大转子呈圆形，穴在其旁，针此穴可减轻腰腿痛患者疼痛，使步履轻盈能跳，故名。

【定位】在臀部，股骨大转子最凸点与骶管裂孔连线的外1/3与内2/3交点处（图1-3-11-5）。

注：侧卧，伸下腿，上腿屈髋屈膝取穴。

【局部解剖】臀大肌→梨状肌下缘。浅层有臀下皮神经，深层内侧为臀下动、静脉，臀下神经；最深部正当坐骨神经干。

【主治】①腰腿疾患：腰椎病，挫闪腰痛，坐骨神经痛，髋关节炎，腰髋疼痛，半身不遂，下肢痿痹，腰扭伤，膝踝肿痛。②其他疾患：风疹，荨麻疹。

【刺灸法】直刺1.5~3寸。

【针感】局部酸麻胀感，或沿下肢后面传至足底部，或沿大腿后面至小腿外侧传至足背部。

发挥：《针灸甲乙经》曰："腰胁相引痛急，髀筋瘈，胫痛不可屈伸，痹不仁，环跳主之。"本穴为治疗坐骨神经痛、痹证、痿证等腰部和下肢疾患的常用穴。《胜玉歌》说："腿股转酸难移步，妙穴说与后人知。环跳风市及阴市，泻却金针病自除。"本穴还具有祛风活血止痒的作用，用于治疗风疹、荨麻疹等皮肤病。

针刺环跳穴可以产生两种传导的针感：第一种可传导至下肢后面，即与足太阳经一致，在生理解剖上与胫神经的分布重合；另一种针感是沿大腿后面传到小腿外侧，可达足背，即与足少阳经或足阳明经一致，在生理解剖上与腓深神经或腓浅神经分布重合。坐骨神经由大量神经纤维构成，环跳穴下的神经纤维偏于外侧的为腓总神经纤维，偏内侧则为胫神经纤维。临证时应根据病情，做到分经得气，驾驭针感，达到"刺之要，气至而有效"的目的。还要视患者的年龄、体质、病情以及针刺后的反应，有的放矢地调整针感强度。

风市（Fēngshì，GB 31）

【穴名释义】风，风邪；市，买卖所之也（《说文》），引申为集会场所。为风气所聚之处，亦是治风之要穴，故名。

【定位】在股外侧，腘横纹上9寸，髂胫束后缘（图1-3-11-6）。

注1：直立垂手，掌心贴于大腿时，中指尖所指凹陷中，髂胫束后缘。

注2：稍屈膝，大腿稍内收提起，可显露髂胫束。

【局部解剖】髂胫束→股外侧肌。有旋股外侧动、静脉肌支；布有股外侧皮神经，股神经肌支。

【主治】①腰腿疾患：半身不遂，股外侧皮神经炎，坐骨神经痛，下肢痿痹，肢体麻木。②皮肤病：荨麻疹，遍身瘙痒。

【刺灸法】直刺1~1.5寸。

【针感】局部酸胀感。

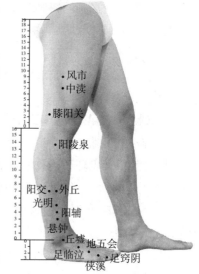

图1-3-11-6

发挥：风市穴因命名带有"风"字，具有散风的作用，故常用于治疗荨麻疹、瘙痒等皮肤病。《医宗金鉴》曰："主治腿中风湿，疼痛无力，脚气，浑身瘙痒，麻痹。"

针刺风市穴时，依次刺过髂胫束、股外侧肌、股中间肌。阔筋膜张肌位于大腿上部前外侧，起自髂前上棘，肌腹被阔筋膜包裹，向下移行为髂胫束，可屈髋关节和紧张阔筋膜。而股外侧肌与股中间肌属于股四头肌，是膝关节强有力的伸肌。该穴与主管髋膝关节运动的肌肉密切联系，是治疗髋膝疾患的重要穴。《玉龙歌》："膝腿无力身力难，原因风湿致伤残，尚知二市穴能灸，步履悠悠渐自安（二市穴：风市、阴市二穴）。"

中渎（Zhōngdú，GB 32）

【别名】下渎。

【穴名释义】中，中间；渎，水之大川也。穴在膝上股外侧肌与股二头肌之间，形如大川的沟中，故名。

【定位】在股外侧，腘横纹上7寸，髂胫束后缘（图1-3-11-6）。

【局部解剖】髂胫束→股外侧肌。布有股外侧皮神经，股神经肌支，旋股外侧动、静脉肌支。

【主治】肢体疾患：下肢痿痹、麻木，半身不遂。

【刺灸法】直刺1~1.5寸。

【针感】局部酸胀感。

膝阳关（Xīyángguān，GB 33）

【别名】寒府、关阳、关陵、阳陵。

【穴名释义】膝，膝关节；阳，高明也（《说文》），指阳侧；关，以木横持门户也（《说文》），门闩，关口。言穴当膝关节外侧关要之所，故名。

【定位】在膝外侧，股骨外上髁后上缘，股二头肌腱与髂胫束之间的凹陷中（图1-3-11-6）。

【局部解剖】髂胫束后缘→股二头肌腱前缘。布有股外侧皮神经末支，膝上外侧动、静脉。

【主治】肢体疾患：膝腘肿痛、挛急，小腿麻木。

【刺灸法】直刺1~1.5寸。

【针感】局部酸胀感。

阳陵泉（Yánglíngquán，GB 34）合穴，胆下合穴，筋会

【别名】阳陵。

【穴名释义】阳，高明也（《说文》），指阳侧；陵，大阜曰陵（《尔雅》）；泉，水原也（《说文》），引申为凹陷。穴在膝关节外侧隆起处腓骨头下方凹陷处，故名。

【定位】①《国标》：在小腿外侧，腓骨头前下方凹陷中（图1-3-11-6）。

②作者：在腓骨头前缘垂直线与腓骨头下缘水平线交点即为此穴。

【局部解剖】腓骨长肌→趾长伸肌。浅层有腓肠外侧皮神经；深层为腓总神经分支腓浅、深神经处。

【主治】①通经活络：膝关节痛，下肢痿痹，下肢麻木，下肢不遂，膝关节肿痛，坐骨神经痛，肩周炎。②疏肝利胆：胸胁胀满疼痛，黄疸，口苦。③疏肝健脾和胃：呕吐，吞酸，胃脘痛，脘腹胀满，不思饮食。④调肝养血止痛：月经不调，乳房胀痛，少腹胀痛。⑤疏肝解郁：胸闷不舒，烦躁易怒，失眠，心悸。⑥平肝潜阳：眩晕，耳鸣，耳聋。⑦疏风解痉：小儿惊风。

【刺灸法】直刺或向下斜刺1~1.5寸。

【针感】局部酸麻胀感，或沿小腿外侧传至足背。

发挥： 关于阳陵泉的定位"腓骨头前下方凹陷中"，描述的位置模糊，临床中不能准确地定位。作者用两条相交线为坐标轴来定位，较为准确。

足少阳经"以下循髀阳，出膝外廉，下外辅骨之前，直下抵绝骨之端，下出外踝之前，循足跗上，入小趾次趾之间"。阳陵泉为膝肿痛、下肢痿痹、下肢麻木、中风下肢不遂、膝关节酸软、坐骨神经痛、肩周炎等疾患的常用选穴。《玉龙歌》："膝盖红肿鹤膝风，阳陵二穴亦堪攻。"《席弘赋》曰："最是阳陵泉一穴，膝间疼痛用针烧。"足少阳经脉循行至肩上，常可以用于治疗肩周炎疼痛明显期。

足少阳经循行"以下胸中，贯膈，络肝，属胆，循胁里""循胸，过季胁"，经筋"上走腋前廉，系于膺乳"，说明阳陵泉与胸胁和肝胆关系密切。胆为中正之官，与肝相表里，肝主疏泄，阳陵泉为胆经的下合穴，故具有疏肝理气、清利肝胆湿热的作用，常用于治疗肝胆疾患。《灵枢·邪气脏腑病形》曰："胆合入于阳陵泉……胆病者，善太息，口苦，呕宿汁，心下澹澹，恐人将捕之。"

肝主藏血，为经血之源，女子以血为先天，调肝血为治疗女子月经病的治本之法，阳陵泉可治疗妇科疾患如月经衍期、经前乳房胀痛以及少腹胀痛等。

阳陵泉也常用于治疗肝气犯胃以及肝脾不和等木克土引起的脾胃症状。

阳交（Yángjiāo，GB 35）阳维脉之郄穴

【别名】别阳、足髎。

【穴名释义】阳，高明也（《说文》），指阳侧；交，共也，合也（《广韵》）。《针灸甲乙经》记载穴属三阳，又为阳维之郄，故名。

【定位】在小腿外侧，外踝尖上7寸，腓骨后缘（图1-3-11-6）。

注：外踝尖与腘横纹外侧端连线中点下1寸，外丘后。

【局部解剖】腓骨长肌。布有腓肠外侧皮神经，腓浅神经，腓动、静脉分支或属支。

【主治】①神志疾患：惊狂，癫疾。②痛证：胸胁满痛，下肢痿痹。③其他：瘰疬。

【刺灸法】直刺0.5~0.8寸。

【针感】局部酸胀感。

外丘（Wàiqiū，GB36）郄穴

【穴名释义】外，内之对也；丘，四方高，中央下为丘（《说文》）。穴在外踝尖上7寸，腓骨前缘缝隙处，故名。

【定位】①《国标》：小腿外侧，外踝尖上7寸，腓骨前缘（图1-3-11-6）。

注：外踝尖与腘横纹外侧端连线中点下1寸，阳交前。

②作者：在小腿外侧，外踝尖上7寸，腓骨与胫骨之间。

【局部解剖】胫骨与腓骨之间，前骨筋膜鞘内，胫骨前肌，踇长伸肌，趾长伸肌。浅层有腓肠外侧皮神经分支；深层有腓深神经，胫前动、静脉。

【主治】①情志疾患：癫狂。②胸胁部疾患：胸胁胀满。③其他：下肢痿痹。

【刺灸法】直刺0.5~0.8寸。

【针感】局部酸胀感。

发挥:《针灸甲乙经》和《针灸大成》中关于光明、外丘两个腧穴的定位都只描写了一个纵坐标,并没有明确表示与腓骨的关系。作者结合阳陵泉与悬钟穴的定位,认为外丘、光明以及阳辅等穴都应该在阳陵泉与悬钟穴的连线上,即位于胫骨与腓骨之间。

光明(Guāngmíng,GB 37)络穴

【穴名释义】光,明也(《说文》);明,照也(《说文》)。功在于目,能治眼疾,可使眼目明亮,故名。

【定位】①《国标》:在小腿外侧,外踝尖上5寸,腓骨前缘(图1-3-11-6)。

②作者:在小腿外侧,外踝尖上5寸,腓骨及胫骨之间。

【局部解剖】胫骨与腓骨之间,前骨筋膜鞘内,胫骨前肌,蹬长伸肌,趾长伸肌。浅层有腓肠外侧皮神经分支;深层有腓深神经,胫前动、静脉。

【主治】①眼睛疾患:目痛,夜盲,近视,目痒,青光眼,白内障,视神经萎缩。②乳房疾患:乳房胀痛,乳汁少。③其他:偏头痛,下肢痿痹,半身不遂。

【刺灸法】直刺0.5~0.8寸。

【针感】局部有酸胀感或针感传至足背。

发挥: 光明穴主要用于治疗乳房和眼部疾患。光明具有引邪外出、通络明目之功,目络通畅,气血得行则目窍濡养,目筋舒缓,故名“光明”,是临床治疗眼疾的常用穴。光明为胆经络穴,因足少阳筋经系于膺乳,又是治疗乳房疾患的特效穴。

阳辅(Yángfǔ,GB 38)经穴

【别名】分肉、绝骨。

【穴名释义】阳,高明也(《说文》),指阳侧;辅,以物相将曰辅(《尚书·说命》),辅助。腓骨为胫骨之辅,古称辅骨,本穴傍于腓骨,故名。

【定位】①《国标》:在小腿外侧,外踝尖上4寸,腓骨前缘(图1-3-11-6)。

②作者:在小腿外侧,外踝尖上4寸,腓骨与胫骨之间。

【局部解剖】胫骨与腓骨之间,前骨筋膜鞘内,胫骨前肌,蹬长伸肌,趾长伸肌。布有腓肠外侧皮神经分支;深层有腓深神经,胫前动、静脉。

【主治】①痛证:偏头痛,目外眦痛,咽喉肿痛,腋下肿痛,胸胁满痛。②其他:瘰疬,下肢痿痹。

【刺灸法】直刺0.5~0.8寸。

【针感】局部酸麻胀感,或沿小腿前方传至足背。

发挥:《针灸甲乙经》中阳辅的定位:“在足外踝上四寸,辅骨前,绝骨端,如前三分。”此处“辅骨”即腓骨。“绝骨端”指从外踝处沿腓骨前缘往上推,由直接触摸到皮下的腓骨,到可触及肌肉覆盖的腓骨分界处,即为“绝骨端”。因此在辅骨前,绝骨端,再向前3分,正好离开腓骨前缘,进入腓骨内侧,正当胫骨与腓骨之间。

悬钟(Xuánzhōng,GB 39)髓会

【别名】绝骨。

【穴名释义】悬，系也（《说文》），倒挂；钟，乐钟也（《说文》）。穴在足外踝上3寸，其处到外踝尖如悬挂之钟，故名。

【定位】①《国标》：在小腿外侧，外踝尖上3寸，腓骨前缘（图1-3-11-6）。

②作者：在小腿外侧，外踝尖上3寸，腓骨与胫骨之间，胫前动脉搏动处。

【局部解剖】胫骨与腓骨之间，趾长伸肌腱上方。浅层有腓肠外侧皮神经分支；深层有腓深神经，胫前动、静脉。

【主治】①神志疾患：痴呆，髓海不足，癫狂。②痛证：颈项强痛，胸胁满痛，下肢痿痹。③头部疾患：头痛，眩晕。

【刺灸法】直刺0.5~1寸。

【针感】局部酸麻胀感，或沿小腿前方传至足背。

发挥:《针灸甲乙经》曰："悬钟，在足外踝上三寸动者脉中，足三阳络，按之阳明脉绝乃取之。"《针灸大成》描述为："按之阳明脉绝，乃取之。"所谓"动者脉中"的"脉"指胫前动脉。"阳明脉绝"指触及不到足阳明经的冲阳穴处足背动脉的搏动。从西医解剖学角度看，胫前动脉在小腿前面，胫骨与腓骨之间，下行至足改名为足背动脉。既然胫前动脉在小腿前面，胫骨与腓骨之间，那么悬钟穴应在外踝上3寸，胫骨与腓骨之间，而不是腓骨前缘。

《针灸甲乙经》曰悬钟为足三阳络，作者理解为足三阳交会穴。足阳明经"以下髀关，抵伏兔，下入膝髌中，下循胫外廉，下足跗，入中趾内间"，足太阳经"从巅入络脑，还出别下项……从腰中下挟脊贯臀，入腘中……挟脊内，过髀枢……以下贯踹内，出外踝之后，循京骨，至小趾外侧"，足少阳经"下耳后，循颈……以下循髀阳，出膝外廉，下外辅骨之前，直下抵绝骨之端，下出外踝之前，循足跗上，入小趾次趾之间"。三阳经脉都与颈项及下肢相联络，故悬钟穴可治疗颈项部及下肢部疾患。悬钟穴治疗下肢或足踝部不适等疾患时，产生传至足背部的针感效果更佳。《铜人腧穴针灸图经》曰："治心腹胀满，胃中热不嗜食，膝胻痛，筋挛足不收履，坐不能起。"

足阳明经别"上通于心"，足太阳经别"当心入散"，足少阳经别"贯心"，由此可知，此三经皆与心有关，而悬钟为足三阳络，故悬钟穴多用于治疗神志疾患。

丘墟（Qiūxū，GB 40）原穴

【穴名释义】丘，四方高，中央下为丘（《说文》）；墟，大丘也（《说文》）。穴在足外踝前下凹陷处，故名。

【定位】在踝前外侧，外踝的前下方，趾长伸肌腱的外侧凹陷中（图1-3-11-6）。

注：第2~5趾抗阻力伸展，可显现趾长伸肌腱。

【局部解剖】短伸肌起点。布有腓肠神经的终支足背外侧皮神经，前方有腓浅神经。

【主治】①眼睛疾患：目赤肿痛，目翳。②痛证：颈项痛，腋下肿，胸胁痛，外踝肿痛。③情志疾患：心烦失眠，心悸，郁闷不舒，急躁易怒。④下肢疾患：足内翻，足下垂，下肢痿痹。

【刺灸法】直刺0.5~0.8寸，或深刺1.5~3寸透刺照海穴。

【针感】局部酸胀感。

发挥：丘墟属足少阳胆经，足少阳胆经"以下胸中，贯膈，络肝，属胆，循胁里……从缺盆下腋，循胸，过季胁"，经别"入季胁之间……上贯心"，经筋"系于膺乳"。丘墟与心、胸胁等部位有联系，对于心胸疾患常配合照海穴使用。

足临泣 (Zúlínqì，GB 41) 输穴，八脉交会穴 (通带脉)

【穴名释义】足，脚和腿的统称；临，临诸侯（《礼记·曲礼》），引申为统治，监督；泣，无声出涕（《说文》）。原名临泣，穴临于足，其气上通于目，主泣泪，故名。

【定位】在足背，第4、5跖骨底结合部的前方，第5趾长伸肌腱外侧凹陷中（图1-3-11-6）。

【局部解剖】第4骨间背侧肌→第3骨间足底肌。布有足背静脉网，腓浅神经的足背中间皮支，第4跖背侧动、静脉。

【主治】①头面五官疾患：偏头痛，目赤肿痛。②痛证：胁肋痛，足跗肿痛。③其他：月经不调，乳痈，瘰疬。

【刺灸法】直刺0.5~0.8寸。

【针感】局部酸胀痛感。

地五会 (Dìwǔhuì，GB 42)

【穴名释义】地，地为人之下（《内经》），引申为足；五，第五；会，合也（《说文》），交会。穴在第4、5跖骨间，其名或指足部经气在4、5趾间交会。

【定位】在足背，第4、5跖骨间，第4跖趾关节近端凹陷中（图1-3-11-6）。

【局部解剖】布有足背静脉网，腓浅神经的足背中间皮支，第4跖背侧动、静脉。

【主治】①痛证：头痛，目赤肿痛，胁痛，足跗肿痛。②其他：耳鸣，耳聋，乳痈。

【刺灸法】直刺或斜刺0.5~0.8寸。

【针感】局部酸胀痛感。

发挥：地五会的取穴关键是找到第4跖趾关节和小趾伸肌腱，第4跖趾关节近端凹陷处。根据"经脉所过，主治所及"的原则，足临泣可治疗足少阳经脉循行所过之处病症。《针灸大成》中记载地五会："主腋痛，内损唾血，足外无膏泽，乳痈。"地五会常配三焦经的中渚治疗头面五官、胸膺诸疾。

侠溪 (Xiáxī，GB 43) 荥穴

【穴名释义】侠，通"夹"；溪，川曰溪（《说文》）。穴在足小趾、次趾歧骨间，因穴处两趾相夹如溪谷间，故名。

【定位】在足背，第4、5趾间，趾蹼缘后方赤白肉际处（图1-3-11-6）。

【局部解剖】布有趾背侧动、静脉，足背中间皮神经的趾背神经。

【主治】①头面五官疾患：头痛，眩晕，耳鸣，耳聋，目赤肿痛，颊肿。②痛证：足跗肿痛，胁肋痛，膝股痛。③其他：惊悸，乳痈，热病。

【刺灸法】直刺或斜刺0.3~0.5寸。

【针感】局部酸胀痛感。

足窍阴（Zúqiàoyīn，GB 44）井穴

【穴名释义】足，脚；窍，孔窍；阴，指五脏之阴。穴为足少阳之井，阳始而阴终，连接足厥阴，有阳根于阴之意，故名。

【定位】在足趾，第4趾末节外侧，趾甲根角侧后方0.1寸（图1-3-11-6）。

注：足第4趾外侧甲根角侧后方（即沿角平分线方向）0.1寸。相当于沿爪甲外侧画一直线，于与爪甲基底缘水平线交点处取穴。

【局部解剖】布有趾背侧动、静脉，趾跖侧动、静脉形成的动、静脉网，足背中间皮神经的趾背神经。

【主治】①头面五官疾患：头痛，目赤肿痛，耳聋，耳鸣，喉痹。②痛证：足跗肿痛，胸胁痛。

【刺灸法】浅刺0.1寸，或点刺出血。

【针感】局部刺痛感。

第十二节　足厥阴肝经

一、经络循行

[经脉]肝足厥阴之脉，起于大趾丛毛之际，上循足跗上廉，去内踝一寸，上踝八寸，交出太阴之后，上腘内廉，循股阴，入毛中，环阴器，抵小腹，挟胃属肝络胆，上贯膈，布胁肋，循喉咙之后，上入颃颡，连目系，上出额，与督脉会于巅。其支者，从目系下颊里，环唇内。其支者，复从肝别贯膈，上注肺。

[经别]足厥阴之正，别跗上，上至毛际，合于少阳，与别俱行。

[经筋]足厥阴之筋，起于大指之上，上结于内踝之前，上循胫，上结内辅之下，上循阴股，结于阴器，络诸筋。

[络脉]足厥阴之别，名曰蠡沟，去内踝五寸，别走少阳；其别者，循胫，上睾，结于茎。

二、联络的脏腑器官

经脉联络的脏腑器官：阴器、胃、肝、胆、膈、喉咙、目系、肺。

经筋联络的脏腑器官：阴器。

络脉联络的脏腑器官：睾丸、阴茎。

三、联络的部位

经脉联络的部位：足大趾、足背、内踝、小腿内侧、膝关节内侧、大腿内侧、外生殖器、小腹、胁肋部、喉咙、鼻咽部、目系、额头、头顶、脸颊部、唇。

经别联络的部位：足背、外生殖器。

经筋联络的部位：足大趾、内踝、小腿、膝关节、大腿内侧、外生殖器。

络脉联络的部位：小腿内侧、睾丸、阴茎。

四、脏腑、器官、部位与经络之间的联系

肝：经脉属肝，复从肝别贯膈。

胆：经脉络胆。

肺：经脉上注肺。

胃：经脉挟胃。

阴器：经脉入毛中，环阴器；经筋结于阴器；络脉上睾，结于茎。

膈：经脉上贯膈，复从肝别贯膈。

目系：经脉连目系，从目系下颊里。

咽喉：经脉循喉咙之后。

唇：经脉环唇内。

发挥： 经脉"交出太阴之后，上腘内廉，循股阴，入毛中，环阴器，抵小腹"，经别"别跗上，上至毛际"，经筋"上循阴股，结于阴器"，络脉"其别者，循胫，上睾，结于茎"，均与外生殖器区域相关联，故为足厥阴经的腧穴治疗男科、妇科病症提供了依据。肝主疏泄，促进男子排精和女子排卵，肝主藏血，为女子经血的来源，因此肝的功能正常，才能保证月经周期与生殖功能的正常，常用腧穴如大敦、行间、太冲、中封、中都、蠡沟等。经脉"上入颃颡，连目系，上出额"，为肝经腧穴治疗头面病症提供依据，亦说明腧穴具有远治作用，常用腧穴如行间、太冲。经脉"上贯膈，布胁肋"，为治疗胁肋部病症提供了依据。作者认为胸部胀痛的问题亦归于肝经，可以从根结理论去阐述这一问题。标本根结理论中"厥阴根于大敦，结于玉英，络于膻中"，"玉英"指胸部，"结"是经脉之气归结的部位，说明肝经和胸部疾患关系密切，常用腧穴如太冲、蠡沟、中都、章门、期门等。经脉"连目系，上出额，与督脉会于颠"，虽然脑主神明与心主神明暂无定论，但是脑为元神之府，主司精神活动，是精神活动的枢纽，故脑的生理功能正常，才能保证精神活动功能正常，常用腧穴如大敦、行间。

五、本经腧穴

足厥阴肝经共14穴。首穴：大敦；末穴：期门。

大敦（Dàdūn，LR 1）井穴

【别名】水泉、大训。

【穴名释义】大；小之对；敦，厚相勉也（《尔雅·释诂》），厚。穴在足大趾内侧端，因寓其趾端敦厚，故名。

【定位】在足趾，大趾末节外侧，趾甲根角侧后方0.1寸（图1-3-12-1）。

注：足大趾外侧指甲根角侧后方（即沿角平分线方向）0.1寸。相当于沿爪甲外侧画一直线，于与爪甲基底缘水平线交点处取穴。沿趾甲底部引水平线，于与沿趾甲引角平

分线交点处取穴。

【局部解剖】布有腓深神经的趾背神经，趾背动、静脉。

【主治】①泌尿系疾患：遗尿，癃闭，五淋，尿血。②月经及生殖器疾患：月经不调，崩漏，阴缩，阴中痛，阴挺。③其他：癫痫，善寐，疝气，少腹痛。

【刺灸法】浅刺0.1寸。

【针感】局部刺痛感。

行间（Xíngjiān，LR 2）荣穴

【穴名释义】行，人之步趋也（《说文》），行走；间，隙也（《说文》）。本穴在行走着力之处，处跖趾关节之间隙中，故名。

【定位】在足背，第1、2趾之间，趾蹼缘的后方赤白肉际处（图1-3-12-1）。

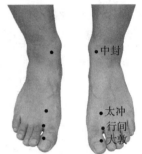

图1-3-12-1

【局部解剖】布有足背静脉网，正当腓深神经分为趾背神经的分支处，第1趾背动、静脉。

【主治】①妇科疾患：月经不调，闭经，痛经，崩漏，带下。②头面五官疾患：头痛，眩晕，目赤肿痛，青盲，口歪。③泌尿系疾患：遗尿，癃闭，五淋。④其他：疝气，阴中痛，胸胁满痛，癫痫。

【刺灸法】直刺0.5~1寸。

【针感】局部酸胀痛感。

太冲（Tàichōng，LR 3）输穴，原穴

【别名】大冲。

【穴名释义】太，大也（《说文》）；冲，涌摇也（《说文》），冲要。本穴为肝经原穴，经气盛大，居冲要之地，故名。

【定位】在足背，第1、2跖骨间，跖骨底结合部前方凹陷中，或触及动脉搏动（图1-3-12-1）。

注：从1、2跖骨间向后推移至底部的凹陷中取穴。

【局部解剖】蹞长、短伸肌腱与趾长伸肌腱之间。浅层有足背静脉网，足背内侧皮神经；深层有第1跖背动、静脉，腓深神经，透过骨间隙可达胫神经的分支足底内侧神经。

【主治】①清肝泻火，平肝潜阳：中风、眩晕、头痛、目赤肿痛、咽痛、口歪、癫痫狂、小儿惊风、耳鸣、急躁易怒等。②疏肝解郁：月经不调、痛经、闭经、崩漏、难产、胸闷不舒、胸胁胀满疼痛、腹胀、郁证、呃逆、失眠、善太息等。③通调三焦：癃闭、遗尿、小便不利等。④清利湿热：带下、黄疸、口苦咽干等。⑤滋补肝阴：下肢痿痹、足跗肿痛、多梦、爪甲不荣等。

【刺灸法】直刺0.5~1.5寸。

【针感】局部酸胀痛感。

发挥：足厥阴经"连目系，上出额，与督脉会于颠"，经脉循行过面部，达颠顶，为太冲穴治疗面部疾患提供了依据，并且与作者手、足、头相对应的观点相一致。

叶天士《临证指南医案》言:"女子以肝为先天",因肝藏血,主疏泄,肝血旺注于冲脉,则冲盛,肝气条达舒畅,则任通,胞宫才能保持其正常的生理活动。女子之胞宫是通行经、带,孕育胎儿之所,胞宫与肝的关系十分密切,故而肝经的太冲穴是治疗妇科病症的常用穴。

太冲穴,肝经的原穴,《难经》曰:"三焦者,原气之别使也,主通行三气,经历五脏六腑。"原穴不仅可以治疗相关脏腑疾患,也可以间接通调三焦气机,用于治疗癃闭、小便不利等病症。

大多数医家只关注于太冲穴泻法的应用,太冲亦可以补肝阴、养肝血,用于治疗失眠多梦、爪甲不荣、下肢痿痹等病症。《玉龙歌》曰:"行步艰难疾转加,太冲二穴效堪夸,更针三里、中封穴,去病如同用手抓。"

中封(Zhōngfēng,LR 4)经穴

【别名】悬泉、垂泉。

【穴名释义】中,内也(《说文》);封,土在沟上曰封(《周礼·地官司徒》),封土。穴在足内踝前1寸胫骨前肌肌腱的内侧缘凹陷中,肌腱隆起如封,穴在肌腱内侧,故名。

【定位】在踝前内侧,足内踝前,胫骨前肌肌腱的内侧缘凹陷中(图1-3-12-2)。

注:商丘与解溪中间。

【局部解剖】胫骨前肌肌腱内侧。浅层有足背静脉网,足背内侧皮神经的分支及隐神经;深层有内踝前动脉。

【主治】①脑系疾患:中风后构音障碍。②痛证:腰痛,少腹痛,下肢痿痹,内踝肿痛。③生殖泌尿系疾患:阴缩,阴茎痛,遗精,小便不利。④其他:疝气。

【刺灸法】直刺0.5~1寸。

【针感】局部酸胀痛感。

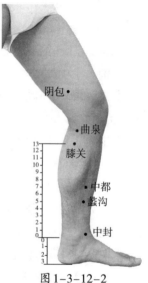

图1-3-12-2

发挥:足厥阴经"布胁肋,循喉咙之后,上入颃颡,连目系,上出额,与督脉会于巅",经脉过喉咙,为中封治疗构音障碍提供了依据。并且足厥阴经与督脉会于巅顶,督脉主一身阳气,入属于脑,故足厥阴经与脑有密切的联系。中风病的发病机制为阴阳失调,气血逆乱,上冲于脑。脑为元神之府,故而入属于脑的督脉、足厥阴经都可以达到开窍醒神的作用。作者临床中常用中封穴配合商丘、照海治疗中风后构音障碍,疗效显著。

蠡沟(Lígōu,LR 5)络穴

【别名】交仪。

【穴名释义】蠡,虫啮木中曰蠡(《说文》);沟,田间之水曰沟(《释名》)。穴在内踝尖上5寸,胫骨内侧中央凹陷处,毫针刺时,如蚊虫之叮咬,痛痒难耐,主治阴痒、赤白带下、睾痛等阴证,故名。

【定位】在小腿前内侧,内踝尖上5寸,胫骨内侧面中央(图1-3-12-2)。

注：髌尖与内踝尖连线的上2/3与下1/3交点，胫骨内侧面的中央，横平筑宾。

【局部解剖】在胫骨内侧面下1/3处，其内后侧布有大隐静脉，隐神经。

【主治】①妇科疾患：月经不调，赤白带下，阴挺，阴痒。②男科疾患：阳强，睾丸肿痛。③泌尿系疾患：小便不利。④其他：疝气，胁肋疼痛，小腿内侧疼痛麻木，股神经卡压综合征。

【刺灸法】平刺0.5~1.5寸。

【针感】局部胀痛感，或沿小腿内侧传至内踝部。

发挥：蠡沟穴局部分布有隐神经，隐神经是股神经的最长皮支，主干伴随股动脉入收肌管，穿过收肌管内侧壁与大隐静脉伴行至膝关节内侧，延伸到小腿内侧，直至足内侧缘，分布于膝关节内侧、小腿内侧和足内侧缘皮肤。针刺小腿内侧的蠡沟穴可以刺激隐神经，故蠡沟常用于治疗股神经卡压所致的下肢内侧感觉、运动障碍。

中都（Zhōngdū，LR 6）郄穴

【别名】中郄。

【穴名释义】中，中间；都，天子所宫曰都（《广韵》），汇聚。穴当胫骨中部，肝经气血在此汇聚，故名。

【定位】在小腿内侧，内踝尖上7寸，胫骨内侧面中央（图1-3-12-2）。

注：髌尖与内踝尖连线中点下0.5寸，胫骨内侧面的中央。

【局部解剖】在胫骨内侧面中央；其内后侧布有隐神经，大隐静脉。

【主治】①气滞证：胁肋疼痛，小腹胀痛，疝气。②妇科疾患：崩漏，恶露不尽。③脾胃疾患：泄泻，痢疾。④下肢疾患：小腿内侧疼痛麻木，股神经卡压综合征。

【刺灸法】平刺0.5~1.5寸。

【针感】局部胀痛感，或沿小腿内侧传至内踝部。

发挥：可配合蠡沟穴共同治疗小腿内侧疼痛和股神经卡压综合征。

膝关（Xīguān，LR 7）

【别名】阴关。

【穴名释义】膝，膝关节；关，以木横持门户也（《说文》），门闩，关口。治膝关节病，调其曲伸，为膝关节之关要，故名。

【定位】在小腿内侧，胫骨内侧髁下方，阴陵泉后1寸（图1-3-12-2）。

【局部解剖】在胫骨内侧面下方，腓肠肌内侧头的上部。浅层有腓肠内侧皮神经，深部有胫神经，胫后动、静脉。

【主治】下肢疾患：膝髌肿痛，下肢痿痹。

【刺灸法】直刺0.5~1.5寸。

【针感】局部酸胀感。

曲泉（Qūquán，LR 8）合穴

【穴名释义】曲，木曰曲直（《尚书·洪范》），弯曲；泉，水原也（《说文》），引申为凹陷。穴居膝关节屈曲之凹陷处，故名。

【定位】在膝内侧，腘横纹内侧端，半腱肌肌腱内缘凹陷中（图1-3-12-2）。

注：屈膝，在腘横纹内侧端最明显的肌腱内侧凹陷中取穴。

【局部解剖】在胫骨内侧髁后缘，半膜肌、半腱肌止点前上方，缝匠肌后缘。浅层有隐神经，大隐静脉；深层有闭孔神经，腘动、静脉。

【主治】①妇科疾患：月经不调，痛经，带下，阴挺，阴痒，产后腹痛，腹中包块。②下肢疾患：膝膑肿痛，膝关节屈曲不利，下肢痿痹。③男科疾患：遗精，阳痿。④其他：小便不利，疝气。

【刺灸法】直刺1~3寸。

【针感】局部酸胀感。

阴包（Yīnbāo，LR 9）

【别名】阴胞。

【穴名释义】阴，阳之对也，前、内属阴；包，包罗，联系，又通"胞"。位于膝上内廉股内肌与缝匠肌之间，主腹部诸疾及胞宫诸病，故名。

【定位】在股内侧，髌底上4寸，股薄肌与缝匠肌之间（图1-3-12-2）。

注：下肢稍屈，稍外展，略提起（或坐位，大腿稍外展，用力收缩肌肉），显露出明显的缝匠肌，在其后缘取穴。

【局部解剖】股薄肌与缝匠肌之间→长收肌→短收肌。浅层有股前皮神经，股内侧静脉；深层有闭孔神经浅、深支，股动、静脉。

【主治】①妇科疾患：月经不调。②泌尿系疾患：遗尿，小便不利。③其他：腰骶痛引少腹。

【刺灸法】直刺0.5~1.5寸。

【针感】局部酸胀感。

足五里（Zúwǔlǐ，LR 10）

【别名】五里。

【穴名释义】足，脚和腿的统称；五，数词，意指五脏；里，居也（《说文》），地方。原名五里，寓此乃下肢与五脏联系之孔穴，故名。

【定位】在股内侧，气冲直下3寸，动脉搏动处（图1-3-12-3）。

【局部解剖】长收肌，短收肌。布有旋股内侧动脉浅支，闭孔神经浅、深支。

【主治】①生殖泌尿系疾患：阴挺，睾丸肿痛，小便不通。②其他：少腹痛，闭孔神经卡压综合征，瘰疬。

【刺灸法】直刺0.5~1.5寸。

【针感】局部酸胀感。

发挥：足五里局部有闭孔神经经过，闭孔神经起自于腰2~4神经前支，于腰大肌内缘穿出，沿闭孔内肌内侧至闭孔膜下方走行至股部，在闭膜管内部分为前后两个分支。前支的皮支于股中

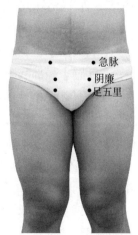

图1-3-12-3

部穿行股薄肌和长收肌到浅部，支配股内侧下 2/3 皮肤的感觉功能。闭孔管是一条走行闭孔神经和闭孔血管的骨纤维管道，位于闭孔外上侧，向前、向内斜向走行出骨盆，长度约为12cm，宽1cm。闭孔神经在通过闭孔管和出管向下走行过程中，可能受到肌肉、肌腱、筋膜或其他因素的卡压，就会表现出内收肌瘫痪，大腿不能内收，外旋无力，两下肢交叉困难，亦可能有大腿内侧面皮肤感觉异常等闭孔神经卡压综合征症状。临床上常见的大腿内侧疼痛的患者需要与股神经相关疾病鉴别。股神经卡压可见大腿前内侧感觉异常，腹股沟有压痛或屈髋时加重，股神经牵拉试验阳性，闭孔神经卡压表现为大腿内侧疼痛，一般不会放射至小腿内侧，无大腿内收无力等，临床中注意两者鉴别。针刺足五里穴因为能够刺激闭孔神经，故作者临床上常用于治疗闭孔神经卡压综合征。

阴廉（Yīnlián，LR 11）

【穴名释义】阴，阳之对也，前、内属阴；廉，侧边曰廉（《汉书·贾谊传》）。穴当前阴部耻骨下方边缘有棱处，故名。

【定位】在股内侧，气冲直下2寸（图1-3-12-3）。

注：稍屈髋，屈膝，外展，大腿抗阻力内收时显露出长收肌，在其外缘取穴。

【局部解剖】长收肌，短收肌。布有旋股内侧动、静脉浅支，股神经的内侧皮支；深层为闭孔神经浅、深支。

【主治】①妇科疾患：月经不调，带下。②其他：少腹疼痛，闭孔神经卡压综合征。

【刺灸法】直刺0.5~1.5寸。

【针感】局部酸胀感。

急脉（Jímài，LR 12）

【别名】羊矢。

【穴名释义】急，时恐急（《战国策》），急迫；脉，血理分衺行体者（《说文》），经脉。穴在腹股沟动脉搏动应手处，能舒前阴及下腹筋脉拘急诸病，故名。

【定位】在腹股沟，横平耻骨联合上缘，前正中线旁开2.5寸（图1-3-12-3）。

【局部解剖】浅层有髂腹股沟神经，阴部外动、静脉分支；深层有闭孔神经的分支，腹壁下动、静脉的耻骨支，外侧有股静脉。

【主治】疝气，少腹痛，阴挺。

【刺灸法】直刺0.5~1.5寸。

【针感】局部酸胀感。

章门（Zhāngmén，LR 13）脾之募穴，足厥阴、足少阳交会穴，脏会

【别名】季肋、长平、胁髎、脾募。

【穴名释义】章，乐竟为一章（《说文》），章节；门，人所出入也（《玉篇》），门户，引申为穴位。穴当第11肋游离端下方，恰如一章之终结，故名。又，章通"障"，季肋形如平顶之丘，穴在其下方，为屏障内脏之门户，故名。

【定位】在侧腹部，第11肋游离端下际（图1-3-12-4）。

注1：侧卧举臂，屈上足伸下足，先确认第12肋游离端，再沿着肋弓缘向前触摸到

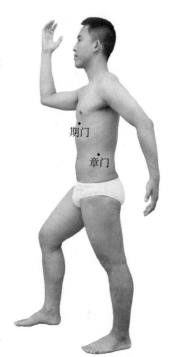

的浮肋即第11肋骨游离端，在其下际取之。

注2：腋中线上，合腋屈肘时于肘尖止处取穴。

【局部解剖】腹外斜肌→腹内斜肌→腹横肌。浅层有第10、11肋间神经，第10肋间动脉末支；深部右侧当肝脏下缘，左侧当脾脏下缘。

【主治】①脾胃疾患：腹痛，腹胀，肠鸣，腹泻，呕吐。②妇科疾患：月经不调，经闭。③肝胆疾患：肋痛，黄疸，痞块。

【刺灸法】斜刺0.5~1寸。

【针感】局部酸胀感。

发挥：《胜玉歌》曰："经年或变劳怯者，痞满脐旁章门决。"

期门（Qīmén，LR 14）肝之募穴，足厥阴、足太阴、阴维交会穴

【别名】肝募。

【穴名释义】期，信也（《广韵》），周期；门，人所出入也（《玉篇》），门户。十二经络循环无端，终有始终，厥阴为十二经脉之末，本穴为厥阴之终，故取其周而复始、如期而至之意，寓为调节气血经络运行周期之门，故名。

【定位】在前胸部，第6肋间隙，前正中线旁开4寸（图1-3-12-4）。

注：在乳头直下，不容旁开2寸处取穴，女性在锁骨中线与第6肋间隙交点处。

图1-3-12-4

【局部解剖】腹内外斜肌腱膜→肋间肌。浅层有第6、7肋间神经，肋间动、静脉；深部右侧当肝脏，左侧当脾脏。

【主治】①脾胃疾患：呕吐，吞酸，呃逆，腹胀，腹泻。②胸胁部疾患：胸胁胀满痛，奔豚气。③其他：乳痈，黄疸。

【刺灸法】斜刺0.5~1寸。

【针感】局部酸胀感。

发挥：期门与足太阴经、阴维脉交会，沟通六阴经经气，故而亦可用于治疗脾胃病症，如临床上常用于治疗肝气犯脾所致的呃逆、呕吐等。

第十三节　任　脉

一、经络循行

[经脉]任脉者，起于中极之下，以上毛际，循腹里，上关元，至咽喉，上颐循面入目。

[络脉]任脉之别，名曰尾翳，下鸠尾，散于腹。冲脉、任脉，皆起于胞中，上循背里，为经络之海。其浮而外者，循腹右上行，会于咽喉，别而络唇口。

二、联络的脏腑器官

经脉联络的脏腑器官：咽喉、目。

络脉联络的脏腑器官：女子胞、咽喉。

三、联络的部位

经脉联络的部位：腹部、心胸部、颐部、面部。

络脉联络的部位：脊背深部、腹部、咽喉部、口唇。

四、脏腑、器官、部位与经络之间的联系

咽喉：经脉循腹里，上关元，至咽喉；络脉循腹右上行，会于咽喉。

目：经脉循面入目。

女子胞：冲脉、任脉皆起于胞中。

下腹部：经脉起于中极之下，以上毛际，循腹里。

颐部：经脉至咽喉，上颐。

面部：经脉循面入目。

上腹部：络脉下鸠尾，散于腹。

脊背深部：络脉上循背里。

口唇部：络脉别而络唇口。

（发挥）任脉乃阴脉之海，阴经脉气营养五脏，阳经脉气营养六腑，足三阴经在小腹与任脉相交，手三阴经借足三阴经与任脉相通，因此任脉对一身阴经脉气具有总揽作用，同时任脉又与阳脉之海督脉、十二经脉之海冲脉相通，三脉同出会阴，因此针刺任脉腧穴可通过调节一身之阴来调节一身之阴阳。且任脉本经腧穴关元为真元留驻之所，气海为元气会藏之处，神阙乃生命之根蒂，元神之阙庭，故针刺任脉腧穴可治疗虚劳乏力等元气虚损类病证。

任脉循行会阴部、下腹部，"任脉为病，男子内结七疝，女子带下瘕聚"，针刺可治寒凝气滞所致的小腹疝气，同时，"任"通"妊"，主胞胎，具有调节月经、妊养胎儿、促进女子生殖的作用。针刺任脉腧穴也可治疗男子遗精、早泄、不育等生殖疾患，对于小便频数、淋漓涩痛、癃闭不通等泌尿系疾患，也可利尿通淋，便秘者可通便，腹泻者可止泻，对内外痔、肛门肿痛等症，刺之收效显著。

任脉本经及其别络均循行于上腹胃脘处，"经脉所过，主治所及"，同时，任脉主穴中极为任脉与足太阴脾经交会穴，且为小肠募穴。中脘为胃经募穴，腑之会穴，任脉与足阳明胃经、手太阳小肠经交会穴。上脘为任脉与足阳明胃经、手太阳小肠经交会穴。在中极、关元、下脘等穴所在处任脉也与足太阴脾经多次交会，故针刺任脉相关腧穴有调理脾

胃、统调肠腑的作用，可治疗腹痛、腹泻、腹胀、呕吐、呃逆、食欲不振等胃肠疾患。

任脉本经上气海穴为肓之原，鸠尾穴为膏之原，巨阙为手少阴心经募穴，膻中为手厥阴心包经募穴、任脉与手少阴心经交会穴，位置上内应心胸，功能上与心胸联系密切，故临床可治疗心胸部疾病，如胸痛、胸闷、心悸、真心痛等。

任脉循行于咽喉及面口部，过天突、廉泉、承浆等穴，具有利咽、疏通头面之功，可治疗瘿气、梅核气、咽喉肿痛、暴喑、口歪、牙龈肿痛等病症。

脑为元神之府，任脉通过调节阴阳以维持机体阴平阳秘，调节一身之气血逆乱。针刺相关腧穴可开窍定志、通调髓海，令脑部阴平阳秘，气血调畅，经气贯通，阴阳得以续接，从而起到开窍醒神、回阳固脱的效果以治中风神昏、癫狂痫等神志病。

五、本经腧穴

本经共有24个腧穴。首穴：会阴，末穴：承浆。

会阴（Huìyīn，CV 1）任脉、督脉、冲脉交会穴

【别名】下阴别、屏翳、金门、海底、下极、平翳。

【穴名释义】会，聚也（《广雅》），汇聚；阴，阴部，阴气。穴处下腹最低处，在前后阴之间，为阴气之所聚会，故名。

【定位】在会阴部，男性在阴囊根部与肛门连线的中点，女性在大阴唇后联合与肛门连线的中点。

注：取胸膝位或侧卧位，在前后二阴之间。

【局部解剖】在海绵体的中央，有会阴浅、深横肌。布有会阴动、静脉分支，会阴神经的分支。

【主治】①安神定志：昏迷、癫狂痫等。②统理二阴：小便不利、遗尿、阴痛、阴挺、阴痒、脱肛、痔疮等。③调经止带：月经不调、痛经、带下异常、不孕等。④助阳固精：阳痿、遗精、精冷不育等。⑤回阳救逆：溺水窒息、新生儿窒息、煤气中毒等。

【刺灸法】直刺0.5~1寸。孕妇慎用。

【针感】男性下尿道如虫行感直达龟头，女性阴道、外阴部有紧缩麻酥样针感。针尖向两侧偏斜，得气感可沿股内侧达膝关节处。

(发挥)：《针灸甲乙经》言会阴："女子血不通，会阴主之。"临床针刺会阴穴可治女子胎、孕、经、产疾患，也可治男子阳痿、遗精、早泄、不育等生殖疾患。同时，《针灸甲乙经》又言："痔，会阴主之。凡痔与阴相通者死，阴中诸病，前后相引痛，不得大小便，皆主之"，"主小便难，窍中热。"因此针刺该穴，便秘者可通便，治疗内外痔、肛门肿痛、大便失禁等症亦可收效。对于小便频数、淋漓涩痛、癃闭不通等泌尿系疾患，会阴多作为配穴而起利尿通淋之用。

会阴为十三鬼穴之一，名鬼藏，可用于治疗暴痫不知人、卒发癫狂。其又为任、督、冲三脉同出之穴，且为人体精气之通道，能疏通体内脉结，维持体内阴阳气血的运行。脑为元神之府，气血逆乱，上扰清窍致神明失主，则猝然昏倒，不省人事。针刺该穴可开窍安神定志，通调髓海，令脑部阴平阳秘，气血调畅，经气贯通，阴阳得以续接。对于一氧化碳中毒迟发性脑病、溺水窒息、新生儿窒息等危急重症，在送往医院的过程中，除了给予常规急救措施外，也可针刺会阴穴，促进患者苏醒，改善其呼吸性酸中毒症状。

曲骨（Qūgǔ，CV 2）任脉、足厥阴交会穴

【别名】尿胞、屈骨端、回骨、屈骨。

【穴名释义】曲，木曰曲直（《尚书》），弯曲；骨，肉之核也（《说文》）。曲骨，古解剖名，耻骨上缘其形弯曲，故古称之为曲骨。穴在曲骨上缘中央，骨穴同名。

【定位】在下腹部，耻骨联合上缘，前正中线上（图1-3-13-1）。

【局部解剖】在腹白线上，布有腹壁下动脉及闭孔动脉的分支，髂腹下神经的分支。

【主治】①泌尿系疾患：水肿、癃闭、淋证、尿频、尿失禁等。②男科疾患：遗精、阳痿、精冷不育等。③妇科疾患：月经不调、痛经、带下异常、不孕、滑胎等。

【刺灸法】直刺1~1.5寸。孕妇慎用。

【针感】局部酸胀感，或男性针感向阴茎感传，女性针感向阴蒂感传。

中极（Zhōngjí，CV 3）膀胱之募穴，任脉、足三阴交会穴

【别名】气原、玉泉、膀胱募。

【穴名释义】中，头颈必中（《礼记》），正中；极，栋也（《说文》），栋在屋之正中，引申为全身正中。本穴约位于人体左右、上下正中，故名。

【定位】在下腹部，脐中下4寸，前正中线上（图1-3-13-1）。

【局部解剖】在腹白线上，布有腹壁浅动、静脉分支，髂腹下神经的前皮支；深部为乙状结肠。

【主治】①利尿通淋：水肿、癃闭、淋证、尿失禁等泌尿系疾患。②助阳固精：遗精、阳痿、早泄、精冷不育等男科疾患。③调经止带：月经不调、崩漏、不孕、产后恶露不尽等妇科疾患。④散寒理气：下焦虚寒证如疝气、奔豚等。

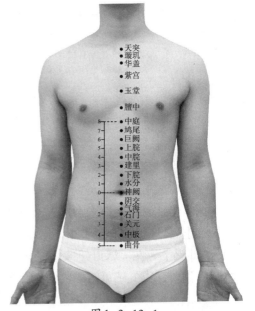

图1-3-13-1

【刺灸法】直刺1~1.5寸，可灸。孕妇慎用。

【针感】局部酸胀感，或男性针感向阴茎感传，女性针感向阴蒂感传。

发挥：中极穴位居任脉之上小腹部，且为膀胱经募穴。"膀胱者，州都之官，津液藏焉，气化则能出矣。"膀胱的气化作用正常，则排尿正常，气化不利，则出现尿频、癃闭、尿失禁等症状。《铜人腧穴针灸图经》言中极："治五淋，小便赤涩。"在本穴施术，有通调冲任、助膀胱气化、清利膀胱的作用。

中极位于任脉之上，其体表投影为盆腔脏器，又有沟通、调理足三阴经的功效，故

中极穴乃治疗男女生殖系统疾患的主穴，如《针灸甲乙经》言："丈夫失精，中极主之。女子禁中痒，腹热痛，乳余疾，绝不足，子门不端，少腹苦寒，阴痒及痛，经闭不通，中极主之。"

《素问·骨空论》言："任脉为病，男子内结七疝，女子带下瘕聚。"针刺任脉腧穴可治寒凝气滞所致的小腹疝气及寒气上冲心胸导致的奔豚，如《针灸甲乙经》言："脐下疝，绕脐痛，冲胸不得息，中极主之。"《十四经要穴主治歌》言："中极下元虚寒病，一切癫冷总皆宜。"临床针刺中极可治寒气内积所致的小腹冷痛、疝气偏坠、积聚疼痛以及气上冲之奔豚等证。

关元（Guānyuán，CV 4）小肠之募穴，任脉、足三阴、冲脉交会穴

【别名】下纪、三结交、次门、大中极、丹田。

【穴名释义】关，以木横持门户也（《说文》），门闩，关口；元，始也（《说文》），指元气。为男子藏精，女子蓄血之地，乃人身真元之藏居与出入处，故名。

【定位】在下腹部，脐中下3寸，前正中线上（图1-3-13-1）。

【局部解剖】在腹白线上，浅层有腹壁浅动、静脉，第12肋间神经前皮支的内侧支；深层有腹壁下动、静脉分支，深部为小肠。

【主治】①培元固脱：脱证、痿证、虚劳冷惫、羸瘦无力等。②统理肠腑：腹泻、痢疾、脱肛、便血等。③利尿通淋：淋证、尿血、尿闭、尿频等。④助阳固精：遗精、阳痿、早泄、精冷不育等。⑤调经止带：月经不调、痛经、宫冷不孕、带下异常等。⑥滋肾潜阳：中风神昏、厥证、心烦失眠、口舌生疮等。

【刺灸法】直刺1~1.5寸，灸法多用雀啄灸，以局部温热感为宜。

【针感】局部酸胀感，或男性针感向阴茎感传，女性针感向阴蒂感传。

发挥：关元、石门、气海三穴别名均为丹田，丹田者，脐下肾间动气也。《难经·六十六难》："脐下肾间动气者，人之生命也，十二经之根本也。""丹"意为"药之精华"，"田"意为"耕作之所出"，丹田于人体，即为修炼元气之所。中医学所说的"胞中"，实际也是指丹田的部位，此处乃男子藏精、女子养胎之处。元气发源于肾而汇聚于丹田，借三焦通路输布全身，推动脏腑、经脉及各组织器官的生理活动，所以也称丹田为"生气之源""五脏六腑之本"。《玉龙赋》曰："带脉关元多灸，肾败堪攻。"故丹田为治疗元气不足引起的男子遗精、阳痿、早泄、精冷不育，女子月经不调、宫冷不孕、带下异常以及虚劳冷惫、羸瘦无力等元气虚损证的主穴。《胜玉歌》曰："诸般气证从何治，气海针之灸亦宜。"气海可主一身气疾，补一身元气，临床关元常配合气海一同针刺，治疗元气不足引起的上述病症。

关元穴为任脉与足三阴经交会穴，位居下焦，肾主水液，脾主运化，水液的运行输布与脾、肾密切相关。针刺关元穴可疏调气机，助膀胱气化。气海可调气机，补元气以益气化，约膀胱。《席弘赋》曰："气海专能治五淋。"针刺关元、气海可治肾与膀胱气化不利、气化失司引起的淋证、癃闭、失禁遗尿等。

脑中风病机乃阴阳失调，气血逆乱，其病理基础多为肝肾阴虚，病理性质多为本虚标实，因此，扶正益阴在脑中风的治疗中尤为重要。任脉为阴脉之海，关元穴为足三阴经与任脉之交，故取之可以滋元阴，补肝肾，平息内风。

同时，气海穴主一身之气，调一身气机，针刺之可调气血逆乱，临床往往与关元一同针刺治阴阳失调、气血逆乱之内中风及阴阳气血不相顺接所致猝然昏仆、不省人事、四肢逆冷之厥证。

小肠与心表里相通，肾经络脉与心相交。关元为小肠之募，募结通阴，且为任脉与足少阴相交之处，针刺之可沟通心肾，滋元阴，补肾水而泻虚火，以治疗元阴不足、肾阴亏虚、虚火上灼而致的心烦失眠、烦躁谵语、口舌生疮等肾气冲心诸证。《玉龙歌》言："若得关元并带脉，功成处处显良医。"

关元为脾经与任脉之会，同时其又为小肠募穴，可统理脾胃肠腑。脾胃主受纳、运化水谷，小肠又可泌别清浊。气海穴位居下腹部，投影体腔脏器为小肠，《十四经要穴主治歌》言："气海主治脐下气，关元诸虚泻浊遗。"针刺关元、气海可治疗腹部痞满胀痛、急性腹泻、五更泻、痢疾、便血等脾胃肠腑疾患。

石门（Shímén，CV 5）三焦之募穴

【别名】利机、精露、丹田、命门、端田。

【穴名释义】石，砭石；门，人所出入也（《玉篇》），引申为穴位。别名丹田，此穴乃任脉中补元气的重要穴位，为针砭之所，故名。

注：《针灸甲乙经》有"女子不可刺灸中央，不幸使人绝子"之语，待考证。

【定位】在下腹部，脐中下2寸，前正中线上（图1-3-13-1）。

【局部解剖】在腹白线上，浅层有腹壁浅动、静脉分支，第11肋间神经前皮支的内侧支；深层有腹壁下动、静脉分支，深部为小肠。

【主治】①肠腑疾患：腹泻腹痛、嗳气吞酸、痢疾便秘等。②泌尿系疾患：淋证、尿血、尿闭、尿频等。③男科疾患：遗精、阳痿、早泄、白浊等。④妇科疾患：月经不调、痛经、经闭、崩漏、带下等。⑤下焦虚寒：疝气、奔豚等。

【刺灸法】直刺1~1.5寸。孕妇慎用。

【针感】局部酸胀感，或男性针感向阴茎感传，女性针感向阴蒂感传。

发挥：石门乃三焦经募穴，可调补三焦、气化水液，对于三焦气机不利引起的水液代谢失常、小便不利有良好的疗效。气海、石门、关元别名皆为"丹田"，临床三穴常配合应用治疗元气虚损诸疾。《针灸甲乙经》曰："女子禁不可刺灸中央，不幸使人绝子。"有医者就此演绎认为针刺此穴绝育，犹如"石门之不开"，而命名为石门。作者认为此说稍有偏颇，此穴乃针灸治病重要腧穴。对腧穴名称的不同解释，意义迥异，临床上我们认为它补元气的作用与气海、关元等同。

气海（Qìhǎi，CV 6）肓之原穴（肓：古人将心下膈上部位称作肓）

【别名】脖胦、肓之原、丹田、下肓、膊胦。

【穴名释义】气，即人体元气，海，天池也，以纳百川者（《说文》），即聚会之意，穴居脐下，为先后天之气聚会之处，宗气所归，犹如百川之汇海者，故名。

【定位】在下腹部，脐中下1.5寸，前正中线上（图1-3-13-1）。

【局部解剖】在腹白线上，浅层有腹壁浅动、静脉分支，第11肋间神经前皮支的内侧支；深层有腹壁下动、静脉分支，深部为小肠。

【主治】①益气补虚：虚脱、形体羸瘦、脏气衰惫、乏力等。②统理肠腑：腹泻腹痛、嗳气吞酸、痢疾、便秘等。③利尿通淋：淋证、尿血、尿闭、尿频等。④固精止遗：遗精、阳痿、早泄、白浊等。⑤调经止带：月经不调、痛经、经闭、崩漏、带下等。⑥保健灸常用穴。

【刺灸法】直刺1~1.5寸，多用灸法。孕妇慎用。

【针感】局部酸胀感，或男性针感向阴茎感传，女性针感向阴蒂感传。

阴交（Yīnjiāo，CV 7）任脉、冲脉交会穴

【别名】少关、横户、少因。

【穴名释义】阴，阴气，阴经；交，交胫也（《说文》），交会。穴为人身上下阴气交接之处，又为足少阴与冲、任三脉之交会，故名。

【定位】在下腹部，脐中下1寸，前正中线上（图1-3-13-1）。

【局部解剖】在腹白线上，浅层有腹壁浅动、静脉分支，第10肋间神经前皮支的内侧支；深层有腹壁下动、静脉分支，深部为小肠。

【主治】①腹部疾患：腹痛、疝气、奔豚等。②泌尿系疾患：淋证、水肿、小便不利等。③妇科疾患：月经不调、痛经、经闭、崩漏、带下等。

【刺灸法】直刺1~1.5寸。孕妇慎用。

【针感】局部酸胀感，或男性针感向阴茎感传，女性针感向阴蒂感传。

神阙（Shénquè，CV 8）

【别名】脐、脐中、脐孔、气舍、气合、维会、命蒂。

【穴名释义】神，圣而不可知之（《庄子》），指元神；阙，门观也（《说文》），宫阙。《针灸穴名解》言："本穴在脐，脐为先天之结蒂，又为后天之气舍，此间元气尚存，在内紧接近大小两肠，大肠为传导之官，变化出焉，小肠为受盛之官，化物出焉，两肠俱关于化，即大而化之谓神也，故名神阙。"

【定位】在上腹部，脐中央（图1-3-13-1）。

【局部解剖】在脐窝正中，浅层有腹壁下动、静脉及第10肋间神经前皮支的内侧支；深部为小肠。

【主治】①扶阳固脱：虚脱、中风脱证等。②统理肠腑：腹痛、腹胀、腹泻、痢疾、便秘、脱肛等。③化气行水：水肿、小便不利等。④保健灸常用穴。

【刺灸法】一般不针，多用药物填塞或灸法。

发挥：《难经·八难》言："谓肾间动气也，此五脏六腑之本，十二经脉之根，呼吸之门，三焦之原，一名守邪之神。故气者，人之根本也，根绝则茎叶枯矣。"《医学原始》言："人之始生，生于脐与命门，故为十二经脉始生，五脏六腑之形成故也。"作者认为此穴乃"生命之根蒂，真气之所系"。

神阙位居人体中央，连接先天与后天，是气机升降出入的总枢。从经络学角度看，神阙为任脉要穴，其与十二经脉、奇经八脉直接或间接关联，总司一身诸经百脉，因此五脏六腑、四肢百骸、五官九窍、皮肉筋骨均影响于脐中。《十四经要穴主治歌》言："神阙百病老虚泻，产胀溲难儿脱肛。"《遵生八笺》在论及气功时有"气气归脐"之说。由此可见，神阙在调整脏腑阴阳气血整体功能中发挥着重要作用，人之盛衰安危，皆系于此，临床可用于治疗虚脱、中风脱证等元阳暴脱疾患，也可治疗脱肛、脏器下垂、小便不禁等中气下陷疾患。

脐为足太阴脾经与足阳明胃经所过，直接与两经气血相通。同时两经各自募穴章门、中脘位于带脉、任脉上，与脐相通。脐为人体先天命蒂，脾为后天之本，两者关系密切，相辅相成，共同维护人体正常生命活动。且神阙在位置上内应肠腑，故临床中可治疗腹痛、腹胀、腹泻、痢疾、便秘、脱肛等脾胃肠腑疾患。

又因此穴是腹壁最薄的地方，皮下脂肪较少，但是血管非常丰富，具有良好的感受和传导功能，所以有利于热量及各类药物渗透、吸收，故临床多施用药物填塞或灸法。

水分（Shuǐfēn，CV 9）

【别名】中守、中管、分水。

【穴名释义】水，水液；分，隔也（《玉篇》），分利。穴下为小肠之所处，小肠司化物，分清浊，主液所生病，水谷至此，清浊分利，故名。

【定位】在上腹部，脐中上1寸，前正中线上（图1-3-13-1）。

【局部解剖】在腹白线上，布有腹壁下动、静脉及第8、9肋间神经前皮支的内侧支；深部为小肠。

【主治】①水液输布失常：水肿、小便不利等。②脾胃疾患：腹痛、腹泻、反胃、吐食等。

【刺灸法】直刺1~1.5寸，水病多用灸法。

【针感】局部酸胀感。

下脘（Xiàwǎn，CV 10）任脉、足太阴交会穴

【别名】下管。

【穴名释义】下，上之对；脘，胃腑也（《说文》），指胃内部。穴当胃体下部，故名。

【定位】在上腹部，脐中上2寸，前正中线上（图1-3-13-1）。

【局部解剖】在腹白线上，布有腹壁上、下动静脉分支及第8肋间神经前皮支的内侧支；深部为横结肠。

【主治】腹痛、腹胀痞满、腹泻、呕吐、小儿疳积等。

【刺灸法】直刺1~1.5寸。

【针感】局部酸胀感

建里（Jiànlǐ，CV 11）

【穴名释义】建，竖立（《玉篇》），强健；里，居也（《说文》），指腹里。其穴可以

强健中焦里气，故名。

【定位】在上腹部，脐中上3寸，前正中线上（图1-3-13-1）。

【局部解剖】在腹白线上，布有腹壁上、下动静脉分支及第8肋间神经前皮支的内侧支；深部为横结肠。

【主治】腹痛、腹胀痞满、呃逆、小儿疳积、便溏、水肿、小便不利等。

【刺灸法】直刺1~1.5寸。

【针感】局部酸胀感。

中脘（Zhōngwǎn，CV 12）胃之募穴，腑会，任脉、手太阳、手少阳、足阳明交会穴

【别名】上纪、胃脘、大仓、太仓、胃管、三管、中管、胃募。

【穴名释义】中，中间；脘，胃腑也（《说文》）。其穴约处胃体中部，又直接代胃而言，故名。

【定位】在上腹部，脐中上4寸，前正中线上（图1-3-13-1）。

注：剑突尖与脐中连线的中点处。

【局部解剖】在腹白线上，布有腹壁上动、静脉及第7、8肋间神经前皮支的内侧支；深部为胃幽门部。

【主治】①理气和胃：腹痛、腹胀痞满、呃逆、小儿疳积等。②健脾利水：大便溏泄、水肿、小便不利等。③疏肝利胆：胁痛、黄疸、鼓胀、疟疾等。④宣通心气，安神定悸：心悸、胸痹、脏躁、癫狂、不寐等。⑤益气补虚：虚脱、形体羸瘦、脏气衰惫、乏力等。

【刺灸法】直刺1~1.5寸。

【针感】局部酸胀感。

发挥：本穴为胃之募，腑之会。张景岳言中脘："此为腑会，故凡腑病者当治之。"可知凡六腑病皆可取中脘治疗，又因其为胃之募，故尤以治胃部疾患为先。《灵光赋》："中脘下脘治腹坚。"《行针指要歌》曰："或针痰，先针中脘三里间，或针吐，中脘气海膻中补。"所谓胃之募穴，即胃气在此集聚，故该穴乃脾胃生化输布枢纽、营卫气血生化之源。气血充养，气机调畅，则中焦健运有力。脾为生痰之源，腑以通为顺，故刺中脘可使三焦气化、水液输布复常以达行气利水化痰之效。

此穴除治六腑之疾，还可调所会经脉及相关脏腑失常。肝胆属木，脾胃属土，土虚木乘可致肝胆疏泄失常。木曰曲直，性喜条达，恶抑郁，而六郁之中又以气郁为首。中脘为腑会，是六腑之气聚会之处，六腑以通降为顺，滞塞为逆，故中脘可调理中焦气机，疏肝理气。手太阴肺经"起于中焦，下络大肠，还循胃口，上膈属肺"，说明中脘穴与手太阴肺经关系密切。饮入于胃，游溢精气，上输于脾，脾气散精，上归于肺，脾胃健运，肺气也就充盛，若中焦化生不利，气血津液不足，肺失宣发肃降而导致哮喘、肺胀、咳嗽、咳痰等肺疾，取中脘有培土生金之效。关于中脘治疗心系疾患，在经脉循行方面，手太阳小肠经"下膈抵胃，属小肠"，心与小肠相表里，在脏腑方面，脾胃为气血化生之源，脾胃健运，则中焦气机通利，化生有源，气血津液充足、气机调畅则心脉自安，故中脘有养血通脉治心疾的作用。此外，《玉龙赋》言上脘中脘疗九种心痛，临床针刺该穴可治疗胸痹心痛、不寐、癫狂等心系病症。

上脘（Shàngwǎn，CV 13）任脉、手太阳、足阳明交会穴

【别名】上管、胃管、胃脘、上腕。

【穴名释义】上，下之对；脘，胃腑也（《说文》）。穴当胃体上部，相对于下脘及中脘而言。

【定位】在上腹部，脐中上5寸，前正中线上（图1-3-13-1）。

【局部解剖】在腹白线上，布有腹壁上动、静脉，第7肋间神经前皮支的内侧支；深部为肝下缘及胃幽门部。

【主治】①脾胃疾患：腹痛、腹胀痞满、呃逆、小儿疳积等。②脾失健运，气郁痰结而致的癫狂痫等神志病。

【刺灸法】直刺1~1.5寸。

【针感】局部酸胀感。

巨阙（Jùquè，CV 14）心之募穴

【别名】巨关、巨缺。

【穴名释义】巨，大也（《玉篇》）；阙，门观也（《说文》），宫阙。穴在胸骨剑突巨大凹陷之下方，胸骨似剑，古之神剑名巨阙，又胸骨为心肺之屏障，犹心君之宫阙也，故名。

【定位】在上腹部，脐中上6寸，前正中线上（图1-3-13-1）。

【局部解剖】在腹白线上，布有腹壁上动、静脉，第7肋间神经前皮支的内侧支；深部为肝脏。

【主治】①神志疾患：癫狂痫等。②胸中气机不畅：胸痛、心悸等。③胃失和降病：呕吐、吞酸等。

【刺灸法】向下斜刺0.5~1寸，不可深刺，以免伤及肝脏。

【针感】局部酸胀感。

鸠尾（Jiūwěi，CV 15）络穴，膏之原穴（膏：古人将心尖脂肪称作膏）

【别名】尾翳、髑骬、神府。

【穴名释义】古称剑突为鸠尾骨，穴当其下，故名。

【定位】在上腹部，剑突下1寸，前正中线上（图1-3-13-1）。

【局部解剖】在腹白线上，腹直肌起始部，布有腹壁上动、静脉分支及第6肋间神经前皮支的内侧支；深部为肝脏。

【主治】同"巨阙"。

【刺灸法】向下斜刺0.5~1寸。

【针感】局部酸胀感。

中庭（Zhōngtíng，CV 16）

【穴名释义】中，中间；庭，堂阶前也（《玉篇》），庭堂。穴居胸腹之间，犹如堂中

之庭也，故名。

【定位】在前胸部，剑突尖所在处，前正中线上（图1-3-13-1）。

注：胸骨体与剑突间可触及一凹陷，即为本穴。

【局部解剖】在剑胸结合上，布有胸廓内动、静脉的前穿支，第5肋间神经前皮支的内侧支。

【主治】①胸中气机不畅：胸痛、心悸等。②胃失和降：梅核气、瘿气及呕吐、吞酸等。

【刺灸法】平刺0.3~0.5寸。

【针感】局部酸胀感。

膻中（Dànzhōng, CV 17）心包之募穴，气会，任脉、足太阴、足少阴、手太阳、手少阳交会穴

【别名】元儿、胸堂、上气海。

【穴名释义】膻，袒露，指胸部；中，中间。穴在胸部两乳间凹陷中，故名。

【定位】在前胸部，横平第4肋间隙，前正中线上（图1-3-13-1）。

注：男性两乳头连线与前正中线交点即为本穴。

【局部解剖】在胸骨体上，布有胸廓内动、静脉的前穿支，第4肋间神经前皮支的内侧支。

【主治】①宽胸顺气：咳嗽气喘、胸痹心痛、嗳气吞酸、呃逆等。②通经下乳：产后乳少、乳痈、乳癖等。③益气补虚：少气懒言、心悸气短等。

【刺灸法】平刺0.3~0.5寸，治疗心肺、胸部疾病时，针尖可向上或向下；治疗乳房部疾患时，针尖向两乳斜刺；治疗腹部疾患时，针尖向下。

【针感】局部酸胀感。

发挥：足厥阴经结于玉英，络于膻中。膻中为四根三结中胸结所在，乃宗气聚会之所，为胸中气街之处，属八会穴之气会，同时，其又是心包络经气聚集之处，属心包经募穴，故可行胸中气机，理气宽胸止痛。《针灸甲乙经》言："咳逆上气，唾喘短气不得息，不能言，膻中主之。"《十四经要穴主治歌》言："膻中穴主灸肺痈，咳嗽哮喘及气瘿。"膻中为治疗胸部气机升降不调疾患的效穴，尤对胸闷憋气、胸痹心痛、咳嗽喘促等气机不畅病证效果显著。

任脉主一身之阴，与乳汁的生成及产妇体内阴血的充盛有密切的关系，膻中为八会穴之气会，位于胸中两乳之间，具有通行任脉、调理气机、活血通乳的作用，自膻中向两乳处斜刺还可治疗乳痈、乳癖等乳房疾病。《铜人腧穴针灸图经》言："治妇人乳汁少。"

任脉"循腹里"，其络脉"散于腹"，对于腹部脾胃疾患的治疗有引导性作用。噎膈、呕吐、反胃等病，皆因气机逆乱、胃气不降反升所致，治宜调理气机，和胃降逆。《胜玉歌》："噎气吞酸食不投，膻中七壮除膈热。"膻中为宗气之海，善治气机不利诸证。中脘为胃之募穴，八会穴之腑会，善调脾胃诸疾，故临床治疗脾胃升降异常疾病，常两穴相配，以使气机得调，胃气得降，中焦之逆气得安，则脏腑和顺。

玉堂（Yùtáng，CV 18）

【别名】玉英。

【穴名释义】玉，石之美者（《说文》），指珍贵；堂，殿也（《说文》）。古人以心为君主之官，尊心之所居为玉堂，穴近心，故名。

【定位】在前胸部，横平第3肋间隙，前正中线上（图1-3-13-1）。

【局部解剖】在胸骨体中点，布有胸廓内动、静脉的前穿支，第3肋间神经前皮支的内侧支。

【主治】①咳嗽气喘、胸闷憋气等胸中气机不畅病证。②产后乳少、乳痈、乳癖等胸乳病证。③嗳气吞酸、呕吐、呃逆等胃气上逆病证。

【刺灸法】平刺0.3~0.5寸。

【针感】局部酸胀感。

紫宫（Zǐgōng，CV 19）

【穴名释义】紫宫亦称紫微，乃天帝之居室，以人应天，意指心之居室。

【定位】在前胸部，横平第2肋间隙，前正中线上（图1-3-13-1）。

【局部解剖】在胸骨体上，布有胸廓内动、静脉的前穿支，第2肋间神经前皮支的内侧支。

【主治】胸中气机不畅：咳嗽、气喘、胸闷憋气等。

【刺灸法】平刺0.3~0.5寸。

【针感】局部酸胀感。

华盖（Huágài，CV 20）

【穴名释义】华盖，星名，亦帝王出入之宝伞，肺覆于心上，象似盖也，穴主肺疾，故名。

【定位】在前胸部，横平第1肋间隙，前正中线上（图1-3-13-1）。

【局部解剖】在胸骨角上，布有胸廓内动、静脉的前穿支，第1肋间神经前皮支的内侧支。

【主治】胸中气机不畅：咳嗽气喘、胸闷憋气、胸痛等。

【刺灸法】平刺0.3~0.5寸。

【针感】局部酸胀感。

璇玑（Xuánjī，CV 21）

【穴名释义】穴处胸骨上端，颈颅下端，连接上下，为胸腔旋转之枢机，故名。

【定位】在前胸部，胸骨上窝下1寸，前正中线上（图1-3-13-1）。

注：在前正中线，天突下1寸。

【局部解剖】在胸骨柄上，布有胸廓内动、静脉的前穿支，第1肋间神经前皮支的内侧支。

【主治】①胸中气机不畅：咳嗽气喘、胸闷憋气等。②咽喉疾患：咽喉肿痛等。③脾胃疾患：胃胀痞满，食积，小儿疳积。

【刺灸法】平刺0.3~0.5寸。

【针感】局部酸胀感。

天突（Tiāntū，CV 22）任脉、阴维交会穴

【别名】玉户、天瞿。

【穴名释义】天指人身之上部，意指肺；突意为烟囱。寓其为肺气出入之气道。

【定位】在颈前部，胸骨上窝中央，前正中线上（图1-3-13-1）。

注：两侧锁骨中间凹陷中。

【局部解剖】在胸骨颈静脉切迹中央，左右胸锁乳突肌之间，深层为胸骨舌骨肌和胸骨甲状肌。浅层有颈静脉弓、甲状腺动脉分支；深部为气管，向下胸骨柄后方，有无名静脉及主动脉弓、锁骨上神经前支。

【主治】①气机不畅：胸闷憋气、呃逆、瘿气、梅核气、噎膈等。②咽喉疾患：咳嗽、咽喉肿痛等。

【刺灸法】先直刺0.2~0.3寸，然后将针尖向下，紧靠胸骨柄后方刺入1~1.5寸，临床必须严格掌握针刺的角度和深度，以防刺伤肺和有关动、静脉。

【针感】局部酸胀感。

廉泉（Liánquán，CV 23）任脉、阴维交会穴

【别名】本池、舌本、结本。

【穴名释义】廉，清也（《玉篇》）；泉，水原也（《说文》）。本穴在结喉上缘凹陷处，内通舌之下海泉，刺本穴口可生津，津液所出犹如清泉，故名。

【定位】在颈前部，甲状软骨上缘（约相当于喉结处）上方，舌骨上缘凹陷中，前正中线上（图1-3-13-2）。

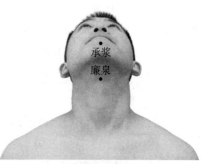

图1-3-13-2

【局部解剖】在舌骨上方，左右颏舌骨肌之间，深部有甲状舌骨肌、颏舌肌。浅层有颈前浅静脉，甲状腺上动、静脉及颈横神经的分支；深层为舌根，布有舌下神经及舌咽神经的分支。

【主治】口舌咽喉部疾患：中风失语、暴喑、吞咽困难、舌缓流涎、舌下肿痛、咽喉肿痛、喉痹等。

【刺灸法】向舌根斜刺0.5~0.8寸，可用合谷刺。

【针感】局部酸胀感或针感向舌根部放射。

(发挥)《备急千金要方》："廉泉、然谷主舌下肿难言。阴谷主舌下肿难言，舌纵涎出。"旁廉泉为经外奇穴，廉泉以及左右廉泉旁三穴均位于舌骨上方，深层有舌下神经及舌咽神经分支分布，三穴合用，治疗中风后遗症出现的吞咽困难、运动性失语、咽喉炎、扁桃体炎及咽喉的其他疾病出现以上症状者。

承浆（Chéngjiāng，CV 24）任脉、督脉、手足阳明交会穴

【别名】天池、鬼市、悬浆、垂浆。

【穴名释义】承，奉也，受也（《说文》）；浆，汁液，特指唾液。本穴主治流涎、口歪等症，指其可以承受口中之唾液而言。

【定位】在面部，颏唇沟的正中凹陷处（图1-3-13-2）。

【局部解剖】在口轮匝肌和颏肌之间。布有下唇动、静脉分支及面神经的下颌支及颏神经分支。

【主治】①五官疾患：口歪、齿龈肿痛、流涎等。②咽喉疾患：暴喑、中风失语、吞咽困难、喉痹等。③神志疾患：癫狂痫等。

【刺灸法】斜刺0.3~0.5寸。

【针感】局部胀痛感。

第十四节　督　　脉

一、经络循行

［经脉］督脉者，起于少腹以下骨中央，女子入系廷孔，其孔溺孔之端也，其络循阴器，合篡间，绕篡后，别绕臀，至少阴与巨阳中络者合，少阴上股内后廉，贯脊属肾，与太阳起于目内眦，上额交颠上，入络脑，还出别下项，循肩髆内，挟脊抵腰中，入循膂，络肾。其男子循茎下至篡，与女子等。其少腹直上者，贯脐中央，上贯心，入喉，上颐环唇，上系两目之下中央。

［络脉］督脉之别，名曰长强，挟膂上项，散头上，下当肩胛左右，别走太阳，入贯膂。

《难经·二十八难》：督脉者，起于下极之俞，并于脊里，上至风府，入属于脑。

《针灸甲乙经·奇经八脉》：<难经>曰督脉者，起于下极之俞，并于脊里，上至风府，入属于脑，上颠循额，至鼻柱，阳脉之海也。

二、联络的脏腑器官

经脉联络的脏腑器官：庭孔（阴户）、茎（阴茎）。
络脉联络的脏腑器官：头（脑）。

三、联络的部位

经脉联络的部位：少腹、篡（会阴部）。
络脉联络的部位：脊、项、头、肩胛、膂（脊旁）。

四、脏腑、器官、部位与经络之间的联系

廷孔：经脉女子入系廷孔，其孔溺孔之端也。

茎/篡：经脉其男子循茎下至篡。

项/头：络脉挟膂上项，散头上。

肩胛：络脉下当肩胛左右。

膂：络脉入贯膂。

发挥：督脉之络贯脊属肾，其与太阳起于目内眦者，挟脊抵腰中，入循膂络肾；督脉之别，名曰长强，挟脊上项。由督脉循行可见其与脊、肾的关系尤为密切。肾主骨生髓，骨骼的发育、病变与肾精关系紧密，同时脊所在之处又是督脉循行的重要部位，《素问·骨空论》言："督脉为病，脊强反折。"因此，督脉在脊背部疾病的治疗中起主导作用。针刺督脉腧穴可治疗腰骶疼痛、脊背强痛、项痹等疾患。同时，肾为先天之本，主生长发育及生殖。男子阳痿、早泄、精冷不育，女子宫冷不孕、月经量少、经闭等属肾阳虚衰证者以及骨蒸潮热、盗汗、心烦不寐等肾阴虚证均可针刺督脉腧穴以治疗。肾者，主水，故水肿、癃闭、尿频、遗尿等泌尿系疾病也可通过调理督脉进行治疗。

《素问·骨空论》言督脉："此生病，从少腹上冲心而痛，不得前后，为冲疝，其女子不孕，癃痔遗溺嗌干。"督脉循腹之络，从少腹直上，贯脐中央，上贯心，入喉，故此络生病可表现为从少腹上冲心胸的奔豚诸疾。

《素问·骨空论》言："其上气有音者，治其喉中央，在缺盆中者，其病上冲喉者，治其渐，渐者，上侠颐也。"督脉胸喉段为病，其气上逆而呼吸有音，表现为哮证或咳喘、痰鸣等，针刺督脉相应腧穴可止咳化痰，纳气平喘。

哑门"入系舌本"，使督脉与咽喉、舌本发生直接联系，为督脉其他腧穴治疗舌本病证提供了重要的理论依据，正如《针灸甲乙经》言大椎主喉痹。临床上常选用大椎、哑门二穴配伍崇骨、风府以及踝部的中封、照海、商丘，采用互动式针法以治疗构音障碍、吞咽困难或咽喉不利等症。

督脉与太阳起于目内眦者，上额交颠，上入络脑，还出别下项，其少腹直上者，入喉，上颐，环唇，上系两目之下中央，督脉之别挟脊上项，散头上。据其循行可以看出督脉与头面、颈项有着密切联系。针刺督脉可治疗头痛、项强、眩晕等头项部病症及目赤、颊肿、鼻渊、口眼歪斜等面部、五官病症。

心主神明，脑又为元神之府，心和脑都有调节情志、思维的作用，同时心神和脑神又存在着相互为用的关系。督脉络脑，其支脉又上贯心，与神志功能息息相关。肾藏精，精生髓，髓生脑。督脉之络贯脊属肾，其与太阳起于目内眦者，挟脊抵腰中，入循膂络肾。通过针刺督脉腧穴可补肾填精而充髓，髓足则脑神安。督脉循行将心、肾、脑联系于一体，使心神、脑神、肾精和髓海密切联系起来，临床上治疗失眠、癫狂痫等神志病，针刺督脉腧穴都有较好的效果。

五、本经腧穴

本经共有29个腧穴。首穴：长强，末穴：印堂。

长强（Chángqiáng，GV 1）络穴，督脉、足少阴、足少阳交会穴

【别名】橛骨、穷骨、气之阴郄、尾翠骨、龟尾、胸之阴郄、骨骶、尾骶。

【穴名释义】循环无端之谓长，健行不息之谓强。督脉由本穴循背上行，循环不息，无尽无休，故名。

【定位】在会阴部，尾骨下方，尾骨端与肛门连线的中点处（图1-3-14-1）。

【局部解剖】在肛尾韧带中。布有肛门动、静脉分支，棘突间静脉丛的延续部，尾神经后支及肛门神经。

【主治】①肠腑疾患：腹泻、痢疾、便血、便秘、痔疮、脱肛等。②神志疾患：癫狂痫等。③其他：腰骶部疼痛。

【刺灸法】紧贴骶骨外侧面进针0.8~1寸。不宜直刺，以免伤及直肠。

【针感】局部酸胀感或针感向肛门部放射。

腰俞（Yāoshū，GV 2）

【别名】髓空、背解、腰户、腰柱、髓俞。

【穴名释义】腰，腰部；俞，空中木为舟也（《说文》），引申为穴位。同时"俞"为"腧"之简，"腧"为"输"之变，输者，通达传送也，本穴为督脉外线循行之初步，能疏解腰部瘀滞之气，为治疗腰椎病之重要腧穴，故名。

【定位】在骶部，正对骶管裂孔，后正中线上（图1-3-14-1）。

注1：臀裂正上方的小凹陷即骶管裂孔。

注2：先确定尾骨上方左右两侧的骶角，再取两骶角下缘的连线与后正中线的交点，即为本穴。

【局部解剖】在骶后韧带、腰背筋膜中。布有骶中动、静脉后支，棘间静脉丛，尾神经分支。

【主治】①妇科疾患：月经不调、经闭、痛经等。②腰腿部疾患：腰脊强痛、下肢痿痹等。③神志疾患：癫狂痫等。④肠腑疾患：腹泻、痢疾便血、便秘、痔疮、脱肛等。

【刺灸法】向上斜刺0.5~1寸。

【针感】局部酸胀感或针感向肛门部放射。

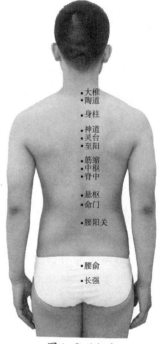

图1-3-14-1

腰阳关（Yāoyángguān，GV 3）

【别名】背阳关、脊阳关。

【穴名释义】腰，腰部；阳，高明也（《说文》），指阳气；关，以木横持门户也（《说文》），门闩，关口。穴当腰部之要冲，为腰部阳气闭藏与出入处，又为下焦关藏元气之窟宅与腰部运动之机关，故名。

【定位】在腰部，第4腰椎棘突下凹陷中，后正中线上（图1-3-14-1）。

注：确定左右两髂嵴高点，两髂嵴连线的中点与后正中线的交点为第4腰椎棘突，该棘突下有一凹陷，即为本穴。

【局部解剖】在腰背筋膜、棘上韧带及棘间韧带中。布有棘间皮下静脉丛，腰神经后支的内侧支，腰动脉后支，深部椎管内为马尾。

【主治】①腰腿部疾患：腰骶疼痛，下肢痿痹。②妇科疾患：月经不调、痛经、赤白带下、宫冷不孕等。③男科疾患：遗精、阳痿、精冷不育等。

【刺灸法】直刺0.5~1寸，多用灸法。

【针感】局部酸胀感或针感沿脊柱向上或向下放射。

命门（Mìngmén，GV 4）

【别名】属累、精宫。

【穴名释义】命，各正性命（《周易》），生命；门，人所出入也（《玉篇》），门户，引申为穴位。穴平双侧肾俞，居二者正中，中医称两肾之间为生命之门，故名。

【定位】在腰部，第2腰椎棘突下凹陷中，后正中线上（图1-3-14-1）。

【局部解剖】在腰背筋膜、棘上韧带及棘间韧带中。布有棘间皮下静脉丛，腰神经后支的内侧支，腰动脉后支，深部椎管内为马尾。

【主治】①强腰舒筋：腰脊强痛，下肢痿痹，急性腰扭伤。②温肾调经：月经不调、赤白带下、痛经、经闭、不孕等。③固精止遗：遗精遗尿，阳痿早泄，精冷不育。④温中缓急：小腹冷痛，腹泻。⑤温通心阳：心悸、胸痹、多寐等。

【刺灸法】向上斜刺0.5~1寸，多用艾灸法或贴药灸法。

【针感】局部酸胀感或针感沿脊柱向上或向下放射。灸法以局部温热、不灼伤皮肤为宜。

发挥：《针灸甲乙经》曰："命门，一名属累，在第十四椎节下间，督脉气所发，伏而取之。"《说文》："累，缀得理也。一曰大索也。"《难经》言："命门者……其气与肾通。"故命门是维系人体督脉及一身之阳气的"大索"，同时也是人体元精藏舍之处，是生命的根本。命门穴是命门之气输注、聚集于体表的一个集中区域，是反映和调节命门之火盛衰的关键点。胚胎的生成、胎儿的发育、生殖器官的生长发育与生殖活动正常进行等，都与命门有着密不可分的关系。

命门元精不足，则元气生成乏源，导致先天禀赋薄弱，脏腑虚怯，在胎儿表现为生而体弱，发育不良，甚则出现五软、五迟之证，在成人则表现为男女生殖功能异常。《难经》言命门"男子以藏精，女子以系胞"，认为命门与男女生殖有密切的关系。命门穴位于"阳脉之海"的督脉上，本身即具有振奋督脉阳气的作用，又因作为命门在体外的门户，又起着激发先天元阳、温煦命门相火的作用。临床常见因命门火衰而致的男子精冷不育、女子宫冷不孕、腰冷脊强、下肢痿痹、四肢不温、脱肛等症，都可取用此穴进行治疗，如《十四经要穴主治歌》言："命门老虚腰痛证，更治脱肛痔肠风。"督脉之络循阴器，合篡间，绕篡后，别绕臀，至少阴，贯脊属肾，其与太阳起于目内眦者，挟脊抵腰中，入循膂络肾，因此命门通过督脉与肾及膀胱产生密切联系。命门主火，肾为水脏，命门穴同时交通"阳经总督"及"水脏水腑"，而具有调和阴阳、水火既济之功。

同时，在经脉络属上，足少阴肾经"其支者，从肺出，络心，注胸中"。命门之气与肾相通，足少阴肾经与手少阴心经相贯通。在生理功能上，心为君火，命门为相火，性质上又为同气相求。《素问·天元纪大论》言："君火以明，相火以位。"命门相火阳气亦通过温阳心经以振奋心阳，从而焕发心神。肾水与命门相火、心经君火水火既济，相互配合，以温养、濡润脏腑，维持功体功能的正常运行。

悬枢（Xuánshū，GV 5）

【别名】悬极俞、悬柱。

【穴名释义】悬，系也（《说文》），吊挂；枢，制动之主曰枢机（《尔雅》）。穴当腰凸顶端，人仰卧时，穴处悬空，治腰脊强直不得屈伸等症，故名。

【定位】在腰部，第1腰椎棘突下凹陷中，后正中线上（图1-3-14-1）。

注：先定第12胸椎棘突，往下1个棘突即第1腰椎棘突。

【局部解剖】在腰背筋膜、棘上韧带及棘间韧带中。布有棘间皮下静脉丛，腰神经后支的内侧支，腰动脉后支；深部椎管内为脊髓。

【主治】①腰腿部疾患：腰脊强痛，下肢痿痹。②胃肠疾患：腹胀、腹痛、完谷不化、腹泻、痢疾等。

【刺灸法】向上斜刺0.5~1寸。

【针感】局部酸胀感或针感沿脊柱向上或向下放射。

脊中（Jǐzhōng，GV 6）

【别名】神宗、脊俞。

【穴名释义】古人以脊柱为21节，此正当其中，为脊椎全数之折中，故名。

【定位】在背部，第11胸椎棘突下凹陷中，后正中线上（图1-3-14-1）。

注：先定第12胸椎棘突，往上1个棘突即第11胸椎棘突。

【局部解剖】在腰背筋膜、棘上韧带及棘间韧带中。布有棘间皮下静脉丛，第11胸神经后支的内侧支，第11肋间动脉后支；深部椎管内为脊髓。

【主治】①神志疾患：癫狂痫等。②肝胆疾患：胁痛、鼓胀、黄疸等。③脾胃肠腑疾患：消化不良、腹满、胃痛、食欲不振、腹泻、痢疾、痔疮、脱肛、便血等。④腰腿部疾患：腰脊强痛，下肢痿痹。

【刺灸法】向上斜刺0.5~1寸。

【针感】局部酸胀感或针感沿脊柱向上或向下放射。

中枢（Zhōngshū，GV 7）

【穴名释义】穴当背部第11椎上，亦属脊骨中部枢要处，为督脉之中枢，故名。

【定位】在背部，第10胸椎棘突下凹陷中，后正中线上（图1-3-14-1）。

注：先定第12胸椎棘突，往上2个棘突即第10胸椎棘突。

【局部解剖】在腰背筋膜、棘上韧带及棘间韧带中。布有棘间皮下静脉丛，第10胸神经后支的内侧支，第10肋间动脉后支；深部椎管内为脊髓。

【主治】①肝胆疾患：胁痛、鼓胀、黄疸等。②脾胃疾患：呕吐、腹满、胃痛、食欲不振等。③腰腿部疾患：腰脊强痛，下肢痿痹。

【刺灸法】向上斜刺0.5~1寸。

【针感】局部酸胀感或针感沿脊柱向上或向下放射。

筋缩（Jīnsuō，GV 8）

【穴名释义】筋，肉之力也（《说文》），筋肉；缩，纵缩（《尔雅》），收缩。穴下脉气与肝俞相通，肝主筋，主治筋肉挛缩等症，故名。

【定位】在背部，第9胸椎棘突下凹陷中，后正中线上（图1-3-14-1）。

注：从至阳向下2个棘突，其下方凹陷中。

【局部解剖】在腰背筋膜、棘上韧带及棘间韧带中。布有棘间皮下静脉丛，第9胸神经后支的内侧支，第9肋间动脉后支；深部椎管内为脊髓。

【主治】①筋病：抽搐、脊强、四肢不收、筋挛拘急等。②神志疾患：癫狂痫等。③脾胃疾患：呕吐、腹满、胃痛、食欲不振等。④肝胆疾患：胁痛、鼓胀、黄疸等。

【刺灸法】向上斜刺0.5~1寸。

【针感】局部酸胀感或针感沿脊柱向上或向下放射。

至阳（Zhìyáng，GV 9）

【穴名释义】至，飞鸟从高下至地也（《说文》），到；阳，高明也（《说文》），指上焦。上为阳，下为阴，穴旁为膈俞，胸膈为上焦与中焦的分界，督脉自此穴入上焦，故名。

【定位】在背部，第7胸椎棘突下凹陷中，后正中线上（图1-3-14-1）。

注1：坐位时，宜抱肘展肩取该穴。

注2：两肩胛下角连线与后正中线交点处可触及第7胸椎，其棘突下缘凹陷即为本穴。

【局部解剖】在腰背筋膜、棘上韧带及棘间韧带中。布有棘间皮下静脉丛，第7胸神经后支的内侧支，第7肋间动脉后支；深部椎管内为脊髓。

【主治】①肝胆疾患：胁痛、胁肋胀满、鼓胀、黄疸等。②心肺疾患：心痛、心悸、咳嗽、气喘等。③神志疾患：失眠、心烦、癫狂痫等。④腰腿部疾患：腰脊强痛，下肢痿痹。

【刺灸法】向上斜刺0.5~1寸。

【针感】局部酸胀感或针感沿脊柱向上或向下放射。

灵台（Língtái，GV 10）

【别名】肺底。

【穴名释义】灵指神灵、心灵、性灵；台指高台与号令之处。本穴内应神志，为心神居住与行使职能之处，故名。

【定位】在背部，第6胸椎棘突下凹陷中，后正中线上（图1-3-14-1）。

注：从至阳向上1个棘突，其上方凹陷中即为本穴。

【局部解剖】在腰背筋膜、棘上韧带及棘间韧带中。布有棘间皮下静脉丛，第6胸神经后支的内侧支，第6肋间动脉后支；深部椎管内为脊髓。

【主治】①脊柱疾患：腰脊疼痛，项强，肩背痛。②心肺疾患：心痛、心悸、咳嗽、气喘等。③神志疾患：失眠、心烦、癫狂痫等。④其他：疔疮肿毒。

【刺灸法】向上斜刺0.5~1寸。

【针感】局部酸胀感或针感沿脊柱向上或向下放射。

神道（Shéndào，GV 11）

【别名】脏俞、神通、冲道。

【穴名释义】神，圣而不可知之（《庄子》），指心神；道，所行道也（《说文》），通道。心主神明，神应心，此穴为心神出入之通道，故名。

【定位】在背部，第5胸椎棘突下凹陷中，后正中线上（图1-3-14-1）。

注：从至阳向上2个棘突，其上方凹陷中即为本穴。

【局部解剖】在腰背筋膜、棘上韧带及棘间韧带中。布有棘间皮下静脉丛，第5胸神经后支的内侧支，第5肋间动脉后支；深部椎管内为脊髓。

【主治】①心系疾患：心痛、心悸、怔忡等。②神志疾患：失眠、健忘、惊厥、癫狂痫等。③肺系疾患：咳嗽、气喘等。④脊柱疾患：腰脊疼痛，项强，肩背痛。

【刺灸法】向上斜刺0.5~1寸。

【针感】局部酸胀感或针感沿脊柱向上或向下放射。

身柱（Shēnzhù，GV 12）

【穴名释义】身，身体；柱，梁柱。身柱者，身体之支柱也。

【定位】在背部，第3胸椎棘突下凹陷中，后正中线上（图1-3-14-1）。

【局部解剖】在腰背筋膜、棘上韧带及棘间韧带中。布有棘间皮下静脉丛，第3胸神经后支的内侧支，第3肋间动脉后支；深部椎管内为脊髓。

【主治】①外感表证：恶寒、发热、头痛、咳嗽气喘等。②神志疾患：惊厥、癫狂痫等。③脊柱疾患：腰脊疼痛，项强，肩背痛。④其他：疔疮肿毒。

【刺灸法】向上斜刺0.5~1寸。

【针感】局部酸胀感或针感沿脊柱向上或向下放射。

陶道（Táodào，GV 13）督脉、足太阳交会穴

【穴名释义】陶，再成丘也（《说文》），即两重山丘，制造陶器（《孟子》）；道，所行道也（《说文》），通道。第7颈椎与第1胸椎相连且椎体较大，有重丘之象，穴在椎下，故名。

【定位】在背部，第1胸椎棘突下凹陷中，后正中线上（图1-3-14-1）。

注：从第7颈椎向下1个棘突，在棘突下凹陷中。

【局部解剖】在腰背筋膜、棘上韧带及棘间韧带中。布有棘间皮下静脉丛，第1胸神经后支的内侧支，第1肋间动脉后支；深部椎管内为脊髓。

【主治】①外感表证：恶寒、发热、头痛、咳嗽气喘等。②阴虚火旺：骨蒸潮热、盗汗等。③神志疾患：惊厥、癫狂痫等。④脊柱疾患：腰脊疼痛，项强，肩背痛。

【刺灸法】向上斜刺0.5~1寸。

【针感】局部酸胀感或针感沿脊柱向上或向下放射。

大椎（Dàzhuī，GV 14）督脉、手足三阳交会穴

【别名】大槌、百劳、上杼。

【穴名释义】大，最大；椎，脊椎。第7颈椎为颈部椎体中之最大者，穴在其下，故名。

【定位】在颈后部，第7颈椎棘突下凹陷中，后正中线上（图1-3-14-1）。

注：颈背部交界处椎骨上确定高突处（即第7颈椎），其棘突下押手抠缝有一凹陷，即为本穴。

【局部解剖】在腰背筋膜、棘上韧带及棘间韧带中。布有第8颈神经后支的内侧支，棘间皮下静脉丛，颈横动脉分支；深部椎管内为脊髓。

【主治】①清热解毒：周身发热，疮疡肿毒，目赤肿痛，暴聋耳鸣。②疏风解表：恶寒发热、头痛、咳嗽等外感表证；风疹、痤疮等皮肤病。③调和营卫：自汗、盗汗、无汗等汗出异常病症。④舒筋缓急：腰脊疼痛，项强，肩背痛。⑤利咽开喑：构音障碍、失语、咽炎、咽痛等咽喉不利疾患。⑥安神定志：癫狂痫、小儿惊风等神志病症。⑦止疟截疟：疟疾。

【刺灸法】大椎穴的主要刺法为毫针刺法和刺络拔罐法，临床根据病情酌情选用不同的方法。直刺法：适用以上所有病证，直刺0.5~1寸为宜，不主张刺透硬脊膜。刺络放血法：临床多采用一次性无菌点刺针在大椎穴周围直径1cm范围内进行点刺拔罐，亦可在大椎穴刺络拔罐放血的基础上辅以背俞穴的刺络拔罐放血疗法。

【针感】局部酸胀感或针感沿脊柱向上或向下放射。

发挥：手足三阳经均过大椎，大椎乃督脉与诸阳经交会穴，性纯主阳，针法泻之疏风清热、泻火解毒，补之可壮全身阳气而温阳散寒、疏风解表。其既可治督脉的疾患，又可治诸阳经的全身性疾患而具有重要的双向调节作用。《针灸心悟》："一切表寒大椎除"，言针刺大椎可治疗表寒证。同时，临床无论实热证还是虚热证，均可用大椎穴治疗。《玉龙歌》言："大椎能泻胸中之热及诸热气。"《针方六集》言大椎："治五劳七伤，骨蒸发热。"作者临床见气分有热，常选大椎、合谷配合施治，如热入血分，则常选大椎、内关配合施治，阴虚发热则可选用大椎配合三阴交等补阴穴配合施治。

该穴具有止汗与发汗的双重作用，无论是有汗还是无汗，无论是表虚不固的自汗还是阴虚火旺的盗汗，都可以使用本穴治疗。《素问·阴阳别论》言："阳加于阴谓之汗。"人之阳气作用于体内的阴精，宣发排泄于皮肤而为汗。伤寒表虚证，风阳伤卫阳，卫气受邪，卫外失司，肌表失于固密，风主疏泄，营阴不能内守，泄漏于外，则见汗出，故曰："阴弱者，汗自出。"卫为阳，营为阴，针刺大椎可强卫固表，则表虚汗止，如《玉龙赋》言："百劳止虚汗。"伤寒表实证，寒为阴邪，主收引，最伤阳气，寒邪闭表，卫闭营郁则无汗，针刺大椎以增卫阳，卫阳得发，营卫调和则汗出。另外，临床也常用大椎刺络拔罐法治疗痤疮、风疹等皮肤病，发挥大椎主表的特性。至于大椎止盗汗则是发挥其调节阴阳的特性，如《玉龙歌》言："满身发热痛为虚，盗汗淋淋渐损躯，须得百

劳椎骨穴，金钊一刺疾俱除。"临床使用补法或泻法针刺大椎，通过调节阳气的盛衰以使阴阳达到一个相对平衡的状态，使营卫调和而汗出正常。

大椎穴居颈部，是治疗颈项强痛的要穴，《针灸大成》言大椎："气注背膊拘急，颈项强不得回顾。"《备急千金要方》言："若脊强反折，灸大椎，并灸诸脏俞及督脊当中。"临床常以大椎为主穴治疗颈椎病。

大椎前方是咽喉部位，而督脉通过哑门穴而入舌本，与咽喉舌本发生直接的联系，为督脉其他腧穴治疗舌本病证提供了重要的理论依据，正如《针灸甲乙经》言大椎主喉痹。临床上常选用大椎、哑门二穴，配伍风府以及踝部的中封、照海、商丘，采用互动式针法，一边捻转针，一边嘱患者咳嗽或吞咽唾液或小口饮水，治疗构音障碍、吞咽困难或咽喉不利等症。

督脉入络脑，其支脉又上贯心，与神志功能息息相关，其又为阳脉之海，可以总领诸阳经气血。手足六阳经与督脉交会于大椎，大椎乃诸阳之会，可治诸阳经热炽、阴阳气血逆乱、风火内攻神明造成的惊风抽搐、中风神昏、烦躁昏厥、癫狂病等神志病，如《备急千金要方》言："诸烦热，时气温病，灸大椎百壮，刺三分泻之。"《类经图翼》言大椎治小儿急慢惊风。通过针刺大椎泻三阳经诸热，调阴阳平衡以达邪去则正安、安神定风的目的，故大椎为治疗内风诸证、阳热亢盛证之要穴。

八会穴之说始于《难经·四十五难》，其中言"骨会大杼"，历代一直沿述，但《灵枢·经脉》有大椎为"椎骨之会"之称，因其穴正当脊柱中央，着脊骨而不动，其位置上承头部，下启诸脊骨，主要起到承上启下的枢纽作用，受力集中，且能平衡各方向而使受力均匀。又因督脉之络贯脊属肾，其与太阳经起于目内眦，挟脊抵腰中，入循膂络肾，故大椎可通过督脉直接与肾经相关，肾主骨生髓，进而与骨相关，故后世诸多医家皆认为骨会为大椎，如《类经图翼·经络》言："大椎为骨会，骨病可灸之。"临床实践中，多种骨病如颈椎病、强直性脊柱炎、腰椎间盘突出症等关节疼痛病证，针刺大椎穴疗效好于大杼。

哑门（Yǎmén，GV 15）督脉、阳维交会穴

【别名】喑门、舌厌、舌横。

【穴名释义】哑，声音枯竭；门，人所出入也（《玉篇》），引申为穴位。本穴入系舌本，主治喑症、构音困难等，故名。

【定位】在颈后部，第2颈椎棘突上际凹陷中，后正中线上（图1-3-14-2）。

注1：先定风府，再于风府下0.5寸取本穴。

注2：后发际正中直上0.5寸。

注3：定位风府之后，取风府至后发际垂线的中点即为哑门穴。

【局部解剖】在项韧带和项肌中。布有第3颈神经和枕大

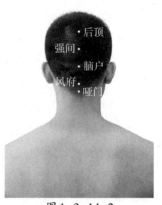

图1-3-14-2

神经支，棘间静脉丛及枕动、静脉分支；深部为弓间韧带，椎管内为脊髓。

【主治】①利咽开喑：暴喑，舌强，舌缓不语，构音障碍，吞咽困难，咽喉肿痛。②通利头项：头痛、项强、眩晕等头项疾患。③安神定志：中风、癫狂痫、癔病等。

【刺灸法】《针灸学》教材标注刺法为："向下颌方向缓慢刺入0.5~1寸，针尖不可向上，以免刺入枕骨大孔，误伤延髓。"根据我们多年解剖观察和临床实践所得，正常成年人此穴针刺深度在1.2寸以内，不论哪个方向，皆在安全范围之内。

【针感】局部酸胀感或针感向舌咽方向或头项放射。

发挥：哑门位居督脉，前方应喉，故为治疗咽喉病要穴。《百症赋》曰哑门："舌缓不语而要紧。"《玉龙歌》言："偶尔失音言语难，哑门一穴两筋间。"《针灸甲乙经》言哑门"入系舌本""舌缓，喑不能言，刺哑门"。此外，风府、哑门为治疗中风及中风后遗症主穴，此二穴中的任何一穴均可与大椎相伍，采用互动式针法，治疗喑哑、吞咽困难、构音障碍等。

督脉循脊入脑，与足厥阴经会于颠顶。《针灸甲乙经》："项强刺哑门"。《素问·骨空论》："督脉为病，脊强反折。"因此，临床常见的项背强急之督脉病证和阳维脉为病的头项强痛、后头痛，均可采用本穴施治。

督脉总督诸阳经，其经脉入脑上颠，脑为髓海，元神所主，人体经络气血借助督脉贯通于脑，哑门为督脉与阳维之会，内连于脑，为回阳九针穴之一，有开窍醒脑的作用，穴性上归于开窍穴。《类经图翼》言哑门："中风尸厥，暴死不省人事。"针刺哑门穴可通调阳维脉与督脉以调节全身阴阳，使脑部经脉气血疏通，临床上凡脑源性疾病引起的痴呆、神志异常均可针刺本穴。

风府(Fēngfǔ，GV 16)督脉、阳维交会穴

【别名】舌本、鬼穴、鬼枕、惺惺、曹溪。

【穴名释义】风，风邪；府，聚也(《玉篇》)，所居。后脑与颈项最易受风邪侵犯，穴居颈项正中而为治风之要塞，故名。

【定位】在颈后部，枕外隆凸直下，两侧斜方肌之间凹陷中(图1-3-14-2)。

注1：正坐，头稍仰，使项部斜方肌松弛，从项后发际正中上推至枕骨而止即是本穴。

注2：于枕部可摸到一突出的隆起(枕外隆突)，在该隆起下、后发际两大筋(斜方肌)之间可触及一凹陷，按压有酸痛感，即为本穴。

【局部解剖】在项韧带和项肌中。布有第3颈神经和枕大神经分支，有棘间静脉丛及枕动、静脉分支；深部为环枕后膜和小脑延髓池。

【主治】①息风定惊：中风、半身不遂、癫狂痫、癔病等由内风所致者。②祛风解表：风寒、风热表证，皮肤瘾疹等由内外风所致者。③通利头项：头痛、项强、眩晕等。④利咽开喑：暴喑、构音障碍、吞咽困难、咽喉肿痛等。⑤疏通头面：目痛、鼻塞、牙痛等。

【刺灸法】《针灸学》教材标注刺法为："向下颌方向缓慢刺入0.5~1寸，针尖不可向

上深刺，以免刺入枕骨大孔，误伤延髓。"根据多年解剖观察和临床实践，正常成年人此穴针刺深度在1.2寸以内，不论哪个方向，皆在安全范围之内。

【针感】局部酸胀感或针感向舌咽方向放射。

发挥：针刺风府在治疗风寒表证及风热表证中起辅助作用。头为阳，体为阴。风为阳邪，其性开泄，易袭阳位，颠高之上，唯风可到，故人身头项部易为风邪所袭。《素问·热论》言："今夫热病者，皆伤寒之类也。""伤寒一日，巨阳受之"，"巨阳者，诸阳之属，其脉连于风府。"《伤寒论》："太阳病，初服桂枝汤，反烦不解者，先刺风池、风府，却与桂枝汤则愈。"《行针指要歌》："或针风，先向风府百会中。"《席弘赋》："风府寻得到，伤寒百病一时消。"

值得注意的是，风既指外因而起的外风，也指由内而起的内风。内风的产生，总责之于体内阴阳的变动。阴阳为六气之本，六气为阴阳之化，阴进阳退则寒生，阳进阴退则热长，阴阳往复之间则风气乃成。阴阳协调，和风以生；阴阳出入之机不相顺接，阴阳不和，阳气升降乖戾，和风也一转而为贼风，乘机妄动于内。风府为督脉、足太阳、阳维脉之会，又为督脉络脑之处。《素问·风论》言："风气循风府而上，则为脑风。"《针灸甲乙经》言："狂易多言不休，及狂走欲自杀，及目妄见，刺风府。"临床上针刺风府可安神定志息风阳，用于治疗热极生风、肝风内动等引起的阴阳气血逆乱，进而对治疗癫狂痫等神志病以及中风、中风后遗症有显效。

督脉循脊入脑，与足厥阴经会于颠顶，《素问·骨空论》曰："大风颈项痛，刺风府。"可见风府用于治疗头项疾患。

《针灸甲乙经》记载刺风府治疗足不仁、暴喑不能言，"舌急难言，刺风府主之"，"喉嗌痛，刺风府"，大椎主喉痹，项强刺哑门，"舌缓，喑不能言，刺哑门"。大椎、哑门、风府，此三穴临床常采用互动式针法，治疗喑哑、中风后吞咽困难、构音障碍、癔症失音等。

脑户（Nǎohù，GV 17）督脉、足太阳交会穴

【别名】会额、匝风、合颅、仰风、会颅、迎风。

【穴名释义】脑，颅脑；户，单扇门（《说文》），出入口。督脉上头通脑，从风府进颅，在穴处入大脑（穴在小脑与大脑双侧枕叶之间的空隙处），故名。

【定位】在头部，枕外隆凸的上缘凹陷中（图1-3-14-2）。

注：后正中线与枕外隆凸的上缘交点处的凹陷中。横平玉枕。

【局部解剖】在左、右枕骨肌之间。布有枕大神经分支，左右枕动、静脉分支。

【主治】①神志疾患：惊厥、癫狂痫等。②头项疾患：头痛、项强、眩晕等。③咽喉部疾患：暴喑、构音障碍、吞咽困难、咽喉肿痛等。

【刺灸法】平刺0.5~0.8寸。

【针感】局部酸胀感或针感向头项放射。

强间（Qiángjiān，GV 18）

【别名】大羽。

【穴名释义】强，虽柔必强（《中庸》），坚强，强硬；间，隙也（《说文》），间隙。穴在顶骨与枕骨"人"字缝之间，骨质强硬，穴在其间，故名。

【定位】在头部，后发际正中直上4寸（图1-3-14-2）。

注：脑户直上1.5寸凹陷中。

【局部解剖】在浅筋膜、帽状腱膜中。布有枕大神经分支，左右枕动、静脉吻合网。

【主治】①神志疾患：痴呆、昏迷、惊厥、癫狂痫、癔病等。②头项疾患：头痛、项强、眩晕等。

【刺灸法】平刺0.5~0.8寸。

【针感】局部酸胀感或针感向头项放射。

后顶（Hòudǐng，GV 19）

【别名】交冲。

【穴名释义】后，与前相对；顶，颠也（《说文》），头顶。穴在百会后1.5寸，居颠之后，与前顶相对，故名。

【定位】在头部，后发际正中直上5.5寸（图1-3-14-3）。

注：百会向后1.5寸处。

【局部解剖】在浅筋膜、帽状腱膜中。布有枕大神经分支，左右枕动、静脉吻合网。

【主治】同"强间"。

【刺灸法】平刺0.5~0.8寸。

【针感】局部酸胀感或针感向头项放射。

百会（Bǎihuì，GV 20）督脉、手足三阳、足厥阴交会穴

【别名】顶中央、颠上、三阳五会、泥丸宫、天满、维会、三阳、五会

【穴名释义】百，数词，诸多；会，聚也（《广雅》），汇聚。穴在人体至高正中之处，为诸阳之会，诸经脉交会于此，故名。

【定位】在头部，前发际正中直上5寸（图1-3-14-3）。

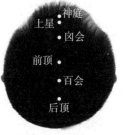

图1-3-14-3

注1：在前、后发际正中连线的中点向前1寸凹陷中。

注2：折耳，两耳尖向上连线的中点。

注3：折耳，两耳尖向上连线与头正中线的交点，按压有酸胀感处即是本穴。

【局部解剖】帽状腱膜。布有枕大神经及额神经分支，左右颞浅动、静脉及左右枕动、静脉吻合网。

【主治】①安神定志：痴呆、昏迷、惊厥、癫狂痫、癔病等。②疏调头面：头痛眩晕、耳鸣、鼻塞、鼻衄等。③升阳举陷：脱肛、阴挺、胃下垂、久泻久痢、遗尿等。

【刺灸法】平刺0.5~1寸，临床百会常与四神聪相配使用，针对不同病症选取不同的针刺方向。治疗神志疾患时，百会常与四神聪相配，向后平刺；治疗头面病症时，百会与四神聪相配，常向前平刺；治疗中气下陷证时，先针百会，针尖向前，勿偏左右，注意捻转提插以使针感向前额方向窜行，同时四神聪向百会透刺，也可采用灸法治疗中气

下陷证。

【针感】局部酸胀感。

发挥：“会”意指经络之交会，足太阳、足少阳、手少阳、督脉及足厥阴在颠顶部位的联络与交会关系。风为阳邪，其性清阳开泄，高颠之上，惟风可到，伤于风者，上先受之。百会居于颠顶，督脉与足太阳经会聚于此。足太阳经多气多血，主一身之表，督脉主一身之阳，助卫气防御外邪，温养全身，调节腠理，故针刺百会有疏散外风、祛邪解表之功。百会又为督脉与足少阳胆经、足厥阴肝经交会穴，故能调节肝胆以平息内风、息风开窍，这就决定了百会既能祛外风，又能息内风，如《针灸甲乙经》言："顶上痛，风头重，目如脱，不可左右顾，百会主之。"《玉龙歌》言："中风不语最难医，发际顶门穴要知，更向百会明补泻，即时苏醒免灾危。"

同时，督脉总督诸阳经，其脉入脑上颠，脑为髓海，元神所主，人体经络气血借助督脉上输于脑，《灵枢·海论》曰："髓海不足则脑转耳鸣。"《胜玉歌》言："头痛眩晕百会好。"因此，百会还是治疗头痛、眩晕的主穴以及治疗耳鸣的常用配穴。

阳主升主动，百会位居督脉最高处，督脉联系手足三阳经，是人体诸阳经的总汇，故针刺百会具有贯通阳启闭、提举一身之阳气、升下陷之清阳的作用。针灸百会穴还可起到使中气上提的作用，如《十四经要穴主治歌》："大肠下气脱肛病，提补诸阳气上升。"临床常用于脱肛、阴挺、胃下垂、久泻久痢、遗尿等中气下陷病证及癃闭、神昏等阴阳不相顺接，清阳不升、浊阴不降病证的治疗。

前顶（Qiándǐng，GV 21）

【穴名释义】前，与后相对；顶，颠也（《说文》），头顶。穴在百会前1.5寸，居颠之前，与后顶相对，故名。

【定位】在头部，前发际正中直上3.5寸（图1-3-14-3）。

注：百会与囟会连线的中点。

【局部解剖】帽状腱膜。布有额神经分支及枕大神经分支，左右颞浅动、静脉吻合网。

【主治】①头项部疾患：头痛、项强、眩晕等。②鼻病：鼻渊、鼻塞等。③神志疾患：痴呆、昏迷、惊厥、癫狂痫、癔病等。

【刺灸法】平刺0.5~0.8寸。

【针感】局部酸胀感。

囟会（Xìnhuì，GV 22）

【别名】囟中、鬼门、天窗、顶门、囟门。

【穴名释义】囟，囟门；会，合也（《说文》），会合。穴居额骨上方与顶骨连合处，古称囟或囟门，故名。

【定位】在头部，前发际正中直上2寸（图1-3-14-3）。

【局部解剖】帽状腱膜。布有额神经分支，左右颞浅动、静脉吻合网。

【主治】同"前顶"。

【刺灸法】平刺0.5~0.8寸，小儿前囟未闭者禁针、禁灸。

【针感】局部酸胀痛感。

上星（Shàngxīng，GV 23）

【别名】鬼堂、明堂、神堂。

【穴名释义】上，高也（《说文》），指头部；星，万物之精，上为列星（《说文》），指精气。穴处头部精气所聚之处，故名。

【定位】在头部，前发际正中直上1寸（图1-3-14-3）。

【局部解剖】在左、右额肌交界处。布有额神经分支，额动、静脉分支，颞浅动、静脉分支。

【主治】①头面五官疾患：头痛眩晕、目痛、耳鸣、鼻渊等。②神志疾患：癫狂痫等。③其他：热病，疟疾。

【刺灸法】平刺0.5~0.8寸。

【针感】局部酸胀痛感。

神庭（Shéntíng，GV 24）督脉、足太阳、足阳明交会穴

【别名】发际、天庭。

【穴名释义】神，圣而不可知之（《庄子》），神灵，指脑神；庭，堂阶前也（《玉篇》），厅堂。穴治癫狂、惊悸等神志病，为脑神所居之处，故名。

【定位】在头部，前发际正中直上0.5寸（图1-3-14-3）。

注：发际不明或变异者，从眉心直上3.5寸处取穴。

【局部解剖】在左、右枕额肌交界处。布有额神经分支，额动、静脉分支。

【主治】①头面五官疾患：头痛眩晕、目痛、耳鸣、鼻渊、鼻塞等。②神志疾患：痴呆、昏迷、惊厥、癫狂痫、癔病等。

【刺灸法】平刺0.5~0.8寸。

【针感】局部酸胀痛感。

印堂（Yìntáng，GV 24⁺）

【别名】曲眉。

【穴名释义】印，彼此符合，相互联系；堂，明堂，鼻也。穴居鼻上两眉中间，阙者，眉间也，阙中者，肺也。肺为明堂，穴名之义即为印合明堂，认为本穴与肺气相通。

【定位】在头部，两眉毛内侧端中间凹陷中（图1-3-14-4）。

注：左、右攒竹连线的中点。

【局部解剖】降眉间肌。浅层有滑车上神经分布；深层有面神经颞支和内眦动脉分布。

【主治】①脑系疾患：痴呆、痫证、失眠、健忘

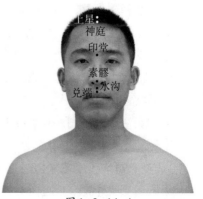

图1-3-14-4

等。②头面五官疾患：头痛、眩晕、鼻衄、鼻渊等。③儿科疾患：小儿急慢惊风、子痫等。

【刺灸法】提捏局部皮肤，平刺0.3~0.5寸，或用三棱针点刺出血。

【针感】局部胀感或痛感。

素髎（Sùliáo, GV 25）

【别名】面王、面正、鼻准、正面、面士、准头。

【穴名释义】素，白色与高洁之义；髎，窟也，临近骨部的缝隙。穴在鼻尖正中缝隙中，因肺开窍于鼻，其色白故为素，故名。

【定位】在面部，鼻尖的正中央（图1-3-14-4）。

【局部解剖】鼻尖软骨。布有筛前神经鼻外支（眼神经分支），面动静脉鼻背支。

【主治】①急危重症：昏迷、惊厥、新生儿窒息、休克、呼吸衰竭等。②鼻病：鼻渊、鼻塞、鼻衄等。③胃气上逆：嗳气吞酸、呃逆、呕吐等。

【刺灸法】向上斜刺0.3~0.5寸，或点刺出血。

【针感】局部酸胀痛感。

水沟（Shuǐgōu, GV 26）督脉、手足阳明交会穴

【别名】人中、鬼宫、鬼客厅、鬼市。

【穴名释义】水，水液，涕水；沟，狭长低洼处。穴在鼻柱下，人中沟中央，近鼻孔处，为鼻水所流注，故名。

【定位】在面部，人中沟的上1/3与中1/3交点处（图1-3-14-4）。

【局部解剖】口轮匝肌。布有眶下神经的分支及面神经颊支，上唇动、静脉。

【主治】①急危重症：昏迷、惊厥、中风、休克等。②神志疾患：痴呆、昏迷、惊厥、癫狂痫、癔病等。③头面五官疾患：鼻塞、面肿、口歪、齿痛、牙关紧闭等。④其他：闪挫腰痛。

【刺灸法】向上斜刺0.3~0.5寸，强刺激，或指甲掐按。禁灸。

【针感】局部酸胀痛感。

兑端（Duìduān, GV 27）

【别名】兑骨。

【穴名释义】兑，口（《易经》）；端，顶端。穴在上唇中间的顶端，故名。

【定位】在面部，上唇结节的中点（图1-3-14-4）。

【局部解剖】口轮匝肌。布有眶下神经支及面神经颊支，上唇动、静脉。

【主治】①神志疾患：痴呆、昏迷、惊厥、癫狂痫、癔病等。②口部疾患：口歪、口噤、口臭、齿痛等。

【刺灸法】向上斜刺0.2~0.3寸。

【针感】局部酸胀痛感。

龈交（Yínjiāo, GV 28）

【穴名释义】龈，啮也（《说文》），牙龈；交，交胫也（《说文》），交会。穴处门齿

齿根部，为任、督、足阳明等经脉交会所，故名。

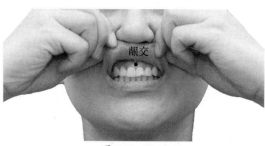

图1-3-14-5

【定位】在上唇内，上唇系带与上牙龈的交点（图1-3-14-5）。

注：正坐仰头，提起上唇，于上唇系带与齿龈的移行处取穴。

【局部解剖】在上唇系带中。布有上颌神经分支，上唇动、静脉。

【主治】①头面五官疾患：口歪、口噤、齿痛、齿衄、鼻衄、面赤颊肿等。②神志疾患：痴呆、昏迷、惊厥、癫狂痫、癔病等。

【刺灸法】向上斜刺0.2~0.3寸，或用三棱针挑刺。

【针感】局部酸胀痛感。

第四章　经外奇穴与组穴

第一节　经外奇穴

经外奇穴一般指不归属于十四正经，临床具有奇特疗效的一类腧穴。也有学者将"经"理解为古代中医经典专著，即《内经》《难经》等未记载的腧穴，"奇"理解成奇零少数的、非常规的。无论如何理解，经外奇穴都是非常特殊的一类腧穴，独立十四正经之外，却又与经络系统密切相关。

古代的经外奇穴一般是在阿是穴或经验穴的基础上发展而来，为历代医家经验总结，源于医疗实践。关于奇穴较早的记载是在《灵枢·刺节真邪》中"尽刺诸阳之奇输"，而"奇穴"名称则首见于唐代孙思邈所著《备急千金要方》，金元时期针灸名家窦汉卿对奇穴的名称、定位及主治等做了更为详细的记载，明代经外奇穴进一步发展，方书《奇效良方》首次将"奇穴"单独立节专论，《针灸大成》论穴有"奇""正"，张介宾《类经图翼》中专列"奇俞类集"一篇，载有84穴，至清代《针灸集成》汇集奇穴144穴，使经外奇穴不断发展进步，现代人又依据人体解剖学、生理学等创造了不少奇穴，大大丰富了针灸学内容。

经外奇穴与经络系统密切相关，在十四经循行上的奇穴作用与其所在经密切相关，"宁失其穴，勿失其经"便是例证，正因如此，在经上的奇穴还有补充到十四正经的先例，如印堂、膏肓俞、厥阴俞等；不在经上的部分奇穴为某个经穴的拓展和延伸，因古有齐刺、傍刺、扬刺等多种针刺法，在某个经穴旁取穴，如百会周围的四神聪，阳陵泉下方的陵下，其功用主治与其临近经穴密切相关。但经外奇穴却又相对独立，其分布比较分散，多不在十四经循行路线上，且有些经外奇穴并不专指某一个部位，而是指一组腧穴，如十宣、八邪、八风等，与经穴有着较大差异，因而也不存在分经主治的规律。经外奇穴的临床应用常以单穴治疗疾病为主，不需与其他腧穴相配伍使用，具有功效显著、作用相对专一的特性。

近年来，奇穴日益增多，随之出现泛化奇穴，甚至达到"全身无处不穴"的处境，新增的多数奇穴只是徒有其名，缺少规范化的定位、操作等，且临床疗效有待进一步验证，然奇穴需有奇效，不然枉为奇穴！目前《经外奇穴名称与定位》规定了51个奇穴的名称及定位，我们在此基础上又增添部分常用且确有疗效的奇穴。

四神聪

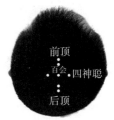

图 1-4-1-1

【出处】《太平圣惠方》

【穴名释义】四，数词，四个；神，阳之精气曰神（《大戴礼记·曾子天圆》），神智；聪，察也（《说文》），明醒。此组穴居头顶百会四周，具镇静安神、清头醒脑之功，故名。

【定位】在头部，百会前后左右各旁开1寸，共4穴（图1-14-1-1）。

注：后神聪在前后发际正中连线的中点处，前顶后0.5寸为前神聪。

【局部解剖】帽状腱膜。布有枕大神经、耳颞神经及眶上神经的分支，枕动、静脉，颞浅动、静脉顶支，眶上动、静脉的吻合网。

【主治】①神志疾患：失眠，健忘，抑郁，癫狂。②头面五官疾患：头痛，眩晕，耳鸣，鼻塞。③虚劳证：脱肛，阴挺，胃下垂，久泻久痢，小儿遗尿。

【刺灸法】平刺0.5~0.8寸。

【针感】局部胀痛感。

发挥：四神聪位于头部颠顶，为诸阳汇聚之地，其中心为百会穴，为三阳五会神气出入之地，二穴相辅相成，可治疗神志、头面五官及中气下陷疾患。四神聪透百会，通经接气，携头部四方经气汇至颠顶，起到平衡阴阳、调节一身之阳气的作用，可治疗阳亢之头痛、眩晕、耳鸣、癫狂，亦可升阳举陷，治疗脱肛、阴挺、胃下垂、久泻久痢、小儿遗尿等。脑为元神之府，主司精神活动，四神聪穴如其名，可治疗神志疾病，如失眠、抑郁、痴呆等。《史记·扁鹊仓公列传》："扁鹊乃使弟子子阳厉针砥石，以取外三阳五会。有间，太子苏。"四神聪为调神、调气之要穴。

当阳

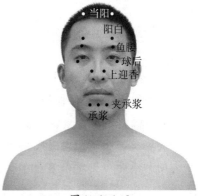

图 1-4-1-2

【出处】《备急千金要方》

【穴名释义】当，正值；阳，阳面。穴当瞳孔直上入发际1寸处，正当面首阳位，故名。

【定位】在头部，瞳孔直上，前发际上1寸（图1-4-1-2）。

注：头临泣直上0.5寸，横平上星。

【局部解剖】额肌。布有眶上神经，眶上动、静脉分支。

【主治】头面五官疾患：偏、正头痛，眩晕，鼻炎，目赤肿痛。

【刺灸法】平刺0.5~0.8寸。

【针感】局部胀痛感。

鱼腰

【出处】《扁鹊神应针灸玉龙经》

【穴名释义】鱼腰穴位于眉毛正中，因眉毛形状如鱼，本穴位于"鱼"的中央，故名鱼腰。

【定位】在头部，瞳孔直上，眉毛中（图1-4-1-2）。

【局部解剖】眼轮匝肌。布有眶上神经，面神经颞支，额动脉分支。

【主治】头面五官疾患：三叉神经痛，眉棱骨痛，头痛，视物不明，面瘫，面肌痉挛。

【刺灸法】平刺0.3~0.5寸。

【针感】局部刺痛、麻感，或传至眼部及前额。

发挥：古多用鱼腰穴治疗眼疾，《针灸大成》曰："治眼生垂帘翳膜。"现主要治疗三叉神经眼支相关病症，如三叉神经第一支痛、眉棱骨痛。治疗面瘫、前额痛（阳明头痛）时，可用鱼腰透阳白；治疗呃逆时，可用鱼腰透攒竹。鱼腰位于眶上切迹处，眶上神经经眶上切迹分布于额顶部皮肤，眶上神经是三叉神经第一支（眼支）最大分支，神经从属关系为三叉神经—眼神经—额神经—眶上神经。针刺本穴治疗三叉神经痛等痛证时，以产生局部放射感为佳，非此针感疗效不著，注意针刺方向，避免伤及眼球。

太阳

【出处】《备急千金要方》

【穴名释义】太，大也（《广雅·释诂》）；阳，高明也（《说文》）。穴处三部九候之上部天，乃全身动脉之最高者，居面颊颞部，故名。

【定位】在头部，眉梢与目外眦之间，向后约一横指（中指）的凹陷中（图1-4-1-3）。

注：丝竹空与瞳子髎连线中点向外约一横指处。

【局部解剖】颞肌。布有上颌神经颧颞支，下颌神经肌支，颞浅动脉。

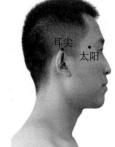

图1-4-1-3

【主治】头面五官疾患：目疾，眩晕，头痛，牙痛，三叉神经痛，面瘫。

【刺灸法】直刺或斜刺0.3~0.5寸，或用三棱针点刺出血。

【针感】局部有酸胀感。

发挥：《太平圣惠方》载太阳："理风赤眼，头痛，目眩涩。"《针灸集成》曰太阳可治头风及偏头痛。太阳穴主治头面五官病症，具有疏风泄热、清利头目之功。手阳明、手太阳和手足少阳之经筋结于太阳部，穴区布有颞浅静脉，点刺放血可泻气分实热、活血通络，治疗气分热证及瘀血证。

太阳穴深刺可治疗牙痛及三叉神经痛，从太阳进针向颧髎深刺约2寸，太阳透颧髎治疗上牙痛，向下关深刺约3寸，太阳透下关治疗下牙痛，以患部牙齿出现酸胀或放电感为佳。作者临床治疗肝阳上亢型高血压以及眼睛红肿痛痒，常常采用刺络放血法。

耳尖

【出处】《针灸大成》

【穴名释义】耳，耳朵；尖，尖端。穴当折耳向前，耳廓上方的尖端处，故名。

【定位】在耳区，外耳轮的最高点（图1-4-1-3）。

注：耳廓向前对折时，在耳廓上部尖端处。

【局部解剖】耳廓软骨。浅层有颞浅动、静脉的耳前支，耳后动、静脉的耳后支，耳颞神经耳前支；深层有枕小神经后支和面神经耳支。

【主治】①头面五官疾患：结膜炎、麦粒肿、牙痛、咽炎、扁桃体炎、头痛、外耳炎症、眩晕耳鸣等。②皮肤病：痤疮、荨麻疹、黄褐斑等。③其他：高热、高血压、高血脂、失眠等。

【刺灸法】直刺0.1~0.2寸，或点刺放血。

【针感】局部刺痛感。

发挥：耳位于头部，为宗脉之所聚，是清阳之气上升之处，属"清窍"，而耳尖穴位于耳的最高点，居清窍之阳位，火邪易犯，因火性上炎，故常用刺络放血法，可治阳亢、实热、瘀血之证，具有平肝潜阳、清热泻火、活血利窍之功。《灵枢·九针十二原》："凡用针者，虚则实之，满则泄之，宛陈则除之。"耳尖放血疗法体现了去宛陈莝的治法。

耳尖穴临床应用广泛，《针灸大成》曰："耳尖耳穴，在耳尖上，卷耳取尖上是穴。治眼生翳膜……用小艾炷五壮。"《银海精微》曾载灸此穴可治眼病、偏正头痛。现代研究提示耳尖穴主要有退烧、消炎、镇静、止痛、降压、抗过敏、清脑明目等功能，作者认为耳尖穴的主治功能与迷走神经的作用密切相关。

球后

【出处】近现代。

【穴名释义】球，眼球；后，后面。穴处眼眶下缘外侧，故名。

【定位】在面部，眼球与眶下缘之间，眶下缘外1/4与内3/4交界处（图1-4-1-2）。

注：承泣外上方。

【局部解剖】眼轮匝肌→眶脂体。布有眶下动、静脉，眶下神经。

【主治】眼部疾患：视神经萎缩、视神经炎、近视、青光眼、内斜视等。

【刺灸法】轻压眼球向上，沿眼眶下缘缓慢直刺0.5~1.5寸，禁提插。出针时压迫局部1~3分钟，以防出血。慎灸。

【针感】局部酸胀感。

上迎香

【出处】《银海精微》

【穴名释义】上，方位词，下之对；迎香，迎香穴。穴处迎香穴之上方，主治略同，故名。

【定位】在面部，鼻翼软骨与鼻甲的交界处，近鼻翼沟上端处（图1-4-1-2）。

【局部解剖】提上唇鼻翼肌。布有面动、静脉分支，眶下神经分支。

【主治】鼻病。

【刺灸法】向内上方斜刺0.3~0.5寸。

【针感】局部酸痛感。

内迎香

【出处】《肘后备急方》

【穴名释义】内，方位词，外之对；迎香，迎香穴。穴在鼻内，约与迎香穴内外相对，故名。

【定位】在鼻孔内，鼻翼软骨与鼻甲交界的黏膜处。

注：与上迎香相对处的鼻黏膜上。

【局部解剖】鼻翼软骨。布有鼻睫神经分支，筛前神经和上颌神经的鼻内支。

【主治】头面五官疾患：鼻炎，头痛，眩晕，目赤肿痛。

【刺灸法】由鼻孔内向上直刺0.1~0.2寸，或点刺出血。禁灸。

【针感】局部酸痛感，或伴流泪、流涕感。

牵正

【出处】近现代。

【穴名释义】牵，引也（《广雅》），拉拽；正，方直不曲谓之正（《新书·道术篇》），引申为正常。穴治口歪，有将歪斜之颜面拉正之意。

【定位】在面颊部，耳垂前0.5~1寸，与耳垂中点相平处（图1-4-1-4）。

【局部解剖】腮腺→咬肌。浅层布有耳大神经；深层布有咬肌动脉，面神经颊支，下颌神经咬肌支。

【主治】口歪，口疮。

【刺灸法】直刺或向前斜刺0.5~0.8寸。

【针感】局部酸胀感。

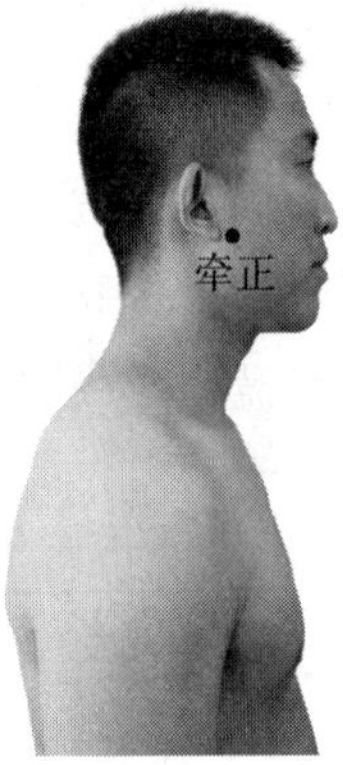

图1-4-1-4

夹承浆

【出处】《千金翼方》

【穴名释义】夹，持也（《说文》），引申为物在左右；承浆，承浆穴。穴处承浆穴两侧，有夹持之势，故名。

【定位】在面下颌部，承浆穴旁开1寸处（图1-4-1-2）。

【局部解剖】口轮匝肌。布有下唇动脉，颏神经，面神经下颌缘支。

【主治】①头面五官疾患：三叉神经痛，口歪流涎，齿龈痛。②脾胃疾患：纳呆，消化不良，呃逆。③其他：尿失禁。

【刺灸法】向后斜刺或平刺0.3~0.5寸。

【针感】局部酸痛感，或放射至下齿。

发挥：夹承浆在足阳明胃经及任脉循行线上，足阳明胃经入上齿，环绕口唇，任脉起于小腹内，下出会阴部，经关元等穴至咽喉部，上行环绕口唇，与足阳明胃经交会于承浆穴。夹承浆可治疗胃经所主之本腑病症，如消化不良、纳呆、急性胃痉挛、呃逆等，有解痉镇痛、降气止逆、健脾和胃的作用。夹承浆位于口周，系任脉，可调整肾之开合功能及膀胱气化功能，故可治疗尿失禁。

金津、玉液

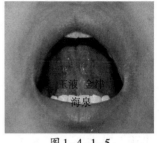

图1-4-1-5

【出处】《窦太师针经》

【穴名释义】金津：金，五色金，黄为之长（《说文》），引申为贵重；津，液也，汁也（《三苍》），津液。玉液：玉，石之美者（《说文》），引申为珍贵；液，汁也（《字林》），津液。二穴有生津止渴之功，故名。

【定位】在口腔内，舌系带两侧静脉上，左曰金津，右曰玉液（图1-4-1-5）。

【局部解剖】舌肌。布有舌动、静脉分支；面神经鼓索，三叉神经的分支下颌神经发出的舌神经，舌下神经分支。

【主治】①舌咽部疾患：舌强，言语、吞咽不利，舌肿，口疮，咽痛。②其他：口干喜饮，消渴。

【刺灸法】点刺出血。禁灸。

【针感】局部刺痛感。

〔发挥〕关于金津、玉液的认识，最早见于《内经》，将金津、玉液名为"舌下两脉"，最早记载金津、玉液穴名的是元代《窦太师针经》，而明代《奇效良方》将其归入经外奇穴，《类经图翼》详细记载："左金津，右玉液，在舌下两旁紫脉上，主治消渴、口疮、舌肿、喉痹，三棱针出血。"

因舌为心之外候，舌为心之苗，其穴位于舌系带左右两侧的静脉上，配合刺络放血可泻心火、利官窍，治疗口疮、舌肿之症；因其名为金津、玉液，可滋阴生津，二穴位于左右舌下腺开口出，是唾液进入口腔的重要部位，针刺能够增加唾液分泌，治疗口干、咽痛、消渴等。现代解剖学认识到此穴位于舌体的末端，分布有面神经鼓索、三叉神经的下颌神经发出的舌神经、舌下神经分支等，属于12对脑神经，直接与脑相连，面神经负责舌前2/3的味觉，舌神经负责舌前2/3的一般感觉，舌下神经负责舌的运动，故常用于治疗中风后遗症的失语、语言謇涩、舌强等症。

聚泉

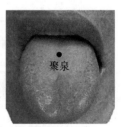

图1-4-1-6

【出处】《针灸大成》

【穴名释义】聚，会聚；泉，水原也（《说文》）。穴处舌面正中，卷舌之时，恰处底端，唾液在穴处会聚，故名。

【定位】在口腔内，舌背正中缝的中点处（图1-4-1-6）。

【局部解剖】舌肌。布有三叉神经的分支下颌神经发出的舌神经，舌下神经分支。

【主治】①舌部疾患：口舌疮，舌强，舌肿，舌缓，舌颤。②肺系疾患：咳嗽，哮喘。③其他：消渴。

【刺灸法】直刺0.1~0.2寸；或点刺出血。

【针感】局部刺痛感。

发挥：本穴作者临床应用不多，在治疗中风后舌强中具有较好疗效。《针灸大成》曰："聚泉一穴，在舌上，当舌中。吐出舌，中直有缝陷中是穴。哮喘咳嗽，及久嗽不愈，若灸则不过七壮。"作者应用本穴治疗肺系疾患时存疑，若按舌诊脏腑分布，聚泉所处位置应候脾胃。

海泉

【出处】《针灸大全》

【穴名释义】海，天池也，以纳百川者（《说文》）；泉，水原也（《说文》）。穴在舌下中央系带上，处金津、玉液之间，寓海之大，必有其源也。有生津止渴之功，故名。

【定位】在口腔内，舌系带中点处（图1-4-1-5）。

【局部解剖】舌系带。布有三叉神经的分支下颌神经发出的舌神经，舌下神经分支。

【主治】①舌部疾患：舌缓，舌肿。②肺系疾患：咳嗽，哮喘，喉痹。③脾胃疾患：呕吐，呃逆，泄泻，消渴。

【刺灸法】点刺出血。禁灸。

【针感】局部刺痛感。

翳明

【出处】近现代。

【穴名释义】翳，障也（《广雅》），遮蔽；明，照也（《说文》），光明。穴为耳朵所遮蔽，有聪耳明目之功，能使受遮蔽之目光恢复光明，故名。

【定位】在项部，翳风后1寸（图1-4-1-7）。

【局部解剖】胸锁乳突肌→头夹肌→头最长肌。浅层有耳大神经、枕小神经；深层有迷走神经，副神经，颈神经后支。

【主治】头面五官疾患：目疾，头痛，眩晕，耳鸣。

【刺灸法】直刺0.5~1寸。

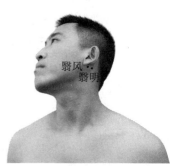

图1-4-1-7

【针感】局部酸胀麻感，或沿耳后传至侧头部。

颈百劳

【出处】《针灸资生经》

【穴名释义】颈，颈部；百，数词，许多；劳，虚劳。穴在颈项部，主治诸虚劳损之证，故名。

【定位】在颈部，第7颈椎棘突直上2寸，后正中线旁开1寸（图1-4-1-8）。

【局部解剖】斜方肌→头颈夹肌→头半棘肌→颈半棘肌→多裂肌。浅层有第4、5颈神经后支的皮支；深层有第4、5颈神经后支的肌支。

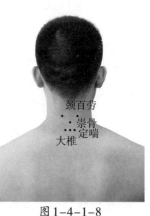

图1-4-1-8

【主治】①颈部疾患：颈项强痛。②肺系疾患：咳嗽，气喘。③汗证：盗汗，骨蒸潮热。

【刺灸法】直刺0.8~1.2寸。

【针感】局部酸胀感。

发挥：《普济方》曰："妇人产后浑身疼，针百劳穴，遇痛处即针，避筋骨及禁穴。明下云，产后未满百日，不宜灸。"《刺灸心法要诀》曰："百劳穴，主治满身发热，虚汗盗汗津津不止。"

颈臂

【出处】近现代。

【穴名释义】颈，颈部；臂，手臂。穴处颈部，针刺时针感可直达肘手，能治上臂麻痹，故名。

【定位】①在胸锁乳突肌锁骨端外侧缘，锁骨中点上约1寸，锁骨下动脉搏动处外上0.3寸（图1-4-1-9）。

②在胸锁乳突肌锁骨端外侧缘，锁骨外2/3与内1/3交点直上约1寸，锁骨下动脉搏动处上0.1寸。

【局部解剖】胸锁乳突肌，前斜角肌，中斜角肌。布有锁骨上神经前支，臂丛神经，颈横动、静脉分支。

【主治】颈部疾患：神经根型颈椎病、痉挛性斜颈、颈肩综合征等。

【刺灸法】直刺0.3~0.5寸。

【针感】局部胀麻感，或传至手部、前胸、背部。

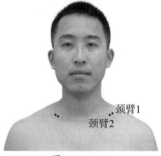

颈臂1
颈臂2

图 1-4-1-9

发挥：该穴是当代医者结合现代神经解剖学等发现的一个新穴，穴性偏泻，具有通经除痹、行气止痛之功效，主治颈部和上肢痉挛、麻木、疼痛等症。据我们所见到的资料，该穴首见于《芒针疗法》，但其位置多有分歧，以上两种定位方法是我们临床常取的方法。该穴针感既能达到手三阴、三阳经，也可至前胸及后背，可谓一穴多经，分经得气。应用该穴有一定的危险，须熟知颈部解剖，把握针刺深度、角度，切忌盲目追求得气而粗暴行针，须用心体会针感。

采用文中任何一种定位均可，无论哪种方法取穴，一定要触及锁骨下动脉的搏动，用指尖拨开动脉，沿动脉边缘刺入，否则很难把握其位置。两种定位方法均可以达到放电感下传至肩、上臂、大拇指、次指、中指的效果。将患者头部转向对侧，取颈臂穴第一种定位法，进针后针感首先到达桡神经支配区域，针尖方向指向颈中心继续刺入，则出现的针感是正中神经支配区域，针感可以下传至中指，继续刺入，针尖接触臂丛神经尺神经分支，针感可到达小指及无名指。在整个针刺过程中，针下一直保持有得气的沉紧感，而没有落空感。

崇骨

【出处】《针灸集成》

【穴名释义】崇，高也(《尔雅》)；骨，肉之覆也(《说文》)，脊椎骨。人体颈椎以第7椎为最高，穴在第6、7颈椎之间，居大椎之上，故名。

【定位】在颈部，第6颈椎棘突下凹陷中，后正中线上(图1-4-1-8)。

【局部解剖】在腰背筋膜、棘上韧带及棘间韧带中。布有颈横动脉分支和棘间皮下静脉丛，第7颈神经后支的内侧支；深部椎管内为脊髓。

【主治】癫痫，吞咽困难，颈椎病，呃逆。

【刺灸法】向上斜刺0.5~1寸。

【针感】局部胀麻感，或传至舌咽部。

发挥：《针灸集成》曰崇骨穴："在大椎上，第一小椎是也。"本穴在督脉的循行路线上，具有督脉腧穴的功效，督脉通于脑，脑为元神之府，故有通督镇静之功，用以治疗癫狂等，《幼幼新书》曰："羊痫，灸大椎上三壮。"

深刺崇骨穴可治疗假性球麻痹，有振奋阳气、通关利窍之效。患者取坐位，取3寸毫针，向咽喉方向针刺，将针缓慢推至深部，深度为60~75mm，以舌根部胀麻感、咽喉部有痒感为度，行互动式针法，一边捻转一边嘱患者说话或做吞咽动作，留针30分钟。

定喘

【出处】近现代。

【穴名释义】定，安也(《说文》)，安定；喘，喘咳。穴有止咳平喘之功，故名。

【定位】在脊柱区，横平第7颈椎棘突下，后正中线旁开0.5寸(图1-4-1-8)。

注：大椎旁开0.5寸。

【局部解剖】斜方肌→菱形肌→上后锯肌→头夹肌→头半棘肌。浅层有颈神经后支的皮支分布；深层有颈神经后支的肌支、副神经和颈横动脉、颈深动脉分布。

【主治】①颈部疾患：颈项强痛。②肺系疾患：气喘，咳嗽。

【刺灸法】直刺0.5~0.8寸，多穴位贴敷。

【针感】局部酸胀感。

发挥：临床应用于三伏贴及三九贴，为治疗顽固性喘咳之要故也可治疗肺系疾病。

夹脊

【出处】《内经》

【穴名释义】夹，持也(《说文》)，引申为物在左右；脊，脊柱。穴在胸腰椎脊柱两侧，故名。

【定位】在脊柱区，第1胸椎至第5腰椎棘突下两侧，后正中线旁开0.5寸，一侧17穴(图1-4-1-10)。

【局部解剖】在横突间的韧带和肌肉中。因穴位位置不同，涉及的肌肉也不同。一般分为三层，浅层为斜方肌、胸腰筋膜和菱形肌，中层有上、下后锯肌，深层有竖脊肌。每个穴位都有相应椎骨下方发出的脊神经后支及其伴行的动脉和静脉丛分

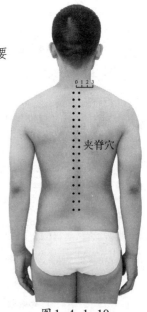

0 1 2 3

夹脊穴

图1-4-1-10

布，浅层为脊神经后支的皮支，深层为肌支。

【主治】①脊柱疾患：腰背疼痛、强直性脊柱炎等。②内脏疾患。③带状疱疹后遗神经痛。

【刺灸法】①直刺法：分别按每一对夹脊穴的定位，斜刺向脊柱中心。②盘龙刺法：上下夹脊交叉针刺，如上一个夹脊穴取左边，那么下一个穴取右边，左右交替取穴进行针刺。③横刺法：从斜方肌的外缘横刺向中心，多用于斜角肌痉挛引发的症状。

【针感】局部酸麻胀感，或沿胸廓传至胸腹部。

发挥：夹脊穴内、外侧分别有督脉和足太阳膀胱经伴行，督脉为"阳脉之海"，总督一身阳气，而足太阳膀胱经之背俞穴与之相对应。夹脊穴位于两条经脉的交会处，发挥着枢纽的作用，使两条经脉得以联系贯通。基于经脉分布，在实际的针灸治疗中，针刺夹脊穴能够对两条经脉产生影响，亦作用于其间的连接。夹脊穴依靠在督脉和膀胱经之间的连接作用，实现了其同全身经气还有五脏六腑功能的联系。《黄帝内经太素》曰："病在小肠者有积，刺腹脐以下，至少腹而止，刺侠脊，刺两傍四椎间，刺两髀髎胠肋间，道肠中热下气已。"

夹脊穴临近脊神经节，可治疗内脏系统疾病，其机制应与交感神经系统密切相关，纵向看，夹脊穴包括其同一节段背俞穴的主治功用，上段善治心肺系疾病，中段善治脾胃系疾病，下段善治泌尿系疾病，其治疗规律与交感神经节所管控的内脏器官相对应。

胃脘下俞

【出处】《备急千金要方》

【穴名释义】胃脘下为胰腺之别属，中医无胰腺之名称，督脉空胰腺位，其在胰俞穴旁，故名。

【定位】在脊柱区，横平第8胸椎棘突下，后正中线旁开1.5寸（图1-4-1-11）。

注：在膈俞与肝俞中间。

【局部解剖】背阔肌→竖脊肌→肋间肌。布有第7、第8胸神经后支的皮支和伴行的动、静脉。

【主治】①脾胃疾患：消渴，胃痛，腹痛。②胸胁部疾患：胸胁胀满，肋间疼痛。

【刺灸法】斜刺0.3~0.5寸。

【针感】局部酸胀麻感，或沿胸廓传至胸腹部。

痞根

【出处】《医学入门》

【穴名释义】痞，腹内结病（《玉篇》）；根，本也。主治痞块，有理气止痛之功，故名。

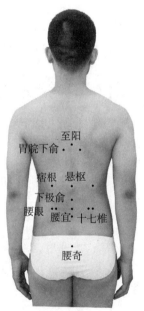

图1-4-1-11

【定位】在腰区，横平第1腰椎棘突下，后正中线旁开3.5寸（图1-4-1-11）。

注：肓门外0.5寸。

【局部解剖】背阔肌→竖脊肌→腰方肌。布有第12胸神经和第1、2腰神经后支的内侧支。

【主治】①脾胃疾患：痞证，胃痛，胃炎。②腰部疾患：腰痛，腰肌劳损。

【刺灸法】直刺0.5~1寸。

【针感】局部酸胀感。

下极俞

【出处】《千金翼方》

【穴名释义】下，下面；极，最；俞，腧穴。穴处胸腰部与腰骶部之中间，为胸腰部之最下端，故名。

【定位】在腰部，第3腰椎棘突下（图1-4-1-11）。

【局部解剖】棘上韧带→棘间韧带。布有第4腰神经后支和伴行的动、静脉。

【主治】①腰腹部疾患：腰痛，腹痛。②二便不调：泄泻，小便不利，遗尿。

【刺灸法】直刺0.5~1寸。

【针感】局部胀痛感，或沿脊柱上下感传。

腰宜

【出处】近现代。

【穴名释义】腰，腰部；宜，适合。穴处腰部，为腰脊疾病所宜取，故名。

【定位】在腰区，横平第4腰椎棘突下，后正中线旁开3寸（图1-4-1-11）。

注：大肠俞外1.5寸。

【局部解剖】背阔肌→竖脊肌的髂肋肌外缘。浅层有第3、4腰神经后支；深层有腰丛神经，第2腰动、静脉背侧支。

【主治】崩漏，腰痛。

【刺灸法】直刺0.5~1寸。

【针感】局部胀痛感，深刺或有麻感传至下肢部。

腰眼

【出处】近现代。

【穴名释义】腰，腰部；眼，引申为凹陷。穴当第4腰椎棘突下旁之凹陷中，左右各一穴，穴处凹陷明显如眼窝，故名。

【定位】在腰区，横平第4腰椎棘突下，后正中线旁开约3.5寸凹陷中（图1-4-1-11）。

注：直立时，约横平腰阳关两侧呈现的圆形凹陷中。

【局部解剖】腰背筋膜→背阔肌→髂肋肌。布有第4腰神经后支，臀上皮神经，有第4腰动、静脉的分支或属支。

【主治】①腰痛。②妇科疾患：月经不调，带下病。③其他：虚劳证。

【刺灸法】直刺1~1.5寸。

【针感】局部酸胀感。

十七椎

【出处】《千金翼方》

【穴名释义】十七，数词；椎，椎骨。腰椎5节，合胸椎12节，共17节，穴处第5腰椎棘突下凹陷中，故名。

　　【定位】在腰区，第5腰椎棘突下凹陷中（图1-4-1-11）。

　　注：腰阳关下1个棘突下凹陷中。

　　【局部解剖】棘上韧带→棘间韧带。布有第5腰神经后支和伴行的动、静脉。

　　【主治】①腰腿疾患：腰骶疼痛，下肢瘫痪。②妇科疾患：月经不调，痛经，带下。③泌尿系疾患：遗尿。

　　【刺灸法】直刺0.5~1寸。

　　【针感】局部胀痛感，或沿脊柱上下感传。

腰奇

　　【出处】近现代。

　　【穴名释义】腰，腰部；奇，特殊。穴主癫痫、头痛、失眠、便秘等非腰骶部穴位常主之症，故名之奇。

　　【定位】在骶区，尾骨端直上2寸，骶角之间凹陷中（图1-4-1-11）。

　　【局部解剖】棘上韧带。浅层有臀中皮神经；深层有骶神经后支和骶中动脉；再深可进入骶管裂孔。

　　【主治】①癫痫，头痛，失眠。②便秘。

　　【刺灸法】向上平刺1~1.5寸。

　　【针感】局部胀痛感。

子宫

　　【出处】《千金翼方》

　　【穴名释义】该穴与子宫的生理功能密切相关，故名。

　　【定位】在下腹部，脐中下4寸，前正中线旁开3寸（图1-4-1-12）。

　　注：足阳明胃经线与足太阴脾经线中间，横平中极。

　　【局部解剖】腹外、内斜肌。浅层有髂腹下神经和腹壁浅动、静脉；深层有髂腹股沟神经的肌支和腹壁下动、静脉；再深层为腹腔，左侧为乙状结肠，右侧为盲肠。

　　【主治】月经不调，痛经，崩漏，不孕，阴挺。

　　【刺灸法】直刺0.8~1.2寸。

　　【针感】局部有酸胀感，或传至会阴部。

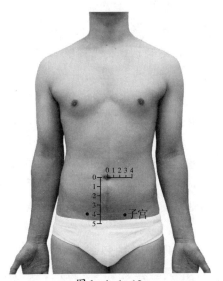

图1-4-1-12

发挥：《针灸大成·经外奇穴》曰："子宫二穴，在中极两旁各开三寸。"子宫穴是治疗妇科病的经验要穴，但其定位一直存在争议，目前得到大家所认可的是中极穴旁开3寸，但也有旁开1.5寸之说。

子宫穴的雏形最早应见于《千金翼方》，书中记载："胞下垂，注阴下，灸夹玉泉三寸，随年壮三报之。"玉泉即为中极穴，"夹"意为在两者之间，取"夹缝""夹道"之意。同在《千金翼方》记载的与"夹"定位有关的腧穴就有不少，如"天枢去肓俞一寸半，夹脐各两寸陷中""玉枕在络却后七分半，夹脑户旁一寸三分，起枕骨上，入发际三寸""禾髎，直鼻孔下，夹水沟旁五分"等。所以书中记载的子宫穴位置为与中极相平，之间相距3寸（即在中极旁开1.5寸），与现代解剖学中的子宫这一脏器的位置极为接近。

四缝

【出处】《奇效良方》

【穴名释义】穴居手指掌面指缝间，一手4穴，故名四缝。

【定位】在手指，第2~5指掌面的近侧指间关节横纹的中央，一手4穴（图1-4-1-13）。

【局部解剖】指深屈肌腱。浅层有掌侧固有神经；深层有正中神经肌支和尺神经肌支，指掌侧固有动脉、静脉的分支或属支。

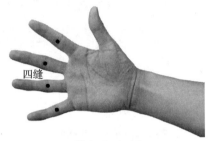

四缝

图1-4-1-13

【主治】①脾胃疾患：积滞，小儿疳积，腹泻，呕吐。②肺系疾患：咳嗽，哮喘。

【刺灸法】三棱针点刺络脉出血，或刺0.1~0.2寸，挤出黄白色透明样黏液或少量出血。

【针感】局部刺痛感。

发挥：四缝穴出自古籍《奇效良方》："四缝四穴，在手四指内中节，用三棱针出血，治小儿猢狲劳等证。""小儿猢狲劳"又称猢狲疳、猴疳，属于疳疾的一种。四缝穴最初用来治疗小儿疳疾，古有"无积不成疳""积为疳之母"之说，钱乙更是提出疳证"皆脾胃病"，小儿脏腑娇嫩，形气未充，"脾常不足"尤为突出，因其生长发育迅速，对气血精微需求甚多，但脾胃薄弱，饮食稍增，则易致运化功能失常，出现食积、厌食、便秘、腹泻甚或疳积等脾胃病症。有医家认为"小儿猢狲劳"与"鸡鸣样咳嗽""犬吠样咳嗽"等描述类似，考猢狲即为现代所称之猕猴，劳证最常见的症状即咳嗽，其主治即小儿猕猴样咳嗽，临床应用四缝穴治疗小儿肺系疾患亦取得良好疗效。现代《针灸学》曰："四缝穴主治小儿疳积、百日咳"，也认为四缝穴是治疗小儿疳积、伤食泄泻及百日咳的常用要穴。四缝穴可兼治肺脾二脏，具有宣肺健脾之效。

八邪

【出处】《内经》

【穴名释义】八，数词，八个；邪，不正也（《广韵》），邪气。一手4穴，双手共8穴，穴能祛风通络，清热解毒，有祛风逐邪之功，故名。

【定位】在手背，第1~5指间，指蹼缘后方赤白肉际处，左右共8穴（图1-4-1-14）。

注：微握拳，第1~5指间缝纹端凹陷中。其中第4、5指间

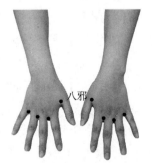

八邪

图1-4-1-14

穴即液门。

【局部解剖】骨间背侧肌→骨间掌侧肌→蚓状肌。布有指背神经，指掌侧固有神经，掌背动、静脉，指掌侧总动、静脉，掌侧固有动、静脉。

【主治】手指麻木、疼痛，咽喉肿痛，烦热，疟疾。

【刺灸法】向上斜刺0.5~0.8寸，或用三棱针点刺出血。

【针感】局部酸胀感，可放射到指尖。

(发挥)："八邪"作为穴名最早始于《奇效良方》："八邪八穴，在手五指歧骨间，左右手各四穴。"八邪穴有祛风通络、清热解毒的作用，主治手背肿痛，手指麻木、屈伸不利，烦热，头项强痛，咽痛，齿痛，疟疾，手臂红肿，鹅掌风，类风湿关节炎等。

作者在临床治疗失眠、抑郁症、精神分裂症、中风后手足屈伸不利时，将八风与八邪相配合使用，二者皆深刺至掌部，则有调和阴阳的作用，且八风、八邪的组成中包含了行间、内庭、侠溪、液门等穴，涵盖手足多经，上下配穴可使全身经气畅通，经气通则神气得养、筋脉得利。

十宣

【出处】《备急千金要方》

【穴名释义】十，数词，十个；宣，通也(《左传》)，疏通。穴在指尖，双手共10穴，清热开窍，回神醒脑，有宣通疏泄之功，故名。

【定位】在手指，十指尖端，距指甲游离缘0.1寸（指寸），左右共10穴（图1-4-1-15）。

注：其中中指尖端穴点即中冲。

【局部解剖】布有指掌侧固有神经（桡侧3个半手指由正中神经发出，尺侧1个半手指由尺神经发出），掌侧固有动脉。

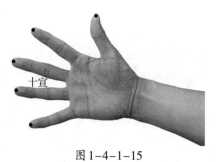

十宣

图1-4-1-15

【主治】①急症：昏迷，卒中，晕厥，中暑，热病，癫狂。②儿科疾患：小儿惊厥，吐泻，咽喉肿痛，乳蛾。③手部疾患：指端麻木，手部肿胀。

【刺灸法】浅刺0.1~0.2寸，或点刺出血。

【针感】局部刺痛感。

(发挥)：《备急千金要方》曰："邪病大唤，骂詈走，灸手十指端去爪甲一分，一名鬼城。"十宣位于手指尖端最敏感之处，功善宣闭开窍，有开窍醒神、泻热止痉之功，是治疗窍闭神昏之急救醒神要穴。如《乾坤生意》曰："凡初中风跌倒，卒暴昏沉，痰涎壅滞，不省人事，牙关紧闭，药水不下，急以三棱针，刺手十指十二井穴，当去恶血。又治一切暴死恶候。"

此外，本穴点刺出血有泻热通窍作用，用于治疗咽喉肿痛、指端麻木。总之，十宣穴是治疗窍闭神昏之急救醒神要穴，功同十二井穴，常配伍应用或交替使用，宜泻不宜补，宜针不宜灸。

三商

【出处】《针灸集成》

【穴名释义】三，数词，三个；商，五音之一。即老商、中商、少商之合称。穴在拇指甲旁，经穴有少商，奇穴有中商、老商，三穴同用，故名。

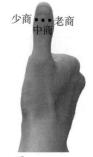

少商 ··· 老商
中商

图 1-4-1-16

【定位】①少商穴：沿手拇指近侧甲皱襞作一直线，再沿桡侧甲襞内侧缘作一直线，两直线交点为少商穴。②老商穴：沿手拇指近侧甲皱襞作一直线，再沿尺侧甲襞内侧缘作一直线，两直线交点为老商穴。③中商穴：手拇指近侧甲皱襞线上，少商穴与老商穴连线中点（图 1-4-1-16）。

【局部解剖】布有指背神经，拇主要动、静脉，第一掌背动、静脉分支所形成的动静脉网。

【主治】拇指屈伸不利，咽喉肿痛。

【刺灸法】斜刺 0.1~0.2 寸。

【针感】局部有刺痛、酸胀感。

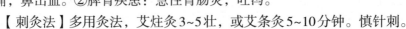 **发挥：** 作者临床常用三商穴治疗中风后手指精细动作障碍，针刺本穴的时机尤为关键，在患者手部肌力逐渐恢复，肌张力不高时进行治疗，针刺前先活动患者手部，充分放松。从西医学来讲，三商穴均位于拇指指端，其穴区分布着丰富的末梢动静脉网和神经末梢纤维，针刺三商穴可直接刺激游离神经，增强周围小血管的收缩功能，从而丰富手拇指的动静脉血运。刺激神经还可产生循经感传的现象，激发脏腑经络功能，从而起到通经接气的作用。现阶段神经生理学针刺效应的相关研究也表明，四肢末端穴位较其他部位组织内存在更为密集的神经感受装置、感觉单位及传入纤维，而针刺这些感觉灵敏的部位，神经冲动不断传入中枢神经系统，可反射性提高相关神经元的活性，经中枢神经系统整理后的神经冲动下行传至相应效应器，从而改善手指的被动与主动运动。

大骨空

【出处】《扁鹊神应针灸玉龙经》

【穴名释义】大，小之对，引申为大指；骨空，腧穴古名之一，《内经》即称腧穴为骨空。穴处大指背侧指间关节的中点，故名。

【定位】在手指，拇指背面，指间关节的中点处（图 1-4-1-17）。

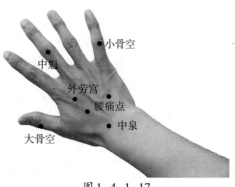

小骨空
中魁
外劳宫
腰痛点
中泉
大骨空

图 1-4-1-17

【局部解剖】拇长伸肌腱。布有桡神经浅支的指背神经。

【主治】①五官疾患：目翳，内障，风眩，目痛，鼻出血。②脾胃疾患：急性胃肠炎，吐泻。

【刺灸法】多用灸法，艾炷灸 3~5 壮，或艾条灸 5~10 分钟。慎针刺。

小骨空

【出处】《扁鹊神应针灸玉龙经》

【穴名释义】小，大之对，引申为小指；骨空，腧穴古名之一，《内经》即称腧穴为骨空。穴处小指背侧指间关节的中点，故名。

【定位】在手指，小指背面，近侧指间关节的中点处（图1-4-1-17）。

【局部解剖】指背腱膜、小指伸肌腱。布有尺神经的指背神经。

【主治】咽喉肿痛，目疾，咽喉炎。

【刺灸法】多用灸法，艾炷灸3~5壮，或艾条灸5~10分钟。慎针刺。

〔发挥〕一般采用灸法，与大骨空配合使用，《玉龙歌》曰："风眩目烂最堪怜，泪出汪汪不可言，大、小骨空皆妙穴，多加艾火疾应痊。"《扁鹊神应针灸玉龙经》曰："风眩烂眼可怜人，泪出汪汪实苦辛，太小骨空真妙穴，灸之七壮病除根。"

中魁

【出处】《扁鹊神应针灸玉龙经》

【穴名释义】中，中间；魁，首也。手指以中指最长，当五指之魁首，穴处中指中间关节部，故名。

【定位】在手指，中指背面，近侧指间关节的中点处（图1-4-1-17）。

【局部解剖】布有指背神经，其桡侧支来自桡神经，其尺侧支来自尺神经。

【主治】噎膈，呕吐，反胃，食欲不振，呃逆，鼻衄，牙痛。

【刺灸法】艾炷灸3~7壮，或艾炷灸5~15分钟。慎针刺。

〔发挥〕中魁穴能通调三焦经气，降呃逆，和胃气。据《玉龙歌》记载："若患翻胃并吐食，中魁奇穴莫教偏。"在临床实践中，选用中魁穴治疗噎膈、反胃、吐食、鼻衄等症，屡有奇效。治疗噎膈配劳宫、少商、太白、公孙、足三里。

外劳宫

【出处】《小儿推拿秘旨》

【穴名释义】外，内之对也，外侧；劳宫，劳宫穴。穴约与手掌内侧劳宫穴相对，故名。

【定位】在手背，第2、3掌骨间，掌指关节后0.5寸（指寸）凹陷中（图1-4-1-17）。

注：与劳宫前后相对。

【局部解剖】第2骨间背侧肌。布有桡神经前支的指背神经，手背静脉网，掌背动脉。

【主治】手指麻木、屈伸不利，落枕。

【刺灸法】直刺0.5~0.8寸。

【针感】局部酸胀，或放射至指端。

〔发挥〕《针灸孔穴及其疗法便览》曰："外劳宫，奇穴。手背中央，针二至三分，灸三壮。主治掌指麻痹，五指不能伸屈，小儿脐风，亦治手背红肿发痛。"

外劳宫与劳宫穴体表投影相同，分处掌背和掌心，一阴一阳，二者均可治疗中风后手部屈伸不利，外劳宫偏于降低肌张力，劳宫穴偏于增长肌力。

腰痛点

【出处】近现代。

【穴名释义】腰，腰部；痛，疼痛；点，部位。穴主腰腿痛，故名。

【定位】在手背，第2、3掌骨间及第4、5掌骨间，腕背侧远端横纹与掌指关节的中点处，一手2穴（图1-4-1-17）。

【局部解剖】布有桡神经的浅支和尺神经的手背支。

【主治】急性腰扭伤。

【刺灸法】直刺0.5寸，行互动式针刺法，嘱患者活动腰部。

【针感】局部酸胀感。

中泉

【出处】《奇效良方》

【穴名释义】中，中间；泉，水原也（《说文》）。穴处手腕部阳池与阳溪中间，故名。

【定位】在前臂后区，腕背侧远端横纹上，指总伸肌腱桡侧凹陷中（图1-4-1-17）。

注：阳溪与阳池连线的中点处。

【局部解剖】浅层有前臂背侧皮神经和桡神经手背支；深层有桡神经肌支和桡动脉腕背支。

【主治】①心肺疾患：胸中气满不得卧、咳嗽、气喘、心痛等。②脾胃疾患：胃气上逆、胃痛、唾血、腹痛、腹胀等。③其他：中风，目中白翳，掌中热，腰痛。

【刺灸法】直刺0.3~0.5寸。

【针感】局部胀痛感。

二白

【出处】《扁鹊神应针灸玉龙经》

【穴名释义】二，数词，两个；白，西方色也（《说文》），引申为肺脏色。此二穴主痔疾，能凉血止痛消肿，功在大肠，肺与大肠相表里，故名。

【定位】在前臂前区，腕掌侧远端横纹上4寸，桡侧腕屈肌腱的两侧，一肢2穴（图1-4-1-18）。

注：屈腕，显现两条肌腱，其中一个穴点在间使后1寸两腱间，另一穴点在桡侧腕屈肌腱的桡侧。

【局部解剖】指浅屈肌。布有前臂内侧皮神经，前臂外侧皮神经，正中神经，桡动、静脉，骨间掌侧动、静脉。

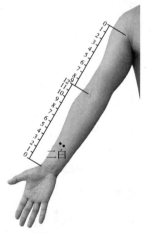

图1-4-1-18

【主治】痔疮，脱肛，前臂痛，胸胁痛。

【刺灸法】直刺0.5~1寸。

【针感】局部酸胀感。

发挥：二白穴源于《扁鹊神应针灸玉龙经》，是治疗痔疮的效穴，同时能够治疗前臂疼痛等局部疾病。有文献报道，独取二白穴治疗不安腿综合征夜间痛，临床上取得了较好疗效。作者认为本穴与郄门穴位置邻近，郄门穴为手厥阴心包经的郄穴，阴经之郄穴有治疗血分证的作用，不安腿综合征因气血不调而夜间痛，二白穴的作用可能与此有关，临床治疗上可供参考。

肘尖

【出处】《备急千金要方》

【穴名释义】肘，肘关节；尖，顶端。穴处肘尖部，故名。

【定位】在肘后区，尺骨鹰嘴的尖端。

【局部解剖】肱三头肌腱。布有前臂后皮神经，肘关节周围动、静脉网。

【主治】痈毒疾患：瘰疬、痈疽、肠痈、痈疔、痈疮、痈肿等。

【刺灸法】直刺或斜刺0.5~1寸。

【针感】局部胀痛感。

环中

【穴名释义】环，边、孔适等（《尔雅·释器》），泛指圆形；中，中心处。此穴位于臀部的中心处，故名。

【定位】在臀部，环跳与腰俞连线的中点（图1-4-1-19）。

【局部解剖】臀大肌→臀中肌。布有臀中皮神经。

【主治】坐骨神经痛，腰腿痛。

【刺灸法】直刺2~3寸。

【针感】局部酸胀感，或沿足太阳膀胱经传至小腿后方、至足背部。

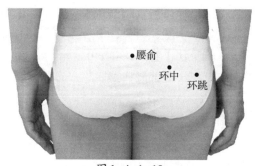

图1-4-1-19

百虫窝

【出处】《针灸大成》

【穴名释义】百，数词，众多之意；虫窝，致病之虫类……功，故名。

【定位】在股前区，髌底内侧端上3寸（图1-4-1-20）。

注：屈膝，血海上1寸。

【局部解剖】股内侧肌。浅层有股神经前皮支；深层有……

【主治】风湿痒疹。

【刺灸法】直刺1.5~2寸。

【针感】局部酸麻感。

髋骨

【出处】《扁鹊神应针灸玉龙经》

【穴名释义】穴在大腿前面下部，当梁丘两旁各1.5寸，一肢2穴，如髋骨协居股骨两旁，主治腿脚疼痛、下肢痿痹等症，故名。

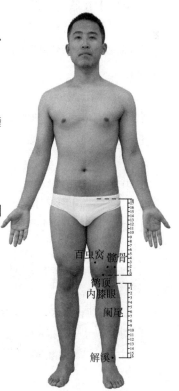

百虫窝 髋骨

鹤顶
内膝眼

阑尾

解溪

图1-4-1-20

【定位】在股前区，梁丘两旁各1.5寸，一肢2穴（图1-4-1-20）。

【局部解剖】股直肌侧缘。布有股神经前皮支和股外侧皮神经。

【主治】下肢疼痛，鹤膝风，寒湿走注。

【刺灸法】直刺0.5~1寸。

【针感】局部酸胀感。

鹤顶

【出处】《针灸集成》

【穴名释义】鹤，鹤类，鸟；顶，顶颠也（《说文》），引申为头部。穴在膝盖髌底中点上方凹陷处，借鹤类头部之形喻人之膝盖，故名。

【定位】在膝前区，髌底中点的上方凹陷中（图1-4-1-20）。

【局部解剖】股四头肌腱。浅层有股神经前皮支，大隐静脉的属支；深层有膝关节的动、静脉网。

【主治】膝关节炎，下肢无力，鹤膝风。

【刺灸法】直刺0.8~1寸。

【针感】局部胀痛感。

内膝眼

【出处】《备急千金要方》

【穴名释义】内，内侧；膝，膝关节；眼，引申为凹陷。穴处髌韧带两侧与股骨和胫骨之内、外侧髁所构成的凹陷处，故名。

【定位】在膝部，髌韧带内侧凹陷处的中央（图1-4-1-20）。

注：与犊鼻内外相对。

【局部解剖】髌韧带内侧缘。浅层有隐神经，大隐静脉的属支；深层有膝关节的动、静脉网。

【主治】膝关节疼痛、肿胀。

【刺灸法】向膝中刺0.5~1寸，或透刺至外膝眼，或向髌骨下平刺。

【针感】局部酸胀感。

陵下

【出处】近现代。

【穴名释义】该穴位于阳陵泉下方，故名。

【定位】在小腿外侧，阳陵泉直下2寸处（图1-4-1-21）。

【局部解剖】腓骨长肌。布有腓肠外侧皮神经，腓浅神经。

【主治】肩周炎，下肢麻木无力，胆绞痛。

【刺灸法】直刺1~1.5寸。

【针感】局部酸麻胀感，或沿腓骨传至足踝部。

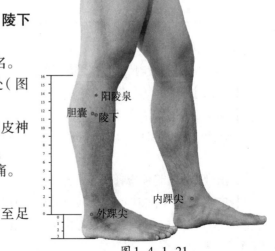

图1-4-1-21

发挥：《灵枢·终始》篇中有"病在上者下取之，病在下者高取之，病在头者取之足"的论述。当中所指，就是腧穴所具有的远治作用，陵下穴对肩周炎的治疗作用就是"病在上者下取之"的体现。治疗胆绞痛疼痛剧烈者，取双侧陵下穴，进针1~3寸，泻法强刺激，留针20~30分钟。

胆囊

【出处】近现代。

【穴名释义】穴主黄疸、胆囊炎等症，故名。

【定位】在小腿外侧，腓骨小头直下2寸（图1-4-1-21）。

【局部解剖】腓骨长肌。布有腓肠肌外侧皮神经，腓浅神经。

【主治】①肝胆疾患：急、慢性胆囊炎，胆石症，胆道蛔虫症。②下肢麻木无力。

【刺灸法】直刺1~2寸。

【针感】局部酸麻胀感，沿腓骨传至足踝部。

阑尾

【出处】近现代。

【穴名释义】穴主急、慢性阑尾炎，故名。

【定位】在小腿外侧，髌韧带外侧凹陷下5寸，胫骨前嵴外一横指（中指）。

注：上巨虚上1寸。

【局部解剖】胫骨前肌，趾长伸肌。布有腓肠外侧皮神经，腓深神经，胫前动、静脉。

【主治】①急、慢性阑尾炎，消化不良。②下肢麻木无力。

【刺灸法】直刺1.5~2寸。

【针感】局部酸麻胀，或沿胃经传至足部。

内踝尖

【出处】《备急千金要方》

【穴名释义】穴处内踝尖上，故名。

【定位】在踝区，内踝的最凸起处（图1-4-1-21）。

【局部解剖】布有隐神经。

【主治】①五官疾患：齿痛，咽痛，口疮。②脚踝扭伤。

【刺灸法】点刺出血。

【针感】局部刺痛感。

外踝尖

【出处】《备急千金要方》

【穴名释义】穴处外踝尖上，故名。

【定位】在踝区，外踝的最凸起处（图1-4-1-21）。

【局部解剖】布有腓肠神经。

【主治】①五官疾患：齿痛，咽痛，口疮。②脚踝扭伤。

【刺灸法】点刺出血。

【针感】局部刺痛感。

八风

【出处】《奇效良方》

【穴名释义】八，数词，八个；风，风邪；每足4穴，双足共8穴，穴具祛风通络、清热解毒之功，故名。

【定位】在足背，第1~5趾间，趾蹼缘后方赤白肉际处，左右共8穴（图1-4-1-22）。

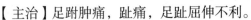

注：其中第1、2，2、3，4、5趾间穴点即行间、内庭、侠溪。

【局部解剖】趾长、短伸肌腱，骨间背侧肌，骨间足底肌，蚓状肌。布有趾背神经，足背浅静脉网，趾背动、静脉分支。

图1-4-1-22

【主治】足跗肿痛，趾痛，足趾屈伸不利。

【刺灸法】向上斜刺0.5~0.8寸，或点刺出血。

【针感】局部酸胀感。

发挥：出自《素问·刺疟》："刺疟者，必先问其病之所先发者，先刺之……先足胫酸痛者，先刺足阳明十指间出血。"八风为治疗足部病症的常用经外奇穴，具有祛风通络、清热解毒的功效。作者在临床上常用其治疗风湿性关节炎，属热痹的用点刺放血法效果较好。在治疗中风后足下垂、足趾屈伸不利时，一般深刺，针尖至足底，起到调和足部气血阴阳的效果。

独阴

【出处】《太平圣惠方》

【穴名释义】独，单也；阴，阳之对也，阴证。所主之证，皆卒心痛、吞冷吐酸之阴证，故名。

【定位】在足底，第2趾的跖侧远端趾间关节的横纹中点（图1-4-1-23）。

【局部解剖】趾长屈肌腱。布有足底内侧神经，趾足底固有神经及伴行的动、静脉。

【主治】①妇科疾患：妇人难产，胞衣不下，月经不调。②脾胃疾患：恶心，呕吐。③胸胁痛。

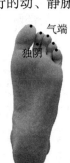

【刺灸法】直刺0.1~0.2寸。

【针感】局部刺痛感。

图1-4-1-23

气端

【出处】近现代。

【穴名释义】气，此指经脉之气；端，为趾端。足十趾是经脉之气所出之处，穴在其上，故名。

【定位】在足趾，10趾端的中央，距趾甲游离缘0.1寸（指寸），左右共10穴（图1-4-1-23）。

【局部解剖】布有趾底神经及伴行的动、静脉。

【主治】①脚气，足趾麻木，足痛，脚背红肿。②手足瘛疭，中风。

【刺灸法】直刺0.1~0.2寸，或点刺出血。

【针感】局部刺痛感。

第二节　组　穴

组穴是作者根据腧穴的功效、经络的循行分布及神经肌肉解剖位置，将2个及2个以上起协同作用的腧穴，包括同一经脉循行通路上某一段或不同经脉上某一局部的邻近腧穴（部位）进行组合使用，结合不同的病证特点辅以特定的刺法，旨在提高临床疗效的一种组合应用形式。根据多年的临床经验，选穴时或在原处方基础上配用组穴，或用组穴配成处方，或处方中以组穴为主，酌情加减使用，均能取得不错的疗效。

一、头面部组穴

胆经四透

【穴位组成】颔厌透悬颅、悬厘、曲鬓，曲鬓透率谷，率谷透天冲，天冲透浮白、头窍阴（图1-4-2-1）。

【主治】①头部疾患：偏头痛，眩晕。②耳部疾患：耳鸣，耳聋。③神志疾患：失眠，抑郁，烦躁。④胸胁疾患：胸闷，胁痛。

【刺灸法】平刺0.8~1.2寸。①从颔厌进针，经悬颅、悬厘平刺至曲鬓方向。②从曲鬓进针，平刺至率谷方向。③从率谷进针，平刺透过天冲。④从天冲进针，经浮白平刺至头窍阴方向。进针后使局部产生酸胀感即可，不可重刺激。

发挥：胆经"起于目锐眦，上抵头角，下耳后"，本经在侧头部分布甚广，几乎占据了整个侧头部，胆经四透正处其位。偏头痛多从少阳论治："偏头痛，引外眦而急，颔厌主之"，"头痛，悬颅主之"，"头痛，天冲主之"，"头痛如锥刺之，窍阴主之"（《针灸甲乙经》）。《百症赋》曰："悬颅、颔厌之中，偏头痛止。"上述腧穴均为治疗偏头痛的要穴。《针灸甲乙经》曰："目眩无所见，偏头痛，引外眦而急，颔厌主之。"《备急千金要方》曰："率谷主酒醉风热发，两目眩痛。"胆经四透可治肝胆气机不畅所致的眩晕。通过透刺多穴，该组穴以点连线扩大针刺范围，加强通经接气，使针感易于循经传导，具有穴经皆调的作用，临床上常配合风池、脑空、天柱治疗偏头痛、眩晕等头部诸疾。

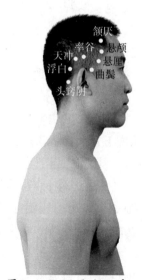

图1-4-2-1　胆经四透

此外，大部分偏头痛患者兼见情绪问题，或在情绪异常时发作或加重。"心者，君主之官也，神明出焉"，情绪由心所主，足少阳经之别"贯心"，"胆者，中正之官，决断出焉"，胆主决断，辅心神抵御惊恐慌乱之扰，"头者，精明之府"，胆经四透诸穴正位于头部，可与调心神三穴协同治疗神志诸疾，尤宜肝胆气机不畅、心惊胆怯者。需要说明的是，针刺治疗神志类疾病时针感宜弱，得气后局部有酸胀感即可，不宜重刺激，避免产生放电感等强烈针感。

"经脉所过，主治所及"，胆经"从耳后入耳中，出走耳前"，此组穴常配合耳周五穴、耳屏前三穴等共同治疗耳疾。胆经"络肝，属胆，循胁里""下腋，循胸，过季胁"，"足少阳之筋……即上乘眇季胁痛"。古有"下病上取"之法，该组穴有治疗胸胁病症的作用，尤以治少阳枢机不利为宜。

脑空透风池

【穴位组成】脑空、风池（图1-4-2-2）。

【主治】枕神经痛。

【刺灸法】在脑空穴处轻触可感知枕动脉的搏动，其形似中医之"濡脉"般细微，紧贴枕动脉的内侧即为针刺脑空穴的进针点，斜刺透向风池，以刺中枕大神经使针感沿胆经上传至侧头部为佳。

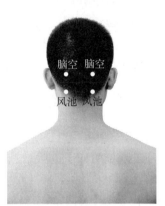

图1-4-2-2 脑空透风池

> **发挥**：枕大神经是第2颈神经后支的分支，在斜方肌的起点上项线下方浅出，伴枕动脉的分支上行，分布至枕部皮肤，脑空、风池正当其所分布之处。枕大神经受压则主要表现为位于一侧颈上部及枕后的枕大神经分布区疼痛，并可向头顶部放射，疼痛常呈持续性，可因转动头部、咳嗽、喷嚏等加重，其症状与古籍描述的脑空主治相似。《针灸甲乙经》记载："头痛身热，引两颔急，脑空主之脑风目瞑，头痛，风眩目痛。"《铜人腧穴针灸图经》认为脑空："治脑风头痛不可忍，目瞑心悸，发即为癫，风引目眇，劳疾。羸瘦，体热，颈项强，不得回顾。"因此，脑空穴斜刺透风池，以刺激枕大神经为度，可缓解枕神经痛，同时还常用于治疗眩晕、颈椎病。

百会外四神聪

【穴位组成】百会、外四神聪（图1-4-2-3）。

【主治】①神志疾患：失眠，健忘，痴呆，癫痫。②头面五官疾患：头痛，眩晕，耳鸣，鼻塞。③腹部疾患：脱肛，阴挺，胃下垂，久泻久痢。

【刺灸法】针对不同的病症选取不同的针刺方向，平刺0.8~1.2寸。①治疗神志疾患，外四神聪平刺向百会。②治疗头面疾患，百会、外四神聪均向前平刺。③治疗中气下陷证，先针百会，针尖向前，勿偏左右，捻转提插，使针感向前额方向窜行，外四神聪向百会透刺。

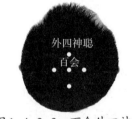

图1-4-2-3 百会外四神聪

> **发挥**：四神聪在百会四周，四穴一名，善治神志疾患，故得名。临床中为扩大针刺范围，常取在百会四边各旁开1.5寸，称为外四神聪，其与百会部位相邻，功能相近，配合透刺百会可起到协同作用。

百会为督脉腧穴，与外四神聪同位于人体至高处。《铜人腧穴针灸图经》言百会"手足三阳、督脉之会"，"督脉者，入属于脑。"《胜玉歌》言："头痛眩晕百会好。"《针灸甲乙经》载："顶上痛，风头重，目如脱，不可左右顾，百会主之。"故外四神聪、百会具清利头目、止痛止晕之功。"脑为元神之府""灵机记性不在心而在脑"，针刺该组穴可治疗头痛、眩晕、记忆力减退、痴呆等头部及神志疾患。

督脉"起于少腹以下骨中央（胞中），下出会阴"。《肘后歌》曰："阴核发来如升大，百会妙穴真可骇。""阴核"即"阴部突出物"，包括脱肛、子宫脱垂、睾丸疝气等疾病。《铜人腧穴针灸图经》记载百会治小儿脱肛久不瘥，故百会还为治疗中气下陷证的主穴。

《医学原始》曰："五官居于身上，为知觉之具，耳目口鼻聚于首，最显最高，便于接物。耳目口鼻之所导入，最近于脑，必以脑先受其象而觉之，而寄之，而存之也。"《医林改错》指出："两耳通脑，所听之声归脑……两目系如线，长于脑，所见之物归于脑……鼻通于脑，所闻香臭归于脑……至周岁，脑渐生，囟门渐长，耳稍知听，目稍有灵动，鼻微知香臭，舌能言一二字。"《灵枢·海论》认为："脑为髓海，髓海不足则脑转耳鸣。"因此本组穴又可作为治疗脑鸣、耳鸣、鼻病等五官疾患的辅穴。

项中四穴

【穴位组成】风府、哑门、大椎、崇骨（图1-4-2-4）。

【主治】咽喉疾患：喑哑，中风后构音障碍，吞咽困难，咽喉不利。

【刺灸法】根据多年解剖观察和临床实践认为，正常成年人风府、哑门的针刺深度在1.2寸以内，不论哪个方向皆在安全范围之内。大椎穴进针的角度和深度在低头位采用直刺法更容易使针身恰在上下两棘突之间，正常成年人进针1.2~1.5寸是安全的，但是不主张刺透硬脊膜。本组穴常配合内踝三穴，针刺得气后采用互动式针法，具体操作：医者偕同两名助手，双手拇指和食指分别持定针柄做小幅度、低频率（30次/分钟）的提插捻转平补平泻手法，同时指导患者做一些发音练习，特别是针对中风前发音清楚而中风后发音困难或者发音不清的音节、音调，甚至词组、语句，之后引导患者做进一步的言语恢复互动训练，如谈话、理解、复述、命名等，上述四穴操作2~3分钟后将针缓慢起出。

发挥：项中四穴均为治疗中风后言语不利的要穴。《针灸甲乙经》曰："暴喑不能言，喉嗌痛，刺风府""舌急难言，刺风府主之。"《百症赋》曰："哑门、关中，舌缓不语而要紧。"大椎"主喉痹"。《针灸甲乙经》载哑门"在后发际宛宛中，入系舌本"，可见督脉通过哑门穴入系舌本。督脉主一身阳气，手足三阳经的阳气由大椎汇入，并与督脉的阳气上行头颈并入脑中，崇骨同位于督脉循行路线上，又大椎、崇骨前方是咽喉部位，故针刺此二穴可以激发全身阳气，具通关利窍、利舌活络之功，四穴常配合内踝三穴，采用互动式针法治疗喑哑、构音障碍等效果显著。

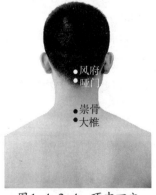

图1-4-2-4　项中四穴

《针灸甲乙经》载："狂易多言不休，及狂走欲自杀，及目妄见，刺风府。"《席弘赋》

曰："风伤项急，始求于风府。"《玉龙歌》曰："牙疼并作一般看，先向承浆明补泻，后针风府即时安。"风府不仅可平息内风，也可祛外风，根据督脉循行"行于后背正中，上至风府，入属于脑，上颠"，"上系两目之下中央"，"督脉之别……散头上"，"督脉者……入属于脑"，"脑为元神之府"，此四穴亦为治疗头面五官疾患、神志病的配穴。

耳周六穴

【穴位组成】曲鬓透角孙、率谷透角孙、颅息、瘈脉、耳门（图1-4-2-5）。

【主治】头面五官疾患：耳鸣，耳聋，偏头痛，目赤肿痛。

【刺灸法】平刺0.8~1.2寸。①从率谷、曲鬓分别向角孙穴透刺。②从颅息进针向瘈脉方向平刺，从瘈脉进针向翳风方向平刺，进针后用捻转手法，使局部产生酸胀感。③耳门穴进针时针尖须紧贴下颌骨髁突，针尖60°向前下进针1寸，经听宫穴针刺至听会穴。

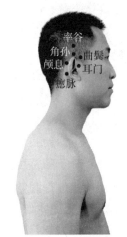

图1-4-2-5　耳周六穴

发挥：该组穴由三焦经和胆经腧穴组成。手少阳经"上项，系耳后直上，出耳上角，以屈下颊至颐。其支者，从耳后入耳中，出走耳前，过客主人前，交颊，至目锐眦"，足少阳经"起于目锐眦，上抵头角，下耳后，循颈行手少阳之前……其支者，从耳后入耳中，出走耳前，至目锐眦后"，可见手、足少阳经脉与耳、目关系密切，故耳周六穴可治疗耳鸣、耳聋、目赤肿痛等五官疾患。其中，角孙点刺出血可治疗目赤肿痛、麦粒肿、腮腺炎，若与耳尖同用效果更佳。

顶灵三穴

【穴位组成】前顶、后顶、承灵（图1-4-2-6）。

【主治】①头面五官疾患：头痛，眩晕，面肿，目痛，鼻渊，鼻衄，多涕。②神志疾患：郁证，失眠，癫狂，健忘。③腰骶部疾患：腰脊痛，尾骨痛。

【刺灸法】平刺0.8~1.2寸。①治疗头面五官疾患，针尖向前，高频率、低幅度捻转，使针感向眼鼻方向传导，非此针感疗效不著。②治疗神志疾患，针尖方向不限。③治疗腰痛，针尖向后，高频率、低幅度捻转，使针感向后传导，得此针感疗效更佳。

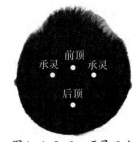

图1-4-2-6　顶灵三穴

发挥：百会为顶，"穴在百会之前，故曰前顶"，"穴在百会之后……故曰后顶"，"与足太阳络却、督经百会穴横直，灵指百会而言，有君象焉，此穴与之横直，有承君之象，故曰承灵。"三穴位居百会附近，承君天之象，具拱护君天之功。《备急千金要方》言："前顶、后顶、颔厌，主风眩偏头痛"，而承灵"与阳维会也，乃阳维自风池而上，至于此穴而会之也"（《经穴解》），本经伤于风寒则"脑风头痛，恶风寒""齆衄鼻窒，喘息不利"，故临床常与外四神聪透百会交替使用，为治疗头痛、眩晕等头部疾患的常用穴。三穴同用还可治疗鼻部疾患。

足少阳之筋"其支者……前者结于伏兔之上，后者结于尻……直者，上出腋，贯缺盆，出太阳之前，循耳后，上额角，交颠上"，其病"腘筋急，前引髀，后引尻"，"督脉之别，名曰长强，挟膂上项，散头上，下当肩胛左右，别走太阳，入贯膂"。足少阳通过经筋与督脉之别相通，而承灵又为足少阳、阳维脉交会穴，后顶又名"交冲"，为督脉"脉气所发"，督脉气血在此交会并相互冲撞，"交冲者，足太阳两脉，既左右交于顶之百会而下，此穴正当左右交冲之中"。头部督脉腧穴皆有治疗腰疾之效，因此，顶灵三穴可为腰痛的常用配穴，治疗尾骨痛效果显著。

《素问·至真要大论》说："诸躁狂越，皆属于火。"《素问·脉解》又说："阳尽在上，而阴气从下，下虚上实，故狂癫疾也"，认为火邪扰心、阴阳失调可致癫狂等神志疾患的发生。《普济方·针灸》在《热病灸刺法论》中说："黄帝治热之穴，五十九腧。头上五行，行五，谓督脉所过者，上星、囟会、前顶、百会、后顶，共五穴为一行……又次两傍各一行，谓临泣、目窗、正营、承灵、脑空等各二，共十穴。凡二十五穴，以越诸阳之热逆也。"可见，前顶、后顶、承灵可用作因热邪所致神志疾患的配穴。

臂丛四穴

【穴位组成】扶突、天窗、天鼎、颈臂（图1-4-2-7）。

【主治】①颈肩部疾患：颈肩部疼痛，活动不利。②上肢疾患：前臂及腕指疼痛、麻木、无力。③五官疾患：耳聋，耳鸣，失音。

【刺灸法】根据臂丛神经受压导致颈项、肩臂、手指出现运动或感觉障碍原因的不同，分别选用臂丛四穴，并采用不同的针刺深度及角度，达到"气至病所"的针刺效应，此为"分经得气法"。①颈项部的

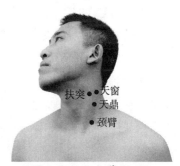

图1-4-2-7　臂丛四穴

局部疼痛针刺法：以胸锁乳突肌痉挛为主，选用扶突、天窗、天鼎皆可，针尖指向颈部中心，直刺0.5~0.8寸；因肩胛提肌痉挛疼痛导致以俯仰困难为主，取天窗、扶突，直刺0.8寸；以斜角肌痉挛疼痛为主，选用天鼎、天窗，直刺0.5~0.8寸。针感均以局部酸胀为度。②针感需到达桡神经及肌皮神经支配区域（手太阴肺经、手阳明大肠经、手少阳三焦经）与正中神经支配区域（手厥阴心包经）。取四穴均可，如选扶突、天窗，则针尖指向颈部中心，直刺1~1.5寸，以刺中C₅神经根，可使放电感下传至肩、臂、大拇指、次指、中指。如选天鼎穴，可进针0.3~0.5寸，刺中臂丛神经，使放电感下传至其所支配感觉区域。如选颈臂穴，第一种采用斜刺法，针尖指向颈部中心，进针0.1~0.3寸即可；第二种则采用直刺法，针尖刺入0.1~0.2寸即可，两种定位方法均可以产生至上述臂丛神经所支配感觉区域的放电感。③针感需到达尺神经支配区域（手少阴心经、手太阳小肠经）：取颈臂穴第一种定位法，进针后针感首先到达桡神经支配区域，此时针下有得气感；针尖指向颈部中心，继而可出现正中神经支配区域的针感，即下传至中指；继续刺入后，针尖接触臂丛神经尺神经分支，针感可到达小指及无名指。在整个针刺过程中，

针下需保持得气的沉紧感而无落空感。

发挥： 本组穴主要作用于臂丛神经和颈部肌肉群，此与手三阳经及其经筋在颈肩部和上肢的循行路径相似，且手三阳经筋病候与颈肩腋痛及上肢相关，如手阳明经筋"上臑，结于肩髃，其支者，绕肩胛，挟脊，其直者从肩髃上颈"，其病"当所过者支痛及转筋，肩不举，颈不可左右视"，扶突、天鼎同为手阳明大肠经腧穴，手阳明经脉"起于大指次指之端，循指上廉，出合谷两骨之间，上入两筋之中，循臂上廉，入肘外廉，上臑外前廉，上肩"，可看出手阳明经脉循行与桡神经分布相似，其中支配拇指背侧的桡神经浅支与手少阳三焦经循行区域相符合。从病理角度看，手阳明大肠经病有"肩前臑痛、大指次指痛不用"的表现，与桡神经损伤表现相似，故可配合治疗桡神经损伤产生的臂部疼痛、拇指次指的麻木疼痛、伸腕不利等症；天窗属手太阳小肠经，手太阳经筋"入结于腋下，其支者，后走腋后廉，上绕肩胛，循颈"，其病"入腋下，腋下痛，腋后廉痛，绕肩胛引颈而痛"，此与腋神经损伤导致三角肌、小圆肌等肩外展肌力下降及肩部皮肤感觉障碍的表现相似。天窗穴深层为第4颈椎横突，C_5神经由此发出，C_5神经参与支配三角肌、小圆肌、菱形肌、冈上肌等肩关节运动相关肌肉，此处亦是桡、腋神经根之所在，故刺中C_5神经可使针感沿着桡神经或者腋神经走行下传。临床应用该穴治疗颈项部伤筋如胸锁乳突肌损伤致俯仰困难时，以局部麻酸胀为宜；若治疗颈椎病、脑血管病导致的桡神经损伤和腋神经损伤，必须深刺至颈椎横突，使针感下传至手臂。

此外，因手太阳小肠经脉"循咽下膈……其支者……却入耳中"，天窗穴正当耳大神经由内向外上行部位，耳大神经终支分布于腮腺、咀嚼肌下部、耳垂、耳廓后和乳突部的皮肤，《铜人腧穴针灸图经》言其："治耳鸣聋无所闻，面颊肿喉中痛，暴喑不能言，肩痛引项不得回顾。"扶突、天鼎二穴位于咽喉部，手阳明经别"下走大肠，属于肺，上循喉咙，出缺盆"，手阳明络脉"入耳，合于宗脉"。《针灸大成》曰扶突："主咳嗽多唾，上气，咽引喘息，喉中如水鸡声，暴喑气哽"，天鼎"主暴喑气哽，喉痹嗌肿不得息，饮食不下，喉中鸣"，故此三穴还可用治咽喉部及耳部病症。

颈臂穴属经外奇穴，是结合现代神经解剖学等发现的一个新穴，但其定位多有分歧，上述两种定位方法是我们临床常取的方法。该穴针感既能达桡神经、正中神经、尺神经、腋神经等支配区域，亦能至前胸后背，可谓一穴多经，分经得气。需要注意的是，应用该穴有一定的危险，须熟知颈部解剖，把握针刺深度、角度，用心体会针感，积极与患者沟通。

颈夹脊

【定位】①定位1：第2颈椎到第7颈椎棘突下旁开0.5寸，共6对，12穴（图1-4-2-8）。

②定位2：在颈部，每侧5穴，其中风池、天柱分别为第1和第2颈夹脊穴，过天柱穴做正中线的平行线，到第7颈椎棘突下旁开1.3寸，即第5颈夹脊穴。第3、第4颈夹脊二穴在斜方肌隆起上，将过天柱至第5颈夹脊的连线平均分成3等份，取中间两等分点即是（图1-4-2-9）。

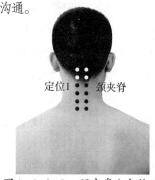

图1-4-2-8　颈夹脊（定位1）

【主治】头项部疾患：颈项部疼痛、屈伸不利，颈椎病，落枕，头痛。

【刺灸法】①斜刺法：分别按每一对夹脊穴的定位，斜刺向颈部正中线。第2种定位法针刺时，取穴延长至T_1~T_3各旁开1.5寸处，此法多用于斜方肌痉挛者。②横刺法：从斜方肌的外缘横刺向颈部中心，多用于斜角肌痉挛者。③盘龙刺法：相邻上下夹脊穴左右交替针刺。

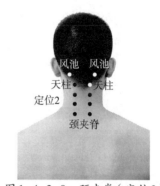

图1-4-2-9 颈夹脊（定位2）

发挥：颈夹脊穴主要作用于颈后脊柱区肌群，正是足太阳经及其经筋所过之处。足太阳经筋"上挟脊上项，其支者，别入结于舌本，其直者，结于枕骨"，其病"项筋急，肩不举，腋支，缺盆中纽痛，不可左右摇"，督脉之别"挟脊上项，散头上，下当肩胛左右，别走太阳"，为病则"脊强反折""络脉病，实则脊强，虚则头痛"。中医多从经筋论治肌肉相关病变，《素问·调经论》言："病在筋，调之筋。"《灵枢·卫气失常》言："筋部无阴无阳，无左无右，候病所在。"颈夹脊属肌腹刺组穴之一，主治头项部疾病。

上述第2种定位法实际是对足太阳膀胱经腧穴的一个补充。按照背部华佗夹脊穴的定位，第1种定位法的取穴位置太过密集，不便针刺操作，因此多采用第2种定位法。

咽喉三穴

【穴位组成】廉泉、旁廉泉、人迎前（图1-4-2-10）。

【主治】舌咽疾患：中风失语，吞咽困难，咽喉肿痛，舌下肿痛，喉痹。

【刺灸法】向舌根部刺入0.5~1寸。

发挥：《针灸甲乙经》载廉泉："主舌下肿难言，舌纵涎出。"廉泉位于舌骨上方，居咽喉要道，是任脉与阴维脉交会穴，任脉行咽喉，阴维脉上达咽喉与舌根，《灵枢·根结》载："少阴根于涌泉，结于廉泉"，故本穴具有清利咽喉、柔舌通经、滋养肾阴之功，因穴区深层有舌下神经及舌咽神经分支分布，常与旁廉泉合用。

由于人迎穴处有颈深筋膜形成的颈动脉鞘，鞘内包有颈总动脉、颈内静脉等，而为避免针刺意外，故取人迎前作为针刺进针点，避开动脉的同时接近喉上神经，更易产生针感。喉上神经来自于迷走神经，其内支（感觉支）分布于喉黏膜上，外支（运动支）支配环甲肌，使声带紧张。此组穴均是治疗咽喉部

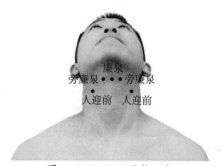

图1-4-2-10 咽喉三穴

病症如中风失语、吞咽困难、咽喉肿痛、舌下肿痛等局部要穴，三穴合用效果更佳。

二、胸腹部组穴

胞宫七穴

【穴位组成】中极、子宫Ⅰ、子宫Ⅱ、卵巢穴（图1-4-2-11）。

【主治】泌尿生殖系疾患：痛经，带下，月经不调，不孕症，小便不利，遗尿。

【刺灸法】向会阴部60°斜刺1~1.5寸，中极穴以针感传到会阴部为佳，其他穴有局部酸胀感。

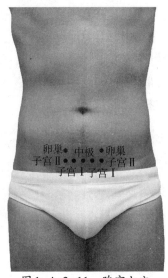

图1-4-2-11　胞宫七穴

（发挥）：此组穴位于下腹部，为膀胱、子宫、输卵管、卵巢等盆腔器官的体表投影处，均是治疗泌尿系、生殖诸疾的常用穴。中极穴是膀胱募穴，其属任脉，并与足三阴经交会，具有统调冲任、阴经经气，通运下焦的作用，主"男子内结七疝，女子带下"，是治疗盆腔、前阴等疾患的要穴。目前对子宫穴的定位描述是中极旁开3寸，但一直存在一些争议。据考证，其雏形最早应见于《千金翼方》，书中记载："胞下垂，注阴下，灸夹玉泉三寸，随年壮三报。"玉泉即为中极穴，"夹"意为在两者之间，取"夹缝""夹道"之意。书中记载的子宫穴位置与中极相平，之间相距3寸（即在中极旁开1.5寸），与现代解剖学中的子宫在体表的投影位置极为接近，故我们将此定为子宫Ⅰ穴，并将经外奇穴子宫穴定为子宫Ⅱ穴，二穴同用。

临床上对此组穴采用齐刺法，即多针齐刺作用于小腹部以增强针感，加强疗效，主要治疗月经不调、痛经等妇科诸疾，并常配合灸法使用。此外，治疗泌尿系统疾病可以与净府五穴交替使用。

补三气穴

【穴位组成】膻中、中脘、气海（图1-4-2-12）。

【主治】气虚、气滞诸证。

【刺灸法】膻中平刺0.5~0.8寸：①心肺疾病向下平刺。②乳房疾病针尖向两乳斜刺。中脘、气海均70°~80°向下斜刺1.2寸。

（发挥）：膻中为气会、心包募穴，乃宗气在胸中积聚之处，《针灸甲乙经》言："咳逆上气，唾喘短气不得息，不能言，膻中主之。"《铜人腧穴针灸图经》载："膻中治妇人乳汁少"，"上焦者……其治在膻中"，其以调上焦气机为主，善治肺、膈、乳部气机不畅之证。《灵枢·根结》载足厥阴肝经"根于

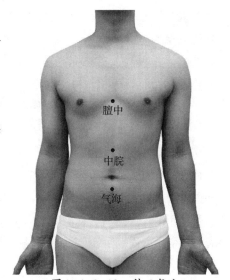

图1-4-2-12　补三气穴

大敦，结于玉英，络于膻中"，肝主疏泄，影响全身气机。综上，膻中为补气、调气要穴，补之可益宗气，泻之可宽胸利膈、理气通络，一切气病皆可选用。

中脘为六腑之会、胃之募穴，脾胃在三焦整体气机的升降出入运动中具有枢机之功，且"六腑以通为用，以降为顺"，故针刺中脘穴时，针尖当向下斜刺，以疏利气机下行。其为补中气要穴，凡脾胃虚弱、寒邪伤中、气血亏虚及久病不胜邪者皆可用之。

气海为元气聚集之处，主治脏器虚惫诸证，即《类经图翼》所言："凡脏气虚惫，及一切真气不足，久疾不瘥，皆宜灸之。"鉴于三穴与气的密切关系，以膻中、中脘、气海三穴为主依次补清气、谷气、元气，同用可疏调三焦气机，为治疗气虚、气滞的常用组穴。

丹田三穴

【穴位组成】气海、石门、关元（图1-4-2-13）。

【主治】元气不足证。

【刺灸法】三穴均70°~80°向下斜刺1~1.2寸，同时配合弩法。

发挥：《难经·六十六难》曰："脐下肾间动气者，人之生命也，十二经之根本也。"杨玄操注："脐下肾间动气者，丹田也。丹田者，人之根本也。"丹田与人体生命活动的关系最为密切，督脉、任脉、冲脉皆起于此，十二经脉也都直接或间接通过丹田而输入本经，再转入本脏。丹田是男子藏精、女子养胎之所，元气发源于肾而聚于丹田，借三焦周流全身，推动五脏六腑的功能活动。人之生息全赖丹田元气盛衰，丹田元气充实旺盛，就可以调动人体潜力，使真气能在全身循环运行。

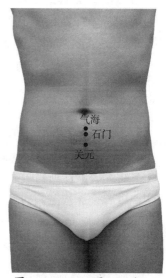

图1-4-2-13　丹田三穴

气海、石门和关元的别名皆为丹田。气海具有补元气和总调下焦之功，主治脏器虚惫诸证，即《类经图翼》所言："凡脏气虚惫，及一切真气不足，久疾不瘥，皆宜灸之。"关元为足三阴、任脉之会，善治生殖泌尿系诸疾，石门穴为三焦募穴，可调三焦以气化水液，此三穴对于元气不足所致的生殖、泌尿和消化系统病症皆有治疗作用。

净府五穴

【穴位组成】曲骨、曲骨Ⅰ、曲骨Ⅱ（图1-4-2-14）。

【主治】生殖泌尿系疾患：遗尿，癃闭，淋证，遗精，阳痿，早泄。

【刺灸法】①针对尿潴留患者，取2.5寸毫针向会阴部平刺。②对于生殖系疾病患者，可向下斜刺

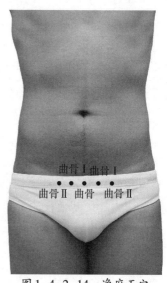

图1-4-2-14　净府五穴

45°~60°，行捻转、提插，使针感向会阴部窜行，留针同时配合弩法以加强针感。

发挥： 本组穴位于下腹部膀胱、子宫等盆腔器官的体表投影处，是治疗泌尿系、生殖系诸疾的常用穴。膀胱募穴虽为中极，然结合现代解剖学，曲骨穴区更接近膀胱的体表投影处，故在曲骨基础上延伸至旁开1.5寸和3寸之处设曲骨Ⅰ、曲骨Ⅱ，"腧穴所在，主治所在"，三穴同用以加强直接调节膀胱功能的疗效。曲骨是治疗膀胱气化不利所致泌尿系疾患的要穴，如《针灸甲乙经》所言："膀胱胀者，曲骨主之。小便难，水胀满，尿出少，胞转不得溺，曲骨主之。"对于尿潴留者，多选用净府五穴，并行捻转手法以促进膀胱肌收缩，使内压上升而排尿，同时可酌加或交替使用中极、关元等。

曲骨穴为任脉、足厥阴之会，任脉"起于胞中，出于会阴"，足厥阴经"绕阴器而抵少腹""主束宗筋"，"宗筋弛纵，发为筋痿，及为白淫"，此五穴邻近男性生殖器官，可治疗男性生殖系统诸疾如遗精、阳痿、早泄。女性曲骨穴下分布有子宫，故针刺曲骨也可兼治妇科疾病，如痛经、带下、月经不调，临床上可与胞宫七穴交替使用以减少腧穴的耐受性。

通便四穴

【穴位组成】五枢、维道、天枢、大横（图1-4-2-15）。

【主治】脾胃疾患：便秘，腹痛。

【刺灸法】直刺或向下斜刺1.5寸。对于便秘的患者，可用3寸长针深刺左侧的五枢、维道，不留针。

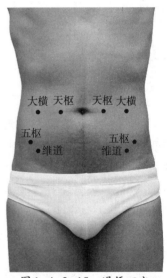

图1-4-2-15 通便四穴

发挥： 便秘是最常见的慢性消化道症状，表现为排便次数减少，排便困难或粪便过硬，属"脾约""阳结""阴结"范畴，多因饮食、邪热、情志等导致气机郁滞，肠腑传导失职而糟粕不得下行，或因气虚传导无力、血虚津枯不能下润大肠所致。西医学认为功能性便秘主要是由结肠动力低下，结肠传输时间延长所致。

肝胆疏泄不利则气机郁滞，滞于肠腑则不通，五枢、维道同属足少阳经，且左侧的五枢、维道穴正处于降结肠分野处，故针刺此二穴可疏肝利胆，行气通腑；天枢属胃经、大肠募穴，乃大肠腑气所聚集之处，擅治肠腑相关病症，《备急千金要方》载其治："肠鸣泄痢，绕脐绞痛""天枢主腹胀肠鸣，气上冲胸"，《玉龙歌》曰："脾泄之症别无他，天枢二穴刺休差，此是五脏脾虚疾，艾火多添病不加。"大横属脾经，脾虚则运化无能，针刺之可助脾健运，使糟粕下至大肠而出。四穴相须为用，行肝胆疏泄之气，健脾胃运化之力，共奏疏调肠腑、理气通便之功，对于长期卧床如脑血管疾病患者，针刺本组穴尤能缓解便秘的发作。

此外，五枢、维道为足少阳胆经与带脉的交会穴，故可治带脉之病。五枢治"妇人赤白带下"，维道治"水肿，三焦不调"。五枢、维道、大横均位于小腹部，"腧穴所在，主治所在"，故可治疗带下、月经不调等泌尿生殖系疾病。

消食三穴

【穴位组成】璇玑、下脘、四缝（图1-4-2-16、图1-4-2-17）。

【主治】脾胃疾患：小儿疳积，痞满。

【刺灸法】璇玑平刺0.3~0.5寸，针尖朝下。下脘采用70°~80°向下斜刺1~1.2寸或深刺2~3寸。四缝穴采用三棱针点刺，挤出少量血液或组织液即可。

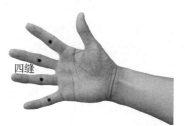

图1-4-2-16 消食三穴（四缝）

发挥：璇玑、下脘同属任脉，任脉"循腹里，上关元，至咽喉"，络脉"散于腹"，故可疗脘腹之疾。下脘下为胃肠道，当胃特别充盈时，胃大弯可降至脐水平以下，此时穴下为胃，正常情况下肠道有小部分位于中腹部脐水平以上，即穴下为空回肠或横结肠。下脘为任脉和脾经交会穴，《针灸聚英》言："穴当胃下口，小肠上口，水谷于是入焉。""饮食不下，膈塞不通，邪在胃脘。在上脘则刺抑而下之，在下脘则散而去之"（《灵枢·四时气》），"食饮不化，入腹还出，下脘主之"（《针灸甲乙经》），"腹内肠鸣，下脘、陷谷能平"（《百症赋》），下脘可行气和胃降逆、消积化滞，是促进胃肠运化的常用穴。

璇玑是治疗食积的验穴之一，《长桑君天星秘诀歌》言："若是胃中停宿食，后寻三里起璇玑。"《杂病穴法歌》复言："内伤食积针三里，璇玑相应块亦消。"《针灸甲乙经》言："胸满痛，璇玑主之。"其位于胸部，具宽胸理气之功。综上，对于各种原因引起的胃脘痞满胀闷不适可酌情配合二穴。

四缝是治疗小儿疳积、伤食泄泻之常用穴，最早见于《奇效良方》："四缝四穴，在手四指内中节。是穴用三棱针出血，治小儿猢狲劳等证。"临床多点刺挤出黄白色黏液。四缝治疗小儿疳积常配合捏脊，配艾灸身柱

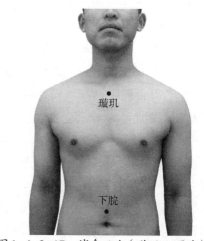

图1-4-2-17 消食三穴（璇玑、下脘）

以强身，配足三里、丰隆、肺俞、太渊以健脾化湿，止咳祛痰，用于治疗因疳积羸瘦虚弱引起的咳喘气逆、百日咳，配肺俞、定喘、列缺、合谷能宣肺平喘，治疗食积内热之哮喘。凡小儿伤食所致脾胃诸疾，均可用之。

运中气穴

【穴位组成】中气法Ⅰ：中脘、巨阙、下脘、梁门（图1-4-2-18）。中气法Ⅱ：中脘、不容、太乙（图1-4-2-19）。

【主治】①脾胃疾患：胃痛，呕吐，食积，腹胀，泄泻，呃逆，便秘。②肺系疾患：哮喘，咳嗽。③心系疾患：心悸，胸痛，胸闷。④中气亏虚证：久泻久痢，重症肌无力，内脏下垂。

【刺灸法】采用70°~80°向下斜刺1~1.2寸或深刺2~3寸。深刺时可穿透腹壁而达胃前壁，故不留针，不行手法，每次一般只深刺1穴，再用1.5寸毫针斜刺留针。两组穴位在治疗过程中可交替使用，以减少腧穴的耐受性。

发挥：该两组组穴位居中焦脘腹部，均在胃的体表投影范围，"腧穴所在，主治所在"，是治疗脾胃系及中气亏虚所致其他脏腑病症的常用组穴。

《医方考》载："盖中气者，脾胃之气也。"中气是对脾胃之气和脾胃消化运输水谷精微、升清降浊等生理功能的高度概括，"中气者，阴阳升降之枢轴"，脾胃主中央而运四维，脾升胃降，斡旋上下，对食物进行消化、吸收和输

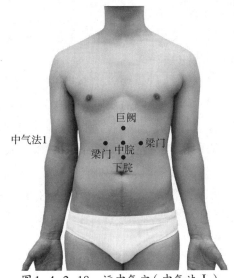

图1-4-2-18　运中气穴（中气法Ⅰ）

布，为机体的生命活动提供精微物质。若中土失调，则失其升降运化之职，致使上热下寒，心肺上逆而气火弥漫于上，肝肾下陷则精血寒滑于下，正气衰而百病起。

两组的主穴中脘属腑会、胃之募穴，乃"手太阳、足阳明、少阳、任脉之交"，《循经考穴编》言："一切脾胃之疾无所不疗。"其虚可补，实可泻，可治六腑病，并能调所会经脉之失常。"溢饮胁下坚痛，中脘主之"，"上脘、中脘，治九种之心痛"，巨阙为心之募穴，"心主官城也"，"或针痰，先针中脘三里间"，中气法Ⅰ诸穴同用具健脾益气、理气祛痰之功，既可培土生金以化痰止咳，为治疗脾虚咳痰的治本之法，又常配合调心神三穴治疗痰邪为患所致的心悸、胸痛、失眠、癫痫等。

妊娠恶阻多由冲气上逆、胃失和降所致，"冲为血海，任主胞胎"，冲脉起于胞中而隶属阳明，冲气循经上逆犯胃则见恶心呕吐。中脘、下脘属任脉，故可作为妊娠呕吐的主穴使用，需要注意的是，应于孕期的前3个月使用，当胎位平脐时便不再适用。

尤怡说："欲求阴阳之和者，必于中气。"运中气穴功同补中益气汤，适用于中气亏虚导致的脏器下垂、慢性疲劳综合征等病症，可与足阳明四穴、脾胃区同用以加强疗效，或配合背部走罐、艾灸等方法外通经络，内调脏腑。对于脏器下垂如子宫下垂，还可配合丹田三穴、胞宫七穴进行治疗。

中气法Ⅰ和中气法Ⅱ腧穴通过数学的对角线原理和中线原理分成两组交替使用，以复脾

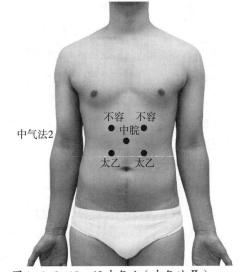

图1-4-2-19　运中气穴（中气法Ⅱ）

胃升降之用，同时还可减少腧穴的耐受性。临床也可酌情配合胃脘分布区的其他腧穴，不必拘泥于此。因"六腑以通为用，以降为顺"，故脘腹部腧穴多向下斜刺以助通降。

三、背腰部组穴

心肺区

【穴位组成】第1胸椎至第10胸椎：夹脊穴，督脉腧穴，膀胱经第一、二侧线腧穴（图1-4-2-20）。

【主治】①心系疾患：心悸，胸痛，失眠，健忘，痴呆。②肺系疾患：咳嗽，流涕，气喘，喑哑，自汗。

【刺灸法】背俞穴透夹脊法：45°斜刺，针尖抵至椎体；膀胱经第二侧线透第一侧线；督脉穴采用直刺法。

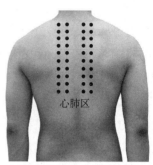

图1-4-2-20　心肺区

发挥：心区的体表投影平对第3~7胸椎，两肺后缘的投影约平第7颈椎，下缘在接近脊柱时则平第10胸椎棘突，故心肺区为第1胸椎到第10胸椎，在此范围的腧穴皆可治疗心、肺疾及其相关病症。心主血脉，肺朝百脉，主治节，能协助心行血，治疗心肺系疾病属于本组腧穴局部治疗作用。"母病及子"则可见食欲不振、腹胀便溏、倦怠乏力、失眠多梦、面色无华等心脾两虚之证，除调理脾胃外，应补益心气以标本同治。"子盗母气"致脾失健运，津液输布失调，聚而生痰，出现咳喘痰多、不思饮食、倦怠乏力等肺脾两虚之证，"水火不济"则见畏寒肢冷、水肿、腰膝酸软、梦遗滑精等症，肺气久虚，久病及肾，肾不纳气之证皆可辨证选用心肺区腧穴进行治疗。

肝胆区

【穴位组成】第7胸椎至第2腰椎夹脊穴，督脉腧穴，膀胱经第一、二侧线腧穴（图1-4-2-21）。

【主治】①肝胆疾患：烦躁，口苦，眩晕，胁痛，乳癖，蛇串疮。②脾胃疾患：纳呆，腹胀，嗳气，呃逆，嘈杂，吞酸。

【刺灸法】背俞穴透夹脊法：45°斜刺，针尖抵至椎体；膀胱经第二侧线透第一侧线；督脉穴采用直刺法。

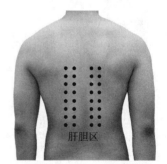

图1-4-2-21　肝胆区

发挥：根据肝脏和胆囊的定位和体表投影，肝胆区位于第7胸椎至第2腰椎之间，在此范围的腧穴皆可治疗肝胆系及其相关疾患，不仅局限于肝俞、胆俞。

脾胃区

【穴位组成】第11胸椎至第1腰椎夹脊穴，督脉腧穴，膀胱经第一、二侧线腧穴（图1-4-2-22）。

【主治】①脾胃疾患：腹胀，腹痛，嗳气，恶心，便秘，便溏。②中气亏虚证：久泻久痢，重症肌无力，内脏下垂。

【刺灸法】背俞穴透夹脊法：45°斜刺，针尖抵至椎体；膀胱经第二侧线透第一侧线；督脉穴采用直刺法。

发挥：脾位于左季肋区，与第9~11肋相对，其长轴与第10肋一致。胃的体表投影如贲门约在第11胸椎的左侧，幽门约在第1腰椎的右侧，胃充满到中等程度时，约3/4位于左季肋区，1/4位于腹上区，故脾胃区为第11胸椎至第1腰椎，在此范围的腧穴皆可治疗脾胃系疾病，不仅局限于脾俞、胃俞。

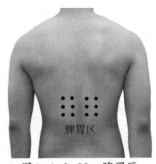

图1-4-2-22 脾胃区

肾区

【穴位组成】第12胸椎至第5腰椎夹脊穴，督脉腧穴，膀胱经第一、二侧线腧穴（图1-4-2-23）。

【主治】①肾系疾患：腰痛，阳痿，遗精，水肿，小便不利，遗尿。②脾胃疾患：久泄久痢，五更泻。

【刺灸法】背俞穴透夹脊法：45°斜刺，针尖抵至椎体；膀胱经第二侧线透第一侧线；督脉穴采用直刺法。

发挥：肾脏位于脊柱两侧，左肾上端平第11胸椎下缘，下端平第2腰椎下缘，右肾比左肾略低半个椎体的高度，故肾区为第12胸椎至第5腰椎，在此范围的腧穴皆可治疗肾系及其相关疾患。

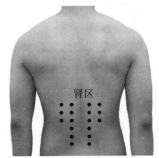

图1-4-2-23 肾区

四、上肢组穴

肩五穴

【穴位组成】肩髃、肩髎、肩头、肩前、肩后（图1-4-2-24）。

【主治】肩部疾患：肩凝症，肩痛，中风后肩不能举。

【刺灸法】向下斜刺1~1.5寸，或用1.5寸针斜刺0.8~1.2寸，施以阻力针法，或用火针点刺、刺络拔罐法。

发挥：该组穴处正是手三阳经脉等循行所过之处。其中肩髃穴属手阳明经，大肠经"上臑外前廉，上肩"，病候有"肩前臑痛"；肩髎是手少阳经穴，三焦经"循臑外，上肩"，病候为"耳后、肩、臑、肘、臂外皆痛"。肩髃为阳跷脉交会穴，阳跷脉从下肢外侧上行头面，具有交通一身阴阳之气、调节肢体运动的作用，"阳跷为病，阴缓而阳急"，阳跷脉不

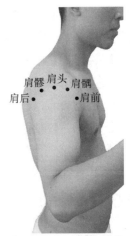

图1-4-2-24 肩五穴

足则肢体痿痹，故此二穴常用治肩臂疼痛等病症，《针灸甲乙经》曰："肩重不举，臂痛，肩髎主之"，"肩中热，指臂痛，肩髃主之。"

　　肩五穴主要作用于三角肌及肩袖等肩关节连属组织处。三角肌分前、中、后三束，

分别起自锁骨的外侧段、肩峰和肩胛冈，肌束逐渐向外下方集中止于肱骨三角肌粗隆。三角肌主要作用是使肩关节外展，前部肌束收缩可使肩关节前屈并略旋内，后部肌束收缩可使肩关节后伸并略旋外。作为参与所有肩部活动的原动肌，三角肌对稳定肩关节有重要的作用。由于中风后肩关节活动障碍及肩周炎患者肩关节的硬化和挛缩使肩关节及周围组织内力改变、张力增加，受外力、风寒湿等因素影响，肩部肌腱、关节囊、滑囊、韧带等常出现充血水肿、炎性细胞浸润、组织液渗出等病理改变，进一步造成周围组织粘连、萎缩等，最终导致肩部运动受限。而突出的受累病灶点多在肩袖、肱二头肌长头肌腱、肩部滑囊、喙肩韧带、喙肱韧带、肱横韧带等处，以上区域正对肩五穴。

综上，针刺肩五穴可疏通局部气血，缓解肩关节周围组织的粘连，是治疗肩部疾患的必选组穴，可配合肩胛冈三穴、肩胛四穴、臑俞、肩贞等共同使用。对于粘连、挛缩、三角肌内明显的纤维条索导致的肩关节外展、内收障碍者，可施以阻力针法。需要说明的是，中风偏瘫的治疗应从大关节开始，就上臂而言，恢复次序是肩、肘、腕、指。

肱二头肌三穴

【定位】腋前纹头与肘横纹中点的连线上，平分4等份，上1/4与下3/4的交点、连线的中点、上3/4与下1/4的交点，共3穴（图1-4-2-25）。

【主治】上肢疾患：肘关节屈伸不利，前臂旋后无力。

【刺灸法】向肱二头肌肌腹直刺1寸。

发挥：该组穴主要作用于肱二头肌、肱肌肌腹。肱肌位于肱二头肌深面，二者均受肌皮

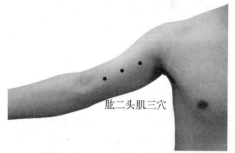

图1-4-2-25　肱二头肌三穴

神经支配，是肘关节的主要屈肌。肱二头肌还参与前臂旋外等。该肌群正是手三阴经循行所过之处，《普济方·针灸》载天泉治"臂内廉痛"，青灵"治肩臂不举，不能带衣"（《铜人腧穴针灸》）。手三阴经在臂前区分布的经穴较少，且由于天泉居肱二头肌长短头之间，青灵在肱二头肌内侧沟处，天府、侠白二穴位于肱二头肌桡侧缘，故该组穴在此基础上弥补了臂前区经穴分布的不足。直接刺激肱二头肌及肱肌肌腹，并配合肱三头肌三穴可缓解中风后引起上肢"阳缓阴急"的症状，如前臂屈伸不利等。

肱三头肌三穴

【定位】腋后纹头与肘尖之间连线上，平分4等份，上1/4与下3/4的交点、连线中点、上3/4与下1/4的交点，共3穴（图1-4-2-26）。

【主治】上肢疾患：肘关节屈伸不利，肩凝症。

【刺灸法】向肱三头肌肌腹直刺0.8~1.2寸。

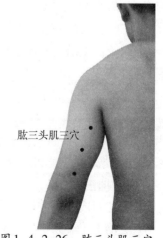

图1-4-2-26　肱三头肌三穴

发挥: 该组穴作用于主要参与伸肘关节的肱三头肌,长头还具有后伸和内收肩关节的作用,其与手少阳经循行分布关系密切,三焦经"循臑外上肩",经筋"上绕臑外廉,上肩头颈",手少阳经当此处的清泠渊、消泺和臑会三穴均可治肩臂痛等经筋病症,鉴于个体差异及为临床取穴方便之用,"病在筋,调之筋",直接将腋后纹头与肘尖之间连线后平分4等份,共取3穴,用于治疗中风后引起上肢"阳缓阴急"的症状,如前臂伸肌肌力减弱、肩关节活动不利。需要强调的是,此处是肩周炎出现疼痛几率最高的部位之一,故亦为肩周炎必选组穴之一。

肩胛四穴

【穴位组成】天宗、秉风、曲垣、巨骨(图1-4-2-27)。

【主治】肩部疾患:肩凝症,肩胛疼痛,肩关节运动障碍。

【刺灸法】天宗刺至肩胛骨。秉风、曲垣向下斜刺0.5~1寸,使针尖达肩胛冈。巨骨直刺,使针尖达肱骨头。

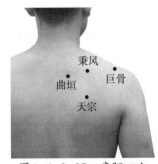

图1-4-2-27 肩胛四穴

发挥: 该组穴位于肩胛骨区,与手三阳经关系密切。小肠经"上循臑外后廉,出肩解,绕肩胛,交肩上",主病有"肩似拔,臑似折";大肠经"上臑外前廉,上肩,出髃骨之前廉,上出于柱骨之会上",病候有"肩前臑痛"。天宗穴下布有冈下肌,可使肩部外旋;秉风、曲垣在冈上窝中,与巨骨三穴均分布有斜方肌、冈上肌,参与内收肩胛骨、外展肩关节,故临床常与肩五穴、肩胛冈三穴共同治疗中风后肩关节运动障碍、肩周炎等。文献皆云秉风、曲垣可以直刺,但应严格掌握针刺深度。秉风穴接近肩胛切迹上缘,曲垣接近肩胛骨脊柱缘,由于二穴解剖结构非常接近胸腔,故改用向下针刺法,使针尖达肩胛冈,安全效佳。

肩胛冈三穴

【定位】位于肩胛冈上,在外侧端与内侧端的连线上,平分4等份。外1/4与内3/4的交点、连线的中点、外3/4与内1/4的交点,共3穴(图1-4-2-28)。

【主治】肩部疾患:肩胛疼痛,肩关节运动障碍。

【刺灸法】沿肩胛冈平刺0.5~0.8寸,以针尖抵至肩胛冈为度。

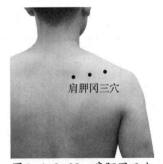

图1-4-2-28 肩胛冈三穴

发挥: 该组穴恰位于肩胛冈,为三角肌后束的起点处。由于三角肌在肩关节运动中起重要作用,肩五穴可刺中三角肌肌腹,故两组穴常共同使用。三穴均位于骨质上方,平刺安全,可与肩胛四穴、臑俞、肩贞等配合使用,对于治疗中风后肩关节运动受限效果较好。

调心神三穴

【穴位组成】内关透间使、郄门(图1-4-2-29)。

【主治】①心系疾患:心胸痛,心悸,胸闷,气短。②神志疾患:失眠,健忘,癫狂痫，郁证，癔病。③上肢疾患：正中神经卡压综合征，前臂、腕、手指感觉障碍及屈伸不利。

【刺灸法】内关向间使透刺，先于内关穴处直刺0.5~1寸使局部有酸胀感，再将针尖提至皮下，后以针体与体表成30°夹角将针尖向间使穴的方向刺入1~1.5寸。郄门直刺0.5~1寸可有局部酸胀感。上述操作采用互动式针法，在行针的同时嘱患者配合深呼吸。

发挥：该组三穴属心包经，其络于心系，与心经同循行于上肢内侧。《类经》注："手少阴，心经也，手厥阴，心包络经也，经虽分二，脏实一原"，"心包络，实乃裹心之包膜也，包于心外"（《医学正传》）。心包是心的外卫，其上附有脉络以行气血，与心相通，代心受邪，如《灵枢·邪客》所言："诸邪之在于心者，皆在于心之包络。"故临床多选用心包经腧穴治疗心系、神志疾患。

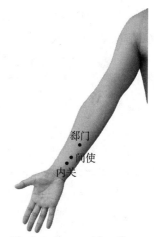

图1-4-2-29 调心神三穴

内关为络穴，其联系三焦，交会阴维脉，"阴维为病苦心痛"，"心胸取内关"，具有益心安神、疏通心脉、行气活血、宽胸降逆之功。《针灸甲乙经》曰："心系实则心痛，虚则为烦心，取之两筋间；心惕惕而善惊恐，心悲，内关主之。"临床研究已表明其能改善缺血、调节心律等，是治疗心血管疾患的主穴，临床常采用互动式针法，直刺0.5~1寸，使有局部酸胀感而不向指端放散即可。间使为心包经合穴，《普济方》言其治"心痛如锥刺"；郄穴善治血证、痛证，郄门为郄穴，故配合此二穴可加强缓急止痛、活血通络的作用。

经络"内属于脏腑，外络于肢节"，调心神三穴除可治疗本经联属脏腑及所过肢体病症外，由于心主血脉、藏神，血为神志活动的物质基础，即《灵枢·营卫生会》所言"血者，神气也"，故本组穴还可通过调节心脏功能治疗神志疾患如失眠、健忘、郁证、癔病等，在治疗心胸部及神志疾患时，多配合丘墟透照海以增强本组穴调心神之功。

正中神经六穴

【穴位组成】极泉、曲泽、郄门、间使、内关、大陵（图1-4-2-30）。

【主治】①上肢疾患：臂、腕、手指感觉障碍及屈伸不利，正中神经卡压综合征。②心系疾患：心胸痛，心悸，胸闷，气短。③神志疾患：失眠，健忘，癫狂痫，郁证，癔病。

【刺灸法】通过观察穴位断层解剖结构发现，正中神经并非位于掌长肌腱与桡侧腕屈肌腱之间，而是位于桡侧腕屈肌腱正后方，在桡侧腕屈肌腱的尺侧缘仅有一部分。因此，内关、间使二穴均当掌长肌腱与桡侧腕屈肌腱之间进针，但需沿桡侧腕屈肌腱尺侧缘刺入0.2~0.3

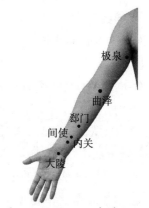

图1-4-2-30 正中神经六穴

寸方有向指端放散的放电感或麻胀感。针刺极泉多取在穴下2寸处，上臂外展位，避开腋动脉直刺0.5~0.8寸。

发挥：此六穴均布有正中神经。正中神经在腋部由臂丛外侧束与内侧束共同形成，在臂部沿肱二头肌内行走，降至肘窝后，穿旋前圆肌二头之间，行于前臂正中指浅、深屈肌之间到达腕管，穿掌腱膜深面至手掌，分成数支指掌侧总神经。正中神经支配前臂屈侧的大部分肌肉，其肌支通过旋前圆肌两头之间，支配旋前圆肌、旋前方肌和桡侧腕屈肌、掌长肌、指浅屈肌、指深屈肌、拇长屈肌及拇短展肌、拇短屈肌、拇对掌肌等，有使前臂旋前、屈腕及屈指关节的作用，并司手掌心桡侧2/3、手指掌面桡侧三个半手指及其中节、远节背面的皮肤感觉，因此该组穴主要用于治疗正中神经支配区域出现运动、感觉障碍者。

极泉属心经，"治臂肘厥寒"（《普济方·针灸》），其当腋窝正中，穴下还布有肋间臂神经、臂内侧皮神经、前臂内侧皮神经，司上肢内侧上、下部的皮肤感觉，故针刺极泉还可治疗上肢内侧皮肤感觉障碍。其余五穴均是心包经腧穴，曲泽"治心痛，善惊身热，烦渴口干，逆气呕血，风疹，臂肘手腕善动摇"（《铜人针灸经》）；《灵枢·经脉》曰："心主手厥阴心包络之脉……是动则病手心热，臂肘挛急，腋肿，甚则胸胁支满，心中憺憺大动，面赤。"正中神经在前臂下1/3段位置表浅，若受到损伤或卡压，可导致屈腕、屈指活动受限等。大陵穴在腕前区，"两手挛不收伸，及腋偏枯不仁，手瘈偏小筋急，大陵主之"（《针灸甲乙经》），正中神经从腕掌侧韧带上缘穿出深筋膜，经掌腱膜表面进入手掌，若正中神经在此处受到卡压损伤，如腕管综合征，可导致桡侧手掌及三个半手指麻木、疼痛及活动功能障碍等。综上，此六穴除治疗心系及神志疾患外，临床常用于治疗手厥阴心包经循行部位，即上肢内侧的疾患，如正中神经卡压导致的肘臂腕挛痛、腋肿掌热及中风后上肢屈伸不利、颈椎病所致沿正中神经走形区域感觉障碍等，并常配合前臂掌侧六穴、肱二头肌二穴等缓解局部肌肉痉挛。

此六穴既可同用以加强疗效，也可交替使用。在日常治疗过程中，长期使用同一个穴位，可使该穴位产生疲劳而降低治疗效果，此组六穴在治疗疾病中的作用相似，交替使用可保持穴位的兴奋性而增加治疗效果。

尺神经五穴

【穴位组成】青灵、支正、通里、阴郄、神门（图1-4-2-31）。

【主治】①上肢疾患：腕、手内侧感觉障碍及4、5指屈伸不利。②心系疾患：心胸痛，心悸，胸闷，气短。③神志疾患：失眠，健忘，癫狂痫，郁证，癔病。

【刺灸法】直刺0.3~0.5寸。紧靠近尺侧腕屈肌腱的桡侧缘或向尺侧腕屈肌腱的下方斜刺可使酸麻感达小指。

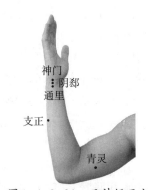

图1-4-2-31　尺神经五穴

发挥：该组穴下均布有尺神经，正是手少阴经、手太阳经循行所过之处。尺神经发自臂丛神经的内侧束，沿肱二头肌内侧沟随肱动脉下降（青灵），至臂中部离开此动脉转向后下，经肱骨内上髁后方的尺神经沟至前臂（支正），在前臂行于尺骨尺侧与尺侧腕屈肌之间（通里、阴郄、神门），然后入手掌侧。"心手少阴之脉……下出腋下，下循臑内后廉，行太阴、心主之后，下肘内，循臂内后廉，抵掌后锐骨之端，入掌内后廉，循小指之内，出其端"，"小肠手太阳之脉……循手外侧上腕，出踝中，直上循臂骨下廉"，青灵、通里、阴郄、神门属心经，支正属小肠经，根据"经脉所过，主治所及"，本组穴是治疗尺神经卡压，中风后上肢不遂，颈椎病等出现屈腕肌力减弱，第4、5指屈伸不利及小鱼际处感觉障碍的要穴，应采用循经得气法，即使酸麻针感向小指放射。

对于心系及神志疾患，临床常与心包经腧穴配合使用，如调心神三穴。

桡浅五穴

【穴位组成】臑会、肘髎、尺泽、孔最、列缺（图1-4-2-32、图1-4-2-33）。

【主治】上肢疾患：肘臂挛痛，手指麻木。

【刺灸法】肘髎紧贴肱骨缘进针0.5~0.8寸，至局部有酸胀感，针感可达前臂背侧、手背、桡侧三个半手指近节背侧皮肤。尺泽直刺0.5~0.8寸，有两种感传：①紧贴肱二头肌腱桡侧缘进针，针感感传至桡侧三个半手指近节背侧。②针尖稍靠外少许，针感可至前臂背侧中部。列缺向上斜刺0.2~0.3寸，或向下斜刺0.3~0.5寸，至局部有酸胀感。

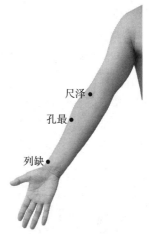

图1-4-2-32　桡浅五穴

（尺泽、孔最、列缺）

发挥：桡神经是臂丛后束发出的唯一支配上臂与前臂肌肉的神经，其主干经肱三头肌长头和内侧头之间沿桡神经沟绕肱骨中段后面行向外下（臑会），在肱骨外上髁上方（肘髎）穿过外侧肌间隔至肘窝外侧的肱桡肌与肱肌之间，在肱骨外上髁前方或稍下处分为深、浅二终支（尺泽）。孔最、列缺穴均位于桡神经浅支走行处，其为桡神经皮支之一，经肱桡肌深面至前臂，沿桡动脉外侧下行，在前臂中、下1/3交界处转向背侧（孔最），继续下行至手背部（列缺），发出4~5支指背神经支配手背桡侧皮肤及桡侧三个半手指近节背侧皮肤。

桡神经浅支与手太阴肺经、手阳明大肠经在前臂及手的循行通路相似：手阳明大肠经"起于大指次指之端，循指上廉，出合谷两骨之间，上入两筋之间，循臂上廉，入肘外廉"，手太阴肺经"下肘中，循臂内上骨下廉，入寸口，上鱼，循鱼际，出大指之端……其支者，从腕后，直出次指内廉，出其端"，手阳明经病候明确指出"是主……肩前臑痛，大指次指不用"，故临床若见因颈椎病、桡神经卡压所致手背桡侧及桡侧三个半手指（拇指、食指、中指、环指桡侧）近节背侧皮肤感觉障碍者，常选用此组穴，并配合局部肌

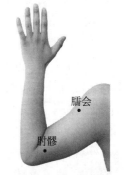

图1-4-2-33　桡浅五穴

（臑会、肘髎）

腹刺法缓解肌肉紧张。其中在针刺尺泽穴时常紧贴肱二头肌腱桡侧缘进针，可沿肺经、大肠经传导至拇指、食指；神经纤维往往会互相交叠，紧贴肱骨边缘在肘髎穴处行雀啄法，针感既可沿三焦经传导至前臂背侧中间、手背，亦可沿肺经、大肠经感传至拇指、食指，因此需耐心调整方可气至病所。

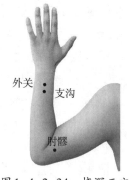

外关 · 支沟

肘髎

图1-4-2-34 桡深三穴

桡深三穴

【穴位组成】肘髎、外关、支沟（图1-4-2-34）。

【主治】上肢疾患：腕、手指不能伸，肘臂挛痛。

【刺灸法】肘髎紧贴肱骨缘进针0.5~0.8寸至局部酸胀，针感可达前臂背侧、手背或桡侧三个半手指。余穴直刺0.5~1寸，至局部有酸胀感。

发挥： 本组穴外关、支沟均分布于桡神经深支走行处，其为桡神经肌支之一，该支在桡骨颈外侧穿过旋后肌至前臂后面，改称骨间后神经，沿前臂骨间膜后面，在前臂浅、深伸肌群之间下行达腕关节背面，沿途分支支配前臂、手指伸肌群等。其与手少阳经在前臂的循行通路相似，三焦经"上出两指之间，循手表腕，出臂外两骨之间，上贯肘，循臑外上肩"，根据"腧穴所过，主治所及"，故本组穴多用治前臂、腕部病症如中风后腕、手指不能屈伸及局部疼痛，如所主病候"肩、臑、肘、臂外皆痛"，并常配合局部肌腹刺法缓解肌肉紧张，兼感觉障碍者可配合桡浅五穴如尺泽等治疗。由于桡神经深支为肌支，在肘髎穴处刺中桡神经深支及针刺外关、支沟，针感多为局部酸胀感。

此外，由于手少阳之脉布于侧头、目、耳，故外关、支沟二穴又为治疗头痛、目疾、耳疾的常用穴。又支沟穴专司行气，而外关穴行气开郁与解表退热并重，凡属气机郁滞所致胸胁胀满、胁肋疼痛、郁闷不舒、急躁易怒者，皆为此二穴的适应证。

前臂掌侧六穴

【定位】在太渊、尺泽连线上，太渊上3寸处与尺泽4等分，中间3个等分点处取桡侧三穴。在神门、少海连线上，神门上3寸处与少海4等分，中间3个等分点处取尺侧三穴。此6个针刺点合称前臂掌侧六穴（图1-4-2-35）。

【主治】上肢疾患：肘、腕关节疼痛，中风后上肢屈伸不利，肱骨外上髁炎，肱骨内上髁炎。

【刺灸法】沿三组平行的连线向手腕部斜刺或平刺1~1.5寸。针刺过程中如果针尖触及骨骼，应略改变针刺角度，使针体刺在前臂肌腹上。

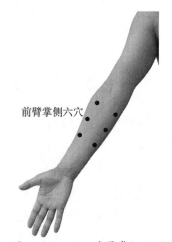

前臂掌侧六穴

图1-4-2-35 前臂掌侧六穴

发挥： 前臂掌侧六穴由桡侧三穴和尺侧三穴组成。桡侧为手太阴肺经循行所过之处，肺经"下肘中，循臂内上骨下廉"，其经筋"行寸口外侧，上循臂，结肘中"。尺侧手少阴心经"下肘内，循臂内后廉"，其经筋"起于小指之内侧，结于锐骨；上结于肘后廉"。手太阴之筋"其病所过者支转筋痛"，手少阴之筋"其病当所过者，支转筋、筋痛"，可见前臂痛、活动不利等与此二经关系密切。结合解剖学知识，位于前臂掌侧中上段的旋前圆肌除了参与前臂旋前，还与前臂前外侧的肱桡肌、桡侧腕屈肌参与屈肘关节，掌长肌、桡侧腕屈肌、指浅屈肌、指深屈肌、拇长屈肌参与屈腕关节、指关节，内收腕关节等。因手三阴经在前臂前区分布的经穴多集中在下段，而本组穴在此基础上弥补了前臂前区经穴分布的不足，通过直接刺激上述屈肌群肌腹，并配合前臂背侧六穴、肱二头肌三穴等治疗肱骨外上髁炎、中风后引起上肢"阳缓阴急"的症状，如腕、指关节屈伸不利及前臂不能旋前等。

同时配合一定的针刺方法可扩大此组穴的临床应用：如治疗关节、肌肉的劳损和扭伤性疾病时，常采用阻力针法配合静留针；治疗重症肌无力、中风软瘫期等肌力低者，常采用提插捻转、重刺激、不留针或静留针的方法；治疗中风硬瘫期和肌张力高的部位，常采用缓慢进针、轻刺激、静留针、长留针的方法。

前臂背侧六穴

【定位】在阳溪、曲池连线上，阳溪上3寸与曲池4等分，中间3个等分点处取穴。在阳谷、小海连线上，阳谷上3寸与小海4等分，中间3个等分点处取穴。此6个针刺点合称前臂背侧六穴（图1-4-2-36）。

【主治】上肢疾患：肘、腕关节疼痛，中风后上肢屈伸不利，肱骨外上髁炎，肱骨内上髁炎。

【刺灸法】沿三组平行的连线向手腕部斜刺或平刺1~1.5寸。针刺过程中如果针尖触及骨骼，应略改变针刺角度，使针体刺在前臂肌腹上。

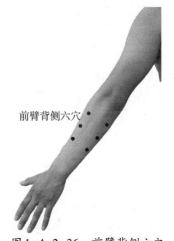

前臂背侧六穴

图1-4-2-36 前臂背侧六穴

发挥：前臂背侧六穴桡侧三穴为手阳明大肠经循行所过之处，大肠经"循臂上廉，入肘外廉"，其经筋"上循臂，上结于肘外"；尺侧手太阳小肠经"直上循臂骨下廉"，其经筋"起于小指之上，结于腕，结于肘内锐骨之后"。手阳明之筋"当所过者支痛及转筋，肩不举"，手太阳之筋"肘内锐骨后廉痛"，可见手肘挛痛、活动不利的相关疾患与此二经关系密切。结合解剖学知识，桡侧三穴局部的指伸肌、桡侧腕长伸肌、桡侧腕短伸肌、拇长展肌、拇短伸肌及尺侧三穴局部的小指伸肌、尺侧腕伸肌、拇长伸肌主要参与伸腕关节、指关节，旋后肌参与前臂后旋等。本组穴弥补了手太阳经在前臂后区分布经穴较少的问题，通过直接刺激上述伸肌群肌腹，并配合前臂掌侧六穴、肱三头肌三穴等，是治疗肱骨外上髁炎、中风后引起上肢"阳缓阴急"的症状，如腕、指关节背伸无力及前臂不能旋后等的常用肌腹组穴。

落枕四穴

【穴位组成】外劳宫、中渚、手三里、外关（图1-4-2-37）。

【主治】颈臂疾患：落枕，颈椎病，手臂疼痛。

【刺灸法】直刺0.7~1寸，先刺患者疼痛明显一侧的手三里与外关，后刺另一侧外劳宫与中渚。此组穴操作时施以互动式针法，需患者配合活动颈项。

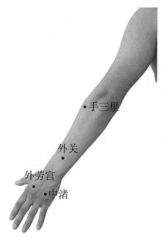

图 1-4-2-37　落枕四穴

发挥：外劳宫为上肢部经外奇穴，善治落枕，故名落枕穴，是治疗落枕之要穴。中渚是三焦经输穴，手少阳经"上贯肘，循臑外，上肩"，"输主体重节痛"，故可治"肘臂痛，五指瘛，不可屈伸"。关于中渚穴治疗落枕的记载不多，但临床中发现中渚治疗颈椎病有较好疗效。落枕与腰痛同为经气逆乱、拘挛不通所致，在上肢部的经外奇穴中腰痛点有两处，根据二者的病因及取穴特点推断落枕穴实际也应当是两处，且中渚与落枕穴的位置同腰痛点有对应关系，都在第2、3掌骨间及第4、5掌骨间，因此将外劳宫与中渚同用，以达协同增效之功。

外关是三焦经之络穴、八脉交会穴，通带脉，与足少阳胆经之临泣穴通阳维，落枕为病多因颈项部感受风寒之邪，阳维脉"维络诸阳而主表"，故外关常用治邪犯肢体经络等在表之病症。手三里为大肠经穴，手阳明经筋"直者，从肩髃上颈"，其病候有"肩不举，颈不可左右视"。上述4穴单用已可治疗落枕、颈椎病等颈肩部病症，共用可协同增效。

此外，针灸疗效取决于治神守神，即通过患者调摄精神和医者集中意念等，使针下得气，且能气至病所。落枕四穴治疗落枕等病症时，多施以互动式针法以达守神治神的目的，针刺操作时嘱患者配合活动颈项部，外劳宫、中渚两穴合用治疗患者颈项部的旋转功能受限或疼痛，外关治疗颈项部后伸、前屈活动功能受限或疼痛，手三里治疗项部牵掣肩胛骨疼痛。行针得气后配合分步针刺法，再针颈夹脊、风池、后溪、悬钟等穴以整体调治，平素可配合做颈部保健操以缓解颈肩部肌肉拘急。

五、下肢组穴

冲门三穴

【穴位组成】下冲门、冲门、上冲门（图1-4-2-38）。

【主治】①下肢疾患：股神经痛，隐神经痛，髋膝关节屈伸不利。②腹部疾患：腹胀，胎气上冲。③泌尿生殖系疾患：疝气，赤白带下。

【刺灸法】不同患者股神经与皮肤之间距离有差异，故进针深度因人而异，一般直刺1.5~2寸，并且进行微调，可使针感放射至大腿前侧、膝关节及小腿内侧。

发挥：古今对冲门的定位描述大体一致。《针灸甲乙经》载冲门："在府舍下，横骨两端约纹中动脉"，此处"约纹"即腹股沟斜纹。《经脉图考》载："适当大腿缝中之

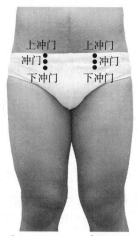

图 1-4-2-38　冲门三穴

纹端，以手切之动脉应手。"即在腹股沟斜纹附近可触及明显的动脉搏动。因在仰卧时用手按寻动脉搏动处易得，故临证取穴主要参考动脉搏动。

需要说明的是，髂外动脉向下延续于腹股沟韧带中点，深面是股动脉，因此腹股沟斜纹中的动脉当为股动脉，而非髂外动脉。而从《针灸甲乙经》将冲门列在"腹自期门直上直乳侠不容两傍各一寸五分下行至冲门凡十四穴第二十二"的篇名中看，本穴当位于腹部，与足太阴脾经腹部的其他穴位同在距正中线4寸处，因此推断冲门定位应在腹股沟韧带之上，而此处的动脉为髂外动脉。由于髂外动脉搏动在体表较难应手即得，故上冲门常作为标准取穴法的替代或加强针感的补充方法。

冲门乃"足太阴、厥阴之会"，结合现代解剖学知识，足太阴、足厥阴经脉循行恰与股神经及其隐神经分支走行一致，即针刺冲门三穴能沿大腿内侧至膝关节前侧、小腿前内侧、内踝及足内侧循经得气。由于隐神经在股三角内尚在股动脉外侧，根据临床经验，针刺下冲门时较易获得隐神经支配的感觉分布区域，即小腿前内侧至足内侧缘的放电感。

对于"动脉搏动外侧1cm"的定位主要是基于解剖学知识和临床经验而确定。当触及"动脉搏动处"时，紧切其外侧进针往往只有局部的酸胀感，深刺可及髂腰肌，多适用于髋关节屈伸不利者，若想要放电式的针感（刺中股神经、隐神经）传至相应部位，则常在动脉搏动处外1cm处进针。冲门三穴作为治疗下肢疾病的常用组穴，常与股前九穴配合治疗股神经痛、膝关节屈伸不利，与足三阴七穴配合治疗隐神经感觉障碍等。本组三穴定位相近，临床常可组合或替代应用。

足太阴经"上循阴股……聚于阴器"，《灵枢·经脉》言脾经主病"水闭"，即小便不利诸症，《针灸甲乙经》言冲门"治寒气腹满，癃淫泆，身热，腹中积聚疼痛"，又主"阴疝"，足太阴经气由此而上冲入腹，故还可治疗泌尿生殖系诸疾。对于腹胀、胎气上冲之候，以手按压此穴亦有效。

阴股三穴

【穴位组成】足五里、阴廉、急脉（图1-4-2-39）。

【主治】①下肢疾患：闭孔神经痛，髋关节收展不利。②泌尿生殖系疾患：疝气，阴挺，睾丸痛，月经不调，少腹痛。

【刺灸法】直刺1~1.5寸。

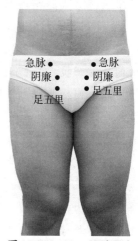

图1-4-2-39　阴股三穴

发挥：阴股三穴恰位于闭孔神经分布处。闭孔神经肌支主要支配大腿内收肌群、闭孔外肌（外旋髋关节）等，其皮支主要分布于大腿内侧中段皮肤，关节支分布于膝关节囊、交叉韧带及附近结构。闭孔神经损伤导致内收肌群瘫痪，致大腿不能内收且外旋无力，表现为卧位时患肢内收困难，坐位时患肢不能置于健侧腿上，行走时患侧下肢外斜，同时伴发大腿内侧疼痛，可放射至膝内侧上方。综上，该组穴可用于治疗闭孔神经受损引起的大腿前内侧感觉异常及大腿收展活动受限等病症。

肝经"循股阴，入毛中，环阴器，抵小腹……是主肝所生病者，胸满，呕逆，飧泻，狐疝，遗溺，闭癃"。周楣声《针灸穴名释义》言急脉"能舒前阴及下腹筋脉拘急诸病"。阴股三穴均位于股阴处，可治疗以上肝经循行所过的泌尿生殖系诸症。

股前九穴

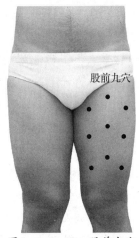

股前九穴

图1-4-2-40 股前九穴

【定位】在大腿前部，自髌骨外上角至股骨大转子最高点与髂前上棘中点连线、髌骨上缘中点至髂前上棘连线、髌骨内上角至冲门穴连线做三条体表弧线，各分为4等份，三条连线分别取上1/4与下3/4的交点、连线中点、上3/4与下1/4的交点，共9穴（图1-4-2-40）。

【主治】下肢疾患：中风偏瘫，膝骨关节炎，股神经痛。

【刺灸法】针尖朝膝关节方向45°~60°斜刺，进针瞬间贵速，针至皮下宜慢推，不行针，防止强刺激使肌张力过高；肌肉松弛无力者可予捻转手法以促进肌肉收缩。视患者肌肉丰厚程度深刺2~3寸，至局部有酸胀感。

发挥：此组穴作用于股四头肌肌腹：内侧纵向3穴分布于股内侧肌，外侧纵向3穴位于股外侧肌，中间纵向3穴分布于股直肌和股中间肌。股四头肌的主要功能是伸膝和屈髋，因此该组穴主要用于治疗膝关节屈伸不利。

中风患者伴发的痉挛性瘫痪主因下肢肌张力增高所致，涉及的肌肉群主要是股四头肌和小腿三头肌。足阳明之筋"起于中三趾，结于跗上，邪外上加于辅骨，上结于膝外廉，直上结于髀枢……其直者，上循骭，结于膝，其支者结于外辅骨，合少阳。其直者，上循伏兔，上结于髀"，其病则"足中趾支胫转筋，脚跳坚，伏兔转筋"，这与中风后下肢痉挛状态时大腿前侧肌群紧张相似。股前九穴分布于足阳明经筋上，"病在筋，调之筋"，故针刺股前九穴以调畅局部气机，"以通为补"，从而缓解股四头肌痉挛。

需要注意的是，中风后下肢痉挛性瘫痪的治疗目的在于放松紧张的股四头肌，减弱肌腱的异常牵拉，故针刺时应避免采用提插、捻转等强刺激手法，以防肌张力增高。而对于引起股四头肌肌力下降的病症，如股神经痛并发的下肢无力，此时支配股四头肌的股神经受累，肌肉处于松弛状态，给予适度提插、捻转，配合冲门穴，能促进松弛肌肉，提高肌力，从而恢复髋膝关节的屈曲。

此组穴也是治疗膝骨关节炎等膝部病症的重要组穴。由于疼痛刺激而造成膝周肌肉长期处于紧张牵拉状态，致使肌张力增高，针刺股前九穴直接刺激股四头肌肌腹，能有效降低肌张力，同时改善不平衡的肌力，减小对髌骨及髌韧带的压力。此法避开了对疼痛的膝关节局部的再次刺激，作用于可能产生病变的肌肉，配合股后五穴、腘下四穴等可促进膝关节的屈伸，提高膝关节的稳定性，有利于恢复下肢运动功能。

股后五穴

【定位】在大腿后侧，先将腘横纹和臀横纹分为3等份，其中腘横纹与臀横纹外1/3

与内2/3交点连线为外侧线，以腘横纹与臀横纹内1/3与外2/3交点连线为内侧线。再将2条连线均分为5等份，外侧线由上至下与股二头肌交界处取3穴，内侧线由上至下与半膜肌、半腱肌交界处取2穴，共5穴（图1-4-2-41）。

【主治】下肢疾患：中风偏瘫，膝骨关节炎，坐骨神经痛。

【刺灸法】直刺或针尖朝膝关节方向斜刺，进针瞬间贵速，针至皮下宜慢推，不行针，防止强刺激使肌张力过高，肌肉松弛无力者可予捻转手法以促进肌肉收缩。视患者肌肉丰厚程度深刺2~3寸，至局部有酸胀感。

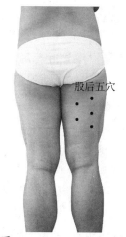

图1-4-2-41 股后五穴

发挥：股后五穴主要作用于腘绳肌及大收肌肌腹：内侧纵向2穴分布有半膜肌、半腱肌和大收肌，外侧纵向3穴主要分布有股二头肌长头。腘绳肌与股四头肌是拮抗肌，功能相反，主要参与屈膝，与臀大肌共同伸髋。该组穴通过直接刺激大腿屈肌群肌腹，常与股前九穴、臀三穴、坐骨神经痛四穴配合治疗下肢髋膝屈伸不利、坐骨神经痛等。

臀三穴

【定位】在臀部，股骨大转子最凸点与骶管裂孔连线的内1/4与外3/4的交点、连线中点、内3/4与外1/4的交点，共3穴（图1-4-2-42）。

【主治】腰臀疾患：臀上皮神经痛，腰痛。

【刺灸法】视患者肌肉丰厚程度直刺2~3寸，至局部有酸胀感。

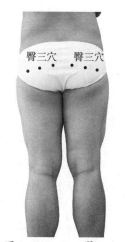

图1-4-2-42 臀三穴

发挥：臀三穴主要作用于臀大肌、臀中肌以及梨状肌肌腹。臀大肌主要参与伸展及外旋髋关节，其远端借助髂胫束稳定髋、膝关节。梨状肌是最重要的髋外旋肌；臀中肌是最有力的髋外展肌，可使髋关节做除内收以外所有方向的运动，在人体直立时是稳定髋部的重要肌肉，从而稳定躯干。由于臀肌与腰背筋膜、背阔肌、骶棘肌之间存在紧密的解剖学关系，在腰、脊柱与臀部、腿部的各种功能运动中，它们之间承受应力传递关系。因此当腰骶部软组织发生损害时，除了腰背区域局部的病变，还涉及与之紧密延续的臀肌附着处，故针对慢性腰背痛的患者存在的臀肌无力现象，除了腰背部选穴外，常配合臀三穴。

三风市

【穴位组成】风市、上风市、下风市（图1-4-2-43）。

【主治】①下肢疾患：股外侧皮神经痛，髋膝关节屈伸不利，膝关节外侧疼痛，中风偏瘫。②皮肤病：荨麻疹，风疹。③其他：耳鸣，腰痛。

【刺灸法】直刺1~1.5寸，至局部有酸胀感，齐刺法。

发挥：风市穴首见于《肘后备急方》，该穴简便取穴法最早载于此书。早期文献缺乏具体定位的描述，元代《窦太师针经》补充定位为"膝上七寸"。有学者通过人工测量方法，发现简便取穴法和骨度分寸法所取的位置不统一，故临床常以"股部，髌底上7寸"作为风市定位，并将风市及其上下2寸处纳入腧穴定位。该组3穴位置相近，均循行于足少阳胆经，既避开了风市穴定位之争论，又扩大治疗范围以加强风市穴疗效。

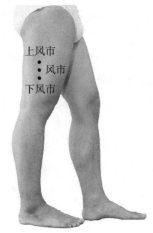

图1-4-2-43　三风市

《针灸大成》载风市："主中风腿膝无力。"《医宗金鉴》言风市："主治腿中风湿，疼痛无力。"《玉龙歌》："膝腿无力身力难，原因风湿致伤残，倘知二市穴能灸，步履悠悠渐自安（二市穴：风市、阴市二穴）。"《胜玉歌》："腿股转酸难移步，妙穴说与后人知。环跳风市及阴市，泻却金针病自除。"足少阳经筋"起于小趾次趾，上结外踝，上循胫外廉，结于膝外廉。其支者，别起外辅骨，上走髀，前者结于伏兔之上，后者结于尻"，该组穴位于足少阳经筋上，分布有股外侧皮神经，针刺由浅入深可及髂胫束、股外侧肌和股中间肌。髂胫束属于阔筋膜张肌，后者位于大腿上部前外侧，起自髂前上棘，向下移行于髂胫束，止于胫骨外侧髁，使阔筋膜紧张并屈髋，与髂腰肌同属于髋肌前群；股外侧肌与股中间肌是膝关节强有力的伸肌，因此该组穴主要用于治疗下肢痿痹如髋膝关节屈伸不利、膝关节外侧疼痛、股外侧皮神经痛等。

"经脉所过，主治所及"，耳部疾患是足少阳胆经的主治证候之一，风市为胆经要穴，有疏风热、清胆火的作用，故主因胆火炽盛、外感风热所致的耳鸣耳聋均可选用该组穴。

凡带"风"字的腧穴都有散风的作用，如风池、风府等，只是作用部位有所不同。《针灸大成》载风市可治"浑身瘙痒，麻痹，厉风疮"，故主因风邪所致皮肤麻木、瘙痒、荨麻疹、风疹等均可选用该组穴。

坐骨神经四穴

【穴位组成】环跳、殷门、承扶、秩边（图1-4-2-44）。

【主治】腰腿疾患：坐骨神经痛，中风偏瘫，腰脊痛。

【刺灸法】环跳、殷门均直刺2.5~3寸后行提插手法。二穴针感有两种：针尖微向内，针感可沿下肢后侧向下传导，自臀部正后方传至腘窝，再传至足跟和足底；针尖微向外，针感可沿下肢外侧向下传导，自臀部正后方传至腘窝，再沿腘窝外侧缘向外下方行，至小腿前面，并传至足背。秩边、承扶直刺2~3寸，使局部有酸胀感。

发挥：该组穴主要作用于坐骨神经及其周围肌肉群。

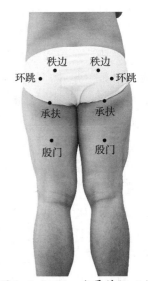

图1-4-2-44　坐骨神经四穴

作为全身最大的神经，坐骨神经起始处宽约2cm，分为胫神经和腓总神经两部分。腓总神经纤维在后外侧，胫神经纤维在前内侧，两部合并包于一个结缔组织鞘内。一般自梨状肌下孔穿出，在股后部行于大收肌与股二头肌长头之间，肌支主要支配腘绳肌，下降至腘窝上角处，分为胫神经和腓总神经两个终支：胫神经及其分支分布于小腿后侧至足底；腓总神经及其分支分布于小腿前、外侧至足背。

以上坐骨神经及其分支与足三阳经、足少阴经在下肢的循行路径相似，且坐骨神经痛四穴主治多与腰腿痛相关，如"腰胁相引痛急，髀筋瘛，胫痛不可屈伸，痹不仁，环跳主之"（《针灸甲乙经》），殷门主"腰痛得俛不得仰"（《针灸甲乙经》），承扶治"久痔尻臀肿"（《针灸大成》）。因此将该组穴作为治疗坐骨神经痛、腰脊痛等腰臀腿部疾患的主穴。

以往文献多将坐骨神经痛分为足太阳型、足少阳型、足阳明型，作者根据多年经验和解剖观察，主要将坐骨神经痛分为足阳明少阳型（小腿外侧及足背疼痛，即腓总神经痛）、足太阳少阴型（小腿后及足底疼痛，即胫神经痛）。其中足阳明少阳型和足太阳少阴型最常见，亦可出现混合型。

基于坐骨神经及其分支与下肢腧穴的关系，由于环跳、殷门的位置正当坐骨神经干，又环跳为足太阳经与足少阳经交会穴，故治疗坐骨神经痛常交替使用此二穴，施分经得气法：对于足阳明少阳型坐骨神经痛，操作时针尖须微向外调，再行提插手法使针感向小腿外侧及足背走行，即在膝盖下沿足阳明经、足少阳经感传，此法目的在于刺中腓总神经，配合腓总神经四穴、腓深神经五穴、小腿前外侧六穴，适用于以小腿外侧及足背麻木、疼痛等不适为主者；对于足太阳少阴型坐骨神经痛，操作时针尖须微向内调，再行提插手法使针感向小腿后侧及足心走行，即在膝盖下沿足太阳经、足少阴经感传，此法目的在于刺中胫神经，配合腘下四穴、胫神经五穴，适用于以小腿后侧及足心麻木、疼痛等不适为主者。

对于中风偏瘫，先取侧卧位，用快针刺出环跳、殷门穴的两种针感后出针，再取平卧位，进行常规针刺，此法配合肌腹刺法有利于促进患肢屈髋屈膝动作。分经得气法一般难以做到下针即得，必须通过耐心微调方可使气至病所。由于刺中坐骨神经的针感较强，具体操作应视患者的年龄、体质、病情以及针刺后的反应调整针感强度。

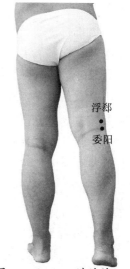

图1-4-2-45 腓总神经四穴（浮郄、委阳）

腓总神经四穴

【穴位组成】浮郄、委阳、阳陵泉、陵下。（图1-4-2-45、图1-4-2-46）

【主治】下肢疾患：坐骨神经痛，腓总神经痛。

【刺灸法】委阳、浮郄直刺1~1.5寸，陵下浅刺0.3~0.5寸后行提插手法，阳陵泉直刺1~1.5寸后行提插手法。其中，浮郄和委阳：①针尖微向内侧，针感可沿小腿前外侧向下传导；②针尖微向外侧，针感可沿小腿胫前侧向下传导。陵下与阳陵泉：①针尖微向后下方，针感可沿小腿前外侧向下传导；②针尖微向前下方，针感可沿小腿胫前侧向下传导。

发挥：腓总神经四穴主要用以治疗沿腓总神经及其分支腓浅神经、腓深神经、腓肠外侧皮神经走行的坐骨神经痛（足阳明少阳型）以及神经支配区域相关的病症。腓总神经是坐骨神经的主要分支之一，沿腘窝上外缘经股二头肌内缘下行，至腓骨头后方并绕过腓骨颈，向前穿腓骨长肌起始部，即分为腓浅神经及腓深神经两终支。浮郄、委阳、陵下分布有腓总神经，阳陵泉当腓总神经分为腓浅神经及腓深神经处，4穴可按分经得气法进行针刺治疗。

对于以小腿外侧面和足背、趾背大部分的皮肤（第1、2趾背相对面皮肤和小趾外侧缘皮肤除外）出现感觉障碍的坐骨神经痛及腓浅神经痛的患者，在选用坐骨神经四穴的基础上须配合该组穴，其中针刺浮

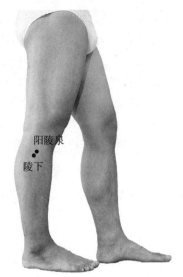

图1-4-2-46　腓总神经四穴
（阳陵泉、陵下）

郄、委阳针尖微向内侧，阳陵泉、陵下针尖微向后下方，针感均以沿小腿前外侧向下传导至足背内侧及中间大部分为佳。由于腓浅神经肌支支配腓骨长短肌，所以对于中风后足内翻患者，可在选用小腿前外侧六穴基础上，配合此组四穴共同治疗，针刺方向及针感同上所述。

腓深神经肌支支配小腿肌前群（胫骨前肌、𧿹长伸肌和趾长伸肌）和足背肌（𧿹短伸肌和趾短伸肌），而胫骨前肌、𧿹长伸肌和趾长伸肌共同参与踝关节背伸，因此治疗中风后足下垂及足趾屈曲痉挛者可在选用小腿前外侧六穴基础上，配合此组穴及腓深神经五穴共同治疗，其中针刺浮郄、委阳针尖微向外侧，针刺阳陵泉、陵下针尖微向前下方，四穴针感可沿小腿胫前侧向下传导至1、2趾相对面的趾背皮肤。需要注意的是，由于神经纤维往往会互相交叠，且在感觉神经纤维分布的交界处相对模糊，所以刺中腓深神经后，患者感觉足背处的针感是相对泛泛的，而非如教材所述的精确定位。

腓深神经五穴

【穴位组成】阳陵泉、足三里、悬钟、阳辅、解溪（图1-4-2-47）。

【主治】下肢疾患：腓深神经痛，腓总神经卡压症。

【刺灸法】阳陵泉直刺1~1.5寸后行提插手法，其针感有两种：①针尖微向后下方，针感可沿小腿前外侧向下传导；②针尖微向前下方，针感可沿小腿胫前侧向下传导。悬钟在外踝上3寸处，胫骨前缘摸及胫前动脉，针尖朝动脉搏动处外侧进针，针感可沿足背向下传导。

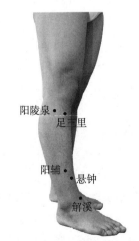

图1-4-2-47　腓深神经五穴

【发挥】腓深神经五穴主要用以治疗沿腓深神经走行的坐骨神经痛（足阳明少阳型）以及神经支配区域相关的病症，如腓深神经痛等。足三里、阳辅、悬钟、解溪分布有腓深神经，解溪还分布腓浅神经。腓深神经皮支支配第1、2趾相对面的趾背皮肤感觉，肌支支配小腿肌前群（胫骨前肌、踇长伸肌和趾长伸肌）和足背肌（踇短伸肌和趾短伸肌）。胫骨前肌、踇长伸肌和趾长伸肌共同参与踝关节背伸，因此治疗中风后足下垂及足趾屈曲痉挛者可在选用小腿前外侧六穴基础上，配合此组穴及腓总神经四穴，其中针刺浮郄、委阳针尖微向外侧，针刺阳陵泉、陵下针尖微向前下方，四穴针感可沿小腿胫前侧向下传导至1、2趾相对面的趾背皮肤。

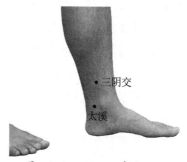

图1-4-2-48 胫神经五穴
（三阴交、太溪）

胫神经五穴

【穴位组成】委中、合阳、承山、三阴交、太溪（图1-4-2-48、图1-4-2-49）。

【主治】下肢疾患：坐骨神经痛，胫神经卡压所致的足跟痛。

【刺灸法】委中：按国家标准定位，进针时向外斜刺10°或以上文所述定位进针直刺0.6~1寸，行雀啄手法时微调针刺角度与深度，易获得沿小腿后侧或足背外侧缘传至小趾端的感传。合阳直刺0.5~1寸，承山直刺2~2.5寸，均可循经得气。

【发挥】此组穴主要用以治疗沿胫神经及其分支走行的坐骨神经痛（足太阳少阴型）以及神经支配区域相关的病症。该组穴均有胫神经分布，作为坐骨神经的终支之一，多在腘窝上角由坐骨神经分出，然后沿腘窝中线在比目鱼肌深面，伴胫后动、静脉下行，经内踝后方屈肌支持带深面的踝管至足底，分为足底内侧神经和足底外侧神经。胫神经及其分支走行与足太阳经脉在小腿后侧及足少阴经脉在内踝、足底循行路线大致相

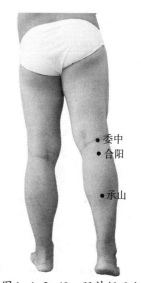

图1-4-2-49 胫神经五穴
（委中、合阳、承山）

同，因此也可以治疗由胫神经卡压导致的足跟痛及小趾麻木等下肢疾患。

小腿前外侧六穴

【穴位组成】足三里、丰隆、悬钟、踇阳、足三里对称点、丰隆对称点（图1-4-2-50）。

【主治】下肢疾患：中风偏瘫，足内翻，足下垂。

【刺灸法】进针贵速，针至皮下则宜慢推，视患者肌肉丰厚程度直刺1~1.5寸，至局部有酸胀感。

【发挥】该组穴的前侧三穴主要作用于胫骨前肌、踇长伸肌、趾长伸肌，外侧三穴主要作用于腓骨长肌、腓骨短肌、第三腓骨肌、踇长屈肌及比目鱼肌肌腹。其中，参与踝关节背屈的肌肉包括由腓深神经支配的胫骨前肌、踇长伸肌、趾长伸肌、第三腓骨肌，

第三腓骨肌还与由腓浅神经支配的腓骨长肌、腓骨短肌共同参与踝关节外翻。发生足内翻时，出现踝内翻肌群（胫骨前肌、胫骨后肌、趾长屈肌、姆长屈肌）的痉挛及踝外翻肌群（腓骨长肌、腓骨短肌、第三腓骨肌）的迟缓。足下垂则见踝跖屈肌群（小腿三头肌、腓骨长肌、腓骨短肌、胫骨后肌、趾长屈肌、姆长屈肌）痉挛牵拉及踝背伸肌群（胫骨前肌、趾长伸肌、姆长伸肌、第三腓骨肌）无力。

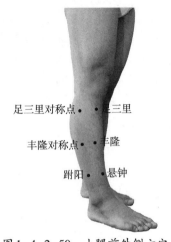

图1-4-2-50 小腿前外侧六穴

上述肌群分布与足阳明、足少阳经筋循行相似，"足阳明之筋，起于中三趾，结于跗上，邪外上加于辅骨，上结于膝外廉"，"足少阳之筋，起于小指次趾，上结外踝，上循胫外廉，结于膝外廉"。"阴跷为病，阳缓而阴急"，中风后足内翻由肢体阴侧经筋拘急而阳侧经筋迟缓所致。中风后足内翻、足下垂均属"足痿"范畴，《素问·痿论》载："阳明虚则宗筋纵，带脉不引，故足痿不用。"该组穴小腿前侧纵向三穴分布于伸踝肌群上，属足阳明经，外侧纵向三穴位于踝关节外翻肌群上，属足少阳经。《灵枢·卫气失常》："筋部无阴无阳，无左无右，候病所在。"针刺本组穴可通过针刺足阳明、足少阳经筋，增强踝关节背伸肌群力量，并预防踝关节内翻损伤，进而调整下肢阴急阳缓的状态，激发阳明经气。"治痿独取阳明"，治疗中风后足内翻、足下垂常与腘下四穴配合使用以协调与踝关节跖屈肌群的关系。

滋阴三穴

【穴位组成】三阴交、复溜、太溪（图1-4-2-51）。

【主治】①阴虚诸证：咽痛，盗汗，遗精，崩漏，闭经。②下肢疾患：足趾足踝麻木、疼痛。

【刺灸法】三阴交直刺0.5~1寸。治疗中风下肢麻痹时沿胫骨后缘与皮肤成45°角向后方斜刺0.5~1寸至下肢抽动。太溪、复溜宜浅刺0.2~0.3寸，均可循经得气。

发挥：三阴交系足三阴经之交会穴。脾主生血、统血，肾藏精，肝藏血，故其为精血之穴，瘀血、血虚之候皆为本穴适应证，又善治三脏功能失调为因及足三阴经循行通路的病变，如足三阴经均循行至咽喉部，脾经"挟咽，连舌本，散舌下"，肾经"挟舌本"，肝经"循喉咙之后"，故其是治疗咽喉部诸疾之主穴，对于阴虚所致慢性咽炎、中风喑哑的疗效显著；足三阴经交会于小腹，即足三阴经与任脉交会于中极、关元，小腹部为膀胱、子宫所居之所，且足三阴经筋结于阴器，任脉系于睾，故三阴交亦是治疗生殖泌尿系诸疾的主穴。

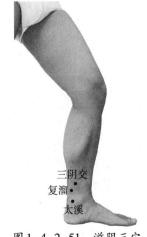

图1-4-2-51 滋阴三穴

太溪、复溜分别为肾经原穴、经穴，《灵枢·九针十二原》载："五脏有疾，当取之十二原。"针刺太溪可使肾气通达，滋肾阴而助潜阳，治证多与肾虚相关；复溜五行属金，为本经之母穴，根据五行相生原则即金能生水，"虚者补其母，实者泻其子"，本穴行补法可滋阴补肾，《针灸甲乙经》云其主"骨寒热无所安，汗出不休"，《扁鹊神应针灸玉龙经》云其主"浑身疼，盗汗"，临床多用以治疗阴虚血少所致汗证、闭经等。

肾为先天，脾胃为后天，《景岳全书·杂证谟·脾胃》中说："凡先天之有不足者，但得后天培养之力，则补天之功，亦可居其强半。"三阴交属脾经，配以太溪、复溜，可补后天以资先天，故此组三穴合用具滋阴、健脾益肾之功，善治阴虚所致诸症。

此外，滋阴三穴下布有胫神经及隐神经小腿内侧皮支等神经肌肉组织，故对于胫神经、隐神经或局部肌肉等损伤导致的足底、内踝麻木疼痛不适诸症亦可取用。

腘下四穴

【穴位组成】委中、合阳、承山、承筋（图1-4-2-52）。

【主治】①下肢疾患：中风偏瘫，足下垂，足内翻，坐骨神经痛。②泌尿系疾患：癃闭，遗尿。③其他：腰骶痛，痔疾。

【刺灸法】委中：按国家标准定位，进针时向外斜刺10°或以上文所述定位进针直刺0.6~1寸，行雀啄手法时微调针刺角度与深度，易获得沿小腿后侧或足背外侧缘传至小趾端的感传。此穴还可用三棱针点刺阳络放血，并加拔罐疗法。合阳直刺0.5~1寸，承山直刺2~2.5寸，均可循经得气。

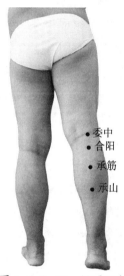

• 委中
• 合阳
• 承筋
• 承山

图1-4-2-52 腘下四穴

发挥：腘下四穴皆属膀胱经，足太阳经"从腰中下挟脊贯臀，入腘中……从髀内左右，别下贯胛，挟脊内，过髀枢，循髀外从后廉下合腘中……以下贯踹内，出外踝之后"，为治疗腰脊强痛、半身不遂的常用组穴。《席弘赋》曰："委中专治腰间痛……委中腰痛脚挛急，取得其经血自调。"《玉龙歌》曰："更有委中之一穴，腰间诸疾任君攻……腰软如何去得根，神妙委中立见效。"《灵光赋》云："五般腰痛委中安。"《四总穴歌》言："腰背委中求。"委中是治疗腰背疼痛、腰骶重痛的要穴之一，但委中以治疗腰痛为主，对于背痛效不及腰痛。委中别名血郄，有醒神、泻热、解毒、舒筋活血的作用，刺血拔罐常用于治疗急性腰痛、急性吐泻、荨麻疹及各种瘀血证，对中风昏迷、中暑等也有一定疗效。

此组穴深层均分布有胫神经，除委中穴之外，余三穴分布有腓肠肌、比目鱼肌，合阳穴深层有跖肌，承筋穴深层为腘肌，承山深刺可及胫骨后肌肌腹。因腓肠肌、腘肌收缩能屈曲膝关节，故针刺此组穴配合股前九穴对于股四头肌肌力低、腘肌紧张导致的膝关节疼痛可有缓解作用。由于腓肠肌、比目鱼肌、跖肌的作用是使足跖屈，故此组穴常与小腿前外侧六穴联用，通过协调踝关节跖屈肌群、背伸肌群的关系治疗足内翻、足下垂。

足太阳经脉"上额交颠……从颠入络脑",因此除治下肢不遂等疾患外,还可作为治疗中风昏迷、癫疾瘛疭、风痫转筋等神志疾病的常用配穴。足太阳经别"其一道下尻五寸,别入于肛",《太平圣惠方》载合阳治"痔疮",《针方六集》载承山治"风痹,痔漏,便血,脏毒",《玉龙歌》曰:"九般痔疾最伤人,必刺承山效若神。"《肘后歌》曰:"五痔原因热血作,承山须下病无踪。"此组穴还可治疗胃肠疾患,以肛肠疾患为主。

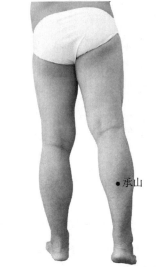

图1-4-2-53　肩凝症五穴(承山)

此四穴治疗作用虽各有侧重,但腘下四穴因同属膀胱经,且为胫神经所过,故常同用治疗痔疾、腰背及下肢诸疾。

肩凝症五穴

【穴位组成】条口透承山、丰隆透承山、足三里、阳陵泉(图1-4-2-53、图1-4-2-54)。

【主治】①肩部疾患:肩凝症,中风后肩不能举。②下肢疾患:中风偏瘫,腰背痛。

【刺灸法】条口、丰隆处有酸胀感后,向承山穴方向透刺,深度视患者肌肉丰厚程度而定,待承山穴附近也有酸胀感(即双重得气法)后行高频率捻转手法,同时嘱患者进行患肩的活动,做平时受限的活动或引起疼痛的动作,幅度以患者可以忍受为度(即互动式针法)。足三里直刺1~1.5寸,使局部有酸胀感。阳陵泉直刺或向下斜刺1~1.5寸,行提插手法以产生向下放射至足背的针感为佳。

发挥:《灵枢》记载肩痛多与手阳明经筋和足太阳经筋有关,手阳明经筋"其病当所过者支痛及转筋,肩不举,颈不可左右视",足太阳经筋"其病……肩不举,腋支缺盆中纽痛,不可左右摇"。此组穴分布于下肢足阳明经筋与足太阳经筋上,条口、丰隆、足三里穴位于足阳明胃经上,阳明同名,经气相通,且《灵枢·海论》言:"胃者,水谷之海,其输上在气街,下至三里",故足三里通过"气街"联通阳明经腑之气。筋骨拘挛疼痛、关节屈伸不利、瘫痪等诸筋病,皆可取用筋会阳陵泉,其侧重于治疗肩周炎以疼痛明显者。另外,条口、丰隆二穴运用透刺法治疗肩周炎、中风偏瘫肩不能举等,可扩大作用范围,具有穴经皆调的作用。本组穴以治"凝"的疗效突出,配合互动式针法可有桴鼓之效。

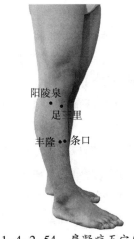

图1-4-2-54　肩凝症五穴(阳陵泉、足三里、丰隆、泉口)

本组穴位于下肢,"著痹不去,久寒不已,卒取其三里","胫痛,足缓失履……不能久立,条口主之"(《针灸甲乙经》),《针灸大成》载丰隆主"腿膝酸,屈伸难"，承山主"胫酸脚跟痛，筋急痛"。诸穴同用可活血通络、舒筋利节，是治疗下肢痿痹的要穴。此外，结合足太阳经脉循行"夹脊，抵腰中"及《铜人腧穴针灸图经》载承山治"腰背痛，脚踹重，战栗不能立，脚气膝下肿，霍乱转筋"，条口、丰隆透刺承山亦可配合用于治疗腰背痛。

丘墟透照海

【穴位组成】丘墟、照海（图1-4-2-55）。

【主治】①下肢疾患：踝部肿痛。②胸胁疾患：胸胁胀痛，乳房胀痛，心悸。③神志疾患：失眠，郁证。

【刺灸法】患者取仰卧位，针刺时先取足内翻位，取长75mm毫针，针尖向内踝尖前下方约1寸处的跗骨窦内口方向刺入，当针体从丘墟穴进至1.5寸时，换成足微外翻位，继续捻转，徐徐进针，要求取得丘墟、照海的双重得气，透至照海皮下即可，不必穿透皮肤，进针2~3寸。若

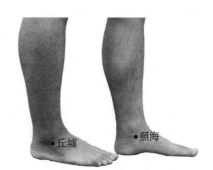

图1-4-2-55 丘墟透照海

透穴时不能顺利将针通过跗骨窦，可微调进针方向，调整角度在10°以内，不宜过大。

发挥：丘墟为足少阳胆经原穴，《难经·六十六难》言："五脏六腑之有疾者，皆取其原也。"故胆腑病症皆可取用。足少阳胆经"以下胸中贯膈……循胁里"，"下腋，循胸过季胁"，其经别"入季胁之间……贯心"。照海属肾经，"从肺出，络心，注胸中，"足少阴经别"系舌本，复出于项，合于（足）太阳"，其又是阴跷脉交会穴，阴跷脉"上循胸里，入缺盆"，与太阳经、阳跷脉合于目内眦，亦入络于脑。本组透穴沟通以上均可循行至心、胸胁部的经络，具疏肝利胆、调畅气机之功，同时，因二穴交通阴阳，临床除治疗心胸部、肝胆系疾患外，常配合调心神三穴治疗神志疾患。

该组穴采用透刺法，一针两穴加强疏通足踝部局部经气的作用，达到行气活血、舒筋活络的功效，还可用于治疗局部足踝肿痛。

内踝三穴

【穴位组成】照海、商丘、中封（图1-4-2-56）。

【主治】①下肢疾患：足踝肿痛。②舌咽疾患：中风后构音障碍，吞咽困难，咽喉肿痛，舌强。

【刺灸法】治疗吞咽困难、构音障碍常配合项中四穴使用。直刺0.6~1寸，并让患者配合做发音练习以及咳嗽、吞咽动作。

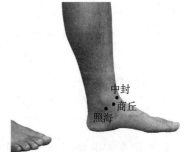

图1-4-2-56 内踝三穴

发挥：足少阴肾经"循喉咙，挟舌本"，其经别"系舌本"；足太阴脾经"挟咽，连舌本，散舌下"，其经别"上结于咽，贯舌本"；足厥阴肝经"循喉咙之后，上入颃颡"；"阴跷脉者，亦起于跟中，循内踝上行，至咽喉，交贯冲脉"。由此可见足，三阴经、阴跷脉与舌咽部关系密切。该组三穴分属于足三阴经，

且商丘、中封二穴同属五输穴之经穴，是经气正盛而运行经过的部位；照海属八脉交会穴，通于阴跷脉，根据"经脉所过，主治所及"的原则，针刺内踝三穴可达到利咽开音的功效。此属上病下取配穴法，同时根据生物全息理论，颈部与腕踝关节附近的腧穴相对应，又舌咽部在颈部，因此本组穴常配合项中四穴等局部腧穴治疗舌咽部病症。

痫证三穴

【穴位组成】丰隆、申脉、照海（图1-4-2-57）。

【主治】①神志疾患：痫证，癫狂，失眠。②下肢疾患：中风偏瘫，下肢痿痹。

【刺灸法】丰隆直刺2~2.5寸；申脉、照海直刺0.5~1寸。

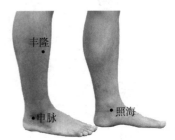

图1-4-2-57　痫证三穴

发挥： 癫痫由脑府失养或受阻致气机逆乱、元神失控而发，其因不外乎风、火、痰、瘀、虚。古有"无痰不作痫"之说，总以痰瘀内阻、蒙蔽清窍致神乱痫发。丰隆属胃而络脾，为治痰之要穴，其治证多与痰相关，故临床常用丰隆以健脾化痰，为治疗痫证之本。

《奇经八脉考》言："阳跷者，足太阳之别脉……从睛明上行入发际，下耳后，入风池而终"，"阴跷者，足少阴之别脉，其脉起于跟中，足少阴然谷穴之后"，即阳跷脉别出膀胱经，上入于脑，阴跷脉别出肾经，肾精可沿阴跷脉上行充养脑髓，可见跷脉与脑关联紧密。又言："阳跷主一身左右之阳，阴跷主一身左右之阴"，阴、阳跷脉分别循行于下肢内外两侧而上行头面，交通一身阴阳之气，维系各关节等连属组织的气血阴阳，从而使肢体运动协调矫健。"阴跷为病，阳缓而阴急；阳跷为病，阴缓而阳急"，阴阳跷脉气失调，即会出现肢体拘急等症状，此与痫证发作相似。以上均说明跷脉是人体维持阴阳平衡的重要基础，跷脉功能失常则导致脑中阴阳失衡而使神志、肢体功能等出现异常，引发痫病、癫狂、失眠等。照海、申脉为八脉交会穴，分别通于阴、阳跷脉，故临床治疗脑部疾病及神志病常选用此二穴。同时，由于阴、阳跷脉皆交会于目内眦，具有濡养眼目、司眼睑开合的作用，因此可治疗目失开合的眼部疾病。

综上所述，丰隆健脾豁痰以治本，申脉、照海调和一身阴阳以安神定志，三穴配伍，标本兼治，并常与调心神三穴、外四神聪透百会等共同使用。

足背胆经三穴

【穴位组成】地五会、足临泣、丘墟（图1-4-2-58）。

【主治】①下肢疾患：中风偏瘫。②痛证：偏头痛，胸胁胀痛。

【刺灸法】足临泣、地五会两穴可直刺0.3~0.5寸。丘墟一般直刺0.5~0.8寸，若是用于治疗心胸、神志疾患或者足踝部肿痛诸症，可透刺照海穴。

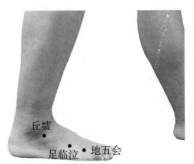

图1-4-2-58　足背胆经三穴

发挥："胆足少阳之脉，起于目锐眦，上抵头角，下耳后"，主"头痛，颔痛"，"足少阳之筋……循耳后，上额角，交颠上，下走颔，上结于颛"，可见胆经几乎占据侧头部，故临床上偏头痛多从少阳论治。丘墟为原穴，《医宗金鉴》云足临泣主"头风肿痛连腮项"。地五会虽未提及治疗头痛诸症的功效，但其与上述二穴为同经相邻腧穴，位置相近，作用相似。三穴配伍使用，协同以激发、疏利少阳经气，常配合胆经四透治疗偏头痛。"病在上者下取之，病在下者高取之"（《灵枢·终始》），此组穴治疗头面、胸胁部等胆经循行所过病症属"上病下取"的具体应用。

足跟痛八穴

【穴位组成】承山、飞扬、跗阳、筑宾、飞扬对称点、跗阳对称点、筑宾对称点、跟腱附着点（图1-4-2-59）。

【主治】足跟痛。

【刺灸法】视患者肌肉丰厚程度直刺1~1.5寸，使局部有酸胀感。

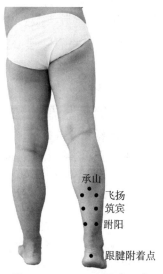

承山
飞扬
筑宾
跗阳
跟腱附着点

图1-4-2-59 足跟痛八穴

发挥：足跟痛的原因多与足底筋膜炎或小腿三头肌紧张牵拉所致的跟腱炎、胫神经受卡压相关。胫神经作为坐骨神经（$L_4 \sim S_3$）的一个分支，其主要支配的肌肉是小腿三头肌、胫骨后肌以及足底肌肉，足底的感觉主要由足底内侧神经和足底外侧神经传导。胫神经受卡压，一是穿过腘肌深面易被损伤的腘肌所卡压；二是穿过比目鱼肌时易被卡压；三是在内踝下方的屈肌支持带处被卡压；四是在跟舟韧带即跟骨和足舟骨之间的韧带连接处被卡压。

该组穴主要作用于腓肠肌、比目鱼肌肌腹。承山深层还分布有胫骨后肌，飞扬、跗阳及筑宾对称点分布有踇长屈肌，筑宾、飞扬对称点、跗阳对称点分布有趾长屈肌，以上肌群均由胫神经支配。基于此认识，取之称为"足跟痛八穴"，配合腘下四穴或胫神经五穴可以松解紧张的小腿三头肌，从而缓解跟腱区域的紧张，并可减轻因肌紧张卡压胫神经引起的疼痛，配合足跟部阿是穴或涌泉穴可直接作用于足底筋膜。

利趾六穴

【穴位组成】京骨、太白、上八风（图1-4-2-60、图1-4-2-61）。

【主治】中风后足趾屈伸、收展不利。

【刺灸法】京骨、太白：针尖贴骨缘进针瞬间贵速，针至皮下则宜轻、慢推，直刺、深刺1~1.5寸，至局部有酸胀感即可。上八风：直刺至足底侧，以可摸到针尖，已接近皮肤而不穿透为度。

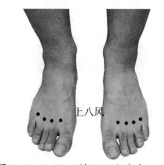

上八风

图1-4-2-60 利趾六穴（上八风）

发挥：此组穴主要作用于足底侧肌腹。上八风分布有踇收肌横头、骨间背侧肌及骨间足底肌，其中骨间背侧肌收缩可使第2~4趾关节外展，骨间足底肌收缩可内收第3~5趾关节。针身沿骨缘进针深刺京骨可及小趾展肌，刺太白可及蹈短屈肌及蹈收肌，此组穴通过作用于以上足底侧肌群肌腹，可促进中风偏瘫患者恢复屈伸跖趾关节、内收及外展足趾关节的能力。

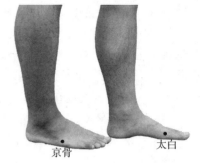

图1-4-2-61　利趾六穴（京骨、太白）

足阳明四穴

【穴位组成】梁丘、足三里、上巨虚、下巨虚（图1-4-2-62）。

【主治】①下肢疾患：中风偏瘫，足内翻，足下垂。②脾胃疾患：恶心，呕吐，腹痛，腹泻。③头面五官疾患：鼻衄，咽喉肿痛。④心肺系疾患：咳痰，喘憋，心悸。⑤神志疾患：癫狂，失眠。⑥泌尿生殖系疾患：遗尿，尿频，小便不利。

【刺灸法】足三里、上巨虚、下巨虚穴均可直刺1~2寸。对于下肢无力者，针刺时常行雀啄法以获得沿足阳明经向足背放射的感传，此感传路线与腓深神经通路相一致；对于脾胃系疾患，针刺时常施以捻转手法至局部酸胀；强壮保健常用温灸法。

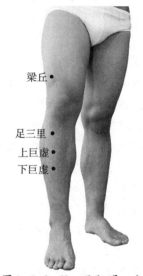

图1-4-2-62　足阳明四穴

发挥：足阳明四穴是治疗脾胃系疾患的常用组穴，足三里、上巨虚、下巨虚分别是胃、大肠、小肠下合穴，此三穴分别侧重于治疗胃、大肠、小肠疾患，其中足三里既可补虚，又能泻实，梁丘为胃经郄穴，"郄"即空隙，气血汇集处，同属胃经，故常与三合穴配伍使用，意在加强临床疗效。临床除了用治消化道疾患，根据"经脉所过，主治所及"，本组穴还可配合治疗脾胃失调所致鼻衄、齿痛、头痛等头面五官疾患及心悸、胸闷气短、乳痈等心胸部疾患，对于因脾失健运而生痰邪导致的咳嗽或神志疾患，如癫狂、痫证、脏躁、失眠等亦有疗效。对于太阳穴处疼痛、胀痛等，单针刺足三里穴每可获效。

根据"腧穴所在，主治所在"，《素问·痿论》载："阳明虚则宗筋纵，带脉不引，故足痿不用。"足阳明四穴可治疗中风后下肢不遂，如足内翻、足下垂、坐骨神经痛等肢体病症。因针刺足阳明四穴可以直接作用于胫骨前肌及腓深神经等，其中胫骨前肌参与踝关节内翻及背伸，而发生足内翻多由胫骨前肌等踝内翻肌群痉挛和踝外翻肌群迟缓所致，发生足下垂多由胫骨前肌等踝背伸肌群无力及踝跖屈肌群痉挛牵拉所致，临床上多与小腿前外侧六穴交替使用。

胃经为多气多血之经，针刺胃经腧穴既可补气血，又能行气血，进而协调周身气血，发挥治疗作用，因此，除治疗本经循行所过及所属脏腑病症外，本组穴还可用于治疗高血压，多采用泻法。"真气者，所受于天，与谷气并而充身者也。"脾胃为后天之本，乃气血生化之源，对于元气不足所致如遗尿、尿频等膀胱失约、脏器脱垂、虚劳诸疾，皆可选足阳明四穴补中气以补先天之气，常与运中气穴以及背部脾胃区联合运用。

足三阴七穴

【穴位组成】蠡沟、中都、阴陵泉、地机、漏谷、三阴交、太溪（图1-4-2-63）。

【主治】①泌尿生殖系疾患：睾丸肿痛，疝气，阳痿，小便不利，月经不调，崩漏，赤白带下，阴挺，小腹胀痛。②消化系统疾患：泄泻，痢疾，腹胀，黄疸。③肢体疾患：腿部酸痛，屈伸困难，胁肋疼痛。

【刺灸法】蠡沟、中都：向上平刺0.5~0.8寸。三阴交、地机、漏谷：直刺1~1.5寸。阴陵泉：直刺1~2寸。取太溪穴时应在内踝仔细压摸，揣摩动脉跳动，动脉旁即为此穴。紧贴其后缘进针，直刺0.2~0.3寸。

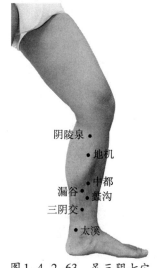

图1-4-2-63　足三阴七穴

发挥：本组穴由足三阴经腧穴组成。肝、脾、肾三脏在生理上关系密切：肝与肾主要表现在精血阴液互相滋生及转化、藏泄互用、同寄相火等；肝与脾主要表现在疏泄与运化的相互为用、藏血与统血的相互协调；脾肾之间则主要表现在先后天之间相互促进及水液代谢。

足三阴经筋皆结于阴器："足太阴之筋……上循阴股，结于髀，聚于阴器"；"肝足厥阴之脉……循股阴，入毛中，环阴器"；"足厥阴之筋……上循胫，上结内辅之下，上循阴股，结于阴器，络诸筋"；"足少阴之筋……并太阴之筋，而上循阴股，结于阴器"。因而该组穴位临床用于治疗男女前阴诸症。

蠡沟为足厥阴肝经别走足少阳胆经之络穴，善调两经经气，疏肝解郁，清热利胆，《灵枢·经脉》谓足厥阴络脉蠡沟："其别者，循胫上睾，结于茎。"《铜人腧穴针灸图经》谓蠡沟："治卒疝少腹肿，时少腹暴痛，小便不利如癃闭。"故本穴用于治疗湿热下注所致前阴疾病。中都为足厥阴肝经之郄穴，善治血证，功能疏肝理气，活血调经。二穴配伍常用于治疗肝郁不舒所致月经不调、痛经、疝气、小腹疼痛等。

太溪为足少阴肾经之原穴，可振奋肾气，滋肾阴又补肾阳。三阴交、阴陵泉、地机、漏谷均为足太阴脾经腧穴，阴交，所谓"三"者，即足太阴、足少阴、足厥阴三条经脉，"交"指交汇。脾主运化水湿，肝主疏泄，肾主水，各种水液代谢不利多与此三脏功能失调相关，故临床常用三阴交治疗淋证、赤白带下、睾丸肿痛、小腹胀痛等症。阴陵泉为脾经合穴，功善健脾利湿，善治生殖泌尿系疾患以湿邪为因者；地机为脾经郄穴，尤善治胞宫精室之血证，常与血海相伍为用。因肝主筋，脾主肉，肾主骨生髓，且三经循行于下肢，均在隐神经感觉分布区域，故本组穴亦用于治疗下肢痿痹、隐神经感觉障碍等病症。

中篇

针灸技术

第五章　针　具

　　不同的针具有不同的功能。《灵枢·九针十二原》中即有"九针"之形制及功用："九针之名，各不同形。一曰镵针，长一寸六分；二曰员针，长一寸六分；三曰鍉针，长三寸半；四曰锋针，长一寸六分；五曰铍针，长四寸，广二分半；六曰员利针，长一寸六分；七曰毫针，长三寸六分；八曰长针，长七寸；九曰大针，长四寸。镵针者，头大末锐，去泻阳气；员针者，针如卵形，揩摩分间，不得伤肌肉者，以泻分气；鍉针者，锋如黍粟之锐，主按脉勿陷，以致其气；锋针者，刃三隅，以发痼疾；铍针者，末如剑锋，以取大脓；员利针者，大如氂，且员且锐，中身微大，以取暴气；毫针者，尖如蚊虻喙，静以徐往，微以久留之而养，以取痛痹；长针者，锋利身薄，可以取远痹；大针者，尖如梃，其锋微员，以泻机关之水也。九针毕矣。"

　　现临床常用者毫针最多；锋针似三棱针，刺血常用；铍针则似针刀，现常用于分割粘连；长针顾名思义，针长7寸，似芒针，用于深刺；尚有火针，又曰"燔针"（或大针），《灵枢·经筋》："治以燔针劫刺，以知为数，以痛为输"，用于经筋病等。我们主要讨论毫针刺法，现代的毫针也根据粗细、长短分为很多型号，一般肌肉丰厚处可用长度长一些的针，比如腰部、臀部、大腿、小腿等处可选用长针，一些肌肉菲薄处如头部、面部等可以选择使用短针，而一般针越粗，刺激越强，可根据针刺部位、患者体型、体质状况选择。

第六章　进针方法

第一节　进针法

一、单手进针法

用拇、食指持针根，中指指腹抵住针身，指端抵住穴旁皮肤，拇、食指用力送针，中指顺势屈曲，将针刺入一定深度，此谓单手进针法。为临床最基本进针手法。

二、双手进针法

（1）爪切进针法：以押手拇指或食指的指甲掐切在需要进针穴位的皮肤上，刺手持针，紧切押手指甲刺入穴位。主要用于紧切动脉旁的穴位进针，如人迎、太溪等穴处。

（2）舒张进针法：皮肤松弛或脂肪松软处进针容易偏离腧穴位置，以押手的两指将腧穴部位皮肤推开绷紧，刺手再将针刺入。如天枢、中脘等穴处。

（3）夹持进针法：一手持针体下段，一手持针柄或针根，将针尖对准穴位，双手配合用力，将针刺入，此谓夹持进针，一般用于长针进针，以防止针体弯曲。如大肠俞、环跳等穴处。

（4）提捏进针法：用押手拇、食二指将针刺腧穴部位的皮肤捏起，刺手持针，将针刺入。主要用于皮肤浅表部位的腧穴，如印堂、人中等穴处。

第二节　刺手和押手

术者持针之手谓之刺手，因为多数人是右利手，《难经·七十八难》言："知为针者信其左，不知为针者信其右。"其中以"左"来指代押手，"右"则是刺手。临床上术者的刺手应当和押手密切配合，且双手都能进行针刺操作，以满足患者的不同体位和补泻需要。

一、刺手

不论左利手抑或右利手，刺手是表达施术者最直观意愿的手，用以控制针刺的深浅、方向、力度、快慢和感知针刺时针下感觉。针刺得气时，医者刺手可能感觉到沉、紧、涩、滞等，这些都称之为得气感。

二、押手

押手的重要性更是被历代医家强调。

1.揣定穴位

人体的穴位分布有一定的规律，可以用《标幽赋》中"阳部筋骨之侧，陷下为真；在阴分郄腘之间，动脉相应"来概括，而作者将其总结为"三间三边"定位法。押手触摸皮肤，可以感知腧穴局部皮温、有无瘢痕、肌肉紧张程度等，还可通过触摸如动脉、关节、肌腱、肌肉、爪甲等各类体表标志以确定腧穴的定位。如《针灸大成》中记载足三里在"膝下三寸，胻骨外廉大筋内宛宛中，两筋肉分间，举足取之，极重按之，则跗上动脉止矣"，这里揣定足三里穴就需要押手确定"两筋内宛宛中"，再"重按"后感觉"跗上动脉止"。

2.激发经气和分散进针疼痛感

《针灸大成》："凡下针，用左手大指爪甲，重切其针之穴，令气血宣散，然后下针，不伤于荣卫也。"《难经·七十一难》："经言刺营无伤卫，刺卫无伤营，何谓也？然，针阳者，卧针而刺之，刺阴者，先以左手摄按所针荣俞之处，气散乃内针，是谓刺营无伤卫，刺卫无伤营也。"对于体虚年老的患者，气至较缓慢，不易产生得气感，针刺前可以先点按穴位，激发经气，更有助于得气。同时，按压穴位可以令局部紧张的肌肉放松，按压的感觉可以抵消刺痛感，减少患者的疼痛及恐惧感。

3.辅助进针和出针

双手进针法都需要押手辅助进针，如印堂提捏进针、天枢舒张进针、内关爪切进针、环跳夹持进针等。出针时，若行补法则需要左手疾按针孔，如《灵枢·终始》曰："一方虚，浅刺之，以养其脉，疾按其痏，无使邪气得入。"

第七章 针刺的关键点

第一节 针刺深度

一、根据腧穴的部位决定针刺深度

腧穴下有重要脏器者应当以不穿透为度，如胸、背、胁肋等处，这些地方为空腔部位，内侧贴近重要器官，故针刺时应当浅刺、平刺或斜刺，不可穿透伤及重要器官。头面部肌肉菲薄，无法深刺，故针刺时可平刺、斜刺，或短针直刺。四肢部腧穴针刺时基本应以出现沿经感传为最佳深度，以膀胱经的下肢部分为例，针刺委中穴和承山穴时都可出现针感传至足心或足大趾，然针刺委中出现该针感时所需进针深度较浅，而承山穴则较深。同一穴位，得气点的深度可因患者体型不同而产生差异。

二、根据疾病证候的性质决定针刺深度

在治疗某些疾病时，取穴可以简单概括为："浅病浅刺，深病深刺。"此处的"浅"和"深"可以理解为如下。

（1）病位浅深：如治疗皮肤病时应当浅刺，如治疗肌肉、筋骨疾病时应当深刺以到达病所。《灵枢·终始》曰："病痛者，阴也，痛而以手按之不得者，阴也，深刺之……痒者，阳也，浅刺之。"就反映了这样一种选择针刺深度的原则。

（2）病情轻重：如治疗周围性面瘫时，若病情较轻时针刺宜浅，《灵枢·小针解》曰："针太深则邪气反沉，病益（甚）。"张志聪注："浅浮之病不欲深刺也，深则邪气从之入。"故浅病当浅刺。病情较重时进针可以适当加深，《灵枢·终始》曰："久病者，邪气入深，刺此病者，深内而久留之。"故认为应当根据疾病的轻重来灵活决定针刺深度。

在遵照以上针刺原则的前提下可以根据不同的临床状况适时调整针刺深度，一般热证、虚证、表证宜浅刺，寒证、实证、里证多深刺。但是临床工作中所碰见的情况可能会与相关理论产生矛盾，在遵循以上针刺规律同时，还需要根据临床的具体情况来灵活选择针刺的深度。

第二节　针刺角度

针刺的角度一般分三种：直刺、斜刺、平刺。针刺的角度与针刺部位相关。

（1）直刺：肌肉有一定厚度的地方都可以进行直刺，腹部、腰部、四肢等处常用，是临床最常用手法。

（2）斜刺：首先，斜刺一般是为了避开重要脏器或血管、神经等，如夹脊穴多斜向脊柱以避脏器，其次是为了调整针尖的方向。

（3）平刺：又称沿皮刺，针刺时针角度较小，深度只在皮下，常配合提捏进针，适用于肌肉菲薄处，如胸胁、头部等，或病位浅表者，如治疗缠腰火丹时，当以沿皮刺为主。

第三节　针刺方向

针尖朝向不同方向可以产生不同的作用。

（1）针尖朝向气机的运行方向以引导气机升降：如胃气以降为和，故针刺胃经募穴中脘穴时可将针尖略朝下；再如"补三气法"须将三焦气纳向胞中，故针膻中、中脘、气海时针尖可略朝下。

（2）针尖指向病所：如针刺肩井穴时为避免刺中肺尖，一般会采用斜刺，临床发现，当针尖方向朝向前方时可治疗乳房疾病，当针尖方向朝向后方时可治疗下肢疾病。

（3）寻找特殊的针感：针刺同一个穴位可以产生不同的感觉，不同的针感适应不同的病症，如内关穴可用于治疗心悸、失眠等心神疾病，针刺时针感不宜过重，重则反致神乱，针刺时当以有酸胀感为宜；当取内关治疗手指麻木不仁时，则需要通行其阳气，若能产生剽悍滑利的放电感效果更佳，此时可以将针尖方向略朝向桡侧腕屈肌腱下，更容易刺中正中神经而产生放电感。

（4）针刺特定的组织结构：除了上文提到的针刺神经，临床还有很多组织结构可以进行针刺，从而达到需要的效果，如针股前九穴时以针刺股四头肌肌腹为主，可以用长针顺着肌肉纤维的走行斜刺以穿透更多的肌肉组织，从而加强针感；如偏瘫患者手分指、并指无力，由于掌侧骨间肌和背侧骨间肌多分布在掌骨边，从掌侧和背侧针刺不仅不容易刺中这些肌肉，还需要多刺，而取合谷往后溪方向透刺则可以一刺穿透所有肌腹，操作简便，减少用针量，临床效果更优。

第四节　留针时间

针刺往往需要配合不同的留针时间才能达到补泻的效果。现在临床一般留针时间约为半小时，但是留针时间可以根据病证的不同而进行调整。

（1）久留针：首先，久留针可以致气。《灵枢·九针十二原》："刺之而气不至，无问其数，刺之而气至，乃去之，勿复针。"所谓"刺之要，气至而有效"，久留针可以徐徐引经气来聚，从而加强针刺作用，尤其在治疗一些虚寒证时，久留针可致阳气来聚而散寒，如偏瘫硬瘫期的患者，一般上肢屈肌痉挛，可以采用痉挛肌久留针的方法缓解拘挛。对于一些慢性疾病，如小儿慢性腹泻、慢性鼻窦炎等，也可通过延长留针时间来增加刺激量。留针时间可延长至1小时以上。久留针须给患者提供一个安静的环境，更有助于患者治神。

其次，久留针还能宣泄邪气。《灵枢·逆顺肥瘦》："年质壮大，血气充盈，肤革坚固，因加以邪，刺此者，深而留之。"作者在长期临床工作中发现，对于邪气偏盛的患者，久留针可以宣泄邪气、缓急止痛，其针感会随着留针时间而减弱，如针刺急性腰扭伤的患者可以久留针，更有利于局部凝滞气血的宣散。

（2）短留针（不留针）：《灵枢·邪气脏腑病形》："刺滑者，疾发针而浅内之，以泻其阳气而去其热。"又曰："滑者阳气盛，微有热。"疾出针可以"泻气"，若行泻法，出针后可不闭针孔，甚至需要摇大针孔使邪气泻出通畅。

发挥： 关于留针时间，可以通过《灵枢·经脉》中的"热则疾之，寒则留之，陷下者灸之，不盛不虚，以经取之"来理解。《灵枢·邪气脏腑病形》对气血寒热的病机进行了阐述："诸急者多寒，缓者多热；大者多气少血，小者血气皆少；滑者阳气盛，微有热，涩者多（少）血少气，微有寒。"因此，留针时间的长短需要根据患者疾病的病因病机进行调整。筋肉纵缓者从"热则疾之"，当快刺之，作者临床发现，快刺产生的针感反而更强；而拘挛不能伸者多为寒凝收引所致，治疗当从"寒则留之"，针刺时静以久留，以致其阳气，还可以加上艾灸以温散其寒，如偏瘫患者后期上肢肌肉痉挛，"脾脉急甚为瘛疭……缓甚为痿厥，微缓为风痿"。我们可以认为该时期正虚而阴寒内盛，人体阴侧寒甚，轻刺激而久留可缓解阴经部分的拘挛。如果患者出现阳经部分（即伸肌）的纵缓无力，治疗时可行重刺激而短留针，可祛其阳部肌表之风，而此时产生的针感反而比留针时更强，对恢复阳经部分的肌力效果显著。当然，更多的临床病症需要仔细地区分其阴阳寒热属性，灵活配合留针时间。

第五节　出　针

补者闭针孔，泻者摇大针孔而不闭，这是《内经》中强调的出针方法。后《金针赋》曰："况夫出针之法，病势既退，针气微松，病未退者，针气如根，推之不动，转之不移，此为邪气吸拔其针，乃真气未至，不可出之……出针贵缓，太急伤气。"《医经小学》云："出针不可猛出。必须作三四次，徐转出之则无血，若猛出必见血也。"总体强调出针要稍慢。现在临床操作不太注意出针环节，一般只是以棉球轻压穴旁皮肤，出针后按压针孔防止出血。然作者认为出针需要根据不同情况具体选择。

（1）阴性出针法：出针缓慢、轻柔，尽量使出针后局部没有遗留针感。目的在于出针后无针感遗留，适用于身体虚弱、针感遗留可导致身体不适的某些慢性病，如神经官能症、围绝经期综合征等。操作方法：出针时手法要轻，尽量不使患者产生针感。

（2）阳性出针法：出针时行提插、捻转等行针手法，使患者针感如初针之时立即出针，目的是使出针后有针感遗留，以延长针刺效果，适用于各种实证、体质强壮者。

发挥：据临床观察，用阴性出针法绝大多数患者无遗留针感，如果用阳性出针法，则多有针感遗留几小时至十几小时或更多，必须注意的是，一定要观察患者下次就诊的反应，或仍坚持本法，或改用阴性出针法。本法源于《内经》之"疾刺疾出"，只是增加了留针环节，系作者首次提出。

第八章 得 气

得气感包括医者手下的感觉和患者的主观感觉。《灵枢·九针十二原》曰："刺之要，气至而有效。""气至"即"得气感"，医者刺手则可能感觉到沉、紧、涩、滞等，而患者接受针刺后可以出现针下的酸、麻、胀、痛感，蚁行感，触电感，水流感，凉热感等，这些都称之为得气感。

第一节 医者的手下感

《灵枢·终始》曰："邪气来也紧而疾，谷气来也徐而和。"年轻或身体强壮的患者邪实者多，容易出现沉紧涩滞的得气感，老年或体虚者针下易见空松感，同时，刺手下的针感也和针刺部位有关，肌肉丰厚处如腰、尻、股、腨较肌肉菲薄或松弛处如头、面、胸、腹更易出现得气感。针刺时患者如果处于紧张状态，或医者手法粗暴，患者肌肉收缩，容易出现针下沉紧涩滞，不易下针，强行下针或拔针可能导致弯针、滞针。但有时候也强调让患者某部分肌肉紧张从而增强针感，如跪姿取伏兔穴时让股四头肌紧张以加强针感，此时可以通过刺手来感知针下紧涩感，然大多数情况下患者针刺时都应当处于安静放松状态。还有其他针下感，如阳性出针时大幅度捻转针体使肌肉纤维缠绕以加强针感，刺手可以感觉到针下缠绕的松紧度；腹部深刺时如进针太深可以感知针尖下刺透腹壁的空落感。医者需要认真体会，熟悉针下解剖结构。

第二节 患者的得气感

一、不同性质的针感

不同的部位或不同深度的感受器不同，产生的针感也不同，包括酸、麻、胀、痛感，蚁行感，触电感，水流感，凉热感等，医者手下也可因针下组织的不同而出现不同的感觉。

（1）酸胀感：是最常见的一种针感，大部分腧穴进针到肌肉层时容易出现酸胀感，若感觉不明显，可留针或行针催气，亦可通过需要控制针刺的轻重或深度来调节针感的强弱。如针刺下腰部腧穴，针刺3寸产生的酸胀感往往会强于针刺1~2寸时产生的酸胀感。

（2）放电感：主要是麻感，并向神经传导方向放射，刺中神经干时即可出现此针感，如刺内关穴，内关穴下有正中神经分布，刺中正中神经干可出现麻感放射至"三个半"手指端，比如刺大指麻木，需要将针感传导至大指，可以将针尖略微偏向桡侧，产生沿肺经走行的循经放射感。

（3）痛感：针刺某些腧穴时容易产生痛感，从而产生疗效，如最常用的针刺或按压水沟、素髎、十宣，少商放血治疗咽喉痛，针刺井穴治疗中风后手指拘挛不伸等。此类腧穴多分布在肢体末端等感觉神经丰富处。

二、不同强度的针感

根据不同病情和体质，需要选择不同强弱的针感。

（1）强针感：术者可以通过用大幅度、高频率、长时间的捻转或提插，使局部得气的感觉增强。适用于体壮、剧痛、顽疾、耐受力强的患者，如剧烈头痛、三叉神经痛、坐骨神经痛、急性胃炎、急性腰扭伤、感觉障碍等患者。

（2）弱针感：弱针感是指患者酸麻重胀的感觉很轻，多用小幅度、低频率、短时间的捻转或提插手法。适用于体弱、耐受力差的患者，如抑郁症、失眠、围绝经期综合征患者，重刺激反而容易诱发症状加重。

针感的强弱与术者的操作有关，还与患者的状态有很大关系，患者的针感由疾病和体质决定，即使施术者采用相同的针刺方法，在不同患者身上也会产生明显不同的针感，术者当根据实际情况灵活选择。

第九章　驾驭针感

对于施术者而言，让患者选择性地产生想要的针感是取得疗效的关键。上文提到针感有不同性质、不同强弱和不同的得气部位，医者必须根据患者情况选择合适的针刺强度、深度、方向、留针时间、是否分经得气和出针方式以得到适合患者的针感，我们称之为驾驭针感。驾驭针感还十分强调与患者的互动，需要在针刺的时候与患者沟通，询问患者是否舒适，如取双侧内关透间使、郄门、神门治疗失眠时，一般采用轻刺激，不要求产生强烈针感，但是有些患者失眠较重，轻刺激显效不佳，故针刺时与患者沟通，让其接受稍强的针感，效果更佳。

第一节　分经得气法

分经得气是指针刺时使针感沿医者预期的传导路线到达相应部位的一种针刺方法。多针刺与经络走行相应的神经，此时的针感多为触电感（放射感），沿着神经的传导到达病处，针刺时可出现两条或者两条以上不同经脉的传导现象。例如选用环跳穴治疗坐骨神经痛时，可针对不同类型的坐骨神经痛，刺出相应的经脉传导，作者将坐骨神经痛在下肢不同区域的表现分为不同类型：下肢外侧少阳经循行区域疼痛属少阳型；下肢前侧阳明经循行区域疼痛为阳明型；下肢后侧太阳经循行区域疼痛为太阳型。若属太阳型或阳明型，针尖微微向外以刺中腓总神经支，这样便可使针感沿下肢外侧和前面传导至足背；若属太阳型，针尖微微向内以刺中胫神经支，这样便可使针感沿下肢后侧往下传导至足心或足大趾；若属混合型，针尖应微向外刺后再微向内刺，使得下肢外侧、前侧、后侧均有针感。刺正中神经麻痹取内关穴时，若拇指麻木感较重，则可使针尖稍偏向桡侧，使针感到达拇指，食指重则偏于中间刺，中指和无名指重则需要略偏向尺侧。分经得气法在治疗肢体疾病时应用较多，取穴也多是四肢部腧穴，如足三里、殷门、悬钟等，因为周围神经较容易准确定位，医者容易刺中周围神经而得到相应针感。

第二节　透刺法（双得气法）

从某一腧穴进针，针尖达到另一个腧穴，甚至从另一穴处透出，即为透刺法，也有的是从一个腧穴进针，针尖透向另一腧穴，也称为透刺法。透刺分同经透刺和异经透刺，同经透刺指同一经脉上不同穴位之间的透刺，异经透刺指不同经脉上的穴位之间的透刺。透刺时取一针二穴或一针多穴，选穴范围包括相表里、位置相对应的经络等，可使脏腑与经络、经络与经络、腧穴与腧穴之气得以沟通，营卫气血得以疏导，加强多经间的联系，减少用针量。一般认为透刺做到"达"（针尖达到所透向穴）即可，在此基础上，作者还十分重视"双得气"的针感，即"透穴"（进针穴）和"达穴"（透向穴）均应出现得气感。其作用不仅包括二者的主治功效，也涵盖二者之间经络腧穴（间穴）的治疗作用，使治疗范围加大。操作时先在"透穴"层针刺得气，后透向"达穴"层，亦使得气。

第三节　遗留针感法

通过医者施术使患者延长出针后遗留针感的方法称为遗留针感法。遗留针感法的合理应用是提高疗效的重要方法之一。要想做到遗留针感，必须掌握几个要素：一是要选能出现强针感的腧穴，这些腧穴基本都位于神经干上；二是要用强刺激，使患者产生很强的针感；三是要用阳性出针法。本法适用于疼痛剧烈而身体强壮者，如坐骨神经痛、肩周炎、头痛、发热、痛经患者等。针感遗留的时间很难预测，在治疗过程中要不断和患者沟通，调整刺激量，达到患者既能忍受，又能提高疗效的遗留针感。

遗留针感法是为了延长针刺的作用时间，提高临床的远期效果，但必须指出，遗留针感的时间不是越长越好，应该掌握合适的度，有些患者应用本法不但不能提高疗效，反而还会加重痛苦，有的患者没有刻意使用遗留针感法也会产生很强的遗留针感现象。可通过久留针或轻微散刺腧穴周围皮肤等方法消除或减弱遗留针感。

第四节　互动针法

互动针法是指针刺得气后，医者操作的同时指导患者活动相关部位或精神活动，共同治神的一种针刺方法。互动式针刺法医者催气，使气至病所，而患者通过活动患处，或者集中精神，达到"守神"，加速气至病所，从而提高疗效。另外，患者活动患处，还有助于经络的疏通、气血的通畅。本法的适用范围很广：如针刺后溪、阳陵泉、条口透刺承山等治疗肩周炎、中风后引起的上肢运动障碍、腰痛等时，医者行针时嘱患者主动或被动活动肩关节；取内关透间使、郄门治疗心悸、心烦、失眠、焦虑不安时，医者一面行针，一面嘱患者深呼吸；针刺落枕、中渚、外关、手三里治疗颈椎病、落枕时同时让患者活动颈部；针刺水沟、攒竹治疗腰痛；针刺风池治疗上眼睑下垂等，都可以在行针时要求患者活动相应部位。

第五节　阻力针法

阻力针法是指在针刺得气后，单方向捻转，使针体被肌纤维缠绕，接着做大幅度提插手法的一种针刺方法。在操作过程中，前两次提插时阻力很大，有时甚至是针体带动局部肌肉运动，经过2~3次这样的提插，肌纤维就被拉断，再做3~6次边捻转边提插的手法。可根据病情的需要，或留针，或不留针。此法主要适用于经筋病，如腰痛、肩周炎、颈椎病、落枕、腓肠肌痉挛、扭伤等。

第十章　针刺的补泻手法

《灵枢·九针十二原》："凡用针者，虚则实之，满则泄之，宛陈则除之，邪胜则虚之。"这是指导针刺的基本原则，大抵补泻不能逾此。无论单式补泻手法还是复式补泻手法，其目的只是补泻，使机体重新恢复到相对平衡的状态。那什么样的手法可以称之为补，什么样的为泻呢？不同手法表现方法不同，常用的单式补泻手法包括捻转补泻、提插补泻、开阖补泻、徐疾补泻、呼吸补泻、迎随补泻、平补平泻。

第一节　单式补泻手法

一、捻转补泻

《标幽赋》："迎夺右而泻凉，随济左而补暖。"首先提出右捻为泻，左捻为补，后又见载于《针灸大成·经络迎随设为问答》："（子午补泻）此乃宣行荣卫之法也。故左转从子，能外行诸阳；右转从午，能内行诸阴…… 男子生于寅，寅，阳也，以阳为主，故左转顺阳为之补，右转逆阳为之泻。女子生于申，申，阴也，以阴为主，故右转顺阴为之补，左转逆阴为之泻。此常法也。然病有阴阳寒热之不同，则转针取用出入，当适宜所宜。假令病热，则刺阳之经，以右为泻，以左为补；病寒则刺阴之经，以右为补，左为泻。此盖用阴和阳，用阳和阴，通变之法也。"《针灸大成》中收录了如《针灸大全》《扁鹊神应经灸玉龙经》《医学入门》《针灸聚英》等多位医家的捻转手法，其中的捻转方向因男女、寒热、时间、左右而方向有别，如《扁鹊神应经灸玉龙经·泻诀直说》："如针左边，用右手大指、食指持针，以大指向前，食指向后，以针头轻提往左转……如针右边，以左手大指、食指持针，以大指向前，食指向后依前法连搓三下，轻提针头向右转。"各版《针灸学》教材关于捻转补泻操作如下（表2-10-1-1）。

表2-10-1-1　各版教材捻转补泻操作

《针灸学》教材 （主编）	补法	泻法
南京中医学院	捻转角度小，频率慢，用力较轻	捻转角度大，频率快，用力较重
杨甲三	①捻转角度小，用力轻，频率慢，操作时间短；②左转时用力重，角度大	①捻转角度大，用力重，频率快，操作时间长；②右转时用力重，角度大
邱茂良	①捻转角度小，用力轻，频率慢，操作时间短；②左转时用力重，角度大	①捻转角度大，用力重，频率快，操作时间长；②右转时用力重，角度大
石学敏	捻转角度小，用力轻，频率慢，操作时间短，拇指向前、食指向后（左转用力）为主	捻转角度大，用力重，频率快，操作时间长，拇指向后、食指向前（右转用力）为主
王华、杜元灏	拇指向前用力重，向后用力轻	拇指向后用力重，向前用力轻
梁繁荣、王华	拇指向前用力重，向后用力轻	拇指向后用力重，向前用力轻

二、提插补泻

《内经》中可以看到很多关于提插的操作，《难经·七十八难》更是明确提出提插补泻的操作方法是："得气，因推而内之是谓补，动而伸之是谓泻。"反映了《难经》"当补之时，从卫取气；当泻之时，从荣置气"的补泻观点，实与《灵枢·小针解》中的补泻观点契合："徐而疾则实者，言徐内而疾出也；疾而徐则虚者，言疾内而徐出也。"其操作方式其实是：缓入针引卫阳入内为补，疾出针无使真气出；疾发针至营阴部，无使气入，徐出针引营气外出为泻。明代《医学入门》描述提插补泻为："凡提插，急提慢按如冰冷，泻也；慢提急按火烧身，补也。"同时使用"老阳数""初六数"等术数概念来量化补泻次数，此法宗徐凤《针灸大全·金针赋》中提插补泻手法，一直沿用至今。各版《针灸学》教材关于提插补泻操作如下（表2-10-1-2）。

表2-10-1-2　各版教材提插补泻操作

《针灸学》教材 （主编）	补法	泻法
南京中医学院	先浅后深，重插轻提，提插幅度小，频率慢	先深后浅，轻插重提，提插幅度大，频率快
杨甲三	先浅后深，重插轻提，提插幅度小，频率慢，操作时间短	先深后浅，轻插重提，提插幅度大，频率快，操作时间长
邱茂良	先浅后深，重插轻提，提插幅度小，频率慢，操作时间短	先深后浅，轻插重提，提插幅度大，频率快，操作时间长
石学敏	先浅后深，重插轻提，提插幅度小，频率慢，操作时间短，下插用力为主	先深后浅，轻插重提，提插幅度大，频率快，操作时间长，以上提用力为主
王华、杜元灏	先浅后深，重插轻提，下插用力为主	先深后浅，轻插重提，以上提用力为主
梁繁荣、王华	先浅后深，重插轻提，下插用力为主	先深后浅，轻插重提，以上提用力为主

三、开阖补泻

出针后迅速按闭针孔为补法，出针后摇大针孔而不按为泻法。对于这种描述目前没有太大争议，然开阖针孔可以作为所有补泻手法的一个出针环节，一般不单独操作。各版《针灸学》教材关于开阖补泻操作如下（表2-10-1-3）。

表2-10-1-3　各版教材开阖补泻操作

《针灸学》教材(主编)	补法	泻法
南京中医学院	出针后揉按针孔	出针时摇大针孔
杨甲三	出针后揉按针孔	出针时摇大针孔，而不立即揉按
邱茂良	出针后迅速揉按针孔	出针时摇大针孔而不立即揉按
石学敏	出针后迅速按针孔	出针时摇大针孔而不按
王华、杜元灏	出针后迅速按闭针孔	出针时摇大针孔而不按
梁繁荣、王华	出针后迅速按闭针孔	出针时摇大针孔而不按

四、徐疾补泻

"徐而疾则实者，徐出针而疾按之；疾而徐则虚者，疾出针而徐按之。"（《素问·针解》）

"徐而疾则实者，言徐内而疾出也；疾而徐则虚者，言疾内而徐出也。"（《灵枢·小针解》）

可以看出，《素问》和《灵枢》都对《大要》中的"徐而疾则实，疾而徐则虚"进行了注解，而观点却不是很统一。关于出针按闭和摇开针孔，几乎在所有的补泻方法中都有提及，而《素问·针解》中泻法的操作是徐按针孔，原则上泻法是不能闭针孔的，故作者更赞同《灵枢·小针解》中的解释，具体为：行补法时需要引阳气入阴，故徐徐推而内之，引阳入阴，疾出者，无使真气随出针而外泄，故疾出针（后按针孔）；行泻法时需要泻邪气出营分，故疾入至营分，徐徐引针，泻邪外出（不闭针孔）。至于补泻之后的开阖针孔已是共识，作者略而不提。还有学者认为，"邪气来也紧而疾，谷气来也徐而和"（《灵枢·终始》），徐和疾是用来描述脉形的，"徐而疾则实"是指行补法后脉形由徐转疾（相对），"疾而徐则虚"认为是行泻法后脉形由疾转为徐，是判断针刺后是否显效的方式。各版《针灸学》教材关于徐疾补泻操作如下（表2-10-1-4）。

表2-10-1-4　各版教材徐疾补泻操作

《针灸学》教材(主编)	补法	泻法
南京中医学院	进针慢，少捻转，出针快	进针快，多捻转，出针慢
杨甲三	进针慢，少捻转，出针快	进针快，多捻转，出针慢
邱茂良	徐徐刺入，少捻转，疾速出针	疾速刺入，多捻转，徐徐出针
石学敏	徐徐刺入，少捻转，疾速出针	疾速刺入，多捻转，徐徐出针
王华、杜元灏	徐徐刺入，疾速出针	疾速刺入，徐徐出针
梁繁荣、王华	徐徐刺入，疾速出针	疾速刺入，徐徐出针

五、呼吸补泻

"吸则内针，无令气忤；静以久留，无令邪布；吸则转针，以得气为故；候呼引针，呼尽乃去。大气皆出，故命曰泻。帝曰：不足者补之，奈何？岐伯曰：必先扪而循之，切而散之，推而按之，弹而怒之，抓而下之，通而取之，外引其门，以闭其神。呼尽内针，静以久留，以气至为故，如待所贵，不知日暮，其气以至，适而自护，候吸引针，气不得出，各在其处，推阖其门，令神气存，大气留止，故命曰补。"（《素问·离合真邪论》）

《素问》中该段包涵了现在的呼吸补泻及开阖补泻两种补泻方法。王冰解释呼吸补泻如此操作的目的是：泻法中"吸则内针"是为了"先补真气，乃泻其邪也"，只有真气充足才能鼓邪外出，"候呼而引至其门，呼尽而乃离穴户，则经气审已平定，邪气无所勾留，故大邪之气随针而出也"。而补法"呼尽内针"，"呼尽则次其吸"，呼尽是为了准备更好地吸气，所补真气则更充足，然后静以久留，必待气至，吸气出针，则真气不随呼气而出，再紧闭针孔，外门已闭，则神气复存而达到补的效果。各版《针灸学》教材关于呼吸补泻操作如下（表2-10-1-5）。

表2-10-1-5　各版教材呼吸补泻操作

《针灸学》教材（主编）	补法	泻法
南京中医学院	呼气时进针，吸气时出针	吸气时进针，呼气时出针
杨甲三	呼气时进针，转针，吸气时退针	吸气时进针，转针，呼气时退针
邱茂良	呼气时进针，吸气时出针	吸气时进针，呼气时出针
石学敏	呼气时进针，吸气时出针	吸气时进针，呼气时出针
王华、杜元灏	呼气时进针，吸气时出针	吸气时进针，呼气时出针
梁繁荣、王华	呼气时进针，吸气时出针	吸气时进针，呼气时出针

六、迎随补泻

"泻曰（当据王冰注《离合真邪论》时所引《针经》补"迎之，迎之意"五字），必持内之，放而出之。排阳出针，邪气得泄。按而引针，是谓内温。血不得散，气不得出。补曰随之。随之意，若妄之。若行若按，如蚊虻止。如留如环，去如绝弦。令左属右，其气故止。外门已闭，中气乃实。必无留血，急取诛之。"（《灵枢·九针十二原》）

"所谓迎随者，知荣卫之流行，经脉之往来也。随其逆顺而取之，故曰迎随。调气之方，必在阴阳者，知其内外表里，随其阴阳而调之，故曰调气之方，必在阴阳。"（《难经·七十三难》）

《内经》中迎随补泻的操作其实与提插刺法也没有太大的区别，只是对"迎"和"随"进行了扩展解释，"迎"重在泻邪外出，"随"指的是轻刺激久留针以致气。而其在《难经》中的解释可以结合《难经·七十六难》来分析："当补之时，从卫取气；当泻之时，从荣置气。其阳气不足，阴气有余，当先补其阳，而后泻其阴；阴气不足，阳气有余，当先补其阴，而后泻其阳。营卫通行，此其要也。"《难经》中的"随其逆顺而取之"的"逆顺"应当是营卫之气的盛衰，而补泻则不离"当补之时，从卫取气；当泻之时，从荣置气"的原则。再配合出针时的开阖法达到补泻目的。至于将"顺经为补，逆经为泻"理解为针尖顺着经脉循行的方向为补，而针尖逆经脉运行方向为泻则是金代张璧在《云岐子论经络迎随补泻法》中提出的，后人多有附会者。各版《针灸学》教材关于迎随补泻操作如下（表2-10-1-6）。

表2-10-1-6　各版教材迎随补泻操作

《针灸学》教材（主编）	补法	泻法
南京中医学院	针尖随着经脉循行方向，顺经而刺	针尖迎着经脉循行方向，逆经而刺
杨甲三	顺其经气（具体操作方法未知）	逆其经气（具体操作方法未知）
邱茂良	针尖随着经脉循行去的方向	针尖迎着经脉循行来的方向
石学敏	针尖随着经脉循行去的方向	针尖迎着经脉循行来的方向
王华、杜元灏	针尖随着经脉循行去的方向	针尖迎着经脉循行来的方向
梁繁荣、王华	针尖随着经脉循行去的方向	针尖迎着经脉循行来的方向

七、平补平泻

杨继洲在《针灸大成》将补泻分为平补平泻、大补大泻。"有平补平泻，谓其阴阳不平而后平也。阳下之曰补，阴上之曰泻。但得内外之气调则已。"其实强调的是虚证或实证单纯证型下的补泻原则，其根本还是"当补之时，从卫取气；当泻之时，从荣置气"的补泻观点，手法操作应当与徐疾补泻相同。与其相对应的补泻为大补大泻，是"其阴阳俱有盛衰"的情况下施行的俱补俱泻的手法（详见《针灸大成·经络迎随设为问答》）。

目前教材对平补平泻的定义是：进针得气后均匀地提插、捻转，即为平补平泻。不强调刻意地控制某个方向手法的强度，也有以《内经》"不盛不虚，以经取之"作为指导平补平泻理论依据者，然临床病证无非虚实两端，此言不盛不虚者，当为虚实不甚，无须刻意补泻，因此该手法也就不涉及补和泻，更像一种催气手法。各版《针灸学》教材关于平补平泻操作如下（表2-10-1-7）。

表2-10-1-7　各版教材平补平泻操作

《针灸学》教材（主编）	平补平泻
南京中医学院	进针后均匀地提插、捻转，得气后出针
杨甲三	（导气法）进针得气后缓慢提插
邱茂良	进针得气后均匀地提插、捻转后即可出针
石学敏	进针得气后均匀地提插、捻转后即可出针
王华、杜元灏	进针得气后均匀地提插、捻转
梁繁荣、王华	进针得气后均匀地提插、捻转

发挥：补泻操作其实经历了很长时间的发展，以至于古今手法对比时会发现有很大的差异，甚至相左。经过历代针灸医家的总结和发挥，补泻法在操作上已经融入了很多其他元素，如捻转补泻可因性别、补泻时间（午前、午后）、病侧左右等不同而行针方向迥异，孰是孰非，无可定。这些因素一方面反映了历代医家对"阴阳"总纲的重视，另一方面也使得针灸操作变得繁复，又因为个人理解不同甚至产生混淆，临床审慎取舍。现今各版针灸教材关于单式补泻的描述也不太统一，以至各版教材的内容都常有修改，如目前我们临床最常用的提插、捻转两种最基本的补泻手法，教材上的描述就已经从强调整体刺激量的大小转化为强调操作手法力度的轻重，读者可根据自己的理解和临床习惯进行取舍。

第二节 复式补泻手法

一、烧山火

将穴位的可刺深度分为浅、中、深三层（天、人、地三部），先浅后深，每层各做紧按慢提（或用捻转补法）九数，然后退回至浅层，称为一度。如此反复操作数度，再将针按至深层留针。在操作过程中，可配合呼吸补泻中的补法，出针时按压针孔。多用于治疗顽麻冷痹、虚寒性疾病等。

二、透天凉

针刺入后直插深层，按深、中、浅的顺序，在每一层中紧提慢按（或用捻转泻法）六数，称为一度。如此反复操作数度，将针紧提至浅层留针。在操作过程中，可配合呼吸补泻中的泻法，出针时摇大针孔而不按压。多用于治疗热痹、急性痈肿等实热性疾病。

烧山火和透天凉的操作临床有很多方法，其操作主要包括提插、捻转、呼吸、九六、开阖等。归纳烧山火和透天凉的操作要点可以得到以下几点。

1.紧和慢

手法的紧和慢，现在最常见的理解便是"重插轻提（轻插重提）"。该两种手法的出处《金针赋》中描述的是"紧（慢）提慢（紧）按"，字面意思都可以理解为提插速度的快慢，临床也基本如此操作，作者认为紧和慢可理解为持针的力度，强调患者针刺需"紧"时则持针需坚实稳固，指力贯达针尖，精神需要集中，需"慢"时则放松神情，收敛神气。

2.层次

三层：《金针赋》最先只是提出了先浅后深和先深后浅，然其在补泻法中提出了天、地、人三才，补法由天—人—地、每层得气后逐层往下，泻法相反。两层：董宿在《奇效良方》只分两层，具体为1寸和5分；汪机则认为"天气"在5分处，而"地气"在1

寸处，补由5分处得气后推入1寸处，泻则由1寸处得气后提出5分处。现教材中多采用天—人—地三层的观点。

3.度数

三度的说法主要有两种理解：一是在每层提插9次或6次，共3层，27次（烧山火）或18次（透天凉）为一度；二是在每两层之间操作，分3次插完，然后分3次提完，18次（烧山火）或12次（透天凉）为一度。

4.九六之数

九六之数是非常明显的术数概念，九六之数我们可以参考一下《医学入门》："凡言九者，即子阳也；言六者，即午阴也。"孔颖达在《周易正义》中认为："九为老阳，六为老阴，文而从变，故为爻之别名。"九、六为阳和阴寓变之数，反映的是阴阳变化的哲学观，在补泻中取九和六首先划分了补和泻的阴阳属性，然后蕴含了补泻存变、阴阳互根互用、相互转化的思想，是古人对阴阳的一种具体应用。

发挥：热与凉，是以患者的感觉为标准还是以医者或者客观测量为标准呢？见仁见智，据作者临床粗略统计，即使以患者的感觉为标准，热的感觉多，凉的感觉少，诸多问题有待进一步研究。

第十一章　特殊刺法——火针疗法

古代将火针疗法称为"焠刺"，火针称为"燔针""焠针""大针""白针"等。其特色鲜明、疗效确切，自古以来就是针灸学的一个重要组成部分。在数千年的发展与积淀过程中，形成了比较系统的理论体系。

第一节　火针疗法的基本知识

一、历史源流

自有文字记载至今，火针疗法已有二千多年的历史。通过历代医家的逐渐改进与不断发展完善，以针刺工具、操作方法及临床适应范围等为主要内容的火针疗法，已成为针灸疗法中独具特色的治疗方法。其发展过程可大致分为四个阶段。

1.肇始于秦汉

《内经》对火针疗法第一次做了明确的记载，对火针的名称、针具、刺法、适应证、禁忌证等有了较为系统的认识。《灵枢·九针十二原》记载："大针，长四寸……大针者，尖如梃，针锋微员。"我们从文献中考证，认为"大针"实为"火针"误书。此针针身粗大、针尖微圆，适合于高温、速刺的要求。《内经》以降，火针疗法广被医家所用，《伤寒论》取其具有温热作用之义，将火针称为"烧针""温针"，还多次提及火针疗法的禁忌及误用后的处理。

2.发展在唐宋

晋代皇甫谧的《针灸甲乙经》对火针的流传有承前启后的作用，书中肯定了"焠刺"。这一时期对火针的发展还有突破性贡献的是：①晋代陈延之的《小品方》一书中最早出现了"火针"名称："初得附骨疽……若失时不消成脓者，用火针、膏、散"，同时还首次将火针疗法用于眼科疾病："取针烧令赤，烁着肤上，不过三烁缩也。"②药王孙思邈突破了热证禁用火针的局限，扩展了火针的适用范围，打破了火针"以痛为腧"的取穴方法，如："挟人中穴火针，治马黄疸疫通身并黄，语音已不转者"；提出了火针的禁忌穴位，如"巨阙、太仓、上下脘，此之一行有六穴，忌火针也。"③王执中的《针灸资生经》开创了火针病案记载的先例，如："舍弟腰痛，出入甚艰，予用火针微微频刺肾俞，则行履如故。"这一句话中，包含了病名、症状、取穴、手法及治疗效果。

3.完善于明清

在《内经》的基础上，明代各针灸医家们接受唐宋的医疗经验，在火针疗法的应用工具、操作方法、适应范围和禁忌证等各方面都进行了加工改进、发展提高，使火针疗法日臻完善与成熟。贡献最大者当属针灸学家高武，其在《针灸聚英》中对火针的针具选材、加热方法、刺法、针刺深度、适应证、禁忌证及功效等做了系统总结，归纳了火针具有行气、发散两大功效，开始建立火针治病的基本理论。该书的问世标志着火针疗法的成熟和完善。该阶段其他医籍记载火针还可治疗肠痈、瘰疬、目疾等，不仅扩大了火针的治疗范围，更重要的是可以消除火针疗法粗鲁、不安全、危险性大的偏见。

4.推广在现代

在当代，火针疗法的治疗病种涉及临床各科，同时还突破了传统认为的治疗禁忌证及针刺禁忌部位。在火针的现代研究和应用中，尤以首届国医大师贺普仁教授和师怀堂教授的贡献最为突出。以火针为代表的"贺氏针灸三通法"是首届国医大师贺普仁教授根据其"病多气滞，法用三通"的核心思想创制的针灸治疗体系，分为微通法、温通法、强通法。其中火针疗法属于温通法的内容，而火针刺络放血又是强通法的一部分。根据病情需要，三通法可相互配合以加强疗效。其特点主要有以下几个方面：①阐发了火针的治疗原理。②规范了火针的操作方法。③扩大了施术区域，突破了古人"面上忌火针"的局限。④根据患者的具体情况和病灶部位，选择适当的经穴或阿是穴。⑤扩大了火针的适应证。⑥归纳和探讨了火针的注意事项。师氏火针是"新九针"的一个重要分支，它包括一系列不同规格、不同型号的火针。师氏火针疗法的特点如下：①改进火针针具，并根据不同治疗用途的需要，分别制成六种不同形状和规格的火针。②师老在前人经验的基础上，对火针的操作有了新突破，完善了操作方法。③注重辨病施针，提出根据病种、体质、病位的不同，分别采用不同的刺法。④因病选用针具，如中粗火针用治关节积液、囊肿等，火铍针、火镍针多合用，先用火铍针迅速烙割，再用火镍针烙熨修补，并可强化止血作用。

这一阶段对火针的发展具有重要里程碑意义的是《针灸技术操作规范第12部分·火针》（GB/T 21709·12－2009）的颁布，这部标准对火针疗法临床应用的规范起到了重要的促进作用，使火针疗法在针灸临床上成为了不可替代的治疗方法。

二、治病机制与功用

火针疗法是将针体加热后，刺入人体腧穴或部位的一种针刺治疗方法。其扶正助阳、温通经脉、祛邪引热的治病机制在于通过温热刺激穴位或病变部位来增强人体阳气，鼓舞正气，从而激发经气，温通经脉，活血行气，调节脏腑。火针的治病机制决定了它的功用，应用到临床可达助阳补虚、升阳举陷、消癥散结、生肌排脓、除麻止痉、祛痛止痒之功。

第二节 火针针具及操作方法

火针是指采用耐受高温并对人体无伤害的金属为材料,供烧红使用的针具。火针刺法是将烧红的火针针体,按一定手法迅速刺入腧穴或选定部位的针刺方法。火针疗法的施术与其他针刺方法有很大的差异,由于它有将针体加热的过程,所以在消毒、进针、出针以及出针后的处理上都有其特殊的方法和要求,施术者必要掌握其操作规程、操作要点、注意事项及针刺禁忌。

一、针具材质及规格

《针灸聚英》记载:"世之制火针者,皆用马衔铁,思之令喜意也。"这可能是针灸古籍中关于火针针具制作材质最详细的论述。但因火针针具使用的方式不同,对针具材质的选择也有一定的差别。根据火针的使用方式,可分为多次使用的火针和一次性使用的火针。多次使用的火针选择耐高温、性能较好的钨基高密度硬质合金材料;一次性使用的火针一般用不锈钢或普通碳钢材料,现多以普通一次性针灸毫针代替。需指出的是,一次性使用的不锈钢毫针替代火针不可重复使用,以避免因针体弯曲烫伤患者皮肤或针尖反复"淬火"后变脆、断裂遗留在皮下。

火针规格是指火针针体的粗细、长短和数量。现在火针施术常用的针身直径为0.3~0.6mm,根据需要最细可到0.25mm,最粗可达0.8mm。火针规格选择的基本原则就是控制火针刺激量的大小和不同的治疗取向。针体越粗,针刺越深,刺激量就越大,反之亦然。不同病证、不同体质、不同针刺部位及不同火针刺法,需要不同规格的针具。临床常用火针可分为单头火针、平头火针、三头火针、三棱火针等型号。

二、针刺操作方法

火针疗法的针具不同,用途各异,操作方法也有所区别。概括而言,火针操作可分为操作前、操作中、操作后及施术间隔时间等。

1.操作前的准备是针刺取效不可或缺的步骤

操作前的准备包括火针针具、烧针工具、治疗体位的选择及针刺部位的定位、施术环境要求和消毒等。

火针针具一般要求针尖圆利、无倒钩,针体应光滑、无锈蚀,针柄与针体缠绕应牢固、无松动。

火针的烧针以酒精为点火燃料为宜,一般用酒精灯作为火源加热针体。实际应用中,也可用止血钳夹酒精棉球点燃代替酒精灯。但应注意:①棉球尽量做圆,燃烧时火力则集中。②止血钳夹持棉球要牢固,避免燃烧时脱落。③棉球沾酒精时,量要适度。

施术者在针刺前一定要求患者选择合适体位,切忌匆忙施针。火针疗法临床常用的体位为仰卧位、侧卧位、俯卧位、俯伏坐位等。舒适稳定的针刺体位不仅对患者心理是一种安慰,而且也是施术者准确针刺的必要条件。

针刺部位的选择根据病情可取腧穴、血络、体表病灶或病灶周围等，初涉火针操作者，可在选定的针刺部位上加以标记，一般用拇指指甲掐一"+"字，针刺其交叉点，要眼疾手快，以确保针刺的准确性。

施术环境要求干净卫生，同时注意一定要避风、避强光。针刺消毒也是关键步骤，针刺部位的消毒与毫针相同。针具消毒是避免针孔感染的必要手段，特别是多次使用的火针。消毒方法是：点燃酒精灯，从针根沿针体到针尖连续移动烧红，对施术前针体消毒。需要指出的是，操作中针体消毒的步骤与施术烧针是连在一起的，即施术的第一针是针刺前先消毒后烧针，最后一针则是刺完后随即进行针具消毒。

2.操作过程是针刺取效的关键

由于火针操作的特殊性，舒适正确的持针方法有助于施术操作，注意做到"手指实、手心虚、手背圆"，腕部须灵活有力。"手指实"是手指须坚实地压在针柄上，以稳固地持针。"手心虚"是手掌心不需绷得太紧，适度并足以灵活运针即可。"手背圆"是形容执针时，手掌背圆弧且上竖的样子，不需硬将手臂托圆，适度足以让手指灵活即可。

火针施术步骤包括烧针、进针和留针。①消毒完毕，押手持酒精灯或火把，点火后靠近所需针刺部位，刺手以握笔式持针，针尖及针体前部与灯焰呈锐角在外焰上加热，并可微微移动针体。烧针一定要以通红为度，根据进针深度决定针体烧红的长度，加热由针身到针尖。②进针的关键是稳、准、快。针体烧红后，迅速、准确地刺入针刺部位。进针角度以垂直刺入为多，对于疣、赘生物等可采用斜刺法。进针深度由针刺部位、病情性质、体质差异、季节等多方面因素决定。四肢、腰腹针刺稍深，可刺0.2~0.5寸，胸背部穴位针刺宜浅，可刺0.2~0.3寸；实证、秋冬季节、肥胖者可深刺，虚证、春夏季节、瘦弱者则宜浅刺。施术者亦应仔细体会针刺的深度，注意针感变化而自行调节。如针刺压痛点时，施术者手下沉紧则应停止进针；针刺脓肿时，针下出现空虚感则为适宜深度。③根据不同刺法和治疗的需要，可以快速出针，亦可停留片刻后出针。火针留针时间以3~5分钟为宜，也可用毫针代替火针留针5~10分钟，以达到较长时间的刺激。

火针针刺讲究得气和手感，将针刺入穴位后，或者将针刺入的同时有一种手感，要细心体会针下的感觉，根据针下感觉来调节进针的深度。如当针刺压痛点，进针处出现沉紧感时，应停止进针，此种感觉说明深浅已适度，留针3~5分钟。另外，如用火针刺脓肿，当针下出现空虚感时，说明已达到脓腔，应迅速出针，不需要留针；如火针刺淋巴结核、疼痛性疾病时，需要留针5分钟，部分疾病也可根据病情延长火针留针时间。

3.操作后的处理是预防不良事件发生的重要环节

由于火针针孔是微创烫伤形成，在刚施术后呈开放状态，出针后用无菌干棉签按压片刻，这样不但可以促进针孔的愈合，同时也能减轻患者的痛苦。另外针孔会有渗出物或出血，也必须用无菌干棉球擦拭按压，避免针孔感染。如针脓肿，出脓务尽，然后包扎。同时施术完成后要对火针针具再次进行消毒，方法同针刺前针具消毒，即用酒精灯从针根沿针体到针尖连续移动烧红，消毒备用。

火针的针孔不同于毫针针孔，相较而言针孔大且有轻微烫伤，火针针刺后，须向患者交代以下三方面内容：①火针治疗完毕后的正常反应为针后当天针孔可能发红，或针孔有红色丘疹高出皮肤，甚或有些患者出现发痒，嘱患者不必担心，这是机体对火针的一种正常反应。针孔是一轻度的小烫伤，数天后可自行消失，不需要任何处理；患者针刺后未经术者指导，勿擅自涂抹药膏或贴敷膏药。②当针孔瘙痒时，可用手拍，切忌搔抓。③火针治疗后24小时内不要沾水，保护针孔，以免污水侵入针孔，引发感染；火针治疗期间忌食生冷，禁房事。

4.火针施术的操作要点——"稳、准、红、快"

为了尽量使针体携带更多的热能进入人体，火针疗法施术过程极快，操作起来有一定难度。火针疗法有很强的技巧性，针刺时要胆大心细，要掌握火针疗法的操作要点，即"稳、准、红、快"四个环节。"稳、准、红、快"是火针疗法达到其治疗目的的关键，其中"稳"是前提，"准"是核心，"红"是保证，"快"是关键，四者之间相辅相成。只有掌握此四个要点，才算掌握了火针疗法的技巧。

所谓"稳"，是指施术者持针要稳、心态要稳。《针灸聚英》有言："火针甚难，须有屠儿心、刽子手，方可行针。"施术者要身正心稳，不慌不忙，持酒精灯或火把的押手和持针的刺手均要稳当有力，方能保证针刺的有力与准确。

所谓"准"，即辨证取穴、针刺部位及针刺深度须准确把握。进针准确与否决定着是否有疗效及疗效大小。准则效佳，不准则效差。因此，取穴准、定穴准、进针准是火针疗法的关键。

所谓"红"，是指烧针时针体要烧红、烧透。强调针"红"的原因有二：①针身烧红后穿透力强，进针时阻力小，可缩短进针时间，故可减少患者的痛感。②针身烧得温度越高，则载有的热量越足，刺激量越强，温通经络、行气活血之功越大。

所谓"快"，是指针体烧红后刺入人体的动作一定要快。要做到"快"需要注意两点：①将火源尽量靠近针刺部位烧针，缩短火针与火焰的距离。②熟练掌握基本功，特别是指力、腕力和全身气力的锻炼，加上气功的运用，则疗效更佳。

5.施术间隔时间须视情况而定

明朝高武在《针灸聚英》中说："凡下火针，须隔日一报之。"意为火针治疗须隔日治疗一次。但在实践中，火针治疗间隔时间不但取决于患者的病情，还与使用针具的粗细有一定的关系，其主要依据是针孔恢复的程度。正常情况下，使用较细直径的针具，火针针孔恢复24小时后，就可进行下一次的治疗，但如果使用较粗直径的针具，就应延长治疗间隔时间以利针孔的恢复。如果针刺部位水肿，针孔有渗出物或是出血，针孔的恢复就会缓慢得多，针刺的间隔时间就会更长，甚至1周只治疗1~2次。因此在施术间隔时间上应视病情、针孔恢复情况及患者的体质而定。

三、火针刺法分类

不同粗细的火针及不同的针刺方法，对不同病证的临床疗效差别很大。因此，根据火针针具可将火针刺法按进针方法、出针的快慢和特殊针法三个方面进行归纳分类，以确定其作用和适用范围。除此之外，还有很多种不同的分类方法，如按针具的粗细分为细针刺法、中粗针刺法、粗针刺法等。在临床实践中，施术者应根据患者的病情、体质、年龄、性别、针刺部位等，选择相应的针具和针法。

1.按针刺方法分类

按针刺方法，常用的有点刺法、密刺法、围刺法、散刺法、刺络法5种。

点刺法是在穴位或病灶痛点上施以单针点刺的方法。通过火针对经穴的刺激，以达温通经络、行气活血、扶正祛邪、平衡阴阳、调整脏腑功能的目的。

密刺法是在体表病灶上施以多针密集刺激的方法，以每针相隔不大于1cm为宜。密集程度取决于病变的轻重和面积大小，病情重、病变部位面积小的须用密刺。密刺法以足够的热力，能改善局部气血的运行，促进病损组织的新陈代谢。此法主要适用于肱骨外上髁炎、角化性皮肤病、白癜风等。

围刺法是围绕体表病灶周围施以多针刺激的方法，以温通经脉，改善局部气血循环，促进组织再生。主要适用于皮肤科、外科疾患等，针刺点在病灶与正常组织交界处，刺后其状为一闭合环形。

散刺法主要适用于丹毒、银屑病等病证，是在体表病灶上施以多针疏散刺激的方法，每针间隔2cm左右，以改善局部气血的运行，从而达到止麻、止痒、定惊、解痉、止痛等目的。

刺络法多用于静脉曲张、脉管炎等，是用火针刺入体表气血瘀滞的血络，放出适量血液的方法。

2.按出针的快慢分类

快针法又称为速刺法，此法最常用，是进针后迅速出针的一种火针刺法。快入快出具有时间短、痛苦小的优点，也是火针的优势之一。火针施治一般以快针法为主，进针后迅速出针，整个过程一般一针只需1/3秒，即一秒三针。虽时间短暂，只要针体有足够的热力，就可起到激发经气、温经通络之效。

慢针法是指火针刺入选定部位后，留针3~5分钟，然后出针，主要用于淋巴结核、肿块、囊肿等各种坏死组织和异常增生的一类疾病。火留针属于慢针法的一种，多用于治疗虚证、痛证、寒证、痿证等。

3.特殊针法

除上述常用的单头火针及其针刺方法以外，尚有平头火针、三棱火针等一些特殊的针具，也就相应产生了特殊的针法。火针针具针法的多样性，扩大了火针的治疗范围，使火针更具优势。

平头火针多在施术部位表面施以轻而稍慢的烙熨，用于色素痣、老年斑等疾病的治疗，亦可用治于疣、赘等赘生物中体积较小者。

粗火针或三棱火针多使用割治法，用于外痔或赘生物较大者。针尖烧红后迅速割治，勿伤及周围正常皮肤组织。割治法有一定的创伤，因此要防止术后感染，如赘生物较多可分批、分次治疗。

四、火针操作注意事项及意外处理

火针疗法因其自身特点及操作的独特性，决定了它与毫针疗法有着根本的不同。注意事项有6条：①施术时应注意安全使用火源，防止烧伤或火灾等事故发生。②针刺要避开动脉及神经干，勿损伤内脏和重要器官。③孕妇、产妇及婴幼儿慎用。④糖尿病患者、瘢痕体质或过敏体质者慎用。⑤精神过于紧张、饥饿、疲劳的患者不宜用。⑥施术后，医者应向患者说明术后针刺部位的维护事项，包括针孔局部若出现微红、灼热、轻度疼痛、瘙痒等症状属正常现象，可不做处理；应保持针孔局部清洁，忌用手搔抓，若非需要不宜用油、膏类药物涂抹；针孔24小时内不宜着水。禁忌有2条：①不明原因的肿块部位。②大失血、凝血机制障碍的患者。

火针针刺操作同毫针一样会出现晕针、滞针、弯针、断针、疼痛、血肿、感染等常见针刺意外情况，出现这些问题的原因主要是：①针具选择不当，或火针加热时温度不够，或火针离开火焰后进针速度太慢，以致针体冷却。②针体过于老化，锋利度不够。③患者心情紧张致使局部肌肉痉挛，或针刺过深。④施术者指力和腕力不够，或初次使用者操作要领掌握不熟练。⑤施术者对人体的解剖部位不熟悉，针体卡顿于关节间隙。⑥出针后未及时按压，或针后护理不当。这就要求施术者针刺时务必熟练掌握上述针刺操作方法。

下篇

疾病治疗

第十二章　治疗总论

第一节　针灸治疗原则

针灸治疗原则即运用针灸手段治疗疾病过程中遵循的法则，是针灸治疗方法的基础。针灸的治疗原则可概括为治病求本与三因制宜。

一、治病求本

治病求本即针对疾病的根本原因进行治疗。疾病在发生发展过程中常常有许多表面杂乱纷繁的临床表现，这就需要我们翔实收集四诊信息，运用中医理论和诊断方法，四诊合参，去伪存真，发现疾病的本质，以此本质为根本指导达到治愈疾病的目的。《素问·阴阳应象大论》说："治病必求于本。"如阴血虚失眠，可导致头痛，除了治头痛之外，还应补精填血，治其失眠，即为治病求本。各论中每一病证，均是标本兼治。

二、三因制宜

三因制宜是指因时、因地、因人制宜，即根据患者所处的季节（包括时辰）、地理环境和治疗对象的不同情况而采取适宜的治疗方法。

（1）因时制宜：是指在疾病的治疗过程中，根据不同时间、不同季节气候特点，制定适宜的治法，选经用穴。《灵枢·终始》："春气在毛，夏气在皮肤，秋气在分肉，冬气在筋骨，刺此病者，各以其时为齐。"依季节而言，春夏气候由温渐热，阳气升发，人体腠理疏松开泄，气血趋向体表，病邪伤人多在浅表，人若外感风寒，针当浅刺，以免耗气伤阴，助热生变；秋冬气候由凉渐寒，阳气潜藏，人体腠理致密闭合，气血潜藏于内，病邪伤人多在深部，人若罹患热证，针当宜深刺，少用泻血。古人的这种因时制宜的观点虽然至今仍有很大的启迪作用，但环境在改变，针对个体所处具体环境应有的放矢，调整治疗（详见因地制宜节论述）。

依月令而言，古人有"月生无泻，月满无补"之说，提示在疾病治疗时必须考虑每月月相盈亏圆缺的变化规律，这在针灸治疗中较为常用。依昼夜而言，日夜阴阳比例不同，亦当考虑在不同的时段实施相应的治疗。依时辰而言，人体气血流注呈现出与时辰变化相应的规律，针灸治疗注重取穴与时辰的关系，强调择时选穴，根据不同时辰选取不同的腧穴进行治疗，这就是时间针法。通过观察到自然界的日月、星辰、四时、时辰的变化与人体十二经脉气血的流注有密切关系，而创立的子午流注针法、灵龟八法、飞腾八法，也是因时制宜治疗原则的具体运用。

（2）因地制宜：是指在疾病治疗过程中，应考虑到不同地域、不同生活环境、不同生活习惯与方式的背景特点，根据这些差异制定适宜的治疗原则。《灵枢·异法方宜论》指出："北方者……其地高陵居，风寒冰冽，其民乐野处而乳食，脏寒生满病，其治宜灸焫。故灸焫者，亦从北方来。南方者……其地下，水土弱，雾露之所聚也，其民嗜酸而食胕，故其民皆致理而赤色，其病挛痹，其治宜微针。"针灸方法的选择与地理位置、所处环境及生活习惯等有密切关系。如：长期在冷库等冰冷环境下工作的人，其痹证发病率较高；长期在空调环境下生活、工作的人，虽时处夏季，但风寒诸证亦在不少。随着时代的进步，生活方式与环境已与古代认识相差甚远，但气候环境等因素仍须注意采用相宜的治疗方法。

（3）因人制宜：是指在疾病治疗过程中，应考虑到人的年龄、病情、个体差异的特点，区别对待，制定适宜的治疗原则。同是坐骨神经痛，病情有轻有重，年龄有青壮年与老年的不同。一般而言，老人针感宜轻，青壮年针感宜重，这是因年龄而异。疼痛甚者，针感宜强，疼痛轻者，针感宜轻，这是因病情而异。但是由于个体差异，有人即使施以轻针感，针后仍觉有针感遗留，而觉不舒服，此时则应针感更轻，或不要针感；相反有人按预定方案施治效果不佳，则应加强针感。因人制宜亦可称为驾驭针感法。

第二节　针灸治疗作用

一、疏通经络，调和气血

1.清热温寒

热性病证用"清"法，即以寒治热，寒性病证用"温"法，即以热治寒，均属于正治法。《灵枢·经脉》说："热则疾之，寒则留之。"这是针对热性病证和寒性病证制定的清热温寒的治疗原则。

（1）热则疾之：《灵枢·经脉》说："热则疾之。"《灵枢·九针十二原》进一步说明具体操作方法："刺诸热者，如以手探汤"，文中"疾"与"急"通，有快速针刺之义，"以手探汤"是指针刺手法的轻巧快速，指出了热性病证的针刺原则是疾刺出血。或是采用不留针法和阳性出针法，这样可使针感保留的时间长，此法可称之为遗留针感法，以达清泻解毒之效。这是我们对"热则疾之"的一种新解释。例如风热感冒，常取大椎、曲池、合谷、外关等穴，用不留针法，即可达到清热解表之目的。若伴有咽喉肿痛者，可用三棱针在少商穴点刺出血，以加强泻热、消肿、止痛的作用。

（2）寒则（温之）留之：《灵枢·经脉》说："寒则留之。"《灵枢·九针十二原》进一步说明具体操作方法："刺寒清者，如人不欲行"，文中"留"即留针之义，使阳气待发，留后亦可加强针感;"人不欲行"是指针刺后应久留针,指出了寒性病证针刺原则是久留针、守神促得气、留针候气以达散寒的目的,且针时应配合温暖安静的环境,针后应保暖以加强温经之力。主要适用于风寒湿痹为患的肌肉、关节疼痛以及寒邪入里之证。

2.补虚泻实

补虚泻实即扶正祛邪。补虚就是扶助正气,泻实就是祛除病邪。疾病的发生、发展及其转归的过程,实质上是正邪相争的过程。《素问·刺法论》曰:"正气存内,邪不可干。"《素问·评热病论》曰:"邪之所凑,其气必虚。"说明疾病的发生,是由于正气相对不足,邪气相对强盛所致。《素问·通评虚实论》说:"邪气盛则实,精气夺则虚。"可见,虚指正气不足,实指邪气有余。虚者宜补,实者宜泻。《灵枢·经脉》说:"盛则泻之,虚则补之……陷下则灸之。"《灵枢·九针十二原》说:"虚则实之,满则泻之,宛陈则除之,邪盛则虚之。"都是针对虚证、实证制定的补虚泻实的治疗原则。

(1)虚则补之:所有疾病无外虚、实两端,或补虚,或泻实,或补泻兼施,但都应配合温暖安静的环境实施具体针法。"虚则补之""虚则实之",是指虚证的治疗原则是用补法,适用于治疗各种虚弱性病证。对于各种气血虚弱者,诸如精神疲乏、软弱无力、气短、腹泻、遗尿、乳少以及身体素虚、大病久病后气血亏损、肌肉萎缩、肢体瘫痪失用等等,常取关元、气海、命门、膏肓俞、足三里和有关脏腑经脉的背俞穴、原穴,实施针刺或艾灸的补法,达到振奋脏腑的功能、益气养血的目的。

(2)实则泻之:"盛则泻之""满则泄之""邪盛则虚之"都是泻损邪气的意思,可统称为"实则泻之"。实证治疗原则是用泻法,或点刺出血。例如对高热、中暑、昏迷、惊厥、痉挛以及各种原因引起的剧痛等实热病证,在正气未衰的情况下,取大椎、合谷、太冲、委中、水沟、十宣、十二井等穴,针用泻法,或点刺出血,即能达清泻实热之目的。例如由于闪挫扭伤、毒虫咬伤、丹毒等引起的肌肤红肿热痛、青紫肿胀,即可在局部络脉或瘀血部位实施三棱针点刺出血术,以活血化瘀、消肿止痛。如病情较重者,可以实行点刺出血后加拔火罐,这样可以排出更多的恶血,促使病愈。其他如腱鞘囊肿点刺治疗也属于此类。

(3)补泻兼施:若病属本虚而标实,则应泻实与补虚兼顾,或者先行补虚,而后泻实。例如对邪实正虚的臌胀病,一味泻实或单纯补虚都是片面的,唯有虚实同治、攻补兼施才是理想之策。

《素问·针解》说:"宛陈则除之,是出恶血也"。王冰注云:"宛,积也;陈,久也;除,去也。言络脉之中血积而久者,针刺而除去之也。"指出由络脉瘀阻而引起的病证,可采用点刺或刺络之法。由于气虚、气滞、寒凝等皆可导致血瘀,故还可结合补气、行气、温寒等方法,疏通经络,祛除宛陈。如寒凝血瘀之痹证,可于痹痛局部选取阿是穴刺络放血拔罐以泻其标实之瘀血,复取关元、神阙、中脘等穴灸之以温经散寒治其本。

总之,补虚泻实既是刺灸原则,又是针灸治病的具体方法。《灵枢·九针十二原》说:"无实无虚,损不足而益有余,是谓甚病。"《类经》也说:"凡用针者,但可泻其多,不可泻其少,当详察血气,而为之补泻也。"都明确指出补泻不可误用,不可犯"虚虚实实"之戒，否则就会造成"补泻反，则病益笃"的不良后果。

针灸具有祛除经络瘀阻而使其恢复通畅的作用，也是针灸最基本和最直接的治疗作用。经络功能正常时，气血运行通畅，人体通过经络"内属于脏腑，外络于肢节"的联系，使脏腑器官、体表肌肤及四肢百骸得以濡养，从而发挥其正常的生理功能。《灵枢·经脉》反复强调"不盛不虚以经取之"，《灵枢·禁服》也说："不盛不虚，以经取之，名曰经刺。"《难经·六十九难》还说："不虚不实，以经取之者，是正经自病也。"并非病证本身无虚实可言，而是脏腑、经络的虚实表现不明显或兼而有之，均应按经取之，辨经论治，使气血调和，脏腑功能恢复正常。

二、平衡阴阳

平衡阴阳是指针灸具有使患者机体从阴阳失衡状态向平衡状态转化的作用，这是针灸治疗最终要达到的目的。疾病的发生机制总体上可归纳为阴阳失调，即"阴胜则阳病，阳胜则阴病"。运用针灸方法调节阴阳的偏盛偏衰，使机体恢复"阴平阳秘"的状态，从而达到治愈疾病的目的。正如《灵枢·根结》所说："用针之要，在于知调阴与阳，调阴与阳，精气乃光，合形与气，使神内藏。"

总之，针灸的治疗作用以疏通经络为先导和核心，通过清热温寒、补虚泻实而调理气血，最终达到平衡阴阳的目的，故针刺之道以平为期，如《素问·至真要大论》曰："谨察阴阳所在而调之，以平为期。"

第三节 针灸治疗处方

针灸处方包括针灸处方原则与刺灸方法的选择两部分。

一、针灸处方原则

针灸处方是通过描述病症的四诊信息、辨证（经）分析及相应的治疗原则，由一个、几个或更多腧穴组成处方，应用不同针灸刺激方法，达到疏通经络、调和气血而平衡阴阳的治疗作用。针灸处方理、法、穴、术的选择，直接影响着针灸临证疗效，是以方（腧穴组合）类证（按经辨证）的具体体现。

1.理

理即针灸治疗的理论基础。针灸临床中，尤当重视经络辨证，临床上常是经络辨证、脏腑辨证、八纲辨证的相互结合，其中经络辨证最具针灸特色，是针灸临床辨证体系的核心和主体。经络辨证是在经络学说基础上，结合经络循行所络属的脏腑进行分析、归纳、总结的一种辨证方法，指导着针灸临床治疗。根据证候的所属经络，在辨证施治的基础上，须明析"经脉所过，主治所及"的治疗原则。作者结合多年临证经验总结出经络横行学说。经络横行学说是指在机体内存在着一类从体表呈矢状线或冠状线向中心垂直轴分布的一类经络，这类经络将体表与体内组织或体内脏腑横着连系起来。它和纵行分布的经络一样在生理上起着运行气血、协调阴阳的作用；在病理和诊断上起着传变病邪、反应病候的作用；在治疗上为"腧穴所在，主治所在"的局部和邻近选穴法提供了理论依据。

2.法

辨证（经）的基础上，以三因制宜、调和阴阳、治病求本的整体观念为治疗原则，确立"温寒清热""补虚泻实""标本缓急"等具体治疗方法。如：消瘦体弱胃下垂患者，证属气虚下陷，当选升阳举陷之法治疗，常用百会、气海、关元、足三里等腧穴组合，应用针刺补法治之。

3.穴

遵循辨证（经）确立的治法，应用不同的选穴、配穴方法（局部/邻近、远端、上下、左右、前后等），兼顾主病与辨证，选择主穴与配穴。选穴的基本原则是循经选穴（本经、表里经、同名经、子母经），循经选穴首先要辨病位定归经，辨病位是针灸处方选穴的基本前提。

明代医家吴崑在《针方六集》中曾提出"针药无二致"的论点，故针灸处方选穴时不妨参照遣方用药，遵循方药"君臣佐使"配伍特点，在辨证之后，进行有的放矢地选穴，称之为选穴原则。这是针灸处方的第一步。常用的选穴原则有近部选穴、远部选穴、对应选穴、按穴名选穴、根据解剖学选穴及特定穴选穴。

（1）近部选穴：腧穴作用的一大特性是任何腧穴都治疗腧穴所在部位的局部病症和邻近病症。但是局部选穴绝对不能仅仅停在局部作用上，虽然是局部选穴，也有远端治疗作用，大体说来，其远端治疗作用是：胸腹腰背部的腧穴还有治疗相应部位脏腑病及由脏腑功能失调引起全身疾病的作用；头部腧穴还有治疗神志五官病的作用；前臂、小腿部腧穴还有治疗脏腑病的作用。腧穴局部作用具体内容分述如下。

肢体的病证当首选局部穴和阿是穴。在《灵枢·经筋》中治疗经筋病都是"以痛为腧"。《灵枢·官针》中论述了多种刺法，但其刺激点中有很多不是经穴或奇穴，而是在病变部位。唐代孙思邈《备急千金要方》载："有阿是之法，言人有病痛，即令捏其上，若果当其处，不问孔穴，即得便快或痛处，即云阿是，灸刺皆验，故云阿是穴也。"《备急千金要方》所说的阿是穴的含义，指的是一种找穴方法，并不是专指目前所说的阿是穴的概念。文中"不问孔穴"即明确指出，这个反应点可能是经穴，也可能是奇穴，也可能以上二者都不是，其中心思想是找出反应点。这种思想对临床治疗肌肉、经络病变，尤其是上下因肌肉纵行、多肌群之间张力失衡而出现的各种病症有广泛的指导意义。如肩髃治疗肩痛，并不是所有的肩痛都可以用肩髃治疗，而是只有当肩髃穴处及其周围疼痛时方可选用。

脏腑病可选躯干部的腧穴。十四经脉中有十三条经脉的腧穴分布于躯干部，只有手少阴心经的腧穴不分布于躯干部。十四经穴中位于躯干部的经穴共121个。《针灸甲乙经》在躯干部腧穴的主治证与这些腧穴的经属无关，基本上是由这些腧穴的位置而决定的，即这些腧穴的内部是什么脏腑，就治疗什么脏腑的疾病。例如足少阴肾经位于上腹部的腧穴基本上以治疗胃的疾患为主，位于胸部的腧穴以治疗心肺疾患为主，而不治疗肾的疾患。

位于背部的背俞穴，为脏腑之气输注之处。位于胸腹部的募穴，是脏腑之气募集之处。六脏六腑都有各自的俞、募穴，细考各俞穴、募穴的位置，基本上与相关脏腑的位置相一致，如中脘（胃募）与胃的位置相一致、心俞与心的位置相一致等等。俞募穴与经属是无关的，如任脉上共有中极（膀胱募）、关元（小肠募）、石门（三焦募）、中脘（胃募）、巨阙（心募）、膻中（心包募）6个募穴，它们的主治证与任脉的功能无关。背俞穴均属膀胱经，其作用更是与膀胱经无关。至于日月（胆募）、期门（肝募）、膀胱俞等俞募穴，虽然在本经上，但是其立意也不是从经脉的功能考虑的，而恰恰是因为这些腧穴在相应的脏腑分野处。俞募穴的作用，一是治疗相应的脏腑病，二是治疗脏腑病变所致的组织、器官及全身病。如肝俞治疗肝病，因肝开窍于目，故又治目疾，又如中脘治胃痛，又治由于脾胃不足导致的气血不足诸证。三是治疗局部病，如大肠俞治腰痛。从俞募穴的位置与作用可以看出，古人早已认识到"腧穴所在，主治所在"的规律。还应注意的是，躯干部腧穴的作用虽然是"腧穴所在，主治所在"，但是其治疗范围绝不仅仅局限于局部的脏腑，对全身都有着重要调节作用。在俞募配穴思想指导下，现在更多用投影法，如中气法、净府五穴等。

神志、五官疾病可选头面部腧穴。《素问·脉要精微论》："头者，精明之府，头倾视深，精神将夺矣。"头的里边为脑，脑为髓海。李时珍说："脑为元神之府。"汪昂说："人之记性，皆在脑中。"说明人之头脑为精神意识所在。王清任说："灵机记性在脑者，因饮食生气血，长肌肉，精汁之清者，化而为髓，由脊骨上行入脑，名曰脑髓……两耳通脑，所听之声归脑；两目系如线长于脑，所见之物归脑；鼻通于脑，所闻香臭归于脑；小儿周岁脑渐生，舌能言一二字。"他的这一认识，已把忆、视、听、嗅、言等感官功能归于脑。

由于脑具有上述生理功能，所以在其病理状态下则有失眠、健忘、痴呆、癫狂痫、昏迷等证及视、听、嗅、言的病变。在《内经》中就有由于脑而导致神志、五官病证的记载。《素问·生气通天论》："大怒则形气绝，而血菀于上，使人薄厥。"《素问·气厥论》："胆移热于脑，则辛颏鼻渊，鼻渊者，浊涕下不止也。"《素问·奇病论》："大寒，内至骨髓，髓者以脑为主，脑逆故令头痛，齿亦痛。"

（2）远部选穴：人体任何脏腑、器官、部位都有一条或多条经脉分布，当这一部位发生病变时，凡是与这一部位有联系的经脉上的腧穴，基本上都有治疗这一病变部位的作用，这个规律即为"经脉所过，主治所及"。因此远端选穴具有重要意义。

应用此规律应注意，"经脉所过，主治所及"是指整个经络系统，绝不能仅仅局限于十二经脉分布的范围内。经络系统由十二经脉、奇经八脉、十二经别、十二经筋、十二皮肤、十五络脉、浮络、孙络组成。比如，胆经的肩井穴不分布于乳房，而其经筋"系于膺乳"，为肩井治疗乳痈提供了理论依据。又如足三里治疗胃肠积热、痰湿内停的失眠效果甚佳，失眠的病位在心，足三里属于足阳明胃经，其经脉不与心发生直接联系，而其经别"上通于心"，这样足阳明经别就为足三里治疗"胃不和，卧不安"的失眠提供了理论支持。

头面五官、咽喉部疾病，多选手足部的腧穴治疗，如"头项寻列缺""头面之疾针至阴"等。

躯干部和内脏病，多选用前臂和小腿部的腧穴治疗，例如"心胸内关谋""小腹三阴交"等等。

肢体的病症，应在病位的远心端或近心端选穴，如"两足肩井搜"，以肩井治疗癫病性瘫痪、攒竹治疗腿痛等。

必须说明，以上三点规律只能言其大概，并不是绝对的，如手足部腧穴照旧有治疗脏腑病的作用，如内庭治疗胃肠积热等。

（3）对应选穴：腧穴都有治疗与其相对应部位病痛的功能，这种功能即是腧穴的对应治疗作用，一般分为左右对应、上下对应、前后对应三种。在《内经》中又有巨刺法、缪刺法、偶刺法等针刺选穴方法，这些方法都是以左治右，以右治左，或是以前治后，以后治前，今人将此种方法称为对应选穴法。

①左右对应选穴：即以人体正中矢状线为对称轴，左侧有病，在右侧对应的部位上施术，右侧有病，在左侧对应的部位上施术。《针灸甲乙经》记载了手五里穴治疗颈部瘰疬、嗜卧、四肢不欲动摇、目眈眈等症，皆用以左治右、以右治左之法。

②上下对应选穴：腧穴的上下对应治疗作用是指上（下）部腧穴有治疗下（上）部疾病的作用。《灵枢·终始》："病在上者，下取之，病在下者，高取之，病在头者，取之足，病在腰者，取之腘。"a.四肢上下对应选穴法：手足相应，腕踝相应，临床之中经常用丘墟治疗腕关节痛，大陵治疗足跟痛。肘膝相应，《肘后歌》曰："鹤膝肿劳难移步，尺泽能舒筋骨疼，更有一穴曲池妙，根寻源流可调停。"肩髋相应，《类经图翼》中载居髎治"肩引胸臂挛急不得举"，《铜人腧穴针灸图经》载肩井穴治疗"仆伤腰骶痛"，《胜玉歌》亦说："髀疼要针肩井穴。"四肢上下对应治疗作用，还可以理解为整个上肢与整个下肢是对应的，具体地说，前臂与小腿相应，上臂与大腿相应。上文左右对应治疗作用中，四肢部的对应治疗亦可以按此理解。b.躯体、四肢上下对应选穴法：《腧穴学》指出四肢肘膝以下至腕踝部的腧穴以治疗脏腑病为主，腕踝以下的腧穴以治疗头面五官疾患为主。这种主治规律与躯体、四肢上下对应是吻合的。人体四肢以远端为上，以近端为下，恰与头面躯干相对应，亦属生物全息现象。具体对应为：手足与头面相应，腕踝与颈相对应，前臂小腿与躯干相应，肘膝与腰相应。

③前后对应选穴：《灵枢·官针》说："偶刺者，以手直心若背，直痛所，一刺前，一刺后，以治心痹。"即为前后对应选穴法的典范。后世发展为针对躯体前（后）侧患位，可选其后（前）侧相应部位的腧穴治疗。治疗急慢性腰痛，在腹部相对应的位置选穴常可收显效。乳痈选背部的天宗、膏肓、神堂配合曲池、肩井、光明等穴，比单用上述曲池等穴可明显提高疗效。

（4）按穴名选穴：腧穴的命名原则已有论述。对于腧穴主治作用有启发者主要为腧穴功能类、脏腑类、气血类、经脉流注类等。如：三阴交穴，"三阴"指三条阴经脉（足太阴、足厥阴、足少阴），"交"指交会，由于脾统血，肝藏血，肾藏精，该穴为肝、脾、肾三经交会穴，精血同源，因此就决定了三阴交为精血之穴，凡精亏血少导致的病症皆可取之。还有承灵治疗神志病，目窗、光明、睛明治疗目疾，背俞穴治疗相关脏腑病，气海补气等，皆属于此。

（5）根据解剖学选穴：在辨证、辨经论治的基础上，根据病情结合解剖部位进行选穴，具体分为以下几种。

①按局部解剖选穴：在病变脏器或器官的附近选取穴位。如头痛或头晕及脑部的病症可选取百会、四神聪、风池、风府等穴位；眼病可选取睛明、攒竹、瞳子髎、球后等；耳病可选取耳门、听宫、听会、翳风；哮喘与肺有关，可选取膻中、天突、肺俞等距离肺脏较近的穴位；下肢无力可选取伏兔、箕门、风市、足三里、阳交等穴。

②按神经节段选穴：根据脊神经的节段走行和分布选取穴位。如夹脊穴，按照脊神经的不同节段，夹脊穴可治疗不同的病症：颈1~胸1治疗上肢病症，颈1~颈7治疗颈部疾病，颈3~胸9治疗胸廓及胸腔内脏病症，胸5~腰5治疗腹腔内脏病症，胸11~骶2治疗腰骶病症等。

③按神经干走向和分布选穴：神经干有固定的分布，在针灸临床中可在辨证、辨经的基础上，结合神经干刺激进行治疗，对某些神经系统的病症有一定的疗效。如面神经麻痹可配合牵正、翳风等穴刺激面神经干；三叉神经痛可配合下关，根据不同分支病变，针尖分别刺向不同分支；正中神经损伤、上肢瘫痪、前臂神经痛等可配合郄门、内关穴以刺激正中神经。

（6）特定穴选穴：古人从不同角度总结了10种特定穴，这些特定穴有着十分重要的意义。随着研究的不断深入，它的临床价值越来越受到重视，因此特定穴选穴是选穴法中重要的内容之一。

①五输穴：在《难经》中记载了五输穴与五行的关系，即阳经的井穴从金开始，阴经的井穴从木开始，均按相生的规律依次规定其他五输穴的五行属性。关于五输穴的主病，《内经》中总结了一定的经验，如《灵枢·顺气一日分为四时》说："病在脏者，取之井；病变于色者，取之荥；病时间时甚者，取之输；病变于音者，取之经；经满而血者，病在胃，及以饮食不节得病者，取之于合。"他如："治脏者治其输，治腑者治其合"，"荥输治外经，合治内腑"，"病在阴之阴者，刺阴之荥输。"《难经·六十八难》又提出"井主心下满，荥主身热，输主体重节痛，经主喘咳寒热，合主逆气而泄"的应用方法。《难经·七十四难》又说："春刺井，夏刺荥，季夏刺输，秋刺经，冬刺合"，是结合四季应用五输穴的方法。春夏之季，阳气在上，人体之气也行于浅表，故应浅刺井荥；秋冬之季，阳气在下，人体之气也深伏于里，故应深刺经合。

子母补泻法是根据疾病的虚实性质，结合脏腑、经脉和五输穴的五行属性，虚则补其母穴，实则泻其子穴。临床应用分本经取穴和异经取穴两种方式。病在某经，就在本经选取与该经五行相一致的五输穴，如肺经病均可用经渠穴治疗，肺的虚证宜补太渊，肺的实证应泻尺泽。病在某经，就在其母经或子经上取穴，例如肺的虚证宜补足太阴经太白（母经本穴），肺的实证应泻足少阴经阴谷（子经本穴）。

②原穴、络穴：《灵枢·九针十二原》说："五脏有疾也，应出十二原……十二原者，主治五脏六腑之有疾者也。"原穴可以直接反映脏腑的病变，刺灸原穴可以和内调外，宣上导下，通达一身之原气，调节脏腑的各种功能，促使阴阳平衡。络穴的主治特点，在于治疗表里两经的病变。例如手太阴肺经络穴列缺，既治本经的咳嗽、气喘，又治手阳明经的头项强痛、牙痛、面瘫；足太阴脾经络穴公孙，既治本经的腹胀、泄泻，又治足阳明胃经的胃脘疼痛。临床上原穴与络穴常常配合使用，既可用本经的原穴和络穴相配，又可用表里经的原穴、络穴相配。当取主病经原穴，配以相表里经络穴时，称为主客配穴法，是表里经配穴法的代表。例如肝郁化热而致胆之相火亢盛出现烦躁、口苦、胸胁苦满等郁火证，则选肝经原穴太冲配胆经络穴光明，以疏泄肝胆之郁火。

③俞穴、募穴：背俞穴全部位于腰背部足太阳经第一侧线上。背俞穴往往是内脏疾患的病理反应点，其表现可有压痛、敏感、迟钝、麻木、皮下组织变异等，具有一定的诊断价值和很好的调治内脏疾病的作用。募穴位于胸腹部，与相应脏腑的位置接近，如果某一脏腑发生病变，有时会有多种不同形式的阳性反应从所属募穴上表现出来。例如肺病患者可在中府穴出现压痛，膀胱疾患可在中极穴触及结节或条索状反应物等。募穴是治疗相应脏腑病的常用穴。临床上同一脏腑的背俞穴和募穴常常配合使用，称俞募配穴法，寓"阴病引阳，阳病引阴"之意，为前后配穴法的代表。如喘咳前取中府，后取肺俞，胃病前取中脘，后取胃俞等。还可以用相表里脏腑的俞募穴相配，如肾俞与膀胱募中极相配。

④下合穴：《灵枢·邪气脏腑病形》说："合治内腑。"《素问·咳论》也说："治腑者，治其合。"指出下合穴主要用来治疗六腑病变。

⑤郄穴：郄穴在病理上也可能是脏腑、经脉病证的反应点，例如心绞痛、胸膜炎患者往往在手厥阴经脉郄穴出现压痛，月经不调、痛经患者常常在足太阴经地机穴有压痛，具有诊断和治疗双重作用。郄穴主要用于治疗本经脉、本脏腑的急性、发作性病证，例如哮喘急性发作取孔最、急性胃痉挛疼痛取梁丘等。但经过长期临床实践发现，郄穴往往对所属脏腑的慢性疾患亦有一定的治疗作用。

⑥八会穴：指人体脏、腑、气、血、筋、脉、骨、髓等精气聚会的八个穴位，分别主治其所会的有关病变。例如，胸闷气短的病证可取用膻中，筋脉拘急可取用阳陵泉，依次类推。《难经疏·八会》曰："腑会中脘，治腑之病，脏会章门，脏病治此，筋会阳陵泉，筋病治此，髓会绝骨，髓病治此，血会膈俞，血病治此，骨会大杼（禁灸），骨病治此，脉会太渊，脉病治此，气会膻中，气病治此。"相关内容过于笼统，如何分析把握所主治的范围，应进一步探讨。

⑦八脉交会穴：八脉交会穴的主治范围比较广泛，不仅主治本经脉循行所过的四肢、躯干、内脏、头面五官病变，也主治奇经八脉的有关病变，且为治疗各自相通奇经病证

的首选腧穴。例如后溪主治脊柱强痛、角弓反张的督脉病证；公孙主治胸腹气逆而拘急、气上冲心的冲脉病证。为增强疗效，针灸临床上常将八穴分为四组，配成四对双穴处方，即列缺与照海相配，后溪与申脉相配，公孙与内关相配，足临泣与外关相配。一个上肢穴配一个下肢穴，又为上下配穴的代表。

⑧交会穴：交会穴指两条或两条以上经脉交会通过的腧穴。人体全身的交会穴约有102个，主要用于治疗交会经脉及所属脏腑的病变。例如大椎为诸阳经之交会穴，能通一身之阳，可解表清热；头维是足阳明、足少阳两经的交会穴，可同时治疗阳明、少阳两经头痛；三阴交为足三阴经交会穴，调理脾、肝、肾有独到之处；关元、中极为任脉与足三阴经交会穴，故能广泛应用于属于任脉、足三阴经的消化系统、泌尿系统、生殖系统病变。

4.术

术指具体针灸操作方法，施术方法是保证针灸疗效的重要环节之一。狭义的术指以毫针刺法为主，以灸法、拔罐法、三棱针、耳针、按摩等为辅的治疗方法；广义的术包含治疗用具、治疗时机的选择等。针刺讲究得气，其中补泻手法是提高针刺疗效的重要方法，并且针具尺寸、患者体位、针刺深浅等都是影响针刺疗效的关键因素。不同的腧穴具有不同的针感，强调循经得气，从医者和患者两方面收集针感信息。

二、刺灸方法的选择

刺灸治疗方法是针灸处方的第二组成要素，包括治疗方法、操作方法和治疗时机的选择。

1.治疗方法的选择

治疗方法是针对患者的病情和具体情况而确立的治疗手段，如是用毫针疗法、灸疗法、火针疗法，还是用拔罐疗法、皮肤针疗法等，均应说明。

2.操作方法的选择

当确立了治疗方法后，要对治疗方法的操作进行说明，如毫针疗法用补法还是泻法、艾灸用温和灸还是瘢痕灸等。尤其是对于处方中的部分穴位，当针刺操作的深度、方向等不同于常规的方法时，要特别强调。此外，针刺治疗疾病可每日1次或每日2次等，应根据疾病的具体情况而定。

3.治疗时机的选择

治疗时机是提高针灸疗效的重要方面。一般来说，针灸治疗疾病没有特殊严格的时间要求，但是，临床上针灸治疗部分疾病在时间上有极其重要的意义。如痛经在月经来潮前几天开始针灸，直到月经过去为止；女性不孕症，在排卵期前后几天连续针灸等等，这样都能大大提高疗效。

第十三章　治疗各论

第一节　头面五官病症

面瘫

面瘫，又称"卒口僻""吊线风"，是以口角向一侧歪斜、眼睑闭合不全为主要表现的病症。本病起病突然，常可见单侧的额纹变浅或消失，眼裂变大甚或露睛流泪，面部肌肉板滞、麻木、瘫痪，鼻唇沟变浅，口角下垂，歪向健侧，皱眉、蹙额、闭目、露齿、鼓颊完成困难，部分患者起病初还可出现耳后疼痛、患侧舌前2/3味觉减退或消失、听觉过敏等症状。随着病程延长，瘫痪肌肉出现挛缩，口角反牵向患侧，甚则出现患侧面肌痉挛，形成"倒错"现象。

"卒口僻"首见于《灵枢·经筋》："足阳明之筋……其病……卒口僻，急者目不合，热则筋纵，目不开，颊筋有寒则急引颊移口，有热则筋弛纵，缓不胜收，故僻。"本病与足阳明、手太阳经密切相关。隋代巢元方《诸病源候论·风病诸候》云："风邪入于足阳明、手太阳之经，遇寒则筋急引颊，故使口歪僻，言语不正，而目不能平视。"

本节论述的面瘫是指西医学的特发性面神经麻痹，亦称为贝尔麻痹。

【治疗】

1.毫针刺法

［处方］翳风、下关、牵正、太阳、颧髎、阳白、合谷、足三里。

［随证配穴］急性期加风池、曲池，另取大椎、风门、肺俞刺络拔罐；静止期加丝竹空透额厌、瞳子髎透悬厘、额厌透悬厘、口禾髎透地仓、地仓透颊车、夹承浆透地仓；恢复期加补三气穴、三阴交、血海；耳后疼痛加瘈脉、颅息、听宫；鼻唇沟变浅明显加迎香；人中沟歪斜加水沟；颏唇沟歪斜加承浆、天容；皱眉困难加攒竹、鱼腰；流泪加四白。

［操作］针刺取穴以患侧为主，进针时把患侧肌肉牵拉至正常位置，针尖宜向上与其垂直，针感以局部酸胀感、引发面神经所支配的肌肉收缩为佳；翳风穴取乳突前缘下方进针，针尖略向上斜刺；风池穴针感宜向头顶和眼睛方向传导，一边行针一边嘱患者做皱眉、眨眼等动作。

2.罐法　梅花针叩刺法

［处方］膀胱经大杼到胃俞之间、大椎、风门、肺俞、患侧面部四纵四横四条线。

注：四纵是指纵向沿前正中线、瞳孔中线、外眼角线和耳屏前线的四条线，四横是指横向平鬓角、眼角、鼻翼、口角的四条横线。

[操作] 在膀胱经大杼到胃俞之间先行闪罐法，再行走罐法，以局部皮肤发红为度，然后取大椎、风门、肺俞刺络拔罐；在面部健、患侧沿四纵四横四条线用梅花针进行叩刺，使皮肤或微潮红，或微微出血为宜。

发挥：面瘫发病多为感受外邪，其病机为脉络空虚，风邪入侵脉络，以致气血阻滞，脉络失养，从而引起面神经核或面神经受损，导致面神经支配区域出现肌肉纵缓不收、口角歪向健侧等相应症状。

本病局部取穴时，应按照面神经解剖特点，仔细观察患者的临床症状，确定面神经病变分支及病变程度，随症加减取穴。面神经为混合性神经，其主要组成为运动神经，发自脑桥下部面神经核，于脑桥下缘出脑，通过面神经管经茎乳孔出颅，穿过腮腺并发出颞支、颧支、颊支、下颌缘支和颈支5组放射状分支，支配颜面部5个区域的表情肌。如额纹消失，不能皱眉、蹙额、闭目，此属颞支病变，当取太阳、丝竹空透颔厌、瞳子髎透悬厘、颔厌透悬厘；如鼻唇沟变浅，此属颧支病变，取下关、四白、迎香；如不能鼓腮、露齿，属颊支病变，取牵正、地仓；如不能噘嘴、吹哨，属下颌缘支病变，取地仓、颊车；如口角伸向外下，属颈支病变，取夹承浆、天容；而针刺翳风则可以刺激面神经主干，适用于面神经各支病变。

远端取穴时，可选取足阳明胃经之合穴足三里，散风祛邪的风池、曲池，以及"面口合谷收"之合谷，以上穴位均为面瘫远端取穴的古代经典效穴。

急性期，发病7天内，此时邪在卫表，病邪轻浅，治疗以散风祛邪为主，颜面局部针刺宜少，深度宜浅，留针时间宜短，手法宜轻，多配合远端腧穴以祛邪散风；取大椎、风门、肺俞刺络拔罐以散风活血，有利于控制病情进展；梅花针叩刺可疏通局部气血，促进肌肉功能的恢复。

静止期，发病7~20天，病情持续稳定，治疗以活血通络为主，针刺多在患侧局部取穴，常采用透刺法，辅以刺络拔罐和梅花针叩刺，加快血液循环，增加新陈代谢，改善局部神经和肌肉营养，此期是治疗面瘫的关键时期。

恢复期，发病20天以上，患者久病易虚易瘀，此期治疗以补气行血为主，针刺治疗加补三气穴、三阴交、血海。此期对重症、顽固性病症予深刺、透刺、较大幅度提插捻转等方法以增加刺激量，提高神经兴奋性，恢复其支配作用。

在治疗过程中可见水肿、倒错、面肌痉挛等并发症，为防止并发症的发生常用如下方法：水肿的刺法同急性期水肿的操作，亦可配合热疗法，加快水肿消退；对于出现"倒错"现象，则采取健患侧同刺，患侧多刺，健侧少刺，一则防止健侧肌肉在阴阳不平衡的状态下功能偏亢或偏衰，二则积极治疗患侧，调理气血阴阳时兼顾预防痉挛；对于预防面肌痉挛，应在面瘫将愈时进行，患者针刺痛感逐渐增加，面部表情肌逐渐恢复正常运动，此时应减少患处针刺穴位，避免强刺激手法，予长时间留针。

面瘫因面部神经分支及肌肉较多，因此取穴相对较多，需要我们准确定位病变部位，精简取穴，以减少创伤，预防并发症。临证取穴时，颧髎与下关、翳风与天容、风池与完骨、阳白与鱼腰、颊车与牵正等穴位可交替使用。

面肌痉挛

面肌痉挛是指一侧或双侧面部肌肉反复发作的阵发性、不自主抽搐的疾病。抽动部位常始于眼轮匝肌、口轮匝肌，在情绪激动或紧张时加重，严重时可出现睁眼困难、口角歪斜以及耳内抽动样杂音等症状。

西医学对此病因尚不明确。有人认为该病主要由面神经出脑干区受到压迫所致，大部分为血管性因素，以小脑前下动脉及小脑后下动脉为主，迷路上动脉及其他变异的大动脉如椎动脉、基底动脉亦可能对面神经造成压迫而导致面肌痉挛。除血管性因素外，也可继发于听神经瘤、脑干梗死、多发性硬化、贝尔麻痹、三叉神经痛等疾病。

本病属于中医学"面风""风痉""筋惕肉𥆧""胞轮振跳"等范畴，其发生常与风邪相关，病位在面部经筋。

【治疗】

1.毫针刺法

［处方］阿是穴（拮抗点）、翳风、风池、风府、合谷、太冲。

［随证配穴］眼睑抽搐者加健侧四白、瞳子髎、攒竹、阳白透鱼腰、太阳；口角抽搐者加健侧地仓、颊车、迎香、口和髎；单侧面颊肌肉抽搐者再加健侧颧髎、巨髎、下关；风寒外袭配外关；风热侵袭配曲池；阴虚风动配太溪、三阴交；气血不足加足三里、血海。

［操作］阿是穴适用于重度痉挛，斜刺至痉挛肌肉深层，做大幅度提插捻转直至痉挛停止或明显减弱；拮抗点适用于轻度痉挛，针刺要入针浮浅，平刺浅层肌肉；阿是穴与拮抗点针刺方向均与肌肉走向呈十字交叉状；翳风取患侧，在乳突前缘下方进针，针尖略向上斜刺。其余诸穴常规针刺，得气即可。留针50分钟，每日1次，双侧均痉挛者以较重一侧为患侧先进行治疗。

注：阿是穴为痉挛跳动最明显处，拮抗点为按之痉挛缓解或停止处。此外，针刺过程中须避开触发点，即面部某处被刺激则会诱发或加重面肌痉挛处。

2.罐法

［处方］颧髎、太阳、颊车、阿是穴。

［操作］取患侧，用三棱针点刺放血后行闪罐法。

发挥："风"为本病关键病因，"风胜则动"，故治当以息风止痉为主。近取翳风、风池、风府息头面之风以止搐；远取合谷、太冲以平肝息风，柔肝缓急，镇静止痉。合谷为大肠经原穴，"面口合谷收"，太冲为肝经原穴，肝经从目系下颊里，环唇内。此外，本病的治疗采取以下5法。

（1）深浅刺法：即重者深镇之，轻者浅消之。此法适用于患部取穴。抽动频发、幅度大者采用深刺法，因其抽动程度较重，说明风邪亢盛，病位较深，应在跳动最明显处

（阿是穴）施大幅度提插捻转手法，直至痉挛停止或明显减弱，此法具有通络祛邪、重镇止搐之功；若抽动不明显、偶发者，则采用浅刺法，因其抽动程度较弱，说明病邪轻浅，在拮抗点处浅刺，以微弱针感引邪外出即可。

（2）横针截断法：此法为针对阿是穴及拮抗点提出的方法。抽动的患处为正邪交争最为激烈的"主战场"，针刺直接干预，帮助正气抗邪，因病位在面部经筋，顺其为补，逆其为泻，故阻碍其运动即可泻出邪气。结合西医解剖学及生物力学的观点，肌肉抽动是肌丝纵向收缩舒张运动的结果，为制约其运动，针刺方向应垂直于肌丝方向以对抗其运动，即平刺，且垂直于面部经筋走行方向，此法可达到调节放松肌肉的目的。

（3）缪刺法：即"左病取右，右病取左"的针刺方法。因本病患侧"动之太甚"而健侧相对"不动"，治疗上可以在健侧多取穴，通过"兴奋"健侧的"不动"使健、患双侧相对平衡，从而达到"抑制"患侧"动之太甚"的目的。同时，因风性清扬，易于走窜，患侧少刺，仅取阿是穴和拮抗点作为"正邪交争之地"，可有效防止风邪在患部扩散。

（4）以静制动法：主要为久留针法。"动"是指人体的正常生理功能活动，"动极"则指人体生理功能活动的亢进，亢进就必然表现出一系列妄动的证候，根据中医学中的运动平衡观，则须采用"以静制动"的方法来施治。本法进行较长时间的静针留置，利用其持续的刺激可有效降低抽动的频率和幅度。

（5）整体辨证施治：人体是一个有机的整体，除重视局部症状外，还须掌握机体的整体状况，把局部病理变化与整体病理反应统一结合起来，如风寒外袭配外关，风热侵袭配曲池，阴虚风动配太溪、三阴交，气血不足加足三里、血海，实热加刺络放血法。

三叉神经痛

三叉神经痛是指面部三叉神经分布区内反复出现阵发性的短暂剧烈疼痛，发作时疼痛剧烈如刀割、电击样、烧灼样，持续数秒至数分钟，持续性钝痛亦多见。常伴有面肌抽搐、流泪、流涎、结膜充血等症状，随着病情的加重，间歇期缩短，发作频繁。

三叉神经痛分为原发性痛和继发性痛两类。原发性三叉神经痛病因目前有以下两种观点：周围学说认为病变位于三叉神经半月节及其感觉神经根内，与血管压迫、牵拉、营养代谢障碍等相关；中枢学说认为病变位于三叉神经脊束核或脑干，为异常放电导致的一种感觉性癫痫样发作。继发性三叉神经痛主要为脑桥、小脑角及其邻近部位肿瘤、炎性反应、外伤等所致。

本病属于中医学"面痛""面风痛""面颊痛"等范畴，其基本病机为面部经络气血痹阻，不通则痛，或面部经筋失于濡养，不荣则痛。

【治疗】

1.毫针刺法

［处方］太阳、合谷、听会、中渚、悬钟、太冲、风池、内庭。

［随证配穴］眼支痛加鱼腰、攒竹、阳白、瞳子髎、丝竹空；上颌支痛加四白、迎

香、颧髎、口禾髎、上关；下颌支痛加下关、大迎、地仓、颊车、夹承浆。

[操作]针刺时取穴以患侧为主，针感以局部放射酸胀、针感抵达痛处为佳，太阳穴向下关方向深刺2~3寸。若患侧针刺感觉过敏，不能耐受，可刺对侧腧穴，留针30~50分钟，每10~15分钟行针1次。

2.罐法、刺络法

[处方]大杼到胃俞背段、太阳、大椎、肺俞、心俞、肝俞。

[操作]先在后背走罐，重在上焦和中焦，然后取大椎、肺俞、心俞、肝俞刺血拔罐，太阳刺络。

发挥：三叉神经痛是临床较为常见病症，其疼痛剧烈难忍，诱发因素诸多，三叉神经痛多单侧发病，右侧多于左侧，疼痛由面部、口腔或下颌的某一点开始扩散到三叉神经某一支或多支，以第二支、第三支发病最为常见，第一支者少见。疼痛范围不超过三叉神经分布区域，亦少见超越面部中线者。

三叉神经是以感觉神经为主的混合神经，由眼支、上颌支和下颌支组成，分别支配面部眼裂以上、眼裂和口裂之间、口裂以下的感觉和咀嚼肌收缩运动。针刺治疗时要注意辨病位取穴，不同分支疼痛取不同穴位，针感向不同方向放射，即"气至病所"，"气至而有效"。临床上应先根据疼痛范围确定病变神经，取穴多在病变神经干及其分支上或其附近。三叉神经有三个重要终末支，即眶上神经、眶下神经、颏神经，恰好来自三叉神经的三个不同支，分别从眶上裂、眶下孔、颏孔穿出，对应腧穴为鱼腰、四白、夹承浆穴，针刺此三穴时以产生局部放射感为佳。值得一提的是，太阳穴向下关方向深刺可兼顾三支病变，为治疗三叉神经痛之要穴。

中医学认为本病与手足阳明经密切相关，《张氏医通》指出："面痛……不能开口言语，手触之即痛，此是阳明经络受风毒，传入经络，血凝滞而不行。"手足阳明经循行皆过面部，正所谓"经脉所过，主治所及"，针刺应以手足阳明经腧穴为主，常用的四白、合谷、大迎、地仓、颊车、下关、内庭、迎香、口禾髎等均属此二经腧穴。除阳明经腧穴外，中渚、听会、攒竹等也都是治疗面颊痛的常用验穴，如《针灸资生经》曰："中渚，主颞颥痛、颔颅热痛、面赤。"《针灸大成》曰："攒竹……眼中赤痛及睑瞤动不得卧，颊痛，面痛。"

三叉神经痛是一种顽固难治之证，针刺具有较好的止痛效果。对继发性三叉神经痛要查明原因，采取适当治疗措施。

牙痛

牙痛，中医称为"牙宣""骨槽风"等，是由各种原因引起的以牙齿疼痛为主要表现的病症。疼痛或持续，或时痛时止，遇冷热刺激加重，可伴有牙龈肿胀、面颊部肿胀或头痛等症状。

《临证指南医案》认为："牙证不外乎风、火、虫、虚，此言其痛耳。"张景岳指出："齿牙之痛有三证：一曰火，二曰虫，三曰肾虚。"临床一般分为实火（风火、胃火）、虚火和龋齿牙痛，其关键病因为"火"，治疗重在泻实火、降虚火，故宜取多气多血之手足阳明经与滋阴降火之足少阴经。

本病可见于西医学龋齿、牙髓炎、根尖周炎、牙外伤、牙本质过敏、楔状缺损等病症。

【治疗】

1.毫针刺法

［处方1］上牙痛：颧髎、太阳、合谷、内庭。

［处方2］下牙痛：下关、合谷、大迎、颊车。

［随证配穴］风火牙痛配翳风、曲池；胃火牙痛配厉兑、内庭；虚火牙痛配太溪、照海。

［操作］颧髎穴直刺1~1.5寸，下关穴直刺0.5~1寸，太阳穴向下深刺2~3寸，翳风穴向前刺1~1.5寸，其余穴位常规针刺，得气即可。

2.耳穴疗法

［处方］神门、皮质下、牙痛点、口、胃、脾、肾。

［操作］王不留行籽贴压，牙痛甚时自行按压，3~5天更换1次，亦可行毫针刺或皮内针留针。

3.火针刺法

［处方］耳周及下颌部痛点。

［操作］火针点刺痛点及周围。

发挥：牙痛针刺治疗首当辨病位，次辨虚实。从经络辨证的角度来看，上牙龈属于足阳明胃经，下牙龈属于手阳明大肠经。而其病因关键在火，初得骤痛，痛无休止，牙龈红肿者为实火；日久隐痛，时痛时止，红肿不甚者为虚火。实火多由外感、过食辛辣厚味、胃肠湿热等因素引起，治当清热泻火；虚火则多由肾阴亏虚引起，当滋阴降火。

合谷乃手阳明之原穴，疏通阳明经络，兼能祛风止痛，"头面纵有诸样症，一针合谷效如神"，治疗各型牙痛均可，治下齿痛效果尤佳。内庭为足阳明胃经之荥穴，针刺内庭可清泻胃火，凉血消肿止痛，故上牙痛及胃火牙痛者加内庭穴。此二穴为治疗牙痛远端取穴之要穴。

西医学认为与牙痛相关的主要神经为上牙槽神经和下牙槽神经。直刺颧髎1~1.5寸可刺中上牙槽神经，此处上牙槽神经从三叉神经上颌支分出到上牙，故治疗上牙痛效果尤为显著；直刺下关0.5~1寸可刺中下牙槽神经，此处下牙槽神经刚刚穿出，深刺下关恰能刺中其主干，故治疗下牙痛效果尤为显著。

太阳穴深刺治疗牙痛。从太阳进针向颧髎深刺约2寸，向下关深刺约3寸。太阳透颧髎可刺中三叉神经的上颌支，太阳透下关深刺可刺中三叉神经的下颌支，三叉神经主干分布在咬肌的深层，唯有深刺方能刺中，以产生牙齿的放射性针感为佳。

除火邪原因导致的牙痛外还有龋齿牙痛，此种牙痛虫毒已生，深入牙体，针灸之法仅可即时止痛，对虫毒则难以杀除。

咽喉肿痛

咽喉肿痛是以口咽部和喉部红肿疼痛为主要表现的病症，疼痛可为刺痛、钝痛、烧灼痛、隐痛、胀痛、跳痛等，常伴有吞咽不适感。

本病属于中医学"喉痹""急喉风""乳蛾""喉蛾"等范畴，西医学常见于急慢性扁桃体炎、急慢性咽炎、咽部脓肿、急慢性喉炎、急性会厌炎等疾病。

【治疗】

1.毫针刺法

［处方］少商、天容、列缺、照海、合谷。

［随证配穴］外感咽喉红肿加尺泽、外关；肺胃实热加商阳、鱼际；便秘口臭加内庭、曲池、支沟；声音嘶哑加扶突、经渠、复溜；咽喉干红加廉泉、太溪、三阴交；咽喉痛甚加天突、喉结旁阿是穴。

［操作］天容向咽喉方向斜刺1.5~2寸；列缺、照海行针时可配合做吞咽动作。

2.刺血法

［处方］少商、商阳、鱼际。

［操作］三棱针点刺出血，每穴出血各3~5滴。

3.火针疗法

［处方］阿是穴。

［操作］患者仰靠坐位，为防止患者针刺时因对火针畏惧产生躲避，可由助手双手固定患者头部，医者与患者正面对坐。嘱患者张大嘴，医者押手用无菌纱布牵拉固定住患者舌体，以充分暴露肿大的扁桃体。嘱患者发"啊"音，医者刺手持中粗火针在酒精灯上烧至通红，采用点刺手法将针迅速刺入肿大的扁桃体，进针深度以针尖达肿大扁桃体中部为宜，一侧点刺1~3针，以局部少量出血为度，每周针刺1次。

发挥：咽喉肿痛的发生常与外感、饮食、情志及劳累等因素相关，又有肺经、胃经、脾经、心经、小肠经、肾经等经络与咽喉相联系。因此，外感多侵袭肺卫，饮食不节则损伤脾胃、小肠，情志不遂多致心经实火上冲咽喉，劳累则易肾精亏虚，虚火上炎。故其基本病机为火热或虚火上灼咽喉。因其与火邪最为密切，故临床常取特定腧穴点刺放血。

咽喉是司饮食、行呼吸、发声音的器官，上连口腔，下连肺胃，且是经脉循行之要冲。喉在前，连于气道，通于肺脏，为肺所系；咽在后，接于食管，直贯胃腑，亦为胃所系。肿与痛有一定关系，一般来说，风热表证红肿疼痛较重，里热壅盛，红肿疼痛更甚，虚证则为病久，红肿疼痛轻微或仅有咽喉不适感。

少商为手太阴肺经的井穴，点刺出血可清泻肺热，《胜玉歌》："颔肿喉闭少商前"，为治咽喉肿痛之要穴；天容属于手太阳小肠经，位于咽喉附近，具有清热利咽之功；手太阴肺经列缺、足少阴肾经照海皆系咽喉，同为八脉交会穴，金水相生，列缺、照海二穴相配清肺养阴利咽；合谷为手阳明大肠经原穴，有开闭泻热之功，擅治肺胃内热壅盛。

外感咽喉红肿属风热袭肺，加尺泽、外关解表疏风，清肺利咽；鱼际为手太阴肺经荥穴，商阳为手阳明大肠经井穴，二者点刺出血，可泻肺胃实热；便秘口臭属胃火炽盛，加内庭、曲池泻火通便，再配支沟以解三焦相火炽盛；声音嘶哑加扶突、经渠、复溜润喉开音；咽喉干红属阴虚火旺，加廉泉、太溪、三阴交滋阴降火；咽喉痛甚属邪热内盛，加天突、喉结旁阿是穴消肿止痛。

针刺治疗咽喉肿痛见效快，但同时也应注意对原发病的配合治疗，若扁桃体周围脓肿已成脓，或急性喉炎出现喉水肿、呼吸困难，应做专科处理。暴喑或嘶哑，尽量少说话，适当多饮温水，在有粉尘或者化学气体的地方，应该佩戴口罩、面罩等，治疗期间还应禁止吸烟、饮酒以及食用辛辣刺激等食物。

采用火针疗法一方面可疏通经络、行气活血、消癥散结，另一方面又能助阳化气，使气机疏利，津液运行畅达，凝滞之痰邪、湿邪因而化解，咽喉功能恢复正常。

假性近视

假性近视是由于用眼不当导致睫状肌持续收缩痉挛，晶状体厚度增加，造成平行光线通过眼屈光间质而成焦于视网膜之前，在视网膜上结成不清楚的象，导致远视力明显降低，但近视力尚正常。假性近视仅为眼球调节功能上的异常，病程短且度数较低，该病多见于学习负担过重的青少年，多由后天获得。

近视，古代称为"目不能远视""近觑"，至《目经大成》首次提出"近视"病名。中医学认为近视发病与肝、脾、肾关系密切，多由肝肾不足或脾气虚弱所致。

【治疗】

1.毫针刺法

[处方]睛明/攒竹、承泣/四白、丝竹空/瞳子髎、鱼腰/阳白、风池、三阴交、光明、目窗、太阳。

[随证配穴]肝肾不足加肝俞、肾俞；心脾两虚加脾俞、足三里。

[操作]选取眼周主穴4个，两组穴位交替使用，行平补平泻法，风池针感沿胆经传至阳白为宜，配穴用补法，每日1次，留针30分钟。

2.耳针疗法

[处方]眼、肝、肾、心、脾、神门。

[操作]毫针刺，快速捻转半分钟后出针，再用王不留行籽或揿针固定于耳穴，每日按压3~5次，每次2分钟，3~5天贴压1次。

发挥：假性近视多由于先天禀赋不足，或后天脾胃受损，生化乏源，使心肝气血耗损，精气不能上荣，加之不良用眼习惯导致目失所养、目络瘀阻而发病。因此治疗时，选取眼周局部穴位以疏通目络，同时配合补益肝、心、脾、肾。

《素问·热论》曰："目者，宗脉之所聚也。"手足三阳经皆与目相系，取足阳明经之承泣，当眼球与眶下缘之间，为足阳明、阳跷、任脉之会，《针灸甲乙经》有云："目不明，泪出，目眩瞢，瞳子痒，远视䀮䀮……刺承泣。"承泣与四白同为胃经腧穴，且邻目系，可共补后天之本，生化气血以明目；足太阳膀胱经起于目内眦，其经别分支为目上纲，治疗目疾时，常取膀胱经腧穴睛明，《针灸大成》："睛明主目远视不明，恶风泪出。"取少阳经之瞳子髎、丝竹空、风池、目窗、光明疏肝利胆、通利三焦以明目；三阴交为足三阴经交会穴，是精血汇聚之所在，针刺本穴可以益精养血；肝开窍于目，目不得养责之于肝血不足，因此取肝俞、肾俞以滋补肝肾之阴；近视患者多为脾胃虚弱者，因此取脾俞、足三里以升脾土之阳气，培补后天，助气血生化之源。上述诸穴或开窍明目，或补益肝肾，或生化气血，或疏肝利胆，共奏通络明目之功，使目络通畅，目窍得养，目筋舒缓。

西医学研究表明，睫状肌主要受睫状神经节控制，睫状神经节位于视神经外侧，外直肌后部内侧，由三种不同来源的神经根组成，其中睫状神经节短根为运动根，发自动眼神经至下斜肌支，负责支配瞳孔括约肌和睫状肌，而动眼神经下斜肌支正好位于承泣穴靠外一点，因此针刺承泣穴可调节睫状神经节，缓解睫状肌痉挛。

目赤肿痛

目赤肿痛是以白睛暴发红赤而痛、眵多黏结、羞明多泪为主要症状的急性常见眼科病症，又称"赤眼""风火眼""暴风客热""天行赤眼"等，俗称"红眼病"。可伴有头痛、发热、便秘等症。多发于春秋两季，具有传染性和流行性。

中医学认为本病多因外感风热之邪或卒感时邪疫毒，或因肝胆火盛，火郁不宣，循经上扰，经脉闭阻，气血壅滞于目，使目赤肿痛。如《普济方》曰："天行后赤眼外障，此眼初患之时，忽然赤肿，疼痛泪出……厉时热气相传染。"

目赤肿痛常见于西医学的急性结膜炎、假膜性结膜炎和流行性角结膜炎等，多是由细菌、病毒感染或过敏导致。

【治疗】

1.毫针刺法

［处方］风池、太阳、合谷、头维。

［随证配穴］目外眦疼痛者加丝竹空、瞳子髎；目内眦疼痛者加攒竹；眼睑下方疼痛者加颧髎、巨髎。

［操作］风池的进针点应稍靠外，针尖向眼睛，使针感沿胆经直达头临泣或阳白，非此针感疗效不著。丝竹空向瞳子髎方向透刺；其余穴以得气为度。

2.刺血法

［处方］耳尖。

［操作］可用三棱针或一次性注射器针头点刺放血，隔日1次，5次为1个疗程。

发挥：本病病位在目，多因外感风热时邪或因肝胆火盛而骤然发病。针刺以清泻风热、消肿定痛为原则。

风池是治疗目赤肿痛、清利头目的常用穴。《玉龙歌》曰："风池清头目。"《针灸大成》曰："目赤肤翳：风池。"从西医学解剖来讲，风池穴位于斜方肌与胸锁乳突肌上端汇合处所形成的凹陷之间，此针感传导区分布有枕小神经、枕大神经和面神经的颞支，向前深刺有耳颞神经等三叉神经的分支，另外还有颈静脉孔穿出的舌咽神经、迷走神经等分支，针刺后，针感可传至头顶两侧，部分患者即感眼前明亮。头维穴为足阳明、少阳、阳维交会穴，《玉龙赋》载："头维，治目疼头痛。"《勉学堂针灸集成》亦云："头维……主治头风疼痛如破，目痛如脱，泪出不明。"太阳穴善治目赤肿痛，《太平圣惠方》载太阳穴："理风，赤眼头痛，目眩涩。"《奇效良方》载："治眼红肿及头痛。"

攒竹穴属膀胱经，是治疗眼疾的常用穴之一，根据"经脉所过，主治所及"的理论，本穴可治疗目内眦疼痛。同理，治疗目外眦疼痛者可加丝竹空、瞳子髎，此二穴分属手足少阳经，三焦经"从耳后入耳中，出走耳前，过客主人"，布于侧头上部。

视歧

视歧是指视一物成二物而不清的症状，即看东西时把一物看成两物，多因肝肾亏虚，精血不足，目失所养引起。又称"视一为二""视惑"等。

视歧最早见于《内经》，如《灵枢·大惑论》："邪其精，其精所中不相比也，则精散，精散则视歧，视歧见两物。"中医学认为本病多因汇聚目中之精气，由于中风、痰、热邪等而使失去协调作用，以致精气散乱，约束失权。

本病相当于西医学中的复视。复视分为单眼复视和双眼复视。单眼复视一般因光学性或视投射性等眼部本身的原因引起，且遮盖一眼时复视不消失。双眼复视常由于眼肌病、眼眶病、脑血管病并发症、重症肌无力等引起，且遮盖一眼后复视消失，随注视方向不同而改变。

【治疗】

1.毫针刺法

［处方］风池、目窗透头临泣、丝竹空透瞳子髎、玉枕透风池、四白、睛明、阳白。

［操作］透穴使用双得气法：风池的进针点应稍靠外，针尖向眼睛，使针感沿侧头胆经直达头临泣或阳白，非此针感疗效不著；针刺睛明穴时，选取0.22×40mm的毫针，术者须一手将患者眼球尽可能地推向外侧，另一手进针，进针时不可过于贴近眼眶内壁，因有筛前、后动脉走行，不可提插捻转，有得气感即止，出针时须用棉球长时间用力按压，避免眼周瘀血。余穴以得气为度。

2.梅花针刺法

［处方］枕部。

［操作］梅花针消毒后，叩刺枕部200~300下，每日1次。或嘱患者将五指尖并拢，自行叩击枕部200~300下。

发挥：本病病位在目，因正气不足、脉失所养或中风、痰热、外伤等使汇聚目中之精气失去协调作用，精气散乱，约束失权，发作本病。治疗以祛邪通络、恢复气血运行为原则。

《玉龙歌》载："风池清头目。"故目病可取风池。玉枕，穴当枕骨处，玉枕透风池，作用于枕部区域，西医学所讲的视区即位于大脑枕叶内侧面，枕部相当于枕叶在头皮上的投影，且此区域布有枕大神经的分支，刺激此区域可有效缓解视力障碍。

目窗，足少阳、阳维脉交会穴。头临泣，足少阳、太阳与阳维脉交会穴。足少阳经别"系目系，合少阳于外眦"，足少阳经筋"支者，结于目外眦，为外维"，《针灸甲乙经》曰："不得视，口沫泣出，两目眉头痛，临泣主之。"目窗透头临泣，针刺刺激较之单刺腧穴范围更大，作用更强。从西医学解剖来看，此组穴区分布有额神经、眶上神经、面神经的颞支、额动脉及颞浅动脉的分支等，对应大脑皮层的额区，上述结构为本组腧穴治疗疾病提供了解剖生理学基础。

丝竹空、瞳子髎分属手少阳三焦经和手足少阳经。三焦经"至目锐眦"，胆经"至目锐眦后"。两穴下还有三叉神经的眼神经的眶上神经分支，透刺可加强治疗范围及效果。

四白穴为胃经腧穴，穴区分布有面神经颧支，可支配眼轮匝肌下部及颧肌。

睛明位于目内眦，为手足太阳、足阳明、阴跷、阳跷五脉之会，上述五脉皆循行于眼周，且阴阳跷脉主目之开合，故主治目疾。

阳白为胆经腧穴，足少阳、阳维脉交会穴，胆经"起于目锐眦"，"至目锐眦后"，从西医学来看，阳白区分布有面神经颞支，支配额肌和眼轮匝肌上部，针刺可加强其所支配的肌肉功能。

耳鸣 耳聋

耳鸣、耳聋是指听觉异常的两种临床症状。耳鸣是患者自觉耳内鸣响、妨碍听觉及听觉功能紊乱的一种症状；耳聋是指不同程度的听力减退或听力丧失的症状，即轻者耳失所聪，重则全然不闻外声，全聋。部分耳鸣患者日久不愈则发展成耳聋，临床中耳鸣、耳聋两症常常同时或先后出现，二者病因病机相似，故其辨证施治原则也基本相同。

耳鸣、耳聋涉及五脏。初鸣多实，久鸣多虚。实者责之肝、肺、脾，虚者责之心、脾、肾，尤以肾为最重要。如《灵枢·脉度》曰："肾气通于耳，肾和则耳能闻五音矣。"《灵枢·海论》曰："髓海不足则脑转耳鸣。"

西医学认为耳鸣是指患者主观地感到耳内或颅内鸣响，而周围环境中并无相应声源的一种病症，病因复杂，机制不清，往往继发于他病，但亦有首发耳鸣、耳聋者。

【治疗】

1.毫针刺法

[处方]外四神聪透百会、率谷透角孙、曲鬓透角孙、耳门、听宫、听会、颅息、瘛脉、翳风、天容、风池。

[随证配穴]肝胆火旺者加太冲、丘墟；痰火郁结者加丰隆、中脘；外感风热者加合谷、中渚；肾阴不足者加太溪、三阴交；肾阳不足者加肾俞、命门。

[操作]先针刺患侧听宫、听会、耳门，慢慢进针可减少疼痛，取穴时不必张口，直刺0.5~1寸，至耳部及周围有酸胀感，行轻微提插，再刺患侧翳风，向内前下方斜刺

1.5~2寸，使局部酸胀，可向咽部扩散，咽部有发紧、发热感。其余主配穴均取双侧穴，体壮、实证者产生循经感传为宜，体弱、虚证者使局部有酸胀感即可。

2.耳穴疗法

[处方]神门、皮质下、耳、肾、肝、内分泌。

[操作]毫针刺法，或用埋针法，或用王不留行籽压丸法。

发挥:《灵枢·口问》曰:"治上气不足，脑为之不满，耳为之苦鸣。""耳者，宗脉之所聚也，故胃中空则宗脉虚，虚则下溜，脉有所竭者，故耳鸣。"由于肾主骨生髓，所谓"髓海不足"意即肾精不足;脾为气血生化之源，"上气不足"指的是脾气虚弱。耳鸣、耳聋的原因一类是实邪蒙蔽清窍，这类实邪常见的有外邪、肝火、痰火、瘀血等;另一类是脏腑虚损，清窍失养，其中主要是脾虚和肾虚。以虚证多见于临床。

《血证论》曰耳:"为司听之神所居。"《医林改错》曰:"两耳通脑，所听之声归于脑。"听觉产生听神，听神受控于脑神。针刺外四神聪不仅可加速脑组织功能的代谢和修复，而且还能提高大脑听觉中枢的兴奋性，增加大脑皮层对声音信息的感受和分析能力。百会穴属于督脉，位于颠顶，为诸阳之会，内络于脑。《灵枢·卫气》云:"头气有街……故气在头者，止之于脑。""止于脑"当穴在百会。《针灸甲乙经》云:"耳鸣，百会及颔厌、颅息……皆主之。"唐代孙思邈曰:"头者身之元首，人神之所法，气口精明，三百六十五络皆上归于头，头者，诸阳之会也。"百会升提清阳，使全身气血上荣于耳窍。

手足少阳经均"从耳后入耳，出走耳前"，手太阳经脉"却入耳中"，与耳关系极为密切。耳门、听宫、听会即耳前三穴，三穴分属于手少阳三焦经、手太阳小肠经、足少阳胆经。《针灸甲乙经》云:"耳聋鸣，头颔痛，耳门主之。"《灵枢·厥病》云:"耳聋无闻，取耳中。"此耳中即听宫穴。《针灸甲乙经》云:"耳聋填填如无闻，侬侬嘈嘈若蝉鸣……听宫主之。"又云:"聋，耳中癫溲若风，听会主之。"以上三穴统称"耳屏前三针"，在临床中为治耳部疾患必用穴位，三穴可独立应用，也可一针三穴，从而有效地预防局部缺血缺氧状态，促进局部血液循环和组织细胞的恢复。

率谷为胆经腧穴，角孙为三焦经腧穴。属于大脑皮层第1听区(颞叶的颞横回)的体表反映区，针刺后可使神经感受器被动引发兴奋，发出生物电向听觉中枢传递，促进听觉传导路径恢复正常功能。曲鬓与率谷、角孙连点成线，加强耳窍经脉的疏通，通过穴位的局部肌肉被动收缩，加强耳部血液循环，促进耳部组织的新陈代谢，有利于耳蜗神经元功能的修复，从而使耳鸣减轻或消失。

颅息在《西方子明堂灸经》中载为:"主身热头重，胁痛，风聋，耳痛、塞，耳痛鸣聋。"瘈脉在《针灸资生经》载为治头风耳鸣。实际临床中，两穴向乳突高点对刺，大多数患者内耳可有明显感应，从西医解剖学可知，此二穴浅部与耳大神经关系密切，深部与耳蜗接近，针刺完骨穴可以改善内耳微循环和组织细胞缺氧状态，其针感强烈，对恢复听力效果显著。

翳风穴和天容穴是治疗耳鸣、耳聋之要穴。天容为手太阳小肠经腧穴，翳风为手少阳三焦经腧穴，但是二穴位置相邻，都位于耳后颈部。《针灸甲乙经》曰："耳聋，嘈嘈无所闻，天容主之。"《玉龙歌》："耳聋气闭痛难言，须刺翳风穴始瘥。"因此临床上将二穴合用治疗耳聋、耳鸣以增强疗效。风池穴区分布有枕动脉、枕静脉、枕小神经、枕大神经和耳大神经。《针灸甲乙经》曰："气厥耳目不明……风池主之"，故风池穴为清利头面五官病症的首选穴。

虚证的耳鸣、耳聋多取肾俞、太溪以培肾固本，调补肾气。翳风、听会可疏导少阳真气，使精气上输耳窍。耳鸣、耳聋由多种原因引起，难愈易犯，因此在治疗时还应注重病因治疗。

鼻渊

鼻渊俗称"脑漏"，是指以鼻流浊涕、量多不止、鼻塞不通为主要特征的鼻病。临床上常伴有头痛、鼻塞、嗅觉减退等症状，是鼻科的常见病、多发病之一。本病有实证和虚证之分，实证起病急，病程短，虚证病程长，缠绵难愈。

鼻渊病名，最早见于《内经》，《素问·气厥论》曰："胆移热于脑，则辛頞鼻渊。鼻渊者，浊涕下不止也。"中医学认为，鼻渊的发生，实证多因外邪侵袭，引起肺、脾、胃、胆之病变而发病；虚证多因肺、脾脏器虚损，邪气久羁，滞留鼻窍，以致病情缠绵难愈。

鼻渊相当于西医学的鼻窦炎，是鼻窦黏膜的急、慢性化脓性炎症。临床以慢性患者多见，主要由急性鼻窦炎转变而来，也可因鼻腔内的阻塞性疾病、牙源性感染、外伤和异物等引起。急性鼻窦炎多由上呼吸道感染引起，细菌与病毒感染可同时并发。

【治疗】

1.毫针刺法

［处方］上星透神庭、印堂、迎香、合谷、列缺。

［随证配穴］颠顶痛加百会、太冲；前额及眉棱骨痛加阳白、内庭；枕部痛加风门、足通谷；两颞部痛加太阳、侠溪。

［操作］透穴使用双得气法；印堂穴使针感传向整个鼻窍；余穴用1.5寸毫针针刺得气。

2.梅花针法

［处方］枕骨隆突。

［操作］梅花针消毒后，叩刺枕骨隆突200~300下。

发挥：急性鼻窦炎多并发于急性鼻炎，而慢性鼻窦炎多因急性化脓性鼻窦炎迁延而致。由于上颌窦窦腔较大，窦底较低，而窦口较高，易于积脓，且居于各鼻窦之下方，易被他处炎症感染，故上颌窦炎的发病率最高，筛窦炎次之，额窦炎又次之，蝶窦炎最少。鼻窦炎对邻近器官和下呼吸道、消化道功能均有一定影响，且可发生严重的颅内并发症。

中医学认为本病主要责之于肺，与胆、脾关系密切。肺开窍于鼻，其发病多因外感风热邪毒，或风寒侵袭，蕴而化热，热郁于肺，循经上蒸于鼻而致；或因肝胆火盛，胆火循经上犯于脑，即"胆移热于脑"而成；脾胃运化失常，湿热循阳明经上犯于鼻，亦可发为此病。

迎香是治疗鼻部疾病的常用穴，位于鼻旁，属足阳明大肠经，络肺，上挟鼻孔，取之可疏风散热，宣肺利窍，《通玄指要赋》曰："鼻窒无闻，迎香可引。"《针灸甲乙经》曰："鼻鼽不利，窒洞气塞，歪僻，多涕，鼽衄有痈，迎香主之。"上星、神庭为督脉穴，神庭为督脉与足太阳、阳明之会，督脉的上行之气在此聚集。《玉龙赋》曰："头风鼻渊，上星可用。"《圣济总录》曰："鼻鼽衄，上星主之。"《普济方》曰："治鼻鼽，穴神庭。"故上星透神庭，可加强疏风清热、宣通鼻窍的作用。印堂位于督脉循行线上，针刺此穴可使针感放射至整个鼻窍，气至而有效；列缺配合谷为原络配穴，用之能宣肺气、祛风邪、通鼻窍。以上诸穴治鼻塞、流涕、鼻黏膜充血肿胀效果明显。

颠顶属厥阴，前额及眉棱骨属阳明，枕部属太阳，两颞部属少阳，故临床治疗这些部位疼痛时采用远近配穴，分别取百会配太冲、阳白配内庭、风门配足通谷、太阳配侠溪，可产生协同作用，增强疗效。

第二节 四肢及躯干病症

颈椎病

颈椎病是指颈椎椎间盘退行性改变及其相邻结构继发病理改变，累及周围组织结构（神经根、椎动脉、交感神经、脊髓等），出现相应临床表现的疾病。不同组织结构受累会出现不同的临床表现，据于此，我们将颈椎病分为颈型颈椎病、神经根型颈椎病、脊髓型颈椎病、交感型劲椎病、椎动脉型颈椎病和混合型颈椎病。

颈型颈椎病和神经根型颈椎病属于中医"痹证"范畴，脊髓型颈椎病属于"痿证"范畴，椎动脉型颈椎病、交感神经型颈椎病则根据症状的不同分属于"眩晕""头痛""心悸"等疾病范畴。从中医对人体结构的认识来看，颈椎的主要结构包括皮部、肌肉、经筋、骨、络脉、经脉、髓。其中皮部包括皮肤、筋膜，肌肉包括浅层、深层肌肉，经筋包括肌腱、韧带、间盘，骨即椎体和关节，络脉即为颈部组织供血的动静脉，经脉包括神经、椎动脉、颈内动脉等，髓即是脊髓。

从生物力学角度看，颈椎有内、外两个动力稳定系统。内动力稳定系统主要是横突关节、钩椎关节、椎间盘以及肌腱韧带；外动力稳定系统主要是肌肉、筋膜、皮肤。内、外动力稳定系统互相平衡，起到稳定颈椎并维持颈椎运动功能的作用，保护脊髓、血管、神经不受损伤，维持人体正常生理功能。皮、肉、筋、骨、脉、髓结构的正常和平衡稳定是颈椎生理功能正常的重要前提。

肝主筋，肾主骨，脾主肌肉。《素问·上古天真论》曰："男子七八，肝气衰，筋不能动，天癸竭，精少，肾脏衰，形体皆极。"随着年龄的增加，肝肾精气亏虚，脾气虚弱，血不养筋，颈椎发生退行性改变即椎间盘失水，纤维环断裂，肌肉韧带力量减弱，从而导致颈椎的稳定性降低，劳损、外伤、风寒湿之邪乘虚而入。《素问·皮部论》就明确指出："邪之始入于皮毛也，泝然起毫毛，开腠理，其入于络也，则络脉盛色变；其入客于经也，则感虚，乃陷下，其留于筋骨之间。寒多则筋挛骨痛。"风寒湿邪留滞于颈部，可使腠理闭塞，苦寒热发为皮痹，血脉挛缩发为脉痹，肌肉痉挛疼痛发为肉痹，韧带肌腱撕裂，筋膜水肿，关节发生失稳脱位，关节囊形成炎症，椎间盘发生突出，神经产生水肿，痉挛疼痛发为筋痹，骨质在长期的炎症和应力的作用下出现增生，发为骨痹，《素问·痹论》有明确的论述："痹在于骨则重，在于脉则血凝而不流，在于筋则屈不伸，在于肉则不仁，在于皮则寒。"皮、肉、筋、骨、脉之痹互相作用，互为因果，造成颈椎内、外动力稳定系统失去平衡，形成颈椎病。

【治疗】

1.毫针刺法

［处方］风池、天柱、颈夹脊、肩中俞、大椎、完骨、天牖、天窗、天鼎。

［随证配穴］颈型颈椎病急性期针刺患侧落枕穴、外关穴，行互动式针法。神经根型颈椎病伴有肩痛加肩髎、肩髃，前臂桡侧痛加手三里，尺侧痛加通里、神门，肩胛内缘痛加曲垣、志室、膏肓。脊髓型颈椎病痿软无力加肾俞穴、关元、气海、足三里。椎动脉型颈椎病与交感神经病出现急性头痛、眩晕，加百会、外关透内关、至阴、太冲透涌泉。

［操作］取1.5寸毫针，风池、天柱、颈夹脊为双侧取穴，毫针针刺深度为0.5~1寸。天牖、天窗、天鼎取患侧或者双侧，毫针直刺，针刺深度为0.5~1寸，刺至颈椎椎体骨面。肩中俞为双侧取穴，针刺深度为0.2~0.5寸，针刺方向为向心方向。大椎穴为毫针直刺，针刺深度为0.5~1寸。疼痛程度重、肌肉筋挛严重的患侧穴位采用泻法，健侧穴位采用平补平泻法；颈型颈椎病急性期针刺患侧落枕穴、外关穴，行互动式针法，落枕、外关均取1.5寸毫针针刺，进针深度为0.5~1寸，行捻转提插泻法，做手法同时嘱患者做头颈部的俯仰、左右旋转活动；治疗神经根型颈椎病配肩髎、肩髃、手三里、通里、神门等，均采用1.5寸毫针针刺，针刺深度为0.5~1.5寸，在急性期采用平补平泻的手法，在缓解期采用提插捻转分经得气的手法，起到激发经气、通经止痛的效果。肩胛内缘痛配曲垣、志室、膏肓，曲垣、志室、膏肓三穴均采用平刺法。针尖向下，沿着肩胛内缘足太阳膀胱经方向，针刺深度根据患者的体质把握在0.3~0.5寸，不宜过深，以免造成针刺意外；眩晕患者无论是椎动脉型还是交感神经型颈椎病，都让患者取舒适的体位，先刺至阴穴，然后刺太冲透涌泉，最后刺外关透内关，至阴穴针刺深度为0.3~0.5寸，采用雀啄手法，以患者能耐受为度。其余穴位均采用直刺手法，行提插捻转，至得气为度。

发挥： 颈部循行的经脉有手足三阳经，《灵枢·经脉》曰："手阳明之脉……其支者，从缺盆上颈贯颊。""手太阳小肠之脉……是动则病……肩似拔，臑似折。是主液所生病者，耳聋，目黄，颊肿，颈颔肩臑肘臂外后廉痛。"其中"肩似拔""臑似折""肩臑肘臂外后廉痛"是典型的神经根型颈椎病的表现。"三焦手少阳之脉……是主气所生病者……耳后肩臑肘臂外皆痛，小指次指不用"，其中"肩臑肘臂外皆痛，小指次指不用"也是神经根型颈椎病的表现。"膀胱足太阳之脉……其直者……循肩髆内，挟脊抵腰中……是动则病冲头痛，目似脱，项似拔，脊痛腰似折……是主筋所生病者，痔、疟、狂、癫疾，头囟项痛"，其中"是动则病冲头痛，目似脱，项似拔"的描述类似于交感神经型颈椎病的表现。"胆足少阳之脉，起于目锐眦，上抵头角，下耳后，循颈行手少阳之前，至肩上……是主骨所生病者，头痛颔痛，目锐眦痛，缺盆肿痛，腋下肿"，其中"头痛颔痛，目锐眦，缺盆肿痛，腋下肿"这些症状也可能由颈椎病引起。

另《灵枢·经筋》中记载足太阳经筋病候为"脊反折，项筋急，肩不举，腋支，缺盆中纽痛，不可左右摇"；足少阳经筋病候"其病小趾次趾支转筋，引膝外转筋，膝不可屈伸，腘筋急，前引髀，后引尻，即上乘䏚季胁痛，上引缺盆、膺乳、颈维筋急。从左之右，右目不开，上过右角，并跷脉而行，左络于右，故伤左角，右足不用，命曰维筋相交"；手太阳经筋病候"小指支肘内锐骨后廉痛，循臂阴，入腋下，腋下痛，腋后廉痛，绕肩胛引颈而痛，应耳中鸣痛引颔，目瞑良久乃得视，颈筋急，则为筋瘘颈肿"；手阳明经筋病"其病当所过者，支痛及转筋，肩不举，颈不可左右视"。

从这些论述可以看出，颈椎病的临床表现与颈部的经脉、经筋病候相吻合，因此治疗上主要选取足太阳膀胱经、足少阳胆经、手阳明大肠经、手少阳三焦经以及手太阳小肠经的腧穴。

颈部后侧浅层肌肉主要是斜方肌和肩胛提肌，斜方肌颈部起自枕骨上项线、枕外隆凸、项韧带、第7颈椎和全部胸椎棘突，纤维向外止于锁骨外侧1/3、肩峰和肩胛冈，该肌可使头后仰。肩胛提肌位于斜方肌的深面，起自上位4个颈椎的横突后结节，向下至肩胛骨内侧角和脊柱缘的上部，双侧收缩可使颈后仰，单侧收缩可使颈侧屈。深层肌肉包括三层：第一层为夹肌，夹肌起于项韧带下部、第7颈椎棘突、上部胸椎棘突和棘上韧带，止于颞骨乳突后缘和枕骨上项线和第2、3颈椎横突后结节，单侧收缩使头转向同侧，双侧收缩使头后仰；第二层包括头半棘肌、多裂肌和回旋肌，其特点为起于下位椎骨横突，止于上位椎骨棘突，主要作用是旋颈和转头；第三层为椎枕肌和横突间肌，分布于寰椎和寰枢关节周围。

颈椎侧方的肌肉主要是斜角肌，斜角肌分为前、中、后三束，前斜角肌起自第3~6颈椎横突前结节，止于第1肋骨的斜角肌的结节，由C_5~C_7支配。中斜角肌位于前斜角肌后方，起于第2~6颈椎横突的后结节，止于第1肋骨上面、锁骨下动脉沟后方的骨面，受颈神经C_2~C_8支配。后斜角肌位于中斜角肌后方，起自5~7颈椎横突后结节，向外下止于第2肋骨外侧面，由颈神经C_5~C_6支配。斜角肌是维持颈椎稳定的重要肌肉，其起点覆盖所有颈椎的横突关节，又受C_2~C_8神经支配，在前、中斜角肌与第1肋骨之间有一个三角肌间隙，称为斜角肌间隙，臂丛神经和锁骨下动脉在其间通过，该肌肉的病变与颈椎发病密切相关。

颈部肌肉是维持颈椎稳定的最重要环节，颈部肌肉痉挛疼痛是颈椎病发病的重要临床表现，因此缓解颈部肌肉痉挛是治疗颈椎病的主要环节。颈椎后侧循行的经络主要有手足太阳经，通过针刺风池、天柱、颈夹脊、肩中俞、肩外俞，可以治疗斜方肌以及颈后部肌肉痉挛疼痛。颈椎侧方循行的经络主要是手三阳经以及部分足少阳经，针刺天牖、天窗、天鼎、完骨等穴，可以治疗颈椎斜角肌痉挛疼痛。另外，天牖穴大约相当于第2和第3颈椎横突关节水平，天窗穴大约相当于第4和第5颈椎横突关节水平，天鼎穴大约相当于第6和第7颈椎横突关节水平，完骨是椎枕肌止点，因此颈椎侧面的穴位可以治疗颈椎横突关节病变。

任何疾病都有时相性，即疾病都有各自的自然病程和转归。颈部软组织损伤包括神经组织损伤都是一种炎症反应，炎症反应有发生、发展、消退的过程，因此，根据临床经验，我们将颈椎病粗略分成急性发作期（发病到2周）、缓解期（发病2周到发病4周），两期分别采用不同的治疗策略。

颈型颈椎病在急性期的表现主要是颈部僵硬痛，体征是颈椎关节活动受限，因此治则是活颈止痛，采用互动式针法：左右不能转侧取患侧落枕穴，俯仰不能取外关穴，颈部取阿是穴、合谷穴，采用泻法，不留针。针刺落枕、外关穴后，一边行泻法，一边嘱患者活动颈部，左右俯仰活动各7次后，再对阿是穴进行针刺，行泻法，出针后再嘱患者左右俯仰活动各7次。

颈型颈椎病缓解期一般在发病2周以上，主要临床表现为颈部僵硬疼痛，但较急性期有所缓解，患者感觉颈部不适，伴或不伴活动受限，触诊可以发现颈部斜角肌、斜方肌、肩胛提肌仍有痉挛或者条索，治疗取穴为风池、天柱、颈夹脊、肩中俞、大椎、完骨、天牖、天窗、天鼎。针刺手法如操作中所述，针刺频次为至少1周3次，4周为1个疗程。

神经根型颈椎病急性期以神经根水肿疼痛为主，缓解期以神经麻木为主，因此在急性期治则以止痛为主。针刺处方为基本处方，肩部三角疼痛配肩髃、肩髎，大圆肌、小圆肌疼痛取肩贞，肱三头肌外侧头疼痛取臑会、消泺，肱三头肌内侧头疼痛取青灵、少海，肱二头肌疼痛取天府、曲泽，前臂桡神经损伤疼痛取尺泽、手三里，正中神经损伤取内关，尺神经损伤取通里。《素问·调经论》曰："取分肉间，无中其经，无伤其络，卫气得复，邪气乃索。"急性期针刺手法宜平补平泻，不宜强刺激和激发经气，恐患者疼痛加重，待进入缓解期后，以上各穴位可以适当激发经气来恢复功能。

颈部交感神经由交感神经干和上、中、下三个交感神经节组成，颈部的交感神经干、交感神经节的浅面由颈前肌群覆盖，深面由颈椎椎间孔外的椎前筋膜覆盖。颈椎出现病变，并对颈部动脉、交感神经干及其周围组织，如椎前筋膜、椎动脉丛、椎间盘、前纵韧带及椎管内的交感神经末梢产生刺激后，会使颈部交感神经干及其分支兴奋性增强。颈椎病变直接刺激颈交感神经时，交感神经兴奋增强更为明显。当颈椎上端（第2、3颈椎）发生病变时，容易刺激颈上神经节产生兴奋；当颈椎下端（第6、7颈椎）发生病变时，容易刺激颈中神经和星状神经节产生兴奋。

当交感神经受到激惹出现头痛、眩晕、恶心、颈项疼痛、汗出异常等临床症状，《难经·二十九难》："阳维为病苦寒热。"王叔和说："诊得阳维脉浮者，暂起目眩，阳盛实者，苦肩息，洒洒如寒。"从这些文献条文可以看出，阳维脉主病和交感神经型颈椎病临床证候群有相似之处。

《奇经八脉考》具体指出："阳维脉起于诸阳之会，即起于足太阳膀胱经之足外踝下一寸金门穴。再从金门穴行于足少阳胆经之外踝上七寸阳交穴。又与手太阳小肠经、足太阳膀胱经及阳跷脉，会于肩后大骨下胛上廉臑俞穴，又与手少阳三焦经、足少阳胆经，会于缺盆中上毖际天穴，又会于肩上陷中肩井穴。从肩井穴上头，与足少阳胆经会于眉上一寸阳白穴。从阳白穴上行于眼上方，直入发际本神、临泣穴。从临泣穴上行经正营穴，循行枕骨下而至脑空穴。从脑空穴下行至耳后大筋外端风池穴，又与督脉会于项后风府、哑门穴。"文中所述"毖际天穴"可能为"毖际，天穴"，而天穴可能就是天牖、天窗、天鼎。又足太阳膀胱经"是动则病冲头痛，目似脱，项如拔"，足少阳胆经病"头痛颔痛，目锐眦痛，缺盆中肿痛，腋下肿，马刀侠瘿，汗出振寒"，因此，我们选择阳维脉交会穴作为治疗交感神经型颈椎病的主要处方。而天牖、天窗、天鼎三穴，穴区有交感神经和交感神经节分布，我们从《难经·二十八难》"阳维起于诸阳会"的内涵出发，推断天牖、天窗、天鼎三穴也是阳维脉交会穴，而阳维脉是否为交感神经这一话题需要进一步考证。

椎动脉型颈椎病主要病理机制是肌肉痉挛、关节失稳，直接或间接压迫椎动脉，使椎动脉管腔变窄，血供不足而发生位置性眩晕，即在扭头或者侧卧时发生眩晕，因此治疗交感神经颈椎病和椎动脉型颈椎病选取共同的针刺处方（百会、头临泣、脑空、风池、完骨、天柱、天牖、天窗、天鼎、外关）以解除肌肉痉挛，恢复关节稳定，疏通经络气血。至阴、太冲透涌泉起到滋水涵木、育阴息风的作用，外关配至阴穴可作为眩晕急救要穴，因为急性期患者发病急骤，往往难以在颈部穴位实施针刺，故以远端取穴为主，常常可起到良好的治疗效果。

脊髓型颈椎病属于痿证范畴，治疗上主穴为风池、天柱、颈夹脊、肩中俞、大椎、完骨、天牖、天窗、天鼎，治疗颈椎疾患。另外，还要从中医基础理论思维出发，应养肾固元、补阳明经气，养治结合，配穴主要为关元、气海、足三里、肾俞等，因该型颈椎病病情重，缠绵难愈，因此在治疗上需要较长的时间，对未达到手术指征的患者行1周3次针刺治疗，3个月为1个疗程。

肩周炎

肩周炎即肩关节周围炎，是由于肩周韧带、肌肉和肌腱、滑囊及关节囊等软组织损伤、退变引起的关节囊及周围软组织发生的慢性无菌性炎症，又称"肩凝症""五十肩""漏肩风"等。其以肩关节疼痛及活动受限为主要临床症状，疼痛可放射至上臂，感受风寒、劳累后及夜间疼痛加重。

临床将肩周炎按病理分期分为急性发作期（凝结期）、粘连期（冻结期）、功能恢复期（解冻期）。

（1）急性发作期：又称凝结期、粘连前期。此期发病时间一般在1个月内，主要不适表现为肩部疼痛剧烈，受寒及夜间加重，甚至影响睡眠，肩关节功能活动轻度受限，以外展受限为主。

（2）粘连期：又称冻结期。此期发病时间一般在2~3个月内，此时关节囊挛缩严重，肩关节囊及周围软组织，如冈上肌、冈下肌、肩胛下肌、喙肱韧带等组织均发生充血肿胀、肌痉挛、韧带痉挛等病理改变，故而出现肩关节各方向的严重活动受限，此时疼痛较前减轻。

（3）功能恢复期：又称解冻期、缓解期。此时关节粘连，关节炎症逐渐被吸收，肩关节功能逐渐恢复，疼痛慢慢缓解，关节活动度逐渐恢复。可持续1年以上。

肩周炎患者大部分是中老年人，《素问·上古天真论》曰男子："七八，肝气衰，筋不能动，天癸竭，精少，肾脏衰，形体皆极。"中年之后，由于肝肾亏损，气血不能濡养筋骨，肩部肱二头肌腱、冈上肌腱、肩袖肌群及关节囊和韧带发生退行性改变，再加风寒湿邪、外伤劳损等因素侵袭，导致肩部经筋、经脉痹阻，不通则痛，产生关节腔积液、滑囊炎，形成肩关节周围炎症，丧失肩关节活动功能，长期失治，造成肩关节粘连，发生肌肉萎缩，进一步加重关节炎症。

【治疗】

1.毫针刺法

［处方］肩髃、肩髎、肩贞、臑俞、大椎、风池、条口透承山。

［随证配穴］手阳明经型配天鼎、手三里、合谷；手少阳经型配天牖、臑会、外关；手太阳经型配天窗、天宗、后溪。

［操作］取1.5寸毫针，肩髃、肩髎、肩贞、臑俞、大椎、风池六穴均采用毫针直刺法，行提插捻转泻法，以患者得气为度。

互动式针刺法：取3寸毫针，患侧条口进针，针尖方向指向承山，进针2~2.5寸，行提插捻转泻法，在做手法同时，嘱患者做上举、摸对侧肩及对侧耳、反向摸腰、摇肩等动作。

2.火针刺法（粘连期）

［处方］肩髃、肩髎、肩贞、臑俞。

［操作］取中粗长火针，酒精灯外焰加热至针体发红，迅速直刺肩髃、肩髎、肩贞、臑俞等穴位，进针深度约1寸，并迅速出针。

发挥：手阳明经型：疼痛以肩部前外侧为主，于肩髃处压痛明显，常伴有肩关节上举及外展运动障碍，按照《灵枢·经脉》中经脉循行的分布区域来看，手阳明经脉经上臂外侧前边上肩，出肩峰部前边，病变则"肩前臑痛"。《灵枢·经筋》曰手阳明经筋经上臂外侧结于肩峰部，其分支绕肩胛部，病则"所过者支痛及转筋，肩不举"，因此治疗肱二头肌腱损伤，主要取手阳明大肠经腧穴。合谷、手三里疏通手阳明大肠经经气，通经止痛；肩部臑俞、肩髃治疗三角肌前束以及肱二头肌的痉挛；天鼎、大椎、风池主要是祛风止痹痛，同时考虑到了肩周炎与颈椎病之间的密切关系。

手少阳经型：常表现为肩外侧疼痛不适，于肩髎处压痛明显，影响肩关节外展、伸举、内旋等活动，冈上肌腱损伤，除了冈上肌腱外，还累及冈上肌以及三角肌中束、肱三头肌内侧头，按照《灵枢·经脉》中记载，手少阳经脉在循行中沿上臂外侧上行通过肩部，病则"肩、臑、肘、臂外皆痛"。《灵枢·经筋》曰手少阳经筋经上臂外侧上行肩部，病则"当所过者，即支转筋"，因此治疗冈上肌腱损伤主要选取手少阳三焦经腧穴，外关、臑会通经止痛，天髎、风池、大椎祛风止痛，火针针刺肩髎、秉风。

手太阳经型：表现以肩部后侧，尤以臑俞穴处疼痛为主，多见后伸、内旋活动困难。手太阳经脉在循行中出肩关节部，绕肩胛，交会肩上，病则"肩似拔，臑似折……肩外后廉痛"。手太阳经筋的分支向上绕肩胛部，病则"绕肩胛引颈而痛"。足太阳经筋的分支从臂后外侧结聚于肩髃部，病则"肩不举"，因此治疗主要取手、足太阳经穴。后溪、肩中俞、肩外俞通经止痛，天窗、风池、大椎祛风止痛。火针针刺肩贞、臑俞主要是针对小圆肌、冈下肌、肩胛下肌腱，天宗主要针对冈下肌损伤。因足太阳经筋的分支从臂后外侧结聚于肩髃部，故还取曲垣、附分、魄户、膏肓，主要针对肩胛提肌、肩胛下肌筋膜以及止点进行治疗。

肩周炎患者，长期迁延不愈，关节发生粘连，因此治疗时三阳经兼顾进行治疗，合谷、外关、后溪通经止痛，大椎、风池、天髎、天窗、天鼎祛风止痛。火针针刺肩髃、肩髎、肩贞、臑俞可解除粘连，各型均行互动式针法，急性期预防粘连，保持关节活动度，粘连期预防肌肉萎缩，恢复关节活动度，恢复肌肉力量。

肱骨内、外上髁炎

肱骨内上髁炎，俗称"高尔夫球肘"，是肱骨内上髁前屈肌腱附着处的慢性累积性损伤所产生的无菌性炎症。以肘关节内侧疼痛，屈腕时疼痛尤甚，肱骨内上髁压痛为主要表现。肱骨外上髁炎，又名"网球肘"，是肘关节外侧前臂伸肌起点处肌腱发炎引起的疼痛，由前臂伸肌重复用力引起慢性撕拉伤造成。以肘关节外侧酸痛、活动痛，手不能用力握物为主要临床表现。

本病中医称之为"肘劳"，属于"伤筋""痹证"范畴。病因主要为慢性劳损，前臂反复做拧、拉、旋转等动作时，可使肘部的筋脉慢性损伤，迁延日久，气血阻滞，脉络不通，不通则痛。肘外部主要归手三阳经所主，故手三阳经筋受损是本病的主要病机。

【治疗】

1.毫针刺法

[处方]阿是穴。肱骨内上髁炎取少海、青灵、小海、后溪、前臂内侧六穴（在神门、少海连线上，神门上3寸处与少海4等分，中间3个等分点处取3穴；在阳谷、小海连线上，阳谷上3寸与小海4等分，中间3个等分点处取3穴）。

肱骨外上髁炎取曲池、肘髎、手三里、合谷、前臂外侧六穴（在太渊、尺泽连线上，太渊上3寸处与尺泽4等分，中间3个等分点处取3穴；在阳溪、曲池连线上，阳溪上3寸与曲池4等分，中间3个等分点处取3穴）。

[操作]针刺时，阿是穴可多向刺，增强钟感，在阿是穴周围可再寻找2~4个穴位行阻力针法，针尖朝向痛处。前臂内侧、外侧六穴斜刺或平刺1~1.5寸，针刺过程中如果针尖触及骨骼，应略改变针刺角度，使针体刺在前臂肌腹上。

2.火针刺法

[处方]阿是穴。

[操作]将火针针具于阿是穴附近烧白亮，迅速刺入阿是穴，急出针，酌情在周围点刺数针。

注：火针治疗以肱骨外上髁炎为主，因为肱骨内上髁内侧有尺神经分布，尺神经在肱骨内上髁后方及尺骨鹰嘴间（尺神经沟）的一段接近浅表，故应避免火针针刺。

3.灸法

[处方]阿是穴。

[操作]以艾炷悬于穴位上，每穴10分钟左右，或以患者感觉局部温暖舒适为度，每日1次。

发挥：本病多由肘部长期过劳，损伤气血，脉络空虚，寒湿之邪积聚肘节，或长期从事屈伸肘关节、伸腕等活动，使筋脉损伤，瘀血内停，筋经络脉失和，血不荣筋而致。《素问》云："风寒湿三气杂至，合而为痹。"可见外感寒湿之邪与肘关节局部劳损是肘劳的两个重要病因。肱骨内、外上髁部是前臂肌群的起点，由于肘、腕反复用力，长期劳累或用力过猛过久，使前臂肌总腱在肱骨上附着点处受到反复的牵拉刺激，造成该部组织部分撕裂、出血、扭伤而产生慢性无菌性炎症。肱骨内上髁炎以肘关节内侧疼痛为主，属手太阳经筋病证；肱骨外上髁炎以肘关节外侧疼痛为主，属手阳明经筋病证。因本病发生于手阳明、手太阳经，故以手阳明、手太阳经循经取穴为主。

治疗本病采取分步针刺法，可有效提高疗效，缩短疗程。①首先火针或毫针针刺阿是穴，在压痛点进行针刺，毫针可用扬刺法，直刺1针，周围取4个点向中心透刺，或进行多方向针刺以增强钟感，火针可进行围刺。②局部取穴，取阿是穴和周围压痛点，采用阻力针法，即在针刺至合适的深度后，拇、食指握住针柄单向捻转，当针体被肌纤维缠绕而捻转不动时，接着做提插手法，使针体带动局部肌肉运动，头两次阻力很大，经过1~2次提插，肌纤维就被拉断，继续做3~5次边捻转边提插的手法，至此行针手法即告完毕，根据病情需要，留针或不留针。③采取刺络法，可达祛瘀生新之用。④最后，分别于屈肌和伸肌针刺留针，即前臂内侧与外侧六针，刺屈肌或伸肌的肌腹，能够放松痉挛的肌肉，使肌肉附着点的牵拉相应减轻，从而减轻症状。

在阿是穴周围进行针刺时，由于压痛点经常会影响其周围的肌肉组织，产生隐性的痛点，如不针对治疗，会出现新的痛点，故而提前进行针刺，不但能够预防新痛点的出现，还能通过手法拉断肌纤维造成轻度损伤，对穴位进行长期刺激，增强治疗效果。

腱鞘炎

腱鞘炎是肌腱和腱鞘由于长期过度的运动摩擦，或者在短期内频繁活动，过度用力以及受到剧烈的寒冷刺激，致使该部位发生损伤性的炎症，并引起疼痛、肿胀、压痛，严重者活动受限的一种疾病。多发于桡骨茎突、屈指肌腱、桡侧伸腕肌腱等。

腱鞘炎属于中医"筋痹"范畴。中医学认为局部过劳，血不荣筋或受凉时，引起气血凝滞，不能濡养经筋而发病。

【治疗】

1.毫针刺法

［处方］阿是穴、合谷、阳谷、阳溪、阳池、二间、三间。

［操作］扬刺法，选1寸毫针，在腕关节肿胀明显处直刺进针，再在肿胀处上下左右各斜刺1针，针尖朝向肿胀处中央，出针时摇大针孔，挤出胶状黏液。

2.火针刺法

［处方］阿是穴。

［操作］火针迅速点刺痛点。

发挥：腱鞘是套在肌腱外面的双层套管样密闭的滑膜管，是保护肌腱的滑液鞘。它分两层包绕着肌腱，两层之间的空腔即滑液腔，内有腱鞘滑液。内层与肌腱紧密相贴，外层衬于腱纤维鞘里面，共同与骨面结合，具有固定、保护和润滑肌腱，使其免受摩擦或压迫的作用。

腱鞘炎病在经筋，其发生均系手腕手指关节过度劳作，伤及局部气血、筋膜，使气血运行不畅，不能濡养经筋，筋失所养，从而发生局部疼痛、功能活动受限，产生经筋粘连等病理改变。

手阳明经筋"起于大指次指之端，结于腕"，过多频繁地做腕背伸、拇外展等动作时，可造成腱鞘损伤、急性炎症及粘连。合谷穴可以疏通经络，阳谷、阳溪、阳池三穴位居腕关节，具有舒筋利节、通经活络、祛风湿、止痹痛之功，"经脉所过，主治所及""腧穴所在，主治所在"，三穴配合用以治疗腕关节疼痛、活动不利、前臂肌痉挛或麻痹等。二间、三间均归于手阳明大肠经，治疗本经脉所过部位的疾患，常选用二穴治疗食指屈伸不利、疼痛等。常用三间透刺后溪，共奏通经活络、疏利关节之效，治疗手背肿痛、手指拘挛。

本病应用十二刺法之一的扬刺法，系针刺不宜过深的浅浮之针法，针刺的部位较为分散，类临床上的围刺法。本法适宜治疗寒气浅而面积较大的痹证。扬刺法针刺的部位较为分散、轻浅，有祛寒止痛、行气活血、散瘀消肿之功。腱鞘炎的治疗可配合细火针点刺，以达到温经通络、活血养筋的目的。现代医学认为火针法有促进慢性炎症吸收的作用。

腰痛

腰痛是以急慢性腰部疼痛、腰椎活动受限，伴或者不伴腿痛为主要临床表现的病症。腰痛病因复杂，常见的主要原因有损伤、感染、退变、畸形、代谢性疾病、肿瘤等，其中退变是最常见内因。肝主筋，肾主骨，脾主肌肉，《素问·上古天真论》曰男子：

"七八，肝气衰，筋不能动，天癸竭，精少，肾脏衰，形体皆极。"随着年龄的增长，肝肾精气亏虚，脾气虚弱，血不养筋，腰椎发生了退行性改变，即椎间盘失水，纤维环断裂，肌肉韧带力量减弱，从而导致腰椎的稳定性降低，加之劳损、外伤、风寒湿之邪乘虚而入，腰部肌肉如多裂肌、竖脊肌，韧带如棘上韧带、棘间韧带，筋膜如腰背筋膜，出现损伤，椎后关节如骶髂关节错位，以及椎间盘的膨出和突出，激惹神经感受器引起疼痛。如《诸病源候论·腰痛不得俯仰候》曰："肾主腰脚，而三阴三阳、十二经、八脉，有贯肾络于腰脊者。劳损于肾，动伤经络，又为风冷所侵，血气掣搏，故腰痛也。阳病者，不能俯；阴病者，不能仰，阴阳俱受邪气者，故令腰痛而不能俯仰。"腰肌劳损是指腰肌在过度疲劳的基础上所造成的损伤，多为一种慢性损伤，其疼痛特点是腰部钝痛，劳累、天气变化时加重，休息时缓解，缓解时活动不受限，加重时可出现腰部僵硬、活动受限。腰椎后关节损伤时主要表现为腰椎活动受限，较严重者出现剧烈疼痛、强迫体位，在休息较长时间后，如晨起后，腰僵难以活动，翻身及起床活动明显受限且疼痛，但随着活动开以后，症状可缓解。腰椎间盘突出症主要表现为腰痛伴腿痛，外观为旋腰扭盆，直腿抬高试验阳性，发展为腰椎管狭窄症时出现间歇性跛行。

【治疗】

1.毫针刺法

[处方]肾俞、三焦俞、大肠俞、关元俞、腰阳关。

[随证配穴]急性腰扭伤配人中、腰痛点、攒竹、阿是穴，行互动式针法和阻力针法；腰椎后关节紊乱配华佗夹脊穴；腰椎间盘突出症配八髎、环跳、承扶、委中、承山、风市、阳陵泉。

[操作]常规针刺。

发挥：急性损伤患者无论是深层肌肉损伤，还是棘间韧带、棘上韧带、腰椎后关节、骶髂关节损伤都可以取腰痛点治疗。深层肌肉损伤时，针刺腰痛点得气后，嘱患者做腰部屈伸运动，动作要慢、稳、缓，幅度尽量做到患者能承受的最大幅度。棘上韧带、棘间韧带损伤主要表现为督脉循行部位疼痛，取人中、后溪穴行互动式针刺法，腰阳关、阿是穴行阻力针法。腰椎后关节紊乱患者，取患侧腰痛点、攒竹行互动式针刺法，嘱患者做旋腰、蹲起运动，再取患者阿是穴行阻力针法。

慢性腰痛患者主要取肾俞、三焦俞、大肠俞、关元俞、腰阳关针刺，如诊断是腰椎后关节问题，配华佗夹脊穴，针刺方向是直刺至骨面。

腰椎间盘突出症的主要表现为腰痛伴腿痛，根据患者疼痛的部位不同可以将其分为以下五型。

足太阳经型：以腰4/5椎间盘突出为主，主要表现为腰部及大腿后侧疼痛麻木，跟腱为主，以坐骨神经、腘神经受累疼痛为主，腿部主要受累肌肉为股二头肌及腓肠肌。

足少阳经型：以腰5/骶1椎间盘突出为主，主要表现为腰部及大腿外侧疼痛麻木，膝外侧痛、外踝关节痛、足小趾麻木为主。以坐骨神经、腓神经受累疼痛为主，腿部主要受累肌肉为髂胫束、腓骨下肌。

足阳明经型：以腰3/4椎间盘突出为主，主要表现为腰部及大腿前侧疼痛麻木，膝前痛，足踝前、足背痛。以股神经、胫骨神经受累疼痛为主，腿部主要受累肌肉为股四头肌、胫骨前肌。

足三阴经型：以腰2/3椎间盘突出为主，主要表现为腰部及大腿内侧、膝内侧、足底疼痛。以隐神经受累疼痛为主，腿部主要受累肌肉为腰大肌、内收肌、缝匠肌，主要受累韧带为足三角韧带。

督脉型：以椎间盘对脊髓压迫为主，主要表现为患者旋盆扭腰，双腿疼痛麻木，躯干佝偻。以脊髓受压、椎管狭窄为主。

现代研究发现，引发腰椎间盘出现疼痛的原因主要为机械压迫、化学炎症、免疫反应、心理因素等，临床观察发现，许多患者在影像学表现为椎间盘突出症，但并无临床症状，也有患者经过一段时间的治疗，临床治愈，而影像学仍然表现为腰椎间盘突出症，究其原因，是腰椎管内外压力的失衡与损伤造成的神经根炎症反应缓解了。腰椎是由内、外两个固定系统组成的，外固定系统主要是肌肉，内固定系统主要由深层肌肉、椎小关节、韧带、椎间盘构成，肌肉包括腰大肌、竖脊肌、多裂肌，多裂肌是所有椎旁肌中最贴近椎骨的肌肉，能通过调节小关节运动来调节腰椎的运动。多裂肌起源于棘突周围，肌纤维向下走行，止于相邻椎体乳突及骶骨，是维持腰椎前凸最重要的肌肉组织。多裂肌的纤维分为深部肌纤维跟浅表肌纤维，深部肌纤维跨越1个腰椎节段，浅表肌纤维通常跨越3~5个腰椎节段，两者协同维持腰椎前凸，调节腰椎运动。多裂肌受脊神经后支的单一支配，因此腰部的肌肉、韧带、关节，任何一个结构发生损伤时，都会造成椎间盘压力升高，从而压迫神经根，产生化学炎症，因此可以通过解除肌肉痉挛来治疗腰椎间盘突出症引发的腰腿疼痛，治疗取双侧肾俞、三焦俞、大肠俞、关元俞。另外根据不同神经节段所压迫神经不同，分经得气，通经止痛。

腰椎间盘突出症发病前两周是神经根水肿的高峰期，所以在针刺时不宜采取直接对神经干进行强刺激的手法，以免加重水肿和症状。老年患者多为虚证，针刺手法宜轻不宜重。进入缓解期可以酌情采用激发经气的手法以恢复神经功能。

坐骨神经痛

坐骨神经痛是指多种病因所致的沿坐骨神经通路及其分布区（腰、臀、大腿后侧、小腿后外侧及足外侧）以放射性疼痛为主要症状的综合征。以小腿外侧疼痛为主的为足少阳阳明型，以小腿后侧及足底疼痛为主的为足太阳少阴型。

坐骨神经痛多见于腰椎间盘突出症、感染性疾病、脊柱肿瘤、盆骨病变、腰骶软组织劳损及部分内科疾病中。其中以腰椎病变导致的坐骨神经痛最为常见。

本病属于中医学"痹证""腰腿痛"等范畴，其发生常与感受外邪、跌仆闪挫有关。基本病机是经络不通，气血郁滞。本病病位主要在足太阳、足少阳经。

【治疗】

1.毫针刺法

［处方1］足少阳阳明型：环跳、殷门、风市、膝阳关、阳陵泉、足三里、上巨虚、

下巨虚、悬钟。

[处方2]足太阳少阴型：环跳、殷门、委中、委阳、三阴交、太溪。

[随证配穴]兼有腰痛配命门、腰阳关等腰背部腧穴；兼有臀部肌肉不适感可加臀三穴（在臀部，股骨大转子最凸点与骶管裂孔连线的内1/4与外3/4的交点，连线中点，内3/4与外1/4的交点，共3穴）。

[操作]患者俯卧或取侧卧位，环跳、殷门针刺得气可行雀啄手法，刺激坐骨神经干，使针感沿足少阳或阳明经、太阳经向下放射为度。足少阳阳明型针刺环跳和殷门穴时针尖向外倾斜，产生沿大腿后侧—小腿外侧—足背方向传导的针感；足太阳少阴型针刺环跳与殷门时针尖向内斜刺，可产生沿大腿后侧—小腿后侧—足内踝—足心—大趾方向传导的针感。委阳、阳陵泉针刺得气后行雀啄手法，使针感传至小腿外侧、足踝和足背。

2.罐法

[处方]足少阳经及足太阳经下肢循行部位、阿是穴、腰背部腧穴。

[操作]先取俯卧位，足少阳经及足太阳经下肢循行部位行闪罐、走罐法，以局部皮肤潮红为度，留罐5~10分钟，根据患者体质、症状酌情选择。双侧膀胱经腰背部腧穴、督脉用闪火法走罐，以局部皮肤潮红为度，后在背部留罐5~10分钟。

(发挥) 本病归于中医"痹证""腰腿痛"等范畴。中医学对本病认识较早，古代文献中称为"坐臀风""腿股风"及"腰腿痛"等。《灵枢·经脉》描述足太阳膀胱经的病候为："脊痛，腰似折，髀不可以曲，腘如结，腨如裂"，与坐骨神经痛临床症状契合。

有文献将坐骨神经痛分为少阳型、太阳型。作者结合多年临床经验，将本病分为足少阳阳明型、足太阳少阴型。《灵枢·经脉》中对于足阳明经脉描述曰："下循胫外廉，下足跗，入中趾内间。"本经足三里至下巨虚诸穴分布于此，以穴定经，可知该部位足阳明经循行位于胫骨与腓骨之间。《灵枢·经脉》中对于足少阳经脉描述曰："下外辅骨之前，直下抵绝骨之端。"本经的阳陵泉至悬钟诸穴分布于此，以穴定经，足少阳经在此处循行也在胫骨和腓骨之间。因此段足阳明经脉与足少阳经脉非常接近，尤其是下巨虚至解溪一段的胫、腓骨之间，足阳明没有腧穴，足少阳经脉分布有外丘至丘墟诸穴，而此处胫、腓骨之间距离渐近，因而足阳明经脉与足少阳经脉同样渐近。足少阳经脉在小腿部的分布范围较足阳明经脉分布的范围大，穿插于胫、腓骨之间，两者位置非常接近，共同分布于小腿的前面和侧面。《灵枢·经筋》言足少阳经筋"上循胫外廉，结于膝外廉"，分布于小腿外侧，足阳明经筋"上循骭，结于膝；其支者，结于外辅骨，合少阳"，分布在小腿的前面和外侧。足阳明经筋比足少阳经筋分布的范围大，穿插于胫、腓骨之间，"合少阳"一语则更是确切表明了足阳明经筋与足少阳经筋之间的密切关系，即共同分布于小腿的前面和侧面。综上，足少阳阳明型有充分经络学基础，且与西医学中腓神经的分布相一致。

《灵枢·经脉》描述足太阳膀胱经病候为"脊痛，腰似折，髀不可以曲，腘如结，腨如裂"，与坐骨神经痛临床症状契合。《灵枢·经筋》中记载足太阳膀胱经筋"起于足小趾，上结于踝，邪上结于膝，其下循足外踝，结于踵，上循跟，结于腘；其别者，结于踹外，上腘中内廉，与腘中并上结于臀"，这与坐骨神经、胫神经以及胫神经在足底的分布走行相似。足少阴肾经经筋"起于小趾之下……邪走内踝之下，结于踵"，且太溪穴下有胫神经经过，大钟、水泉、照海、复溜等穴，其下广泛分布有胫神经本干及其分支。足少阴肾经经筋"与太阳之筋合，而上结于内辅之下"，更是说明两经筋之间的联系密切。综上，足太阳少阴型有充分经络学基础，且与西医学中胫神经及其分支在小腿及足底分布相一致。

坐骨神经是人体最粗大的神经，由骶丛发出。坐骨神经实际上是两条神经，由包在同一个神经鞘内的胫神经和腓总神经组成。坐骨神经常见以下几种类型：以一总干穿梨状肌下孔者最常见，约占66.3%；坐骨神经在骨盆内分为2支，胫神经出梨状肌下孔，腓总神经穿经梨状肌肌腹者约占27.3%；其他变异型约占6.4%。我们以最常见类型的坐骨神经为例，坐骨神经下行至腘窝，腘窝上角处分为腓总神经和胫神经，胫神经续于坐骨神经行于血管浅面，下行于小腿后群浅、深层肌之间至内踝后下方，至足底，分为足底内、外侧神经。腓总神经沿股二头肌内缘下行，至腓骨头后方，并绕过腓骨颈，向前穿腓骨长肌起始部，分为腓浅神经及腓深神经两支，均分布于小腿外侧，下行至足背。以上坐骨神经解剖特点为临床上针刺治疗坐骨神经痛提供了充分的解剖生理学依据。

环跳和殷门为针刺治疗坐骨神经痛主穴中的一组。《针灸甲乙经》记载："腰胁相引痛急，髀筋瘈，胫痛不可屈伸，痹不仁，环跳主之。"殷门作为足太阳经腧穴之一，可治疗腰痛、下肢痿痹等经脉循行所过诸症。环跳与殷门穴下分布坐骨神经干，因而在这一组穴处均可有分经得气的针感，即可以出现沿足少阳阳明经脉或者足太阳少阴经脉循行的感传，也就是分别沿腓总神经和胫神经走行的放射感。针刺环跳与殷门二穴时，一穴出现对症所需针感即可，切勿强求针感，行反复强烈刺激，使患者感到不适。

根性坐骨神经痛常见病因为腰椎间盘突出，从而卡压脊神经根，出现坐骨神经痛。腰椎间盘突出导致周围肌肉组织粘连痉挛，腰背部腧穴局部解剖结构有胸腰筋膜、竖脊肌等，通过刺激腰椎两侧肌肉缓解其痉挛状态，治疗坐骨神经痛。

针灸治疗坐骨神经痛疗效显著。但如为肿瘤、结核等原因引起者，宜先行积极治疗原发病，不可盲目治疗。腰椎间盘突出症引起的坐骨神经痛可行牵引或推拿手法治疗。

膝关节痛

膝关节痛是以膝关节疼痛为主要症状，兼有膝部肿胀、畸形、功能障碍的疾病。本病多因卫气不固致风寒湿邪侵袭机体经络，留于关节，导致气血闭阻不通，不通则痛，或因年老体衰、肝肾亏虚致筋骨失养，或因劳损伤，筋脉痹阻致气血不通，从而引起肢体关节和肌肉酸痛、麻木、重着及屈伸不利等症状。

本病属于中医"痹证"范畴。《素问·痹论》："风寒湿三气杂至，合而为痹也。其风气胜者为行痹，寒气胜者为痛痹，湿气胜者为着痹也。"本病以疼痛为主，《素问·痹论》云："痛者，寒气多也，有寒故痛也。"肢体怕冷，或只有少数患者有短暂性偏热或局部热象。因此，从辨证上讲，其病性总体多偏寒、偏虚。《素问·痹论》云："凡痹之类，逢寒则急，逢热则纵。"这也说明膝关节痛遇寒症状加重，甚者膝关节活动不利。

膝关节痛是一种常见症状，其主要病理变化是关节软骨退行性变和关节韧带附着处骨质增生形成骨赘。通常见于风湿性及类风湿关节炎、膝关节骨性关节炎、化脓性膝关节炎、髌下脂肪垫损伤、滑膜炎等病。

【治疗】

1.毫针刺法

[处方]股前九穴、股后五穴、阳陵泉、内外膝眼、阿是穴。

[随证配穴]膝关节内侧疼痛者加膝关、阴谷；外侧或后侧疼痛者加环跳、膝阳关；膝关节痛连及大腿外侧加风市；膝关节痛连及大腿前侧加冲门；小腿部不适，可加小腿外侧八穴；关节屈伸不利者加委中。

[操作]针刺时局部腧穴以有酸胀感为著，小腿穴位可有麻木放电感。风市可深刺2~2.5寸，并在风市上下2寸各刺1针以加强治疗作用。针刺内、外膝眼要注意针具严格消毒，以免引起关节囊内炎症。

2.灸法

[处方]阳陵泉、内外膝眼。

[操作]温和灸，每穴10分钟，每日1次。

3.火针刺法

[处方]王氏犊鼻、犊鼻、内膝眼、梁丘、血海、阳陵泉、阿是穴。

[操作]患者取仰卧位，屈膝。先在各穴位处予指甲划痕标记，常规消毒，将中粗火针烧红，疾进疾出，每穴散刺3针。出针后用消毒干棉球重压针孔片刻。若膝关节周围有积液，用火针刺后拔罐排液，连拔2次，每次5~10分钟，使积液排出。

发挥：膝关节痛与虚、邪（风寒湿）、瘀密切相关。肝肾亏虚是病变的根本。肝主筋，肾主骨生髓。经筋的基本功能是约束并越过关节，牵引肢体产生运动，所谓"宗筋主束骨而利机关也"。其病损亦主要表现为运动功能障碍。筋，从"竹"，从"力"，从"月"，显然，筋可以理解为有竹节样外形且能产生力量的肌肉组织。肝肾亏虚日久，不仅导致骨髓不充，同时也会导致附着于膝关节的肌肉经筋组织产生病变，进而出现膝关节部疼痛等症。风寒湿邪是致病的外因，瘀血是其病变过程中的病理产物，邪、瘀日久可致虚，虚则邪、瘀难却，而邪、瘀两者相互为患。针灸治疗可以疏通经络，活血止痛，火针刺法则具有温经散寒、通经活络的作用。对膝关节两侧内、外侧副韧带进行点刺、排刺，如可找到明显阳性痛点（阿是穴）则在其周围采用火针围刺。

针刺冲门、环跳两穴可获得类似放电感、电击感的针感向远心端放射，即飞经走气、气至病所之刺法。冲门和环跳两个穴位下分别有股神经和坐骨神经经过，针刺冲门、环跳两穴可视为是对支配大腿部神经进行的治疗，从而减轻膝关节的疼痛感觉，提高神经肌肉的动员能力。

股前九穴主要是对股四头肌（包括股内侧肌、股外侧肌、股直肌和股中间肌）的肌腹进行排刺。股后五穴主要是对腘绳肌（其中半膜肌、半腱肌组成内侧腘绳肌，股二头肌长头组成外侧腘绳肌，该肌群共同的起点位于骨盆的坐骨结节，均跨越膝关节，并可屈曲膝关节）的肌腹进行排刺。股前九穴可以降低股四头肌肌张力，减小其对髌骨及髌韧带的压力。股后五穴常作为辅助穴位间断使用，其作用是调节伸肌肌群、屈肌肌群之间肌力、张力平衡。同时还应针刺膝盖两侧的部位。膝关节两侧分布有胫侧副韧带（起自股骨收肌结节下方，止于胫骨内侧髁内侧）和腓侧副韧带（起自股骨外上髁，止于腓骨头尖部的稍前方），大腿外侧还有髂胫束，属于阔筋膜张肌。阔筋膜张肌位于大腿上部前外侧，起自髂前上棘，肌腹在阔筋膜两层之间，向下移行于髂胫束，止于胫骨外侧髁。韧带与髂胫束有加强和保护膝关节内、外侧部的作用。风市穴恰位于髂胫束上，深刺风市与两侧副韧带上方的阿是穴能起到稳定膝关节的作用。内外膝眼亦是治疗膝关节痛的要穴，尤其擅于治疗半月板损伤造成的膝关节痛。膝关节囊附近穴位针刺操作时一定注意消毒彻底，避免引起膝关节的关节腔滑液感染。

火针对经穴的机械性刺激发挥针刺样治疗作用及温热作用是治疗膝关节病变起效的关键。火针疗法借助火力和温热刺激，以温阳祛寒除湿，疏通经络，行气活血，运行津液，从而达到治疗目的，属温通法范畴。火针对膝关节的其他病变，如膝关节积液、髌下脂肪垫损伤、髌骨软化症、膝关节侧副韧带损伤等，也有较好的疗效。膝关节病变位于经筋而未及脏腑，故临证治疗以火针点刺患处为主。

足跟痛

足跟痛是指单侧或双侧足跟及足底部胀痛及针刺样痛，行走及运动时明显加剧的一种临床常见症状。

此病名首次出现于巢元方《诸病源候论》，并被命名为"脚跟颓"。后世医家朱丹溪在《丹溪心法》中开始将此病称之为"足跟痛"。《诸病源候论》归结此病属于中医"肾痹"范畴，书中有云："脚根颓者脚跟忽痛……世俗呼为脚根颓。"《症因脉治》亦认为足跟痛属中医"骨痹"范畴，云："肾痹之证，即骨痹也。"中医认为此病多因肾气亏虚，筋脉失养，气血运行不畅，复感风寒湿邪，滞留于足跟而为病。

西医学认为，本病由跟骨骨刺、跟下脂肪垫炎、跖腱膜炎、跟下滑囊炎及跟骨高压症等导致软组织慢性劳损、局部无菌性炎症以及比目鱼肌腱弓卡压胫神经等引起。

【治疗】

1.毫针刺法

［处方］足跟痛八穴、太溪、大钟、委中、合阳、阿是穴。

［随证配穴］肝肾虚证加肝俞、肾俞、照海；气滞血瘀证加血海、膈俞、外关；寒凝血瘀证加命门、腰阳关。

［操作］足跟痛八穴中承山穴针刺后行雀啄手法，以出现向足跟部放射感为度；其余穴针刺以捻转手法为主，局部有酸胀感为佳。跟腱附着点进针贵速。

2.灸法

［处方］阿是穴、太溪。

［操作］将艾条点燃，距足跟痛点0.5~1寸用艾条灸，以能耐受为度。或以艾炷行隔姜灸。

发挥： 足跟痛多发于40~60岁中老年人，60岁以上者少见。《类经》云："血气衰少则滞逆亦少，故为不痛。"说明老人气血衰少，故无显著症状。中医认为，足跟痛与肾虚、寒湿、气虚、血瘀有关，本病主要分为气滞血瘀型、寒凝血瘀型、肝肾亏虚型。《诸病源候论》云："夫劳伤之人，肾气虚损，而肾主腰脚……风邪乘虚卒入肾经，故卒然而腰痛也。"可见肾与腰脚关系密切，若劳损过度，则会损耗肾精，而风邪乘虚侵入肾经，故发腰痛和足跟痛。吴谦在《医宗金鉴》云："此症生于足跟……由脚跟着冷或遇风侵袭于血脉，气血瘀滞而生成。"指出足跟痛病因病机在于风寒痹阻血脉。

肾主骨生髓，肾精充足则生化有源，骨得精养则强劲有力，骨失精养则软弱无力而疼痛。肾经原穴太溪，凡肾阴、肾阳不足均可用之。大钟穴，属足少阴肾经络穴。《灵枢·经脉》云："足少阴之别，名曰大钟，当踝后绕跟，别走太阳。"络穴主治其络脉虚实的病证，可温煦濡养脏腑，取大钟以行补益肾精之功，针刺大钟穴亦可舒经活络，补气扶正，滋养筋肉。此外，以肾经络穴大钟穴配合肾经原穴太溪穴，以本经原络配穴法加强滋肾之效。此二穴相配既是治本之法，又兼局部之效。

足跟痛八穴为承山、飞扬、筑宾、跗阳以及在胫骨内侧与飞扬、跗阳相平处各取一穴，在腓骨后侧与筑宾相平处取一穴，跟腱附着点取一穴。该组穴局部分布有跟腱、比目鱼肌、胫骨后肌、姆指长屈肌、趾长屈肌及胫神经。胫神经作为坐骨神经（$L_4 \sim S_3$）的一个分支，其主要支配小腿三头肌、胫骨后肌以及足底肌肉的运动，足底的皮肤主要由跟内侧神经、足底内侧神经和足底外侧神经所支配，而这三根神经都是胫神经在足部的分支。胫神经受卡压的部位：一是穿过腘肌深面易被损伤的腘肌所卡压；二是穿过比目鱼肌时易被卡压；三是在内踝下方的屈肌支持带处被卡压；四是在跟舟韧带即跟骨和足舟骨之间的韧带连接处被卡压。足跟痛八穴配合委中、合阳可以松解紧张的小腿三头肌，从而缓解跟腱区域的紧张，并可减轻因肌紧张卡压胫神经引起的疼痛，配合足跟部阿是穴以及太溪、大钟等直接作用于足底筋膜。

患者在急性期宜制动休息，缓解期减少步行劳作，并在患足鞋中放置海绵垫等予以保护。

类风湿关节炎

类风湿关节炎是一种以周围关节骨质损害为特征的全身性自身免疫性疾病，属中医"痹证"范畴。《素问·痹论》曰："风寒湿三气杂至，合而为痹也。其风气胜者为行痹，寒气胜者为痛痹，湿气胜者为着痹也。"

中医学认为人体在劳倦、涉水或汗出淋雨等情况下，阳气受损，腠理空虚，卫气不固，则风、寒、湿邪乘虚侵袭肌肤，流注经络、关节，气血运行阻滞，患部肿胀疼痛，关节僵硬变形，是本病的发病机制。

西医学认为，类风湿关节炎的病变特点为滑膜炎持久反复发作，可导致内软骨和骨的破坏，关节功能障碍，甚至残疾。除关节损害外，病变累及全身各个器官。类风湿关节炎以慢性、对称性、多滑膜关节炎和关节外病变为主要临床表现，好发于手、腕、足等小关节，反复发作，呈对称分布。早期有红肿热痛和功能障碍，晚期关节可出现不同程度的僵硬畸形，并伴有骨和骨骼肌的萎缩，极易致残。类风湿关节炎的全身性表现除关节病变外，还有发热、疲乏无力、心包炎、皮下结节、胸膜炎、动脉炎、周围神经病变等。

【治疗】

1.毫针刺法

［处方］大椎、阴陵泉、八风、血海、梁丘、委中、足三里、风池。

［随证配穴］手指拘挛不利加合谷透后溪、中渚、八邪；腕关节舒张不利加阳池、阳溪；踝关节疼痛加解溪、丘墟、太溪；肘关节痛甚加曲池、尺泽、手三里；肩关节痛加肩髎、肩贞。

［操作］八风向脚心方向直刺0.5~0.8寸，以足掌侧可感受到针尖而不透皮为度。余穴采用常规刺法即可。

2.火针刺法

［处方］阿是穴。

［操作］先以酒精灯将火针针具烧至白亮，迅速点刺各穴，以疼痛小关节为点刺重点，深度不宜过深，每2~3日行1次。

3.灸法及罐法

［处方］脾俞、肝俞、肾俞、阿是穴。

［操作］每穴施以温和灸法，每穴灸治10分钟。闪火罐法，留罐5~10分钟，以局部皮肤潮红为度。

发挥：中医学认为，类风湿关节炎发病以正气不足为内因，感受风、寒、湿邪气为外因，尤以风、寒、湿三者杂至而致病者为多。类风湿关节炎中医证候特点早期以邪实为主，病位在肌表经络；病久则以虚实夹杂多见，并可累及脏腑，出现肝肾、气血、阴阳损伤。且不论邪实或正虚，日久均可导致湿聚成痰、血滞为瘀、痰瘀互结的病理变化。在治疗过程中，祛寒、利湿、补气必不可少，应根据病程进展，结合辨证选取不同的针刺处方，对证治疗。

大椎是督脉腧穴，为诸阳经交会穴。大椎穴穴性纯阳主表，能助阳散寒。阴陵泉为足太阴脾经之合穴，五行属水，健脾化湿，淡渗利湿，主治一切水湿病证，为治湿之要穴。临床上常与治疗水病之要穴水分配伍，分利水湿，利水消肿。阴陵泉、血海、梁丘、足三里为脾胃经腧穴。脾胃为后天之本，胃经为多气多血之经脉，脾胃是人体气血生化之源，针刺此组腧穴能补气、行气、补血、行血，从而达到调理人体一身气血之目的，以治正气不足之内因。血海、梁丘、委中、足三里为膝关节周围腧穴，取"腧穴所在，主治所在"之义。风池，此穴在颈后大筋外侧似池的凹陷中，既是感受风邪的地方，也是祛风要穴。

八风为治疗足部病症的常用经外奇穴，具有祛风通络、清热解毒的功效，临床上常用其治疗风湿、类风湿关节炎，配合其他通经活络、祛风除湿的穴位。

臀上皮神经损伤

臀上皮神经是指L₁~L₃腰神经后外侧支穿出腰背筋膜浅层，越髂嵴后达臀上区皮肤的这一段。当腰臀部受伤导致臀上皮神经受牵拉或者嵌压，皆可引起腰、臀、腿疼痛等一系列症状。

臀上皮神经损伤是引起腰腿痛症状的临床常见疾病之一，此类患者腰臀部多有闪扭史或者受寒凉史。临床表现主要是患侧腰臀部出现弥散性疼痛，多集中在髂骨嵴中点周围，可呈刺痛、酸痛、撕裂痛，大腿后部至腘窝部可有牵扯痛。弯腰受限，坐位改立位时腰部无力，须攀扶方可起坐。查体可在患侧髂嵴中点下3~4cm皮下触及条索状筋结，触压时患者可有痛、麻、胀等感觉，有时可向下放射，但多不过膝。臀上部肌肉紧张，臀上皮神经分布区触痛明显。直腿抬高试验检查时，有时对侧下肢直腿抬高试验受限，但无神经根刺激征。腰椎及髋关节X线检查多无明显异常。

本病属中医"痹证"范畴，其病机为气血瘀滞，不通则痛，治疗时主要活血化瘀，通络止痛。

【治疗】

1. 毫针刺法

[处方] 阿是穴、腰部膀胱经第一及第二侧线、秩边、委中。

[随证配穴] 腰痛加腰痛点，坐骨神经痛加环跳。

[操作] 阿是穴在压痛点或条索状筋结处选取3~5个点，毫针排刺；同时在第3腰椎棘突与股骨大转子连线中点进针，此处以刺中臀上皮神经出现沿神经放射针感为佳；随证配穴腰痛点使用运动针法，环跳穴以出现针感沿神经走向放射为佳。

2. 火针刺法

[处方] 阿是穴。

[操作] 用烧红的火针在压痛点或者条索状筋结处迅速点刺并出针，深约1cm。弥散性痛点以及条索状筋结处可选取多个点进行点刺。

3. 刺络拔罐法

[处方] 阿是穴。

[操作] 在压痛点或者条索状筋结处进行刺络拔罐。留罐5~10分钟，以局部皮肤潮红为度。

4. 推拿法

[处方] 腰臀部和大腿后外侧。

[操作] 患者取俯卧位，医者先用㨰法在腰臀部和大腿后外侧放松紧张的腰臀部肌肉约5分钟，然后在臀上皮神经投影区找到条索状筋结，双手拇指重叠做与纤维鞘垂直方向的弹拨，用揉法以及擦法放松腰臀部和大腿后外侧肌肉，最后用理筋整复法顺神经走

向理顺弹拨过的神经组织，以手指感到平复为度。

发挥： 由于腰臀部受伤或者受风着凉导致筋膜肿胀和纤维增生、挛缩，使臀上皮神经受卡压而继发无菌性炎症，引起腰、臀、腿疼痛等一系列症状。脉络受阻，气血瘀滞，不通则痛，日久气滞血瘀筋结则发展为条索状物。臀上皮神经由L_1~L_3腰神经后外侧支发出，病位在膀胱经。阿是穴以压痛点和条索状筋结为针刺重点，在阿是穴进行毫针排刺，加大刺激量，起疏通经络、激发经气的作用。腰部膀胱经第一及第二侧线、秩边以及委中穴能够疏通膀胱经，同时可以放松腰部肌肉，缓解肌肉紧张对神经的压力，改善神经卡压症状。

阿是穴处采用火针法和刺络拔罐法能够消瘀散结，活血化瘀。由于腰臀部受寒凉可引起本病，寒性收引，导致脉络拘紧，筋肉挛急。火针的温热特性能借火助阳，温经通络。刺络拔罐能够活血化瘀，通经活络，促进气血运行，加快病理产物的代谢，促进局部炎症吸收。

臀上皮神经损伤出现局部组织粘连或挛缩，压迫周围血管、神经，导致一系列疼痛症状。运用推拿手法，能够放松局部挛缩的竖脊肌、臀肌和大腿后外侧部肌肉，使挛缩组织得到松解和复位，保持腰臀部肌肉的平衡，还可以疏通经络，活血止痛，改善局部血运，恢复臀上皮神经支配的臀筋膜和皮肤组织功能活动。手法应用要均匀柔和，刚柔相济，用力恰当，循序渐进，弹拨应由浅到深、由轻到重，切忌手法过重，以免加重局部组织的损伤。

股外侧皮神经炎

股外侧皮神经炎为一种由多种原因引起股外侧皮神经损害而产生的大腿前外侧皮肤感觉异常与疼痛的综合征。临床可见麻木、蚁行感、刺痛、烧灼感、发凉及沉重感等，与股外侧皮神经的分布大致相同。严重者可出现程度不等的浅感觉减退或缺失，如触觉、痛温觉减退而压觉存在。站立或步行过久时可加重，但不伴有肌肉萎缩或活动受限。

股外侧皮神经炎属中医学"皮痹""肌痹""着痹"等范畴。《素问·痹论》说："风、寒、湿三气杂至，合而为痹。"本病病机多为正气内虚，风寒湿邪乘虚外袭，或劳损外伤等外邪客于经络、皮部，卫阳被遏，筋脉闭阻，气血运行不畅，经脉肌肤失养而发病，致患处皮肤疼痛、麻木等。

【治疗】

1.毫针刺法

[处方]股外穴（以冲门与髂前上棘连线作为底边，做一个高为1cm的等腰三角形，三角形的顶点即为股外穴）、冲门、风市、髀关、梁丘、足三里、阳陵泉、皮肤感觉异常处。

[操作]股外穴：嘱患者取仰卧位，直刺，进针深度为1.5~2寸，行雀啄手法直至产生"窜动"针感，沿股外侧皮神经走行到达膝关节。冲门、风市、髀关、梁丘、足三里、阳陵泉均直刺2寸左右留针。

　　皮肤感觉异常处：毛刺法，循股外侧皮神经走行，在大腿股外侧感觉异常部位多针浅刺，上下左右间隔各1寸。针刺深度为浅刺2~3分，以针尖刚刺入表皮、针体悬垂于体表而不脱落为度。毛刺有位无穴，以面带点，定位方法为三角定位法，即先刺两点，第三点与前两点呈正三角形。半刺法，取半寸毫针，采用飞针法将针迅速刺入皮肤感觉异常处，针身约进入1/5，然后快速拔针。

2.刺络拔罐法

　　[处方]大腿前侧皮肤感觉异常处。

　　[操作]局部皮肤常规消毒后，用梅花针在皮肤感觉异常处由上而下、由外而内均匀叩刺，全部叩遍，待皮肤上出现小血珠后，迅速加拔火罐，留罐5~10分钟。不能承受刺络放血者，可行普通留罐法，留罐5~10分钟，以局部皮肤潮红为度。

　　发挥：股外侧皮神经炎在传统中医学中没有相应的名称，可归属中医学"肌痹""皮痹""着痹"范畴。《素问·痹论》指出："夫痹之为病，不痛何也……在于肉则不仁，在于皮则寒。"《素问·长刺节论》谓："病在肌肤，肌肤尽痛，名曰肌痹，伤于寒湿。"《张氏医通》曰："皮痹者，即寒痹也。邪在皮毛，瘾疹风疮，搔之不痛，初起皮中如虫行状。"《医林绳墨·痹》："不痛不痒而麻木者。此属气虚、痰湿、死血之为病也。"《景岳全书》："湿气胜者为着痹，以血气受湿则濡滞，濡滞则肢体沉重而疼痛顽木，留着不移，是为着痹。"总体来讲，本病病机归为三类：正气内虚、风寒湿阻、瘀血阻络。

　　股外穴为作者治疗股外侧皮神经炎总结出来的经验穴。股外侧皮神经发自腰丛，自腰大肌外缘伸出后，从腹股沟韧带下3~5cm处穿出深筋膜，进入皮下组织，传导股外侧皮肤直至膝关节皮肤的感觉，故该穴在腹股沟韧带下3~5cm处。《灵枢·九针十二原》曰："刺之要，气至而有效。"《针灸大成》："有病远道者，必先使气直到病所。"针刺该穴多需有沿大腿外侧向下放射感传。风市穴在《针灸大成》中记载："主中风腿膝无力，脚气，浑身瘙痒，麻痹，厉风疮。"《医宗金鉴》云："主治腿中风湿，疼痛无力，脚气，浑身瘙痒，麻痹等证。"作者体会，带"风"字的腧穴都有散风的作用，因而风市在此可祛风散寒止痛。阳陵泉具有疏肝理气、清利肝胆湿热的功能，《针灸甲乙经》早有"髀痹引膝股外廉痛、不仁、筋急，阳陵泉主之"的记载。梁丘为胃经郄穴，足三里为胃经下合穴，二穴配伍，调理脾胃，补气行气活血。

　　毛刺法，十二刺法之一。《灵枢·官针》曰："毛刺者，刺浮痹皮肤也"，又可称为"皮部刺法"。由于皮部循行于体表，呈带状分布，故皮部刺法的特点是多针浅刺，似毫毛一样轻、浅、多、密。毛刺法治疗邪客皮毛之肌肤痒痛、麻木不仁诸症。梅花针、七星针、滚筒针就是后世根据毛刺法改进仿制而成。半刺法，五刺之一。"半刺者，当浅内而疾发针，无针伤肉，如拔毛状，以取皮气，此肺之应也。"这种刺法是浅刺皮肤，因其刺入极浅，主要作用是宣泄浅表部的邪气。临床上半刺法多用于治疗邪在皮部疾患。治疗本病过程中我们辨证施治，根据患者病情与耐受程度于皮肤感觉异常处酌情选择以上两种针刺方法。

股神经痛

股神经痛是以大腿前侧疼痛为主要临床表现的病症，兼有腰痛，大腿前侧麻木、重着无力甚或肌肉萎缩，小腿内侧感觉异常等症状，可出现膝反射消失或减弱、股神经牵拉试验阳性、大腿肌力减低、抬腿困难、行走步伐细小等体征。

股神经受到刺激即可产生股神经痛，如高位腰椎间盘突出、大腿牵拉伤、慢性劳损、静脉曲张、刺割伤、骨盆或股骨骨折、炎症、股动脉肿瘤等均可导致股神经痛。

此病属于中医"痹证""经筋病"范畴，病位在腿部经筋，与肝脾两经密切相关。

【治疗】

1.毫针刺法

［处方］冲门、气海俞、股前九穴。

［随证配穴］腰痛加委中、肾俞、大肠俞、关元俞、阿是穴；坐骨神经痛加环跳、秩边；小腿内侧疼痛加阴陵泉、地机。

［操作］先取站立位或俯卧位，直刺气海俞，深至腰椎横突，以刺中股神经，针感放射至大腿前侧为度，不留针；再取仰卧位，冲门直刺1~2寸，施以提插泻法，使针感传至膝盖或小腿内侧，股前九穴沿肌肉走行方向，针体与皮肤约呈45°，向远心端斜刺1.5~3寸，留针30分钟，配穴均常规针刺，得气即可。

2.罐法

［处方］股前九穴、足三里、膀胱经第一侧线、督脉。

［操作］先取俯卧位，在双侧膀胱经、督脉行闪火法走罐，以局部皮肤潮红为度，后在背部留罐5~10分钟；再取仰卧位，在大腿前侧沿股四头肌纵向走罐，后在股前九穴、足三里留罐5~10分钟。

发挥：股神经痛归属于中医"经筋病""痹证"范畴，主因机体感受风寒湿邪或跌仆损伤，导致经脉闭阻，气血瘀滞，进而筋失所养，肉失所荣发为此病。《素问·痿论》记载："肝主身之筋膜，脾主身之肌肉。"肝脾两经对治疗此类疾病有着重要意义。

冲门穴为足厥阴肝经与足太阴脾经之交会穴，可以健脾调肝，兼顾两经，可治疗肌肉筋膜系疾病。张景岳在《类经》中注解"脾有邪，其气留于两髀"时说："脾与胃合，其脉皆自胫股上出冲门、气冲之间，故邪气留于髀胯间者，知为脾经之病。"可以看出古人已认识到脾经之冲门穴与髀部疾患密切相关。从穴名上讲，"冲"，冲要，重要位置之义，"门"，出入之门户也，冲门为脾经及肝经与外界沟通联系的重要门户，故针刺此穴配合相应手法可以泻出髀部邪气，是治疗本病的特效穴。而取股前九穴主要是根据病位局部取穴的思想，此九针根据西医解剖学及生物力学创立而成，九个取穴部位具有丰富的肌梭和高尔基腱等感受器，对缓解大腿疼痛等运动系统疾病具有显著疗效，是古代"以痛为腧""阿是穴"的深入继承和发展。

腰椎间盘突出影响脊神经的不同节段，导致出现不同的临床症状，不能将治疗思维仅仅局限在坐骨神经上，须分析症状，并结合西医人体解剖学理论，辨证分经治疗。股神经来自腰丛，沿髂肌表面下行，穿腹股沟韧带，并于其下3~4cm股动脉外侧分成前、后两股，支配缝匠肌、股四头肌，皮支至股前部，隐神经支配小腿内侧皮肤。当高位腰间盘突出导致出现股神经痛症状时，针刺应首选冲门穴、股前九穴，配合其应有的操作手法以祛邪通络、行气活血，改善大腿前侧组织营养，协调大腿整体肌群的力量平衡，加上背部腧穴，进而全方位对腰间盘突出导致的股神经痛进行治疗。

闭孔神经病

闭孔神经病主要是指由于闭孔神经及其分支病变导致的一系列临床症状，如其所支配的皮肤感觉障碍、肌肉功能异常等。本病主要表现为内收肌瘫痪，大腿不能内收，外旋无力，卧位时患肢内收困难，坐位时患肢不能置于健侧腿上。虽能行走，但患侧下肢外斜。可能有大腿内侧面中部局部皮肤感觉障碍。

闭孔神经起自腰丛，由第2、3、4腰神经前支的前股组成，伴闭孔血管，出闭膜管后分为前、后两支。前支行于短收肌浅面，分支至长收肌、股薄肌及髋、膝关节。后支行于短收肌深面，分支支配闭孔外肌和大收肌。其皮支由前支发出，分布于股前区内上部的皮肤。

本病属中医"痹证"范畴，其病机为气血瘀滞，不通则痛，治疗时主要活血化瘀，通络止痛。

【治疗】

1.毫针刺法

[处方]急脉、阴廉、足五里、阿是穴、背俞穴透夹脊、股前九穴、股后五穴。

[随证配穴]膝关节内侧疼痛者加膝关、阴谷；膝关节痛连及大腿前侧加冲门；小腿部不适，可加小腿外侧八穴；关节屈伸不利者加委中。

[操作]急脉、阴廉、足五里等穴针刺时以出现麻木放电感为佳；背俞穴透夹脊主要选取腰段腧穴，膀胱经第一侧线以45°角斜刺，针尖抵至椎体，以得气为度。

2.罐法

[处方]腰部膀胱经第一、二侧线，大腿前内侧。

[操作]先取俯卧位，在腰部双侧膀胱经第一、二侧线闪罐，以皮肤潮红为度，然后留罐5~10分钟；再取仰卧位，在大腿前内侧纵向走罐，然后留罐5~10分钟。

发挥：闭孔神经病主要是闭孔神经受到压迫或者损伤引起的一系列症状。针灸治疗可以疏通经络，如找到明显阳性痛点（阿是穴），可行围刺。

针刺急脉、阴廉、足五里3穴以获得类似放电样、电击样针感向远心端放射为宜。急脉深层为闭孔神经的分支，阴廉、足五里穴位下分别有内收肌和闭孔神经的浅支和深支经过。针刺此3穴可视为是对支配大腿内收肌群的闭孔神经进行的治疗，从而减轻大腿内侧面的感觉障碍，提高内收肌的动员能力。

由于闭孔神经起自腰丛，故选取腰段背俞穴及夹脊穴，调节腰部肌群张力的平衡，放松腰部肌群对闭孔神经的压力，从而缓解大腿处闭孔神经的压力。股前九穴在大腿前部，针刺股前九穴、股后五穴能够调节大腿伸肌肌群、屈肌肌群之间肌力、张力平衡，调节由于大腿内收肌群紧张导致的大腿肌肉之间的失衡，常作为辅助穴位间断使用。

第三节　内科病症

头痛

头痛，又称头风，是指患者自觉头部疼痛为主要表现的一种病症。一般指头颅上半部，即眉毛以上至枕下部为止这一范围内的疼痛。病因不同，疼痛部位各异，可位于前额、颠顶、偏头部、后头部及全头部等。本病既是许多急慢性疾病共有的症状，亦可单独出现。

本病历代阐述不同。《素问·风论》有"脑风""首风"之称，把头痛之因责于外来之邪，因风寒之气侵犯头脑而致头痛。《素问·五脏生成》还提出："是以头痛颠疾，下虚上实。"《伤寒论》明确提出头痛分为太阳头痛、阳明头痛、少阳头痛、厥阴头痛。《东垣十书》则将头痛分为内伤头痛和外感头痛，根据症状和病因的不同而有伤寒头痛、湿热头痛、偏头痛、真头痛、气虚头痛、血虚头痛、气血俱虚头痛、厥逆头痛等，还在《内经》和《伤寒论》的基础上加以发挥，补充了太阴头痛和少阴头痛，成为头痛分经用药的开始。《普济方》曰："若人气血俱虚，风邪伤于阳经，入于脑中，则令人头痛也。又有手三阳之脉，受风寒伏留而不去者名厥头痛。"

本病常见于西医学偏头痛、神经性头痛、紧张性头痛、丛集性头痛、颈性头痛以及感染性头痛、高血压、脑膜炎、脑动脉硬化、贫血、头颅外伤等疾病。其发生多因致痛因子作用于头颅疼痛敏感组织内伤害感受器，经痛觉传导通路至中枢神经系统分析、整合而产生痛觉。

【治疗】

1.毫针刺法

［处方］外四神聪透百会、胆经四透、脑空、风池、天柱、天牖。

［随证配穴］该病配穴以部位配穴和随经配穴为主。前额头痛加上星透百会、头维、阳白、内庭；偏侧头痛加瞳子髎透丝竹空、太阳、外关、足临泣；颠顶头痛加至阴；后头痛加玉枕透风池、脑户、后溪、申脉；脑内痛加涌泉、太溪。

［操作］透穴使用双得气法，其中风池穴、天柱穴须使针感传导至同侧颞部，止痛之效方显，余穴以患者产生酸、麻、胀、痛等针感且患者耐受为度。

2.罐法

［处方］双侧膀胱经第一侧线、督脉、大椎、风门、膈俞、肺俞。

［操作］沿双侧膀胱经第一侧线、督脉行闪火法走罐，以皮肤发红为度。外感风热取大椎、肺俞刺络拔罐；气滞或肝阳上亢取大椎、肝俞、胆俞刺络拔罐；瘀血取心俞、膈

俞刺络拔罐。

3.火针刺法

[处方]风池穴周围及痛点。

[操作]痛点进行点刺，进针不宜过深。

发挥： 百会，《铜人腧穴针灸图经》言其为"手足三阳、督脉之会"，故有百会、岭上、颠上、三阳五会之名，具有荣督益髓、平肝息风、清热开窍之功，《灵枢》言百会为"头气有街"。《针灸大成》曰："百会、后顶、合谷，治头风顶痛。"《针灸甲乙经》曰："顶上痛，风头重，目如脱，不可左右顾，百会主之。"故针刺百会可疏散阳气，调理气机，气血通畅，经络得以通达而头痛自止。

百会、外四神聪局部有额神经分支、枕大神经分支、颞浅动静脉及枕动静脉分支等，对应大脑皮层的顶叶、躯体感觉中枢、躯体运动中枢，外四神聪透百会可局部刺激头皮，改善相应脑部循环。

胆经四透，即颔厌透刺向悬颅、悬厘、曲鬓，曲鬓透刺向率谷，率谷透刺向天冲，天冲透刺向浮白、头窍阴，本组透穴连点成线，集中于头的侧部，透刺时毫针所在部位为浅筋膜。颔厌、悬颅、曲鬓穴所在部位有颞浅动、静脉额支和三叉神经第3支下颌神经的分支耳颞神经；率谷穴分布有颞动、静脉顶支和耳颞神经；天冲、浮白穴分布有耳后动、静脉和耳大神经支；头窍阴穴分布有耳后动、静脉和枕大神经、枕小神经合支。该处分布的众多神经、血管是透刺治疗头痛的解剖基础。

脑空穴，位于枕肌中，分布有枕、动静脉分支及枕大神经分支。《针灸甲乙经》云："脑风目瞑，头痛，风眩目痛，脑空主之。"《针灸聚英》云："曹操患头风，发即心乱目眩，华佗针脑空立愈。"脑空具有调达少阳、清利头目之功。

风池穴，风为风邪，池为凹陷，穴处凹陷似池，为风邪易侵之地，又为散风之所，故名风池。风池穴为清利头面五官病症的首选穴，其中治疗头晕、目眩、偏正头痛效果更为显著。在风池穴的浅层有枕动脉，深层有椎动脉，二者在肌层与硬脑膜处吻合。研究表明，风池穴经针刺刺激后，可通过心血管系统肾上腺素与胆碱能神经纤维的联合作用来调控脑血管收缩与舒张，从而使椎-基底动脉的血流速度加快而缓解头痛。

天柱穴，从西医学解剖来看，该穴浅层有第3颈神经后支和枕动、静脉末梢分布，深层有枕大神经与枕动、静脉主干，在肌肉深层，寰椎侧块与第2颈椎横突之间有椎动脉经过，所以针刺不宜过深。针刺天柱穴可促进局部气血运行，改善椎动脉血流状况，缓解后循环缺血的症状，即疏通经络，活血止痛，为该穴治疗头痛的解剖基础。

天牖穴，《备急千金要方》云天牖："主风眩头痛""目不明，耳不聪。"《说文解字》中"牖"解释为"穿壁以木为交窗也"，即现在所说的窗。《针灸穴名释义》中也提到："穴能开通耳目壅塞之气，如人身上部之窗牖也"，将天牖理解为三焦经气血上行天部的窗户。《灵枢·根结》曰："少阳根于关冲，溜于阳池，注于支沟，入于天牖、外关也。""入"在此为进入之意，则天牖是少阳经气进入脑内之处。故由上述可知天牖穴可通调三焦经气，清利头目。天牖穴分布在胸锁乳突肌后缘，胸锁乳突区布有颈动脉、颈交感神经等。针刺天牖穴能够调节颈交感神经的功能，恢复血管的正常收缩，改善局部微循环。

前额头痛者病在阳明，故加上星透百会、头维、阳白局部刺激以通络止痛，加胃经荥穴内庭泻阳明胃热而止痛。偏侧头痛病在少阳，加瞳子髎透丝竹空、太阳局部治疗，可疏肝利胆，通经和络，加外关、足临泣可祛风和络止痛。因膀胱经交会于百会穴，膀胱经从络却穴入络脑，上病下取，故至阴穴是治疗头顶痛的常用穴，也是针灸治疗头痛与中药治疗头痛不同之处。后头痛病属太阳，取玉枕透风池、脑户可改善后脑部循环；督脉经后头部，后溪配申脉为八脉交会穴配穴，通督脉和阳跷脉，此组穴为治疗督脉及相关疾病的常用穴。

眩晕

眩晕是以自觉头晕眼花、视物旋转动摇为主要临床表现的一类病症。眩即眼花，晕是头晕，两者常同时并见，故统称为眩晕。病位主要在脑髓清窍。轻者发作短暂，平卧闭目片刻即安；重者如乘坐舟车，旋转起伏不定，以致难于站立，恶心呕吐；或时轻时重，兼见他症而迁延不愈，反复发作。

本病发生原因历代论述颇多。"诸风掉眩，皆属于肝"（《素问·至真要大论》），"上气不足"（《灵枢·口问》），"髓海不足"（《灵枢·海论》）以及"风火皆属阳，多为兼化，阳主乎动，两动相搏，则为之旋转"（《素问玄机原病式·五运主病》）。《丹溪心法·头眩》则偏重于痰，有"无痰不作眩"的主张，提出"治痰为先"的方法。《景岳全书·眩运》指出："眩运一证，虚者居其八九，而兼火、兼痰者不过十中一二耳。"强调了"无虚不能作眩"，在治疗上认为"当以治虚"为主。

西医学眩晕主要分为中枢性眩晕、周围性眩晕及精神心理性眩晕。眩晕是一种运动性或位置性错觉，视觉系统、本体觉系统和前庭系统三大系统共同维持机体空间定向和平衡功能，三者中任一系统发生病变或皮质感觉区发生病变时，即可发生眩晕，其中以前庭系统病变所致者最为常见。

【治疗】

1.毫针刺法

［处方］胆经四透、外四神聪透百会、玉枕透风池、风池、神庭、头维、合谷、太冲。

［随证配穴］耳鸣、耳聋、听力减退加耳门透听会、翳风；心悸、胸闷加内关、神门；眼花、视物不清加睛明、光明；恶心、呕吐加中脘、内关；焦虑、抑郁加丘墟透照海；头重如裹，胸闷恶心加丰隆、足三里；晕厥加人中、内关。

［操作］透穴使用双得气法，余穴以患者产生酸、麻、胀、痛等针感且患者耐受为度。

2.罐法

［处方］膀胱经第一侧线、督脉、大椎、肝俞、胆俞、膈俞、心俞。

［操作］先在双侧膀胱经第一侧线、督脉行闪火走罐，以局部皮肤发红为度。肝阳上亢者重点走肝胆区，气血亏虚重点走脾胃区，肾精不足宜重走肾区。实者取大椎、肝俞、胆俞刺络拔罐；瘀血者取膈俞、心俞刺络拔罐。

发挥：本病治疗以养脑安神、活血通络为法。其中胆经四透是治疗本病的关键，胆经四透属胆络肝，位于偏头部，起局部治疗作用，且透穴连点成线，扩大了单穴治疗范围，具有穴、经协调的作用；另外透刺该组穴可使局部产生肿胀酸麻的感觉，使针感直达病所，达到活血通络、息风定眩之效。作者认为本组穴对应大脑皮层在颞叶与额叶、中央沟、枕叶的联合区，上述结构为胆经四透治疗本病提供了解剖学基础。

《针灸大成》云："百会主头痛目眩……百病皆治。"外四神聪透百会对应大脑皮层顶叶的躯体感觉中枢和躯体运动中枢，采用透刺针法可激发头部五脏神气而协调脏腑功能，使脏腑化生功能恢复，从而使气血充足，脑髓得以濡养而发挥其主宰功效，晕停眩止。玉枕穴位于后枕部，玉枕透风池穴对应大脑皮层的枕叶区域，同时亦是锥体交叉在体表的投影区，研究表明针刺该穴可以改善后循环缺血性眩晕症状。《通玄指要赋》曰："头晕目眩，要觅于风池。"风池穴善治一切内风、外风，为疏风散邪、清利头目的常用穴。从西医学解剖来看，风池穴位于斜方肌与胸锁乳突肌上端汇合处所形成的凹陷中，也正是寰椎与枢椎之处，此处相当于枕下三角区的位置，该区由浅层至深层依次为上斜方肌、头颈夹肌、肩胛提肌、头颈半棘肌和头颈最长肌，同时该区的神经血管比较丰富，主要有椎动脉、枕动脉、枕大神经、枕小神经、枕下神经和耳大神经。当颈枕部的肌群发生劳损时，将直接或间接地引起椎-基底动脉供血不足，从而出现眩晕、头晕等症状。针刺风池穴可以缓解局部肌肉的痉挛状态，改善椎-基底动脉的供血状况，从而缓解眩晕、头晕等症状，改善后循环缺血的状态。

神庭为督脉、足太阳、阳明之会，该穴名意指督脉的上行之气在此聚集，位于脑海前庭，为神志所在，有宁神开窍、止晕定眩之功。神庭为督脉穴位，与脑密切相关，现代研究表明，神庭穴能够改善额叶功能，抑制皮层自发放电，促进紊乱的脑功能趋于平衡协调，起到安神定志的作用。头维布有耳神经的分支及面神经额颞支，针刺头维对耳源性眩晕具有良好疗效。

合谷为手阳明大肠经原穴，阳明经多气多血，所以合谷是气血聚集的要穴，为气血运行重要枢纽，合谷属阳主表，取清走散，具有升清降浊、疏风散表、宣通气血的作用。太冲系足厥阴肝经之输、原穴，能疏肝理气，清肝泻火，镇肝息风，平肝潜阳，为理气之要穴。另足厥阴肝经的经脉循行"与督脉会于颠"，说明太冲穴在理论上也与脑有着密切联系，根据"经脉所过，主治所及"以及"上病下取"的理论，为针刺太冲治疗眩晕提供了依据。

癫狂

癫狂是以精神失常为主要表现的病症，为癫证、狂证的总称。沉默呆滞、表情淡漠、静而少动、语无伦次者为癫证，属阴证；狂躁不安、哭笑无常、动而多怒，甚则打人毁物者为狂证，属阳证。二者在病因和病机方面有相似之处，可以互相转化，故常癫狂并称。

《灵枢·癫狂》设专篇论述癫狂病，如"得之忧饥""大怒""有所大喜"等，明确了癫狂为情志因素致病。《素问·脉解》记载："阳尽在上，而阴气从下，下虚上实，故狂颠疾也"，指出阴阳失调为癫狂的基本病机。《难经·二十难》又提出了"重阴者癫""重阳者狂"，使癫证与狂证相鉴别。

本病常见于西医学的精神分裂症、躁狂抑郁症，常涉及感知觉、思维、情感和行为等多方面的障碍以及精神活动的协调。

【治疗】

1.毫针刺法

［处方］胆经四透、玉枕透风池、内关、太冲、合谷、丰隆、水沟。

［随证配穴］痰盛者加中脘、足三里、阴陵泉；气郁甚者加支沟、阳陵泉；痰火扰神加神门、阴郄；火盛伤阴加三阴交、太溪。

［操作］胆经四透、开四关使用双得气法；太冲、风池等穴针刺后可采用互动针法，即一边行针一边嘱患者深呼吸，每次必将气吐净再深吸气，气出则郁解；余穴针刺以局部酸胀感为佳。留针20~30分钟，隔日1次。

2.头皮针刺法

［处方］百会、上星、神庭、本神、脑空、后顶。

［操作］强刺激，留针30~60分钟，隔日1次。

3.耳针法

［处方］神门、心、肝、皮质下。

［操作］用揿针或王不留行籽按压耳穴，3日1次。

发挥：本证属于先天禀赋不足，继受七情内伤，而后形成气滞、气乱、痰瘀或火盛等病理基础，痰气火相交结，或上扰神明，或蒙蔽心窍而发病。心主神明，统领魂魄意志，脑为元神之府，神机之源，其病位在心和脑，与肝、胆、脾、肾关系密切，总的治法为调理气机，养心宁神和化痰开窍。

作者认为神志类疾病诱因主在情志内伤，而情志内伤致病特点为体内气机运行失常，《素问·举痛论》曰："怒则气上，喜则气缓，悲则气消，恐则气下，惊则气乱，思则气结。"五志学说认为："过喜伤心，过怒伤肝，过思伤脾，过悲伤肺，过恐伤肾。"然此类疾病乃神志病变，病位在心与脑，七情过伤五脏所现诸症，为气机运行失常，神不能协调诸脏，枢机不利所致。开阖枢理论对此类疾病治疗具有指导意义，其最早见于《素问·阴阳离合论》："是故三阳之离合也，太阳为开，阳明为阖，少阳为枢；是故三阴之离合也，太阴为开，厥阴为阖，少阴为枢。"以此我们提出"胆为神之枢"理论，创立胆经四透针法进行治疗。足少阳胆经属半表半里，"上抵头角，下耳后"，而通神之府，其别"贯心"，又连神之主，《素问》有云："胆者，中正之官，决断出焉""凡十一脏取决于胆。"足少阳胆经具有协调五脏六腑、主决断的功能，为神与诸脏相互联系之枢纽。

胆经四透穴是指颔厌透悬颅、悬厘，曲鬓透率谷，率谷透天冲，天冲透浮白、头窍阴。胆经四透穴可以调畅气机，协调诸脏神应，恢复胆主决断之功能，起到神明复焉、清利头目之效。

玉枕、风池均为头部穴位，"脑为元神之府"，玉枕透风池是治疗神志病的常用配穴，有行气开窍的作用。内关属心包经，八脉交会穴之一，通阴维脉，心主神明，心藏神，治疗神志病时，选用心经、心包经穴可以宣通气机，醒神开窍，调心气而复神明。

合谷对邪热内扰神明或气机逆乱所导致的神志病有开窍醒神止搐的作用。太冲，肝经原穴，具有疏肝解郁、清肝降逆、滋阴养血之功。合谷与太冲相配治疗癫狂等闭证，具有镇惊、开闭的作用。除太冲外，可加取手少阳三焦经支沟、足少阳胆经阳陵泉增强调畅气机的作用。

痰乃浊邪，易蒙清窍，为本病的重要致病因素。丰隆为胃经腧穴，本经络穴，别走太阴，交通脾胃两经气血，是化痰除湿的要穴，与中脘配伍使用，可以化痰湿，清神志；中脘，六腑之会，胃募穴，通过调节脾胃升降功能来疏调中焦气机，中焦脾胃气机舒畅，则生痰无源，《行针指要赋》曰："或针痰，先刺中脘。"脾虚水湿不化，聚而成痰，痰湿阻遏则发为癫狂。此外，三阴交为足三阴经交会穴，调三阴之开阖，三阴交与心经神门相配，补益心脾，除脾湿，开心窍。

古代有医家认为精神类疾患多由鬼邪作祟所致，把针灸治疗这些疾病的穴位称为"鬼穴"。孙思邈指出："百邪癫狂所为病，针有十三穴须认"，即鬼门十三针，该针法对治疗癫狂、癔病、痫病、郁证等均有不错疗效，作者临床体会诸多鬼穴中，鬼宫（水沟）尤为重要。

痫病

痫病，俗称"羊角风"，是以突然昏仆、强直抽搐、醒后如常人为特征的发作性疾病，可出现牙关紧闭，口吐涎沫，两目上视，口中怪叫，四肢抽搐，甚至大、小便失禁等症状，具有发作性、短暂性、反复性的特点。

《证治准绳·杂病·神志门·癫狂痫总论》曰："痫病发则昏不知人，眩仆倒地，不省高下，甚至瘛疭抽掣，目上视，或口眼歪斜，或口作六畜之声。"《脉经》指出："尺寸俱浮，直上直下，此为督脉。腰背强痛，不得俯仰，大人癫病，小人风痫疾。"

本病相当于西医学中的癫痫，是大脑神经元突发性异常放电，导致短暂性大脑功能障碍的一种慢性疾病。

【治疗】

1.毫针刺法

［处方］百会、水沟、鸠尾、内关、风池、翳风、丰隆、悬钟、三阴交、合谷透后溪、太冲透涌泉。

［随证配穴］昼发加申脉；夜发加照海；缓解期加心俞、肝俞、脾俞、肾俞。

［操作］鸠尾进针1.5~2寸，行提插泻法。水沟行雀啄法，以眼球湿润为度。翳风取

单侧，左右交替使用。

2.头针刺法

［处方］运动区、感觉区、足运感区。

［操作］强刺激，留针30~60分钟，隔日1次。

3.罐法

［处方］心俞、肝俞、身柱、筋缩、膻中、至阳。

［操作］先施以闪火法走罐，微红为度，然后在心俞、肝俞、至阳刺络放血。

4.耳针刺法

［处方］脑、心、神门、皮质下、脑干、肝、肾。

［操作］每次2~4穴，皮内针埋藏2~5天。

发挥： 痫病发生常与七情失调、先天因素、脑部外伤、饮食不节、劳累过度等因素有关，基本病机为风、痰、火、瘀等因素使气血逆乱，蒙蔽清窍而致神机受累，元神失控，病位主要在脑，涉及心、肝、脾、肾。因"脑为元神之府"，"督脉者，入属于脑"，故针刺治疗本病取穴应以督脉为主，可起到通督镇静、开窍醒神的作用。

百会，位居巅顶，隶属督脉，百脉交会，百病所主，《针灸大成》云："凡患风痫疾，发则躺仆在地，灸风池、百会。"百会乃治疗痫病之要穴。水沟为任脉、督脉交接之处，畅通阴阳气血，有开窍醒神之能，《针灸资生经》云水沟："治失笑无时，癫痫，语不识尊卑，乍喜乍哭，牙关不开。"鸠尾，又名神府，任脉之络穴，《扁鹊神应针灸玉龙经》云："五痫之证不寻常，鸠尾之中仔细详。"三穴合用，任督相配，协调阴阳逆乱，开窍醒神。

合谷，手阳明经原穴，行气活血，镇惊开闭。太冲，足厥阴经原穴，清肝降逆，滋阴养血。后溪通督脉，涌泉滋肾阴。合谷透后溪，太冲透涌泉，名曰透四关，对于气机逆乱所致的神志病起到开窍、醒神、止搐的作用。内关，心包经腧穴、八脉交会穴，通阴维脉，起到宁心开窍的作用。

风池、翳风均在头部且部位相近，既可息风化痰、醒神开窍，又可缓解癫痫发作后的头昏头痛。痰气郁结为痫病发病的重要原因之一，丰隆为胃经络穴，治痰之要穴。痫病本虚标实，脑为髓之海，悬钟为髓会，可补养脑髓，三阴交为足三阴经交会穴，填精补血，以治其本。

《针灸逢源·痫病》曰："发于昼者阳跷，发于夜者阴跷。"日间发作为病在阳跷，申脉通于阳跷，泻申脉以解阳跷脉急；夜晚发作为病在阴跷，加与阴跷相通之照海，以解阴跷脉急。若痫病日久，则肝肾阴虚，髓海失养，亦或心脾两虚，心神不安，针刺心俞可益气养血，宁心安神，脾俞可健脾助运，生化气血，肝俞可平肝息风，开窍定痫，肾俞可填精益髓，滋阴潜阳，四组背俞穴可调节脏腑，使功能转旺，扶正以祛邪。

西医学认为癫痫分为原发性与继发性两种，发作时以大脑灰质神经元兴奋性升高而产生异常放电为病理表现。原发性原因不明，多与先天因素有关，或有家族遗传史；继发性发于脑外伤、脑血管病、肿瘤等脑部疾病。西医学目前对于多种抗癫痫药物治疗无效，或者其他形式的手术无效者，可考虑使用迷走神经刺激法治疗。我们针刺翳风穴恰好可以刺激到迷走神经，与迷走神经刺激法如出一辙，具体针刺机制有待进一步研究和挖掘。

癔病

癔病，又称"分离转换障碍""歇斯底里症""神经官能症"等，是由精神刺激或不良暗示所引起的一类精神障碍，表现为情志异常，易怒善哭，胸闷胁胀，善太息，不思饮食，失眠多梦，部分患者会伴发突然失明、耳聋、失语、肢体瘫痪和意识障碍等。

西医学认为本病多由心理因素导致，患者一般具有喜欢夸张、表现自己、情绪反应幼稚的表现，常常可因暗示作用使本病发作、加剧或好转、消失，是一种心因性情志疾病。躯体症状多为功能性，通常不符合神经系统生理解剖特点，缺乏相应的器质性损害的病理基础。

由于癔病临床症状极其多样复杂，中医认为本病多属怪证或奇疾，临床可根据症状参考"百合病""郁证""狂证""梅核气"等病进行诊治。

【治疗】

1.毫针刺法

[处方1]胆经四透、百会、水沟、内关、神门、合谷、太冲。

[随证配穴]癔病性耳聋取中渚；癔病性肠胃不适加中脘、内关、阳明四穴；癔病性咽部不适取照海。

[操作]强刺激效果较好，但本病患者多不能忍受强刺激，可先常规针刺，采用短时间静留法，留针期间不行针，患者经数次治疗后，逐渐增加刺激强度及留针时间。

[处方2]单穴疗法。癔病性瘫痪取肩井；癔病性失语取通里或哑门；癔病性失明取太溪。

[操作]针刺肩井时，直刺0.5~0.8寸，捻转，待肩部有酸胀感后，将针提至皮下，调整针尖方向，向前、向后斜刺约1寸得气，向后斜刺的1针加强刺激，留针30分钟，注意防止刺伤肺尖；针刺通里，逆经斜刺0.3~0.5寸，得气后留针5分钟，用泻法使针感向肘窝放射，令患者发音，留针10分钟；针刺太溪，直刺0.5寸，使针感分别传向足心及足小趾，间隔5分钟行针1次，留针30分钟。

3.罐法

[处方]心俞、肝俞、脾俞。

[操作]先用闪火法沿膀胱经走罐，以旋罐的手法缓慢轻柔操作，以皮肤微红为度，重点在心俞、肝俞、脾俞闪罐各10次，再沿心区、肝胆区走罐，至皮肤出现瘀点，瘀斑严重者，可局部刺络放血。

4.头针刺法

[处方]根据症状选择刺激区，感觉异常选择感觉区，运动异常选择运动区或舞蹈震颤区。

［操作］快速捻转，使患者有较强的感应。

发挥：癔病多由于过思抑郁，情志失调，造成气机运行失于通畅，阻逆不通，阻碍五脏六腑与神的关联，神失去统领诸脏的功能，在志出现易怒善哭、忧虑抑郁等情志异常，在体出现失明、耳聋、失语、瘫痪等症状。

分型而论，癔病性昏迷相当于气厥实证，病机为气乱。该证多由精神因素引起，一时过激或久郁复加情志刺激，致气机逆乱，上壅心胸，出现昏厥、神智失常、抽搐等表现。癔病性精神发作类似脏躁，系七情内伤、五志化火、躁扰五脏所致，忧思过度使心阳受损，心火独亢，心神不养而出现精神恍惚、烦闷急躁、手舞足蹈等症状，《医宗金鉴》云："心藏神，心静则神藏，若为七情所伤，则心不得静，而神躁扰不宁也。"癔病性抑郁症状与郁证相似，是由情志不悦、气机不畅所致，肝失条达，则阴阳气血失和，升降失常，痰湿阻滞，从而产生精神恍惚、瘫痪、失音、咽部如有物梗阻等症状。

作者根据开阖枢理论并结合本病病位认为，该病应主要从心、胆、脑三方面论治，心为神之主，脑为神之府，胆为神之枢，癫狂篇已有论述，此处不再赘述。"心者，君主之官，神明出焉"，心包经穴与心经穴位作用类似，取内关、神门可以宁心安神。"脑为元神之府"，"督脉者，入属于脑"，取百会、水沟以醒神开窍，取头部胆经四透以协诸脏、复神明。《灵枢·九针十二原》曰："五脏有疾，当取之十二原。"合谷、太冲都是本经原穴，合谷属阳，善调气，太冲属阴，善调血，癔病患者五脏失养，阴阳失调，合谷与太冲相配，为"四关"穴，调和阴阳气血，相得益彰。上述为针灸治疗本病的基础腧穴，因本病症状复杂，应用时还要随证灵活配穴。

单穴治疗癔病也有很好的临床效果。肩井为足少阳胆经腧穴，也是三焦经、胆经、胃经与阳维脉的交会穴，少阳为枢，阳明多气多血，阳维维络诸阳，针刺肩井穴有清肝泻胆、调气行血、通利枢机、通经活络之功，也是"下病上取"的体现，且《八总穴歌》云："两足肩井搜"，肩井对于癔病性瘫痪有奇效。癔病性失语患者多为忧思劳虑，虚火上炎，炼液为痰，痰热闭阻心包，故不能言，针取通里，少阴心经络穴，《灵枢·经脉》曰："手少阴之别，名曰通里……虚则不能言。"络脉虚则不能言，针通里有宁心神、通舌络之效。癔病性失明多由怒火伤肝，气血郁闭，精明失用所致，五轮学说中黑睛属肝，瞳仁属肾，肝肾同源，目不能视者，属肝血亏虚而肾精不注于目，肾藏精，精血同源，太溪穴为肾经原穴，善滋肾阴，为填精补血之要穴，针刺太溪，既是滋水涵木法的体现，又可激发经气上行，也是"上病下取"的代表，少阴为"枢"，元阴元阳得以调和，五脏功能恢复，症状自平。

痴呆

痴呆又称"呆病"，是以呆傻愚笨为主要临床表现的神志类疾病。临床上以记忆和认知功能（记忆力、计算力、定向力等）障碍并进行性加重为主要特征，甚者可伴有不同程度的人格改变、情感障碍、言语障碍和行为异常等。

关于呆病的论述最早见于《素问·调经论》："血并于下，气并于上，乱而善忘。"

本病病位在脑，与心、肝、脾、肾等脏功能失调相关，基本病机为髓海不足，神机失用。

西医学中的痴呆综合征分型较多，一般具有认知功能损害，涉及记忆、学习、定向、理解、判断、计算、语言、视空间功能、分析及解决问题等能力，在病程的某一阶段常伴精神、行为和人格异常。本节所讨论的内容以成年人痴呆为主，如阿尔茨海默病、额颞叶痴呆、血管性痴呆等。

【治疗】

1.毫针刺法

［处方］四神聪透百会、风池、完骨、太溪、悬钟、丰隆、大钟、神门。

［随证配穴］神昏者加十二井穴、水沟、涌泉；髓海不足者加命门、肾俞；痰蒙脑窍者加中脘、太冲、阴陵泉；瘀血内阻者加血海、膈俞、合谷。

［操作］穴位均常规针刺，得气即可，留针30分钟，每日1次。

2.艾灸疗法

［处方］百会、神门、神阙、足三里。

［操作］纯艾条温和灸，以患者耐受为度。

3.头针刺法

［处方］顶中线、额中线、颞前线、颞后线。

［操作］每次选2~3穴，毫针强刺激。可配合电针，选择疏密波，中强刺激30~40分钟。

4.耳针疗法

［处方］心、肝、肾、枕、脑点、神门、肾上腺。

［操作］每次选3~5穴，毫针浅刺、轻刺，留针30分钟。或用王不留行籽贴压。

（发挥）痴呆是以呆傻愚笨为主要临床表现的一种慢性脑功能减退性疾病。其轻者可见神情淡漠、寡言少语、反应迟钝、善忘等症；重则表现为终日不语，或闭门独居，或口中喃喃，言辞颠倒，举动不经，忽笑忽哭，或不欲食，数日不知饥饿；再严重者可完全不能自理，无自主运动，缄默不语甚至成为植物状态。

中医学认为该病多由肾精不足、脑髓空虚引起，病位在脑，治疗以补肾填精、健脑益智为原则。针刺治疗以头部腧穴为主，督脉及肾经腧穴尤为重要。百会、四神聪位于颠顶，周围有额神经分支、枕大神经分支、颞浅动静脉分支等，其下对应大脑皮层，可醒脑调神。风池、完骨位于枕后，针刺风池、完骨能增加脑供血，改善脑循环，提高患者认知能力。"脑为髓之海"，肾主骨生髓，肾藏精，精血同源，肾精为营血化生之本，肾经原穴太溪是填精补血之要穴，太溪穴擅长补肾滋阴，可用于治疗一切阴虚之证，另配命门、肾俞以助补肾填精之效。

丰隆为祛湿主穴，本书多有描述，类似于二陈汤；悬钟为髓会，可益智填髓，其又为足三阳络，阳主热，本穴与丰隆相配，效类温胆汤，既可化痰，又兼疏肝利胆、清热利湿。

《标幽赋》记载："大钟治心内之呆痴。"《玉龙歌》曰："痴呆一症少精神，不识尊卑最苦人。神门独治痴呆病，转手骨开得穴真。"大钟、神门乃古代治疗痴呆之经典验穴，分属心、肾二经，二穴合用，心肾水火既济，精血互生，阴阳互补，从而达到健脑益智、延缓衰老的目的。

感冒

感冒，又称"伤风"，是以鼻塞、流涕、头痛、咳嗽、恶寒发热、周身不适等为主要临床表现的外感疾病，常因外感六淫或时行疫毒致肺卫失和而发病。

感冒的病因和症状最早见于《素问》："风从外入，令人振寒，汗出头痛，身重恶寒。"而"感冒"之病名，则首见于北宋《仁斋直指方·诸风》："参苏饮治感冒风邪，发热头痛，咳嗽声重，涕唾稠黏。"

西医学的急性上呼吸道感染等属于中医"感冒"的范畴。

【治疗】

1.毫针刺法

［处方］大椎、风池、风府、合谷、外关、列缺。

［随证配穴］鼻塞流涕加上星透神庭、印堂、迎香；头痛重者加头维、四神聪、脑空、胆经四透、太阳；咽喉肿痛加少商、商阳、鱼际；腹痛、呕吐、泄泻加足三里、中脘、内关。

［操作］主穴针刺深度约为0.5寸，配穴少商、商阳点刺出血，脑空向风池透刺，余穴施以平补平泻法，留针30分钟。

2.罐法

［处方］督脉、背腰部膀胱经第一侧线。

［操作］先闪后走再留，以上胸段为重点操作区域，视病情的轻重与患者的耐受力调整手法轻重，以背部潮红充血、遍身微汗出为度。

【发挥】：本病系机体感受外邪所致，与人体正气强弱密切相关。常因起居失常、冷暖不调、涉水淋雨、过度疲劳、酒后当风等诱发因素致全身或呼吸道防御功能下降而发病，久病体弱者更易罹患。外邪侵袭以风邪为主，多与寒、热、暑、湿或时疫之邪夹杂为患，由皮毛、口鼻侵入，伤及肺卫，进而出现一系列的肺卫症状。临床上因患者体质及所感病邪不同，可将其分为风寒、风热、暑湿、气虚、阴虚等多种证型。

应用中药治疗本病，不同证型采用不同方药。如风寒用辛温解表药，风热用辛凉解表药，病位与病性并重。而针灸治疗本病则与之不同，主因大多数穴位具有双向调节作用，故针灸治病多侧重于病位，如大椎，纯阳主表，既适用于风寒感冒，也适用于风热感冒。过去有不少针灸文献，包括大学教材，根据患者的不同表现设有辛温解表方、辛凉解表方、益气解表方等。我们认为这种不同处方没有本质区别，即使用反了，疗效也一样。第7版《针灸学》教材就改变了上述观点，把列缺、合谷、大椎、太阳、风池作为基本治疗方，作者非常赞同此观点，其突出了针灸治疗的特性。

针灸治疗感冒常用主穴通常具有散风作用，如风池、风府早在《伤寒论》中就为散风祛寒退热之范例，而从腧穴命名上讲，凡带"风"字的腧穴都有散风的作用；大椎穴属督脉，督脉属阳，又为诸阳经交会穴，故其穴性纯阳主表，为散风祛寒退热之主穴；合谷、外关、列缺则有散风退热、清利头目之功。因督脉从鼻正中经过，鼻塞流涕可选督脉的上星透神庭、印堂，三穴组合可加强通鼻开窍之功，迎香穴从鼻翼根向鼻腔刺疗效更好，常规直刺法和平刺法效果不佳；感冒伴腹痛、呕吐、泄泻，西医学称之为胃肠型感冒，加用足三里、中脘、内关可调和脾胃；头痛重者加头维、四神聪、脑空、胆经四透、太阳，均属局部选穴之效穴。余穴皆常规取穴，不再赘述。

综观文献，治疗本病皆以毫针刺法为第一法，但据作者临床实践体会，罐法当为第一治疗法，毫针次之，原因如下：①感冒通常为风邪致病，罐法具有开腠理的作用，可散风解表、祛寒泻热。②感冒的病机为肺失宣肃，卫表不固，肺主皮毛，罐法直接作用于体表，其治在皮，与病位相符。③罐法具有发汗的作用，可发汗解表，使邪从汗出，对于无汗、汗出不畅型感冒恰到好处。④疏通背部经络，起到行气活血的作用，适用于项背强几几、头项强痛等。⑤罐法作用于膀胱经和督脉，而督脉主一身之阳气，可振奋阳气，补足正气，扶正祛邪。简言八字概括罐法作用：发汗解表，扶正祛邪。

从西医学角度看，出汗可降低体温，散出体内多余热量，促进机体代谢并排出废物；走罐使背部充血，促进机体损伤再修复，激活机体免疫反应，并可加快血液循环，进一步加快清除体内病原体；罐法施术部位在脊柱及其两侧，附近分布着诸多交感神经节，交感神经节可以调节内脏功能，使机体恢复正常。此外，背部肌肉丰满平坦，也有利于罐法操作，罐法如果联合针刺法，二者相得益彰，疗效更佳。

罐法操作时，宜先闪罐，后走罐，再留罐，施术部位以上胸段为重点区域，视病情的轻重与患者的耐受力调整手法轻重，以背部潮红充血、遍身微汗出为度。闪罐振奋阳气、祛风散邪作用较强，走罐疏通经络、行气活血作用较强，留罐祛寒湿、补元气作用较强。风热证宜增加走罐时间，适当出痧，可在大椎、肺俞行刺络拔罐法以泻热邪；暑湿感冒可在背部久留甚或发疱罐，若发疱后则应用三棱针挑破，消毒并用纱布贴敷；体虚感冒注意慎发汗，汗出过多易伤气伤津，应侧重在腰部的关元俞、气海俞及督脉留罐以补虚扶正；腹痛、呕吐、泄泻的胃肠型感冒可在中脘行按摩罐法，沿胃经从足三里向丰隆进行走罐。此外，拔罐后机体腠理大开，为防止其再次感受风邪，引邪深入，或过汗伤阳伤津等，罐后须嘱患者注意保暖，充分休息，多饮温水，当天不建议洗澡。

咳嗽

咳嗽是由外感、内伤等因素导致的肺失宣降、肺气上逆作声的一种病症。一般将有声无痰称为"咳"，有痰无声称为"嗽"，临床多声、痰并见，故统称咳嗽。

《素问·宣明五气》云："五气所病……肺为咳"，指出咳嗽的病位在肺。《素问·咳论》云："五脏六腑，皆令人咳，非独肺也"，指出咳嗽不只限于肺，与其他脏腑亦有着密切关系。明代《景岳全书·咳嗽》执简驭繁，将咳嗽分为外感、内伤两大类。

本病相当于西医学的上呼吸道感染、急慢性咽喉炎、支气管炎、支气管扩张、肺炎、咳嗽变异型哮喘等疾病。

【治疗】

1.毫针刺法

[处方]尺泽、鱼际、膻中、天突、大椎、心肺区、背俞穴、五输穴之经穴(视具体辨经情况而选)。

[随证配穴]发热加合谷、曲池;干咳无痰,舌红少苔加三阴交、照海;痰湿阻肺加足三里、丰隆;胁痛加支沟、阳陵泉;咽喉干痒加列缺、照海;痰中带血加孔最;咳而气短加气海、关元;咳而遗尿加中极、三阴交;背俞穴及五输穴依辨证取所需穴。

[操作]天突针刺前先将针体弯曲45°,紧贴胸骨柄后缘进针,向下刺入1寸;背俞穴用斜刺法,从背俞穴进针,呈45°向脊柱斜刺,刺至椎体效佳且安全;足三里、阳陵泉、三阴交、支沟等四肢部腧穴可施沿经向远心端传导术;胁痛、咽喉干痒可行互动式针法;热盛者大椎可行刺络拔罐法。

2.罐法

[处方]督脉、膀胱经两条侧线第1胸椎至第1腰椎、肺俞、风门、膏肓。

[操作]督脉、膀胱经走罐,然后取肺俞、风门、膏肓等穴位留罐。

3.梅花针刺法

[处方]取项背部第1胸椎至第1腰椎夹脊穴、颈前喉结两侧足阳明胃经循行部位。

[操作]外感咳嗽者叩至皮肤隐隐出血,每日1次;内伤咳嗽者叩至皮肤潮红,隔日1次。

4.穴位敷贴法

[处方]大杼、风门、肺俞、膈俞、脾俞、肾俞、大椎、膻中、天突。

附:贴敷药物处方:白芥子10g、白附子12g、白芷10g、细辛8g、延胡索8g、甘遂8g。以上剂量可分6次使用,视患者病情增减。

[操作]以上药物共研为细末,过不小于100目的筛,用鲜姜汁调和成面团状,取蚕豆大小的一块置于穴位上,用橡皮膏固定,每次贴敷4~8小时。在此期间如发现痒痛过甚,应立即取下。如贴后发疱,则让水疱自行吸收,一般不需外科处理。若有溃疡严重者,可用外科方法处理。

[敷贴时间]三伏贴:每伏的第1天或前后1天,共3次,若两个中伏,贴敷4次。三九贴:前三九的当天或前后1天贴敷,共3次。

发挥:咳嗽是临床最常见的症状之一,中医根据病因将其分为外感咳嗽和内伤咳嗽两大类。外感咳嗽多因风寒、风热、燥热等外邪侵袭所致,外邪入侵,首先犯肺,肺为娇脏,主气,司宣发肃降,肺失宣肃,津液失于输布,聚而成痰,阻塞气道,引起咳嗽、咳痰。内伤咳嗽多因失治误治,迁延日久所致,多与脏腑功能失调相关,如肺虚则宣降失司,气无所主,气短而咳;脾虚则水湿内停,湿聚成痰;肾虚则摄纳无权,息短气促;肝火灼肺,肺热津伤,则咳嗽阵作,甚则痰中带血。外感咳嗽多实证,内伤咳嗽以虚证多见,无论外感、内伤,其基本病机均为肺失宣降。

尺泽、鱼际同属肺经五输穴，属本经远端取穴，可调肺理气，止咳化痰；气会膻中穴，位于两肺之间，为胸气街之处，可宣肺止咳；天突位于气管前，近咽喉，大椎在后与之对应，二者前后配用，具有降逆镇咳之效；心肺区为肺部在体表投影区域，取第1~10胸椎的膀胱经和督脉腧穴，局部取穴可清肺化痰，理气止咳。

"五脏六腑，皆令人咳"是中医整体观的体现，然五脏六腑如何令人咳？作者认为，气之使也！五脏六腑之气运行失常乃令肺咳。原因如下：①肺朝百脉，《素问·经脉别论》云："脉气流经，经气归于肺；肺朝百脉，输精于皮毛；毛脉合精，行气于腑；腑精神明，留于四脏，气归于权衡。"此句为肺朝百脉的出处，其所言从始至终皆为经脉与气，此"百脉"意为经气之脉。②肺主一身之气，《素问·六节藏象论》曰："肺者，气之本也。"除主呼吸之外，还因十二经络起于肺经，经气来源于肺。因此，肺有主司一身之气的生成和运行的作用，与五脏六腑之气关系密切。反过来，五脏六腑之气运行失常亦可造成肺气失于宣降，此为"五脏六腑，皆令人咳"之根由。《素问·宣明五气》已经详细论述了相关脏腑所咳之状（表3-13-3-1），据此可辨与咳相关之脏腑，后可参"经主喘咳寒热"。

外感咳嗽常兼发热，加合谷、曲池之退热效穴；三阴交为精血之穴，合照海滋阴养肺，适用于阴虚咳嗽；丰隆为化痰要穴，合足三里健脾化痰，适用于痰湿壅盛者；气海、关元温肾纳气，适用于咳而气短的肾虚咳嗽；列缺、照海是一对八脉交会穴，照海善于滋阴，此对穴用于咽喉干痒作咳；咳引胁肋作痛者已涉及肝胆之分野，用支沟、阳陵泉疏通肝胆气机以止痛；孔最为郄穴，善治血证，是治疗咯血、痰中带血常用效穴；阴郄、复溜分属心、肾二经，为滋阴敛汗之常用对穴，用于迁延日久、肺肾阴虚之咳而盗汗者；关元补元气，中极为膀胱募，二穴合用，补肾气利膀胱，治疗咳而遗尿。

西医学认为咳嗽是一种防御反射，通过咳嗽可以清除呼吸道分泌物及气道内异物，但频繁剧烈的咳嗽会影响患者的心、肺功能和日常工作与休息。咳嗽是由于延髓咳嗽中枢受刺激引起，与之相关的外周神经有迷走神经、舌咽神经、喉下神经等，可以适当针刺干预这些神经以治疗咳嗽。

穴位贴敷法适用于慢性咳嗽、哮喘及易于感冒等肺系疾病患者，采用冬病冬治、冬病夏防的方法，即三九贴、三伏贴。

表3-13-3-1 《内经》关于五脏咳、六腑咳及其对应辨证选取特定穴表

经络	症状	背俞穴	输穴	经穴	合穴
肺	肺咳之状，咳而喘息有音，甚则唾血	肺俞	太渊	经渠	—
大肠	肺咳不已则大肠变之，大肠咳状，咳而遗矢	大肠俞	—	阳溪	曲池
胃	脾咳不已，则胃受之。胃咳之状，咳而呕，呕甚则长虫出	胃俞	—	解溪	足三里
脾	脾咳之状，咳则右胁下痛，阴阴引肩背，甚则不可以动，动则咳剧	脾俞	太白	商丘	—

经络	症状	背俞穴	输穴	经穴	合穴
心	心咳之状，咳则心痛，喉中介介如梗状，甚则咽肿，喉痹	心俞	神门	灵道	—
小肠	心咳不已则小肠受之，小肠咳状，咳而失气，气与咳俱失	小肠俞	—	阳谷	小海
膀胱	肾咳不已则膀胱受之，膀胱咳状，咳而遗尿	膀胱俞	—	昆仑	委中
肾	肾咳之状，咳则腰背相引而痛，甚则咳涎	肾俞	太溪	复溜	—
三焦	久咳不已则三焦受之，三焦咳状，咳而腹满不欲食饮	三焦俞	—	支沟	天井
胆	肝咳不已则胆受之，胆咳之状，咳呕胆汁	胆俞	—	阳辅	阳陵泉
肝	肝咳之状，咳则两胁下痛，甚则不可以转，转则两胠下满	肝俞	太冲	中封	—

支气管哮喘

支气管哮喘，简称哮喘，是以反复发作的喘息、气促、胸闷、咳嗽为主要临床表现的气道慢性炎症性疾病。哮喘患者通常有哮喘家族遗传史和（或）自身过敏体质，常伴有过敏性鼻炎和湿疹等。本病的诱发因素包括室内变应原（尘螨、宠物）、室外变应原（花粉、冷空气、大气污染）、食物（海鲜、牛奶、蛋类）、药物过敏、运动、精神及心理因素等。其发病机制复杂，目前可概括为气道免疫—炎症机制、神经调节机制及其相互作用，其中以支气管平滑肌收缩、血管扩张、黏膜水肿、分泌亢进为主要病理特点。

本病属于中医"哮证"范畴，哮以声响言，喉中哮鸣有声，喘以气息言，呼吸喘促短气，为与喘证区分，故称之为哮证。

【治疗】

1.毫针刺法

［处方1］发作期：大杼、风门、心肺区背俞穴、天突、膻中、孔最、定喘、丰隆。

［处方2］缓解期：膻中、中脘、气海、足三里、丰隆、肺俞、心俞、脾俞、肾俞。

［随证配穴］痰白而多加经渠、列缺；痰黄黏稠加大椎、曲池；舌红口干，五心烦热加太溪、三阴交；畏寒肢冷，神疲气怯加关元、命门；心悸气短加内关、郄门；潮热盗汗加阴郄、复溜。

［操作］背部膀胱经第一侧线的背俞穴进针时呈45°角向脊柱斜刺，使针尖接近或达到椎体，等于一针双穴，背俞穴透夹脊穴/督脉，可采用盘龙针法（一侧用奇数，另一侧用偶数，交替使用）；气海、关元、足三里、丰隆宜以艾灸之；顽固性哮喘可于背俞穴施行瘢痕灸。

2.梅花针刺法

［处方］两侧胸锁乳突肌、第7颈椎至第2腰椎段背俞穴及夹脊穴、鱼际至尺泽段手太阴肺经。

［操作］每个部位循序叩刺，以皮肤潮红或微渗血为度。

发挥： 中医学认为本病病因以痰为主，痰饮伏肺，遇感诱发，临床可分为实证和虚证两大证型。发作期以实证为主，多表现为外寒内饮证、痰热壅肺证、风痰阻肺证。缓解期以虚证为主，多为脾、肺、肾、心诸脏俱虚。肺虚则气无所主，短气喘促；脾虚则运化失常，酿湿生痰；肾虚则摄纳无权，动则喘甚；心虚则脉动无力，唇甲紫青。针灸治疗哮喘基本原则为发作期以宣肺化痰止哮为主，缓解期以补肺健脾益肾强心为主。

西医学认为劳累、精神等因素是哮喘发病的重要诱因，支气管受复杂的自主神经支配，若交感神经存在缺陷或损伤，则会导致气道高反应性，引起哮喘发作。在发作期，取大杼、风门、心肺区背俞穴等，这些腧穴恰好处在第1~10胸椎段交感神经节附近，通过调节交感神经而起到治疗哮喘的作用，临床上我们针刺这些穴位时运用盘龙针法，可有效避免腧穴的疲劳性，从而提高慢性病长期针灸治疗的疗效。膻中位于肺的投影区，又为气会，从胸部调节肺气以治喘。天突位于气管处，从局部治咳、喘、痰，《玉龙歌》曰："哮喘之症最难当，夜间不睡气遑遑，天突妙穴宜寻得，膻中着艾便安康。"孔最，手太阴之郄穴，有宣畅肺气之效。定喘是治喘之经外奇穴。丰隆为化痰之要穴，健脾益胃，培土生金。

缓解期以虚证为主，取膻中、中脘、气海补上中下三焦之气；足三里治虚劳诸证，配丰隆健脾胃以强化痰之功；肺俞补肺理气，心俞强心活血，脾俞健脾祛痰，肾俞补肾纳气。

痰白而多，寒饮伏肺，取经渠、列缺温肺散寒，化饮止哮；痰黄黏稠，痰热壅肺加大椎、曲池清解肺热；风痰阻肺取风池、风府疏风宣肺；舌红口干，五心烦热加太溪、三阴交滋阴润肺；畏寒肢冷，神疲气怯加关元、命门以补元气、壮肾阳；心肺同居上焦，心主血脉，肺朝百脉，心悸气短加内关、郄门补心气治哮喘；阴郄、复溜分属心肾二经，为滋阴敛汗之对穴。

灸法和穴位贴敷也是治疗哮喘的常用方法，可以提高免疫力，改善过敏体质。中医认为肺为娇脏，故艾灸时多取四肢、腰腹部腧穴以及气海、关元、足三里、丰隆等，而尽量避开胸背部，瘢痕灸必须提前征得患者同意。贴敷疗法效缓，以求其本，须三九三伏连续几年不断，有不错的防治作用。

本病须与心源性哮喘、慢性阻塞性肺疾病、咳嗽等疾病相鉴别，急性发作期的重症患者须予西医学扩张支气管、氧疗、缓解气道炎性反应等对症治疗，积极寻找急性发作的诱因，并制订避免接触的措施，以预防再次急性发作。本病缠绵难愈，其治疗目标在于长期控制症状、预防发作，通过以上针灸治疗方法，悉心调养，持之以恒，方可收效。

心悸　怔忡

心悸、怔忡是指患者自觉心中悸动，惊惕不安，甚则不能自主的一种病症。每因情绪波动或劳累过度而发作，常伴胸闷、气短、失眠、健忘、眩晕、耳鸣等症。心动数急，时发时止，病情较轻者称为心悸；心动数急，动无休止，慌乱不安，不能自主，病情深重者称为怔忡。心悸与怔忡，在程度上有轻重之别，发病情况亦有差异。心悸多由一时惊恐劳倦引起，全身情况较好，其证浅暂；怔忡每由内伤日久而成，外无所惊，自觉心中惕惕，稍劳即发，全身情况较差，其病较为深重，心悸日久亦可以发展为怔忡。

有关心悸的描述，最早可追溯到秦汉时期，《素问·痹论》云："心痹者，脉不通，烦则心下鼓。"而后仲景《伤寒杂病论》中有"伤寒，脉结代，心动悸""伤寒二三日，心中悸而烦""寸口脉动而弱，动即为惊，弱则为悸"等叙述，提出"惊悸"的概念，奠定了本病症病因病机的理论基础。宋代陈言首次指出"惊悸与忪悸，二证不同"的观点，并从病因角度对两者进行了辨析。其后，严用和在《济生方》中将"忪悸"改为"怔忡"，在"惊悸怔忡健忘门"中对惊悸、怔忡做了详细的鉴别。

本病常见于西医学各种原因引起的心律失常，如心动过速、心动过缓、房性期前收缩（房早）、室性期前收缩（室早）、心房扑动（房扑）、心房颤动（房颤）、病态窦房结综合征、预激综合征、心功能不全、心肌炎、心脏神经官能症等心脏疾病以及颈椎病、贫血、甲状腺功能亢进症（甲亢）、胆系疾病等非心脏疾病。

【治疗】

1.毫针刺法

［处方］心肺区、内关透间使、郄门、神门、膻中、巨阙、心俞。

［随证配穴］胸闷、气短加补三气法；头晕、失眠、健忘加四神聪透百会、玉枕透风池；眩晕、耳鸣加胆经四透、风池；善惊易扰加太冲、胆俞；心烦易怒加劳宫、太溪、三阴交；乏力、汗出加补三气法、足三里；颈椎病者加颈夹脊。

［操作］内关透间使用2寸毫针双得气，得气后边捻转边让患者做深沉缓慢的呼吸，重复数次。针心肺区时先从背俞穴进针，呈45°角透向夹脊穴，针尖抵至椎体，再由膀胱经第二侧线透第一侧线。巨阙直刺1~1.5寸，以出现局部酸胀感为宜，不可深刺，以免伤及肝脏。余穴用1.5寸毫针针刺得气。

2.拔罐法

［处方］心肺区、心俞、膈俞。

［操作］先在心肺区用闪火法走罐，以局部发红为度，阴虚火旺者和心血瘀阻者取心俞、膈俞刺络拔罐。

发挥：本病病位在心，与脾、肾、肺、肝四脏功能失调相关。其病性本虚标实，其本为气血不足、阴阳亏损，其标是气滞、血瘀、痰浊、水饮，临床表现多为虚实夹杂之证。

心脏的活动受心交感神经和副交感神经双重支配。交感神经自脑干发出后经脊髓、颈胸神经节到达心脏神经丛进而支配心脏，通过直接调节心自主神经丛调节心脏功能而控制心律，而脊髓、颈胸神经节正位于心肺区内，故针刺心肺区可直接调节交感神经而恢复心律，改善心悸、惊悸症状。内关穴的传入神经元节段为颈5~8及胸1，间使穴为颈6~8及胸2，神门穴为颈7~8及胸2，3个穴位与心脏传入神经元相互重叠（心脏传入神经元为颈8及胸1~10）在颈8~胸2节段，同时皆投射至脊髓灰质3~5板层。此外，内关穴为八脉交会穴，主治心胸疾病，与间使穴两穴下均布有正中神经，而正中神经源自臂丛神经，故透刺两穴可通过臂丛神经的颈神经节反馈调节心脏功能。膻中为气会，位于胸膺部，取之可宽胸理气，疏通心络，《难经·三十一难》曰："上焦者，在心下，下膈，在胃上口，主内而不出，其治在膻中。"膻中为治疗胸部疾患的效穴，尤对心悸等气机不畅病症效佳。巨阙为心经募穴，配合郄穴郄门、原穴神门，可调节心经元气，养心安神而定惊。

胸闷、气短加补三气法可通补三焦之气，加心俞可补益心气，故用以治疗胸闷、短气不足以息的患者。四神聪透百会、玉枕透风池为我们治疗头晕、失眠、健忘的常用经验刺法。取胆经四透和风池治疗肝火上炎之眩晕、耳鸣。善惊易扰多为胆火扰心，故加太冲、胆俞以疏肝利胆。痰火扰心者当刺劳宫以透邪外出，配太溪、三阴交以清心除烦。心阴不足患者乏力、汗出当加补三气法、足三里补益三焦之气，养心濡筋。颈椎病所致心悸患者加颈夹脊以治疗原发病。

失眠

失眠是指入睡困难，或睡眠时间不足，或睡眠不深、易醒，醒后不能入睡，严重时以彻夜不眠为特征的一种病症。中医称为不寐。失眠是由于情志、饮食内伤，或病后及年迈、禀赋不足、胆郁痰扰等病因，引起心神失养或心神不安，常伴有头痛、头晕、心急、健忘、多梦、肢体乏力等症状。

失眠在《内经》中被称为"不得眠""目不瞑""不得卧"等。失眠之病因病机，《灵枢·邪客》说："邪气客于五脏六腑，格拒卫气于阳而不眠。"《素问·逆调论》曰："胃不和则卧不安。"《难经·六十四难》认为人老不寐的病机是："血气衰，肌肉不滑，荣卫之道涩，故昼日不能精，夜不得寐也。"张仲景《伤寒论》及《金匮要略》中分为内伤及外感两类，提出"虚劳虚烦不得眠"的论述，至《医宗必读·不得卧》则概括为"一曰气虚，一曰阴虚，一曰痰滞，一曰水停，一曰胃不和"五个方面。

失眠可造成注意力不集中、记忆力减退、判断力和日常工作能力下降，严重者合并焦虑、强迫和抑郁等症。此外，失眠还是冠心病和症状性高血糖的危险因素。

【治疗】

1.毫针刺法

[处方]内关透间使、郄门、神门、悬钟、三阴交、大椎、四神聪透百会、神庭、申脉、照海。

[随证配穴]中气不足，加中气法；肝郁气滞，酌加胆经四透、阳陵泉、丘墟透照海；肝郁化火者加肝俞、太冲、侠溪；阴虚火旺者加太溪、阴郄；心脾两虚者加心俞、脾俞、足三里；心胆气虚者加丘墟、心俞、胆俞。

[操作]选取1.5寸毫针，针刺神庭、四神聪施以捻转手法；内关透间使针感以胀为度，尽量避免刺入正中神经，捻转的同时嘱患者深呼吸、调心神。

2.罐法

[处方]大杼到胃俞胸背段。

［操作］在后背先走罐，重在肺俞、心俞、胃俞等背俞穴，走罐痧点明显处可再加留罐。

发挥：正谓"入夜则寐，入昼则寤"，阴阳的消长形成了周期性昼夜变化。平旦时人体阳气随自然界阳气升发而由内达外，阳气渐长，人起床活动为"寤"；日西阳气渐消，入夜则阳气潜藏于内而"寐"，此乃"天人相应"的自然体现。卫阳不能入于阴，导致阴阳失交是失眠的基本病因病机。一为阴虚不能纳阳，一为阳盛不得入阴。然虚实两端，不外乎心神不宁，故必以安神养心为上，随证加减治疗即可。

督脉总督一身之阳经，为"阳脉之海"，有调节阳经气血的作用。大椎为诸阳之会，百会为一身阳气之颠，二者配合可调节一身阳气。四神聪、神庭镇静安神，申脉、照海为八脉交会穴，使得阴、阳跷脉功能协调。上述穴位组合可通调阴阳，为治疗失眠的基础穴组方。内关透间使宁心安神，针刺时尽量避开正中神经。神门为心经原穴，心藏神，收敛心神。悬钟、三阴交为作者经验用穴，二者相配可调节阴阳。安眠穴为治疗失眠效穴。内关透间使、郄门、神门治疗本病时注意采用轻刺激，不要求产生强烈针感，留针时间适当延长，但有些失眠患者较重，轻刺激显效不佳，故针刺时与患者沟通，让其反映感受，接受稍强的针感，效果更佳。

健忘

健忘是以脑力衰弱、记忆力减退、遇事善忘为主要临床表现的一种病症。常与失眠并见，也多兼见头晕、耳鸣、腰酸乏力、心慌心悸、多梦、纳差等症。随年龄增长逐渐产生，故老年人常受其扰。

健忘亦称"喜忘""善忘""多忘"等。首见于宋代《圣济总录》，并沿用至今。清代林佩琴《类证治裁·健忘》中云："人之神宅于心，心之精依于肾，而脑为元神之府，精髓之海，实记性所凭也。"明确指出了记忆与脑的关系。《医方集解·补养之剂》云："人之精与志，皆藏于肾，肾精不足则肾气衰，不能上通于心，故迷惑善忘也。"盖心脾主血，肾主精髓，思虑过度，伤及心脾，则阴血损耗，神舍不清；房事不节，精亏髓衰，脑失所养；年高神减，五脏俱衰，神明失聪，皆能令人健忘。本病以心、脾、肾虚损为主，但肝郁气滞、瘀血阻络、痰浊上扰等实证皆可引起健忘，应予以重视。健忘以本虚标实、虚多实少、虚实兼杂者多见。

本病常见于西医学神经官能症、脑动脉硬化、阿尔茨海默病等疾病，脑萎缩、头部外伤、中毒等脑系疾病中也会出现类似症状。

【治疗】

1.毫针刺法

［处方］玉枕透风池、四神聪透百会、神门、内关、三阴交、太冲。

［随证配穴］心悸、纳差加心俞、脾俞、足三里；失眠多梦加心俞、肾俞、太溪；头胀昏蒙加丰隆、阴陵泉、血海；腰酸乏力加肾俞、太溪；头晕耳鸣加胆经四透。

［操作］针刺时透穴使用双得气法，余穴用1.5寸毫针针刺得气。

2.罐法

[处方] 后背膀胱经、心俞、肺俞、脾俞、肾俞。

[操作] 在后背膀胱经用闪火法走罐，以局部发红为度；痰瘀痹阻取大椎、心俞、肺俞等背俞穴刺络拔罐；心肾不交、肾精亏耗取心俞、肾俞、脾俞直刺得气后施以温针灸。

发挥：健忘一证病机复杂，多由心脾不足、肾精虚衰引起。本病患者善忘前事，思维意识正常，而痴呆患者不晓其事，智能减退，临证时当区分之。

本病治疗以补益心脾、养脑安神、强肾生髓为主要思路。《针灸资生经》曰："百会……主心烦惊悸，健忘无心力。"百会属督脉，为诸阳之会，脏腑精气均汇聚于此，故百会如同脑之募穴，针刺百会穴可达升阳健脑、强督充髓、养脑安神的作用。百会、四神聪、玉枕、风池均位于头部，为我们治疗失眠、健忘的常用腧穴。百会、四神聪局部有额神经分支、枕大神经分支、颞浅动静脉及枕动静脉分支等。风池为足少阳经与阳维脉的交会穴，其下有枕动、静脉分支和枕小神经分支，玉枕下布有枕大神经分支和枕动静脉。

神门为心经原穴，三阴交为足三阴经交会穴，两穴配合可以补益心脾、养阴安神以助记忆。内关属心包经，为八脉交会穴，心主神明，在治疗神志病方面，心包经穴位的作用与心经穴位主治相近，故此穴为治疗健忘的常用经穴。

太冲在此取其行气开窍之功。背俞穴为脏腑之气输注于背部的部位，取心俞、脾俞可补益心脾之气，配合足三里补血益气，用于心脾不足之健忘。心俞、肾俞为心、肾二脏元气之所聚，配合太溪以滋肾阴，对心肾不交之健忘为佳。丰隆、阴陵泉为祛痰利湿效穴，血海为活血化瘀主穴，三穴合用共奏活血化瘀、祛痰利窍之功，用于痰瘀痹阻不通、头胀昏蒙之健忘。肾精亏耗者腰酸乏力，取肾俞、太溪属俞原配穴，是治疗肾系疾病的常用配穴法，用于肾精不足、脑髓失养之健忘。胆经四透正位于头部，胆经"从耳后入耳中，出走耳前"，故肝阳上亢之头晕耳鸣健忘宜加胆经四透。

胸痹

胸痹是指以胸部闷痛，甚至胸痛彻背、短气喘息不得卧为主要表现的一种病症。临床表现或轻或重，轻者仅偶感胸闷如窒或隐痛，呼吸欠畅，病发短暂轻微；重者胸痛如压榨样绞痛，严重时胸痛彻背，背痛彻心，疼痛剧烈。常伴有心悸、气短、呼吸不畅，甚至喘促、惊恐不安等。多由劳累、饱餐、寒冷及情绪激动诱发，亦可无明显诱因或安静时发病。

《金匮要略·胸痹心痛短气病脉证治第九》中所言"阳微阴弦，即胸痹而痛"是对胸痹病机最好的概括。寸脉属阳，"阳微"为上焦阳气不足，胸阳不振；尺部属阴，"阴弦"乃下焦邪有余，阴寒太盛，冲犯阳位。阳虚邪盛，邪正相搏，即可发生胸痹之病。病性属本虚标实证，本虚以脏腑气血阴阳亏损、功能失调为主；标实则与痰浊、血瘀、寒凝、气滞等痹遏胸阳，阻滞心脉相关。

本病常见于西医学冠心病、心绞痛、心肌梗死、心包炎、心肌炎、心肌病、心脏瓣膜病等疾病引起的心前区疼痛，以及肺部疾病、胸膜炎、纵隔肿瘤等以胸痛为主症的疾病。

【治疗】

1.毫针刺法

［处方］心肺区、内关、间使、膻中。

［随证配穴］胸闷心悸加心俞、巨阙、郄门；喘息憋气加肺俞、中府；恶寒发热加大椎、列缺；咳嗽痰多加足三里、阴陵泉、丰隆；短气乏力加补三气法、足三里。

［操作］心肺区腧穴45°角向上斜刺进针，针尖抵至椎体。膀胱经第二侧线透第一侧线。内关向间使透刺，先于内关穴位置直刺0.5~1寸使局部有酸胀感，再将针尖提至皮下，后将针体与体表成30°夹角，针尖向间使穴的方向刺入1~1.5寸，并使局部有酸胀感。

2.罐法

［处方］心肺区、大椎、心俞、肺俞。

［操作］在心肺区用闪火法走罐，走完罐后留罐5~10分钟。瘀血或痰热者取大椎、心俞、肺俞刺络拔罐；外感毒邪或兼有发热者，取大椎、心俞、肺俞刺络拔罐。

（发挥）本病病位在心胸，与肝、脾、肾三脏密切相关。其病机关键为心脉痹阻，不通则痛或不荣则痛。其病性常为本虚标实，虚实夹杂，虚者多见气虚、阳虚、阴虚、血虚，实者以气滞、寒凝、血瘀、痰浊为主。发作期以标实为主，血瘀、痰浊为突出，缓解期主要有心、脾、肾气血阴阳之亏虚，其中又以心气、心阳虚最为常见。

心肺区位于第1~第10胸椎之间，此间脊柱附近布有支配心肺及其他胸部组织器官的肋间神经及交感干，因此心肺区夹脊刺是治疗本病的关键。此外，在此范围的腧穴皆可治疗心肺疾患及心肺疾患导致的其他脏腑病。

膻中，一名"元儿"，又称"胸堂""上气海"。《外台秘要》言其："主胸痹，心痛烦满，咳逆喘唾，短气不得息，不能言。"因其为气会，位于胸膺部，属心包募穴，心包代心受邪，故取之可宽胸理气、养心通络。

内关穴为手厥阴心包经的络穴，又为八脉交会穴，通于阴维脉。《备急千金要方》中云："凡心实者，则心中暴痛，虚则心烦，惕然不能动，失智，内关主之。"间使穴为手厥阴心包经之经穴，又名鬼路，《医宗金鉴》谓其："如鬼神使其间。"《铜人腧穴针灸图经》中云："治心悬如饥，卒狂，胸中憺憺。"内关透间使是加强心主血脉、心主神明功能的有效透穴。

胸闷、心悸者多为心脉痹阻，气血不通，故加心俞、巨阙之心经以俞募配穴，可通调心脏气血阴阳，配心包经郄穴郄门可通络止痛。喘息憋气者多因肺气失宣，气滞心胸，故加肺俞、中府之肺经俞募配穴以疏导气机，宣肺理气。恶寒发热者主因感受外邪，直达心胸而致，大椎交会于诸阳经，取之可泻阳分邪热。列缺为肺经络穴，故用之可使外邪从肺而宣。咳嗽痰多常由于痰浊阻滞肺腑，肺气被遏而致胸闷胸痛，故加丰隆、阴陵泉以祛痰利湿，取足三里以行气利湿。气虚、阳虚患者常短气、乏力，故加补三气法、足三里以补益三焦之气，濡养先后天之精。

本病发病部位不同，特点各异。心脏疾病引起的胸痛，多位于胸骨后或心前区，少数在剑突下，并可向左肩放射使，常因体力活动诱发或加剧，休息后好转或停止。肺部疾病患者常可因咳嗽或深呼吸而使胸痛加剧，多伴有咳嗽及原发病的症状和体征。因此临证中，须密切观察患者症状、体征及变化，对证治疗。

呃逆

呃逆是指胃气上逆动膈，气逆上冲，出于喉间，呃呃连声，声短而频，不能自制为主要表现的一种病症。临床所见以偶然发生者居多，在胃肠病证中较为常见，为时短暂，多能自愈，预后良好。亦可在心脑病证、肝胆病证、肾系病证中出现，屡屡发生，持续时间有数天、数月，甚至数年者，多预后不良。

呃逆古时亦称"哕""哕逆""打呃""呃忒"等。《伤寒大白》卷三《呃逆》曰："<伤寒论>有哕无呃。按<灵枢>治哕篇，以草刺鼻作嚏，嚏而已；无息，疾迎引之，立已；大惊之，亦可已……呃者，胃气不和，上冲作声，听声命名，故曰呃逆。"《伤寒指掌》曰："呃逆者，声自下逆上，俗名呃忒是也，不拘伤寒杂症皆有，所因不一。"

西医学中的单纯性膈肌痉挛即属中医"呃逆"范畴。其他疾病如胃肠神经官能症、胃炎、胃扩张、肝硬化晚期、脑血管病、尿毒症等，以及胃、食管术后或其他原因引起的膈肌痉挛，均可参考治疗。

【治疗】

1.毫针刺法

[处方]天突、翳风、内关、膈俞、中脘、足三里。

[随证配穴]胃中寒冷者加中府、关元；胃火上逆者加内庭、丰隆；气机郁滞者加太冲、膻中；脾胃阳虚者加脾俞、气海；胃阴不足者加胃俞、三阴交。

[操作]翳风、内关、足三里采用互动式针法，边行针边让患者深呼吸。翳风穴每次只针刺一侧。背俞穴均为投影法。寒积或阳虚者诸穴可用温针灸，或加拔火罐。

2.耳针法

[处方]膈、胃、神门。

[操作]毫针强刺激，也可用耳针埋藏或用王不留行籽贴压。

发挥： 本病病位在膈，多由饮食不当、情志不遂和正气亏虚等所致。基本病机为气逆动膈。凡上、中、下三焦诸脏腑气机逆乱，冲气上逆均可动膈而致呃逆，如上焦肺气失于肃降、中焦胃气失于和降或胃肠腑气不通导致浊气上逆等均可动膈。

翳风为止呃逆之经验穴，翳风穴处分布有膈神经和迷走神经，膈神经支配膈肌，迷走神经支配胃的平滑肌，这两部分肌肉剧烈收缩，均引起呃逆，乃是西为中用的典型范例，但因迷走神经也关系到心脏的跳动，因此每次只选用一侧翳风穴针刺互动。天突位于咽喉，利咽止呃，可降上逆之肺气。内关穴通阴维脉，且为手厥阴心包经之络穴，可宽胸利膈，畅通三焦之气，为降逆之要穴，擅治胃、心胸诸疾。中脘为胃之募穴，又系腑会，调中和胃以降逆。足三里为胃之合穴，疏通腑气，升清降浊，调理脾胃。足三里、内关、中脘相配，不论胃腑寒热虚实所致胃气上逆动膈者用之均宜。胃气上逆引动膈气上逆是本病最常见的证型，故此组穴也是治疗呃逆最常用的基础处方。膈俞属于局部取穴。

胃中寒冷者，症见呃声沉缓有力，胸膈及胃脘不舒，得热则减。《灵枢·口问》曰："今有故寒气与新谷气，俱还入于胃，新故相乱，真邪相攻，气并相逆，复出于胃，故为哕。补手太阴，泻足少阴。"中府，肺经之募穴也，脾、胃、肺合气于此，可理气和胃，利咽止呃。关元为任脉要穴，足三阴任脉之会，元气关藏出入之所，可温中散寒，降逆止呃。

胃火上逆者，症见呃声洪亮有力，冲逆而出，口臭烦渴，脘腹满闷。热积胃肠，腑气不畅，胃火上冲。内庭为胃经荥穴，可清胃泻火，理气降逆。丰隆为胃经络穴，亦可和胃降逆，泻热通便。

气机郁滞者，症见呃逆连声，胸胁满闷，急躁易怒。此为肝气郁滞，横逆犯胃，胃气上逆。太冲为肝经输穴、原穴，顺气解郁，为平肝理气之常用穴。膻中位近膈中，又为气会，功擅理气降逆，宽胸顺气，气调则呃止。

脾阳虚者，症见呃声低长无力，泛吐清水，手足不温。脾俞为脾气输注之处，脾之背俞穴，健脾补土，中阳充足，中气和降则呃止。气海为元气生发之海，又为任脉脉气所发，温补元阳，可治脏器虚惫诸证。

胃阴不足者，症见呃声短促而不得续，口干咽燥，烦躁不安，不思饮食。人之阴气，赖胃以养，胃俞为胃之背俞穴，益胃养阴，和中生津。三阴交是足太阴、少阴、厥阴之会，能补足三阴之气，亦是脾经要穴，扶脾实土，养阴生津，胃和则气降。

本病治疗以理气和胃、降逆平呃为原则，应分清寒热虚实，标本兼治。保持精神舒畅，避免暴怒、过喜等不良情志刺激。若在急慢性疾病的严重阶段出现呃逆不止，往往是胃气衰败的危象，预后不佳。

呕吐

呕吐是指胃失和降，气逆于上，迫使胃中之物由口吐出的一种病症。一般以有物有声谓之呕，有物无声谓之吐，无物有声谓之干呕，临床呕与吐常同时发生，故合称为呕吐。

呕吐之名最早记载于《内经》。邪气犯胃、饮食不节、情志失调或胃虚失和等均可导致胃失和降，气逆于上，而发生呕吐。《素问·至真要大论》曰："诸呕吐酸，暴注下迫，皆属于热。"《素问·举痛论》曰："寒气客于肠胃，厥逆上出，故痛而呕也。"

呕吐可见于西医学的急慢性胃炎、胃扩张、贲门痉挛、幽门梗阻、肠梗阻、神经官能症、颅脑疾病及癌症化疗后等疾病。

【治疗】

1.毫针刺法

［处方］阳明四穴、运中气穴、内关、第11胸椎至第1腰椎背俞穴透夹脊。

[随证配穴] 寒邪客胃者加上脘、公孙；痰饮内阻者加丰隆、膻中；肝气犯胃者加期门、太冲；热邪内蕴者加商阳、内庭；饮食停滞者加梁门、天枢；脾胃虚寒者加脾俞、神阙。

[操作] 针刺顺序一般由躯体远端到近端，先刺足三里，再刺内关，使局部得气或循经得气后，最后针刺腹部腧穴。腹部腧穴一般针尖与皮肤呈70°~80°角向下斜刺。其中脾胃虚寒者可配合温针灸。背俞穴透夹脊以45°角斜刺，针尖抵至椎体，以得气为度，不留针。膀胱经第二侧线透第一侧线以45°角斜刺，亦以得气为度，不留针。

2.耳针法

[处方] 胃、贲门、食道、交感、神门、脾、肝。

[操作] 每次选3~4穴，避免长时间刺激造成腧穴的疲劳性。毫针刺，中等刺激，亦可用埋针法或用王不留行籽贴压穴位。

〔发挥〕阳明四穴中足三里为胃经下合穴，上巨虚为大肠经下合穴，下巨虚为小肠经下合穴，可疏调胃肠气机，和胃止呕，梁丘为胃经郄穴，古籍记载多用于治疗急性痛证，根据作者临床体会，该穴对呕吐等其他胃部疾患仍然有缓解作用。阳明四穴也不必每次悉用，以足三里为核心，与其他三穴交替配合使用，加强穴位协同性的同时避免了穴位疲劳性的产生。

胃为五脏六腑之海，主受纳、腐熟水谷，其气以和降为顺，胃脘部腧穴针尖微向下斜刺，有助于胃的通降功能。中气法是指将补益中气的组穴，通过现代数学的对角线原理和中线原理分成两组穴位交替使用，以加强治疗效果。从西医解剖学的角度来看，胃的体表投影贲门位于第11胸椎左侧，而幽门约在第1腰椎右侧，胃大弯的最低点可在肚脐平面上，而胃体则主要分布在左季胁区。运中气穴由中气法Ⅰ及中气法Ⅱ组成。中气法Ⅰ由巨阙、中脘、下脘、梁门组成，中气法Ⅱ由中脘、不容、太乙组成，两者均在胃的投影区。两组穴以中脘穴为主穴。中脘乃任脉之穴，《针灸甲乙经》记载其乃手太阳、足阳明、少阳、任脉之交，它既是胃之募穴，又是八会穴之腑会，可健运中州，调理气机。我们也可以根据胃在背部的体表投影，选取胸11~腰1之间足太阳膀胱经第一侧线上的腧穴。针刺时针尖斜向内侧，透过与之平行的夹脊穴，使针尖达到椎体。这种配穴法是俞募配穴法的扩大，既安全有效，又能有效扩大相应穴位的治疗范围。

寒邪客胃者，可用上脘、公孙。上脘穴可配合用温针灸法，在留针过程中，将艾绒搓团捻裹于针柄上点燃，通过针体将热力传入穴位。每次燃烧枣核大艾炷1~3壮。《针灸大成·心脾胃门》记载："翻胃，先取下脘，后取三里、胃俞、膈俞、中脘、脾俞。"公孙为脾经之络穴，又与内关同为八脉交会穴，故此二穴有效。

痰饮内阻者，可取丰隆、膻中。明代医家李中梓认为"脾为生痰之源"，丰隆为胃经络穴，具有沟通表里两经、健脾利湿之功。任脉"循腹里"，其络脉"散于腹"，膻中治疗呕逆、呕吐等胃部疾患亦有一定作用。

肝气犯胃者，可针刺期门、太冲。《灵枢·经脉》指出足厥阴肝经"抵小腹，挟胃，属肝，络胆"，"上出额，与督脉会与颠"，故加期门、太冲通肝胆气机，缓肝胆之急以治胁肋疼痛。若疾病延绵，情志不遂，可另加外四神聪、神门以调节情志，疏肝理气。

热邪内蕴者，可加商阳、内庭。商阳为大肠经井穴，属金，对于热病皆有疗效，大肠经又与胃经同属阳明，阳明为多气多血之经，点刺商阳可泻胃热，降胃气。内庭为胃经荥穴，《难经·六十八难》云："荥主身热。"出针疾而摇大针孔，对于实热证者有较好的疗效。

饮食停滞者，可加梁门、天枢，它们同属胃经，天枢又为大肠经募穴，梁门位于胃的体表投影区，此二穴在临床实践中是消食化滞、和胃降逆的有效穴。

脾胃虚寒者，可加脾俞、神阙。脾俞乃脾脏的湿热之气由此外输膀胱经之处，外散之热循膀胱经上行，冷降之液循膀胱经下行，具有利湿升清、健脾和胃之功。神阙多用温和灸法，有温肾暖脾、补火益土之效。

本病以足三里、中脘、内关为核心要穴，其他配穴多侧重于穴位主治以及经脉循行，无论是中气法还是阳明四穴均可以疏调气机，降胃止呕。

胃脘痛

胃痛，又称胃脘痛，是以上腹胃脘反复发作性疼痛为主或兼见胃脘部痞满、胀闷、嗳气、吐酸、纳呆、胁胀、腹胀等症状，甚至可见吐血、黑便等不同临床表现的一种病症。临床上多由饮食不节、嗜食生冷或忧思烦恼怒等所致。

"胃脘痛"之名最早记载于《内经》，《灵枢·脉经》说："脾，足太阴之脉……入腹属脾络胃……是动则病舌本强，食则呕，胃脘痛，腹胀善噫，得后与气则快然如衰。"《医学正传》说："古方九种心痛……详其所由，皆在胃脘，而实不在于心也。"由于疼痛部位近心窝部，古人又称"心痛""胃心痛""心腹痛""心下痛"等。

胃痛多见于西医学的急慢性胃炎、消化性溃疡、胃肠神经官能症、胃黏膜脱垂等病，是各种原因导致胃黏膜受刺激、受损或胃平滑肌痉挛所出现的症状。

【治疗】

1.毫针刺法

[处方] 阳明四穴、运中气穴、内关、第11胸椎至第1腰椎背俞穴透夹脊。

[随证配穴] 脾胃虚寒加丹田三穴（气海、石门、关元）；胃热炽盛加悬钟、内庭；脾胃不和加公孙或太白；饮食伤胃加璇玑、下脘；肝气犯胃加太冲、阳陵泉、外四神聪、八风、八邪；胃阴亏耗加三阴交。

[操作] 互动式针法：针刺内关、足三里时针感不需要向远端传导，以局部酸胀即可。嘱患者做腹式呼吸，医者配合小幅度捻转行针。腹部腧穴一般用70°~80°角向下斜刺，其中如脾胃虚寒者可用温针灸，在留针过程中，将艾绒搓团捻裹于针柄上点燃，通过针体将热力传入穴位，每次燃烧枣核大艾炷1~3壮。

2.罐法

[处方] 膀胱经第7胸椎和第3腰椎之间、中脘、关门、巨阙、下脘、梁门。

[操作] 背腰部用闪火法走罐，视病情的轻重与患者的耐受力调整手法的轻重，以局

部发红为度。腹部穴运用闪火拔罐法，一般留置5~10分钟。

发挥： 胃为五脏六腑之海，主受纳、腐熟水谷。阳明四穴、内关穴、运中气穴发现同呕吐篇。临床运用时，配合胃经的下合穴足三里，运用互动式针法，此法优于直接针刺，既有助于得气，又使患者的精神集中在针感上，更容易"守神"，此法有助于激发脏腑功能，缓解胃痛之疾。

脾胃虚寒者，症见胃痛隐隐，胃脘部喜暖畏寒，手足不温，大便溏薄，可加丹田三穴以温脾肾之阳，关元是补元气的重要腧穴，为四大补穴之一。丹田为人体元气聚集之所，故取丹田三穴可配合使用温针灸法，共奏温肾暖脾、补火益土之功。

胃热炽盛者，症见胃部灼痛或消谷善饥，咽干，口臭，临床可用悬钟、内庭。《针灸大成·心脾胃门》载："胃热，悬钟。"内庭为胃经荥穴，《难经·六十八难》云："荥主身热。"临床操作时，此二穴得气后可取效。

脾胃不和者，症见腹气胀满，得嗳气或矢气则舒，脾经的太白、公孙疗效显著。脾原太白，原穴与脏腑原气有着密切的联系。《灵枢·九针十二原》指出："凡此十二原者，主治五脏六腑之有疾者也。"公孙为脾经之络穴，又与内关同为八脉交会穴，尤善治疗腹胀。

饮食伤胃者，症见嗳腐吞酸或呕吐不消化食物，饮食积滞，可加璇玑、下脘。下脘穴可用温针灸法，此二穴从文献到实践都证实是健脾消积止痛的有效穴。

肝气犯胃者，症见胃脘胀痛，痛连胸胁，喜长太息，可针刺太冲、阳陵泉、外四神聪、八风、八邪。《灵枢·经脉》指出足厥阴肝经"抵小腹，挟胃，属肝，络胆""上出额，与督脉会与颠"，故加太冲、阳陵泉，通肝胆气机，缓肝胆之急以治胁肋疼痛。肝为刚脏，体阴而用阳，故加外四神聪、八风、八邪，平调阴阳，疏肝理气。

胃阴亏耗者，症见胃脘隐隐灼痛，口燥咽干，可加三阴交填精补血而治胃阴虚之疼痛。三阴交为精血之穴，对于阴虚诸证均有较好的疗效。

本病以足三里、中脘、内关为核心要穴，其他配穴多侧重于穴位主治以及经脉循行，无论是运中气穴还是阳明四穴，既可养胃阴，也可行胃气。

便秘

便秘是指大肠传导功能失常导致粪便在肠内滞留过久，秘结不通，粪质干燥、坚硬，排便坚涩难下；或虽有便意，但便而不畅，常常数日一行，甚至非用泻药、栓剂或灌肠不能排便。便秘是临床上的常见症状，也可以出现于其他各种急慢性疾病的过程中。

《伤寒论》："其脉浮而数，能食，不大便者，此为实，名曰阳结也……其脉沉而迟，不能食，身体重，大便反硬，名曰阴结也。"将本病分为阳结与阴结两类。《圣济总录》卷第九十七曰："大便秘涩，盖非一证，皆荣卫不调，阴阳之气相持也。若风气壅滞，肠胃干涩，是谓风秘；胃蕴客热，口糜体黄，是谓热秘；下焦虚冷，窘迫后重，是谓冷秘……或肾虚小水过多，大肠枯竭，渴而多秘者，亡津液也。或胃燥结，时作寒热者，中有宿食也。"将本病的证治分类概括为寒、热、虚、实四个方面。

西医学中的功能性便秘属于本病范畴，同时肠易激综合征、肠炎恢复期、直肠及肛门疾患、药物性便秘、内分泌及代谢性疾病引起的便秘，以及肌力减退所致的排便困难等均可参照本节治疗。

【治疗】

1.毫针刺法

［处方］大横、腹结、天枢、大肠俞、丰隆、上巨虚、支沟。

［随证配穴］热秘加合谷、内庭；气秘加中脘、太冲；阳虚秘加神阙、关元；气虚秘加脾俞、气海；血虚秘加三阴交、照海。

［操作］大横、腹结可用深刺法，提插捻转至局部有强烈酸胀感，立即出针不留针。冷秘、虚秘可用温针灸、温和灸、隔姜灸或隔附子饼灸。神阙穴用温和灸法。

2.耳针

［处方］大肠、直肠下段、三焦、皮质下、交感、肝、脾、肾。

［操作］毫针浅刺，也可用王不留行籽贴压。

发挥：本病基本病机属大肠传导失常，病位在肠，但与脾、胃、肺、肝、肾等脏腑的功能失调均有关联。外邪化热、内伤饮食情志、阴阳气血不足等均可使肠腑壅塞或肠失温润，大肠传导不利而产生便秘。

大横、腹结正当结肠投影区，属局部选穴，刺之可刺激大网膜，促进肠蠕动。天枢乃大肠募穴，能升清降浊，常为治疗便秘等肠道疾患的首选穴，大肠俞为大肠背俞穴，从腰骶部治疗便秘，属局部取穴法，二者俞募相配，通调胃肠腑气，腑气通则大肠传导如常。丰隆为足阳明胃经之络穴，能引阳明热浊外出，因此丰隆为通便泄热之要穴，使腑气得降而通。上巨虚为大肠下合穴，与宣三焦气机的支沟是治疗便秘的常用对穴，三焦之气通畅，行滞散结，则肠腑通调。

热秘者症见大便干结，腹胀腹痛，口干口臭，面红心烦，或有身热，小便短赤，加合谷、内庭以泻热通便。合谷为大肠经原穴，功擅调理大肠，清泄肠腑热邪，疏调一身气机。内庭为胃经荥穴，《难经·六十八难》云："荥主身热"，因此内庭对于胃肠热证有较好的疗效。

气秘者症见欲便不得，或便而不爽，嗳气频作，肠鸣矢气，腹中胀痛，纳食减少，胸胁痞满，加中脘、太冲以疏通气机，导滞通便。中脘为胃之募穴，又系腑之会，调中和胃，顺气导滞。太冲为肝经输穴、原穴，为疏肝解郁、顺气理气之常用穴。

阳虚秘者症见排便困难，腹中冷痛，面色㿠白，四肢不温，小便清长，灸神阙、关元以温阳通便，不少经年不愈之便秘，加用局部灸法，确能提高疗效，此法犹如方药中的温下之法。

气虚秘者症见大便并不干硬，虽有便意，临厕努挣乏力，挣则汗出气短，便后疲乏，肢倦懒言，加脾俞、气海旨在温肺补脾以益气润肠。脾俞为脾之背俞穴，湿热之气由此处外输膀胱经，具有利湿升清、健脾补土之功。气海为元气生发之海，又为任脉脉气所发，可治气虚疲惫诸证。

血虚秘者症见大便秘结，面色无华，头晕目眩，心悸气短，失眠健忘，唇舌色淡，加三阴交、照海以滋阴养血通便。三阴交是足太阴、少阴、厥阴之会，亦是脾经要穴，扶脾实土，养血补气，生津润燥。照海为足少阴之经穴，交阴跷脉，滋阴增液，润肠通便。《玉龙赋》曰："照海、支沟，通大便之秘。"

泄泻

泄泻是以排便次数增多，粪质稀溏或完谷不化，甚至泻出如水样为主症的病症。古有将大便溏薄而势缓者称为"泄"，大便清稀如水而势急者称为"泻"，现临床一般统称为"泄泻"。本病以夏秋两季多见。临床可概分为两类：凡感染寒湿或湿热外邪的泄泻，发病急，病程短，属于急性泄泻；因脾胃虚弱、肾阳虚衰、肝气乘脾所致的泄泻，发病慢，病程长，属于慢性泄泻。

本病首载于《内经》，《素问·气交变大论》中有"鹜溏""飧泄""注下"等病名。《素问·举痛论》："寒气客于小肠，小肠不得成聚，故后泄腹痛矣。"《素问·至真要大论》："暴注下迫，皆属于热。"《素问·阴阳应象大论》："湿盛则濡泄"，"春伤于风，夏生飧泄"，指出风、寒、湿、热皆可致泻，并有长夏多发的特点。同时指出病变部位，《素问·宣明五气》谓："大肠小肠为泄"。《素问·脏气法时论》："脾病者……虚则腹满肠鸣，飧泄食不化。"《素问·脉要精微论》："胃脉实则胀，虚则泄。"陈无择在《三因极一病证方论》中提出："喜则散，怒则激，忧则聚，惊则动，脏气隔绝，精神夺散，以致溏泄。"认为不仅外邪可导致泄泻，情志失调亦可引起泄泻。

泄泻多见于西医学的急慢性肠炎、胃肠功能紊乱、过敏性肠炎、溃疡性结肠炎、肠结核等。

【治疗】

1.毫针刺法

[处方]阳明四穴、丹田三穴、天枢、大横。

[随证配穴]寒湿内盛者加神阙；湿热伤中者加阴陵泉、三阴交；食滞肠胃者加中脘；脾胃虚弱者加胃俞、脾俞；脾肾阳虚者加命门、肾俞；肝气乘脾者加太冲、行间。

[操作]足三里、上巨虚、下巨虚穴均可选取1.5~2寸长的毫针，直刺1~2寸，以捻转手法为主，针感以局部酸胀为主，根据患者的病情及耐受程度亦可以行提插手法使针感传导至足背。神阙、命门用隔姜灸或隔盐灸法。天枢可用温针灸。

2.耳针

[处方]大肠、小肠、腹、胃、脾、神门。

[操作]每次选取3~5穴，毫针浅刺，也可用王不留行籽贴压。

发挥：本病病位在肠，与脾、肝、肾密切相关。病机关键是湿邪困脾，脾失健运，肠道功能失司。凡感受外邪、内伤饮食、情志不调、禀赋不足及久病脏腑虚弱等导致的脾虚湿盛、脾胃运化功能障碍均可引发该病。

阳明四穴即梁丘、足三里、上巨虚、下巨虚。足三里为胃之下合穴，是治疗各种脾胃诸疾的首选穴，如《四总穴歌》所说："肚腹三里留。"上巨虚为大肠的下合穴，下巨虚为小肠经的下合穴，均可疏调脏腑气机。梁丘为胃经郄穴，为气血聚集之所。阳明四穴不必每次悉取，以足三里为核心，与其他三穴可交替配合使用。丹田三穴即气海、石门和关元，丹田于人体，即为修炼元气之所。中医学认为，元气是生命活动的原动力，它发源于肾而聚于丹田，借三焦的通路敷布全身，推动着脏腑、经脉及各组织器官的活动。气海为元气之海，乃先天元气聚会之处，有大补元气和总调下焦的功能，补之可益肾助肺，止泻固崩，泻之可行气化湿。关元穴是任脉之穴、小肠之募穴，为元气出入的要道，是治疗元气不足所致诸症的主穴。石门穴为三焦募穴、任脉之穴，可调补三焦，气化水液。三穴合之可培补元气，增强脾胃运化，涩肠止泻。天枢穴为大肠募穴，有调理肠胃气机、化湿和中、制泻止痛之功，灸天枢亦可调补肠腑，以利枢机。《备急千金要方》曰："天枢主腹中尽痛……刺天枢入五分，灸三壮。"大横穴乃足太阴脾经腧穴，属脾络胃，经络所过，主治所在，故大横常用来治疗腹部胃肠疾病。依据解剖学，大横的位置较天枢更接近大肠，故而在治疗大肠疾病时常将二穴"相须为用"，从而加强调节大肠功能的作用。

寒湿内盛者，症见泄泻清稀，甚则如水样，脘闷食少，腹痛肠鸣，或肢体酸痛，加神阙以散寒化湿。《针灸全生》曰："神阙治疗泄泻。"神阙穴多用灸法，有固本止泻、温肾暖脾、补火益土之效。

湿热伤中者，症见泄泻腹痛，泻下急迫，或泻而不爽，粪色黄褐，气味臭秽，肛门灼热，烦热口渴，小便短黄，加阴陵泉、三阴交以健脾化湿。阴陵泉是脾经合穴，五行属水，功能分利止泻、淡渗利水，是治疗脾胃病的常用穴。三阴交是足太阴、少阴、厥阴之会，亦是脾经要穴，能补足三阴之气，且通治小腹诸疾，扶脾实土，滋阴清热。

食滞肠胃者，症见腹痛肠鸣，泻下粪便臭如败卵，泻后痛减，脘腹胀满，嗳腐酸臭，不思饮食，加中脘以消食导滞。中脘为胃之募穴，又系腑之会，可温阳调胃、益气通络、和中止泻。《针灸大成》："大便泄泻不止：中脘、天枢、中极。"

脾胃虚弱者，症见时溏时泻，迁延反复，纳少，食后脘闷不舒，稍进油腻则泻，面色萎黄，神疲倦怠，加胃俞、脾俞。胃俞为胃之背俞穴，益胃养阴，益气调中。脾俞为脾气输注之处，脾之背俞穴，具有利湿升清、健脾补土、分清泌浊、化湿止泻之功。

肾阳虚衰者，症见黎明前脐腹作痛，肠鸣即泻，完谷不化，泻后则安，形寒肢冷，腰膝酸软，加命门、肾俞以温肾健脾。《类经图翼》："肾泄，夜半后及寅卯之间泄者，命门、天枢、气海、关元。"肾泄又名五更泄，因肾阳虚衰，不能温煦脾阳所致。命门具补肾阳之功，灸之可扶元固本，补先天以壮后天，以达固涩止泻之效。肾俞为肾脏之气输注之处，肾之背俞穴，可益肾气，温阳调元。肾主水，肾气充足，中阳温煦，则水道治节有常。

肝气乘脾者，症见泄泻肠鸣，腹痛攻窜，矢气频作，伴胸胁胀闷，嗳气食少，每因抑郁恼怒，或情绪紧张则发，加太冲、行间以抑肝扶脾。太冲为肝经输穴、原穴，顺气解郁，疏肝活络，为平肝理气之常用穴。行间为肝经荥穴，温中调气，疏肝化滞，利水湿以健脾胃。

消渴

消渴是以多饮、多食、多尿、形体消瘦，或尿浊、尿有甜味为主要临床表现的病症。

消渴之名首见于《素问》："此肥美之所发也，此人必数食甘美而多肥也。肥者令人内热，甘者令人中满，故其气上溢，转为消渴。"《金匮要略》："趺阳脉浮而数，浮即为气，数即为消谷而大坚，气盛则溲数，溲数即坚，坚数相搏，即为消渴。"《三因极一病证方论》："渴病有三，曰消渴、消中、消肾。"

上消证：烦渴多饮，口干舌燥，小便量多且甜，舌尖红，苔薄黄，脉洪数。

中消证：多食善饥，嘈杂，烦热，汗多，形体消瘦，或大便干结，小便量多，尿浑黄且甜，苔黄而燥，脉滑数。

下消证：小便频数量多，尿浊如脂膏且甜，渴而多饮，头晕，视物模糊，颧红，虚烦，多梦，遗精，腰膝酸软，皮肤干燥，全身瘙痒，舌红少苔，脉细数。

阴阳两虚证：小便频数，浑浊如膏，面色黧黑，憔悴，耳轮焦干，腰膝酸软，四肢乏力欠温，性欲减退，舌干苔白，脉沉细无力。

西医学的糖尿病等属本病范畴。糖尿病是一种常见的内分泌代谢性疾病，主要临床表现为多饮、多食、多尿、消瘦、糖尿及血糖升高。本病可分为原发性和继发性两大类。

【治疗】

1.毫针刺法

[处方]心肺区、脾胃区（胃脘下俞）、肾区、足三里、三阴交、太溪、意舍、承浆。

[随证配穴]上消加太渊、少府泻心火以助清肺热；中消加中脘、内庭清降胃中虚火；下消加太冲、照海滋肝肾之阴；阴阳两虚加阴谷、气海、命门补肾阴肾阳。

[操作]背俞穴透夹脊法：心肺区、脾胃区（胃脘下俞）、肾区等穴不可直刺、深刺，以免伤及内脏，应采取45°角斜刺，针尖抵至椎体。其他腧穴常规针刺，每日或隔日1次。

2.耳针

[处方]神门、三焦、皮质下、缘中、饥点、渴点、胰、脾、肝、肾、内分泌。

[操作]每次选3~4穴，强刺激，留针30分钟，或用王不留行籽按压。

(发挥) 消渴的发生常与禀赋不足、饮食不节、情志失调、劳欲过度等因素有关。本病病变脏腑主要在肺、胃、肾，又以肾为关键。本病以阴虚为本，燥热为标。燥热在肺，肺燥津伤，则口渴多饮；热郁于胃，消灼胃液，则消谷善饥；虚火在肾，肾虚精亏，封藏失职，则尿多稠浑。燥热愈盛则阴愈虚，阴愈虚则燥热愈盛，终至肺燥、胃热、肾虚，三者互为因果，表现为"三多一少"之症。临床上根据患者的症状，可分为上、中、下三消。其中，上消属肺燥，中消属胃热，下消属肾虚，亦可三者同时存在。

《类经》："十二俞，皆通于脏气。"各脏腑的背俞穴与相应的脏腑位置基本对应，如肺俞、心俞、肝俞、脾俞、肾俞5个背俞穴所处位置或上或下，即与相关内脏的所在部位是对应的。凡是在某一脏腑投影区的腧穴，都可以治疗相关的脏腑，而不必一定拘泥于某一个背俞穴。故取心肺区以清热润肺，取脾胃区、足三里、三阴交以生津止渴，取肾区、太溪以益肾滋阴，增液润燥。胃脘下俞为治疗消渴之经验效穴，胃脘下俞又称为胰俞，为经外奇穴，对应胰脏的投影区，起到调节胰脏功能、减缓病理变化过程作用。《针灸甲乙经》："消渴身热，面目黄，意舍主之；消渴嗜饮，承浆主之。"诸穴合用，共奏生津滋阴、清热润燥之功。

上消加太渊、少府泻心火以助清热润肺，生津止渴；中消加中脘、内庭清降胃中虚火以清胃泻火，调中养阴；下消加太冲、照海或行间、涌泉滋肝肾之阴而滋阴益肾，清热润燥，《百症赋》："行间、涌泉，主消渴之肾竭。"阴阳两虚加阴谷、气海、命门补肾阴肾阳；心悸加内关、心俞清心泻火；不寐加神门、百会宁心安神；便秘加天枢、支沟、照海润肠通便；视物模糊加太冲、光明清肝明目；肌肤瘙痒加风市、血海、蠡沟凉血润燥；手足麻木加八邪、八风通经活络。

郁证

郁证是指以心情抑郁，情绪不宁，胸部满闷，胁肋胀痛，或易怒喜哭，或咽中如有异物梗阻等为主要临床表现的一种病症。常因情志不舒、气机郁滞所致，与心、肝、脾关系最为密切。

《内经》中详细记叙了情志对气机的影响，如《素问·举痛论》曰："思则心有所存，神有所归，正气留而不行，故气结矣。"郁有广义、狭义之分。广义郁证，指包括外邪、情志等多种因素所致的郁，如《素问·六元正纪大论》中木郁达之、火郁发之、土郁夺之、金郁泄之、水郁折之的"五郁之说"和《丹溪心法》中提出的气、血、火、食、湿、痰"六郁之说"。狭义的郁，单指情志因素所致的郁证，如《古今医统大全·郁证门》曰："郁为七情不舒，遂成郁结，既郁之久，变病多端。"

常见于西医学神经衰弱、抑郁症、癔病及焦虑症、更年期综合征、反应性精神病等疾病。

【治疗】

1.毫针刺法

［处方］胆经四透、神门、内关、合谷、太冲、期门、阳陵泉。

［随证配穴］脏躁加心俞、膈俞；梅核气加丰隆、天突；心烦易怒加劳宫、太溪、三阴交；胸胁胀满加行间、内庭、支沟；头晕神疲加心俞、脾俞、补三气穴（膻中、中脘、气海）、三阴交；睡眠障碍加四神聪透百会、玉枕透风池；食欲不振加中脘、足三里、梁丘。

［操作］胆经四透针刺时使用双得气法，至头皮麻木，余穴用1.5寸毫针针刺得气。

2.罐法

［处方］督脉、膀胱经第一及第二侧线、双侧胁肋区、心肺区、肝胆区。

［操作］用闪火法沿督脉、膀胱经第一、二侧线分别走罐，以局部皮肤发红为度；双侧胁肋沿脊柱向肋间推拉走罐，直至皮肤深红或出现瘀点或瘀斑。走罐后在心肺区和肝

胆区用闪火法闪罐至局部潮红、发烫或局部留罐。

发挥：本病早期病位在心肝，以气机不畅为主，常兼有血瘀、郁火、食滞、痰结，久病可涉及脾肾。其发病多因七情所伤，导致肝失疏泄，脾失运化，心神失常，脏腑阴阳气血失调，痰气郁结而成，同时伴有脑窍气机紊乱，脑神失调。

胆经四透是治疗本病的关键，"胆者，中正之官，决断出焉"，决断是思维与判断，尤能抵御惊恐之扰，辅心之神明，足少阳经之别"贯心"，胆经四透属胆经，位于侧头部，故此组穴是治疗诸神志病的常用组穴，尤适用于肝胆气机不畅，心惊胆怯者；内关属心包经，配合心经原穴神门，能养心通络，宁神定志；太冲、期门为肝经募原配穴，可疏肝解郁；阳陵泉为胆经下合穴，可行气开郁，定志镇惊；合谷配太冲合称"四关"，用于实证，可开郁散结，醒神开窍。

心俞、膈俞相配，活血宁心，滋养心神，故心神失养之脏躁者加之；天突理气降逆，丰隆化痰开窍，两穴相配化痰理气解郁；心烦易怒者常因肝郁气滞、肝阴不足所致，肝肾同源，故加太溪、三阴交以滋补肝阴；行间、内庭分别为肝、胃两经荣穴，可清泻肝胃实火，支沟清利三焦，通腑降逆，故常用于治疗气郁化火所致胸胁胀满；补三气穴可补三焦之气，三阴交滋阴活血，结合心脾之气输注之所心俞、脾俞，共奏濡养心脾、滋养安神之功，对头晕神疲者疗效甚佳；四神聪透百会、玉枕透风池是治疗失眠的常用透穴；食欲不振加中脘、梁丘，可理气和胃，通经活络，足三里可升发胃气，故三穴搭配可改善患者食欲。

在本病的治疗中，以针刺调心神、疏肝解郁，走罐内调五脏六腑，外调十二经脉。通过针刺与走罐的结合，可达到调达气机、顺畅血运、祛瘀生新之目的。

胁痛

胁痛是以一侧或两侧胁肋部疼痛为主要表现的病症，又称胁肋痛、季肋痛或胁下痛，是临床上常见的一种自觉症状。

有关胁痛的记载最早见于《内经》，其明确指出胁痛的发生责之于肝胆，病因有寒、热、瘀等方面。《灵枢·五邪》："邪在肝，则两胁中痛，寒中，恶血在内。"《素问·脏气法时论》："肝病者，两胁下痛引少腹，令人善怒。"《素问·举痛论》："寒气客于厥阴之脉……则血泣脉急，故胁肋与少腹相引痛矣。"《素问·刺热》："肝热病者，热争则狂言及惊，胁满痛，手足躁，不得安卧。"

胁痛可见于西医学的急慢性肝炎、肝硬化、急慢性胆囊炎、慢性胰腺炎、胆道结石、胆道蛔虫、肋间神经痛、胸膜炎等，凡上述疾病中以胁痛为主要表现者，皆属于"胁痛"范畴。

【治疗】

1.毫针刺法

［处方］章门、支沟、阳陵泉、期门、足三里。

［随证配穴］肝郁气滞者加内关、太冲；瘀血阻络者加膈俞、血海；肝胆湿热者加丰

隆、侠溪；肝络失养者加肝俞、三阴交。

［操作］期门穴平刺或斜刺0.5~0.8寸，余穴常规针刺。

2.耳针

［处方］肝、胆、神门、胸。

［操作］取患侧为主，毫针刺，实证用强刺激，虚证用轻刺激，每日1次，每次留针30分钟。或埋揿针，或王不留行籽贴压。

3.皮肤针

［处方］局部阿是穴。

［操作］用皮肤针轻轻叩刺，适用于气滞血瘀的胁痛。

发挥： 胁痛主要责之肝胆，且与脾、胃、肾相关。本病以气滞、血瘀、湿热引起"不通则痛"者为实证，以精血不足所致"不荣则痛"者为虚证。若情志不遂，肝气郁结，失于条达，或跌仆闪挫，损伤胁络，瘀血停留，或外感湿热郁于少阳，枢机不利，或饮食所伤，脾失健运，积湿生热，肝胆失其疏泄条达，经脉气机阻滞而发为胁痛。若久病体虚，劳欲过度，阴血亏损，脉络失养，亦可发为胁痛。

章门为脏会、脾之募穴，足厥阴脉与五脏之气盛会于此，为脏气出入之门户，穴在季胁肋端，具有调理脏腑、疏肝理气、化瘀消痞之功。《针灸大全·八法主治病证》："胁肋下痛，起止艰难。支沟二穴、章门二穴、阳陵泉二穴。"《针灸资生经》："支沟，主胁腋急痛……章门，主胁痛不得卧。"支沟为手少阳三焦经腧穴，三焦主气所生病，有活络散瘀、行气止痛之功，善治胸胁疼痛。阳陵泉又名筋会，为足少阳胆经脉气所入，有疏泻肝胆、和解少阳、清泄湿热、祛除风邪、舒筋活络、缓急止痛的作用。支沟以清利三焦之气为主，阳陵泉以疏调肝胆为要，二穴一上一下，同经相应，同气相求，疏泄少阳经气，调理气血。期门为肝之募穴，足太阴、厥阴、阴维之会，疏肝活血，开郁散结，通关开转，降逆泄火，理气止痛。佐足三里引气下行，和降胃气而消痞满，以减胁痛。诸穴相配可疏通胁肋部气机，共奏疏肝理气、通络散结之效。

肝郁气滞者，症见胁肋胸腹胀痛，走窜不定，甚则引及胸背肩臂，疼痛每因情志变化而增减。内关穴通阴维，且为手厥阴心包经之络穴，可宽胸疏络，畅通上中下三焦之气，且擅治胃、心胸诸疾。太冲为肝经输穴、原穴，顺气解郁，疏肝活络，为平肝理气之常用穴。

肝胆湿热者，症见胁肋灼热疼痛，口苦口黏，胸闷纳呆，恶心呕吐，小便黄赤，大便不爽。丰隆为胃经络穴，属胃而络脾，擅治痰湿诸证，又为通便泄热之要穴，能引阳明热邪外出，腑气得降而痛止。侠溪为胆经之荥穴，可利胸胁，祛肝胆湿热，气机调达则病愈。

瘀血阻络者，症见胁肋刺痛，痛有定处，或见有癥块。膈俞为血之会，可调血通络，为一切血证之常用穴，血海功擅扶脾统血、活血理血，《针灸甲乙经》言："血闭不通，逆气胀，血海主之"，二者合用，行血化瘀，祛瘀通络。

肝络失养者，症见胁肋隐痛，悠悠不休，遇劳加重，口干咽燥。肝俞为肝之背俞穴，为肝脏之气输注之处，三阴交是足太阴、少阴、厥阴之会，能补三阴之气，二穴合用可濡养肝络，养阴柔肝止痛。

多汗证

多汗证是指皮肤出汗异常、出汗过多的现象，是由于机体的某些疾病或其他原因引起身体大量出汗的一种病症。

中医认为，此病属于自汗、盗汗的范围。《素问·阴阳别论》云："阳加于阴谓之汗"，简明扼要地说明人之阳气作用于体内的阴精，宣发排泄于皮肤而为汗液。其中，自身无热感，而白昼时时汗出，动辄益甚者，称为自汗；寐中汗出，醒来自止者，称为盗汗。自汗多见于气虚，盗汗常见于阴虚，总因腠理不固所致。《三因极一病证方论》曰："人之气血，尤阴阳水火，平则宁，偏则病。阴虚阳必凑，故发热自汗，如水热自涌。阳虚阴必乘，故发厥自汗，如水溢自流。"《证治准绳·盗汗》云："或得之劳役、七情、色欲之火，衰耗阴精；或得之饮食药味，积成内热，皆有以伤损阴血，衰惫形气。阴气既虚，不能配阳，于是阳气内蒸，外为盗汗。"其基本病机是阴阳失调，腠理不固而致汗液外泄失常。

西医学认为，引起多汗证的原因多样且复杂，大致可分为功能性失调和器质性疾病两大类。功能性失调多与自主神经功能紊乱有关，而器质性疾病则与神经损伤有关。

【治疗】

毫针刺法

[处方]大椎、合谷、复溜、阴郄。

[随证配穴]肝胆湿热加太冲、阳陵泉；肺脾气虚加足三里、中脘、膻中；肾阴亏虚加太溪、涌泉。

[操作]复溜穴针刺宜浅刺0.2~0.3寸，现文献多云应刺入0.5~0.8寸，而作者认为浅刺0.2~0.3寸即可循经得气，过深反而不能得气。对于合谷和复溜，针感不宜过强，针刺至局部酸胀为度，不宜走窜。其余穴行平补平泻法，留针30分钟。

发挥：本病病因较多，表现多样，可有自汗、盗汗、但头汗出、手足汗出、黄汗等等，治疗以调和营卫、固表止汗为主。

复溜穴以治疗汗证、闭经为特点。本穴属金，与肺相应，肺主皮毛，又因其为足少阴经经穴，为肾经母穴，具有温肾利水、调和营卫的作用。《针灸甲乙经》曰："骨寒热无所安，汗出不休，复溜主之。"复溜穴对于汗出过多、无汗、盗汗、水肿等都有显著疗效。

合谷为大肠经之原穴，功善调理大肠，能清泻大肠热邪，肺与大肠相表里，亦能清散肺热。合谷透后溪为退热的要穴，既用于实热证及疟疾，又用于阴虚盗汗。把合谷看作只有开泄作用是不够全面的，合谷为阳明经之原穴，阳明经多气多血，补之可固脱回阳，对于回阳、救逆、复苏有着重要的作用，为回阳九针之一。对于脏腑气血津液损伤、阴阳衰竭等久病元气衰亡或中风、中暑、霍乱、大失血等急病阳气暴脱所致的脱证均可采用本穴为主穴。但本穴毕竟开泄作用甚大，临床应用之时，须配以关元、气海、百会、足三里、神阙等穴，以共奏益气回阳固脱、固表止汗之效。

《针灸大成》："多汗先泻合谷，次补复溜；少汗先补合谷，次泻复溜。"《玉龙歌》曰："伤寒无汗泻复溜，汗出多时合谷收。"可见合谷与复溜相配可以对汗证起到良性双向调节作用。

阴郄穴为手少阴经之郄穴。阴，水也；郄，空隙也。阴郄名意指心经经水由本穴回流心经的体内经脉。阴郄穴与复溜穴相配治疗阴虚盗汗以达滋阴润燥之功。《百症赋》曰："阴郄、后溪，治盗汗之多出。"故对于急性热病伤阴耗精所致的汗出具有奇效。

大椎穴是治疗汗证的要穴，具有止汗与发汗的双重作用。《玉龙歌》："满身发热痛为虚，盗汗淋淋渐损躯，须得百劳椎骨穴，金针一刺疾俱除。"无论是有汗还是无汗，无论是表虚不固的自汗还是阴虚火旺的盗汗，都可以使用本穴。大椎穴属督脉，为诸阳经交会穴，属性纯阳主表，既能助阳散寒，益气固表，又能够清泻火热，无论是外感、内伤、虚热、实热证皆可使用。

肝胆湿热者，多由外感湿热之邪，或嗜酒、过食肥甘辛辣，湿邪内生，郁久化热所致，加太冲、阳陵泉清利肝胆湿热，舒达肝胆气机，以达湿祛热清而汗止之效。

肺脾气虚者，肺属金，主皮毛，脾属土，生金，肺气虚则卫气虚，皮肤卫外司开合的功能失调，脾气虚则营气虚，营阴不足，营卫失调，汗出不止，故加足三里、中脘、膻中补三气而达到固表止汗之功。

肾阴亏虚者，阴虚则生内热，肾阴亏损，虚热内蒸，则潮热盗汗。太溪为足少阴肾经原穴，涌泉为足少阴肾经之井穴，为肾经经气所出之处。《百症赋》："行间、涌泉，主消渴之肾竭。"肾藏精，精血同源，肾精亦为营血化生之本，肾精足则能调节元阴元阳，固护先天之本。

肥胖

肥胖是指体内脂肪贮存过多，体重超过标准体重的20%。肥胖常表现为颈、小腹和臀部脂肪明显积聚。由于肥胖易于并发动脉硬化、高血压、糖尿病、代谢综合征、胆囊炎、月经不调等多种疾病，必须引起临床重视。

《素问·奇病论》强调："此肥美之所发也，此人必数食甘美而多肥也。肥者令人内热，甘者令人中满，故其气上溢，转为消渴。"《灵枢·卫气失常》中曰："人有肥，有膏，有肉……皮满者，肥"，"膏者，多气而皮纵缓，故能纵腹垂腴"，"脂者，其血清，气滑少，故不能大。"《金匮要略·痰饮咳嗽病脉证并治》曰："其人素盛今瘦，水走肠间，沥沥有声。"均提到肥胖与疾病的关系。

【治疗】

1.毫针刺法

◆ **整体论治**

［处方］丰隆、曲池、支沟、足三里、三阴交。

[随证配穴]肝胆火旺者配太冲、丘墟；脾气虚弱者加配脾俞、胃俞；肾阴不足者配太溪、肾俞；腹胀者配胃俞、中脘；腹部明显肥胖者配天枢、大横；胃肠积热配上巨虚、内庭；肾阳亏虚配肾俞、关元。

◆ 局部分治

[处方]腹部、臀部、腿部、肱三头肌。

[操作]关元、气海、天枢、大横深刺2~3寸，其余穴位常规针刺，得气后留针15~20分钟，局部采用多针刺入脂肪层。

2. 耳针

[处方]胃、神门、内分泌。

[随证配穴]食欲旺盛者加饥点、渴点；嗜睡者加丘脑、皮质下；汗多者加三焦、交感；心悸者加心、肺。

[操作]耳穴处皮肤用酒精消毒后，揿针埋藏或王不留行籽置于胶布中央并贴于耳穴，每次一耳2~4穴，揉按20~50次，每5天交换1次，1个月为1个疗程。

3. 火针疗法

[处方]脐周八卦穴、中脘、关元。

[操作]患者取仰卧位，针刺部位常规消毒，根据患者胖瘦选用1寸或1.5寸毫针代细火针进行火留针，施术者押手持酒精灯，靠近患者腹部针刺部位，刺手持毫针，将针尖烧至通红，快速刺入穴位，留针10分钟。起针后用干棉球按压针孔，以防出血。

发挥：《医门法律》有"肥人湿多"的描述，而"脾为生痰之源"，肥胖之症，多责之脾胃肠腑，故临床上治疗多从脾胃、痰湿着手。然而肥胖亦与精神因素相关，被视为身心疾病。现代人学习、生活、工作压力大，情绪紧张，思虑过多，这些都与肥胖的发病息息相关。同时肥胖患者由于体态原因，也伴有自卑、焦虑、抑郁等心理，影响肥胖预后。"七情致病，必由肝起"，肝作为情志活动的重要脏腑，具有疏达气机、调畅情志的功能，故在肥胖病的防治过程中宜注重从肝脾而治。

针刺足三里、丰隆、三阴交、曲池、支沟、太冲、合谷，能疏肝健脾、祛痰化湿、畅达气机；脾俞、胃俞为背俞穴，能健脾益胃；肾俞可补肾滋阴；泻太冲、补太溪，能平肝滋阴；关元、气海、天枢、大横可直接作用于腹部，且深刺可刺激胃肠蠕动，促进排便。天枢穴为大肠募穴，《胜玉歌》曰："肠鸣大便时泄泻，脐旁两寸灸天枢"，有疏调肠腑、消食导滞、化湿和中、制泻止痛之功。《玉龙歌》曰："脾泄之症别无他，天枢二穴刺休差，此是五脏脾虚疾，艾火多添病不加。"大横也常用来治疗腹部胃肠疾病。纵观其他募穴，依据西医解剖学，位置大体上接近其相对应的脏腑，从而治疗其相应脏腑的疾病，但大横的位置较天枢更接近大肠，故而在治疗大肠疾病时我们常将二穴"相须为用"，从而加强调节大肠功能的作用。针灸治疗肥胖，整体能调理脾胃气机，祛除体内痰湿，临床对于单纯性肥胖有一定的疗效。

同时应注重整体与局部相结合的治疗理念，对于身体某些部位的肥胖，应该采取辨证论治，以整体治疗为主，局部集中刺激为辅的治疗手段，对于像腹部、臀部、上臂、大腿等部位可采用多针围刺或排刺的方法。

目前耳穴减肥疗法也较为广泛，因为耳廓的神经、血管分布最为丰富，尤其是耳甲腔和三角窝，刺激该处的神经有调整机体代谢的作用。据临证经验，综合运用针灸疗法可以增强疗效，但对于发育中的少年和老年性肥胖，以及针刺后有饥饿感者疗效欠佳。

临床也多选用细火针留针治疗，火留针是对火针疗法的继承和发展，取穴较多时可用一次性不锈钢针灸针代替，其针体纤细且具韧性，既符合火针烧针要求，又能满足多针施术要求。通过加热针体，将火热之力直接输入人体，"借火助阳"，以激发经气，温补阳气，鼓舞气血运行，从而阳气得振，脾气得充，中焦运化有功，阴津输布正常，痰湿之邪无以停滞，以此达到减肥降脂之功效。

慢性疲劳综合征

慢性疲劳综合征是一种以长期疲劳为突出表现，可同时伴有低热、头痛、肌肉关节疼痛、失眠和多种精神症状的一组证候群，体检和常规实验室检验一般无异常发现。属于中医学的"头痛""失眠""心悸""郁证""眩晕""虚劳"等范畴。其发病常与劳逸过度、饮食起居失常、情志内伤等因素有关，与肝、脾、肾等关系密切，基本病机是肝气郁结，脾气虚弱或心肾不交。

常表现为神经系统疲劳、心血管系统疲劳、骨骼肌肉系统疲劳（排除肿瘤、自身免疫性疾病、局部感染、慢性精神疾病、神经肌肉疾病、内分泌疾病等），持续达半年以上。可伴有轻度发热，头昏痛，肌肉疲乏无力或疼痛，咽痛不适，颈前后部或咽峡部淋巴结疼痛，失眠，健忘，抑郁，焦虑，情绪不稳定，注意力不集中等。卧床休息不能缓解，影响正常的生活和工作。

【治疗】

1.毫针刺法

［处方］三阴交、神门、内关、玉枕透风池、四神聪透百会、丹田三穴、阳明四穴。

［随证配穴］肝气郁结者加太冲、合谷；脾气虚弱者加脾俞、胃俞；心肾不交者加涌泉、太溪。

［操作］各穴操作均用补法，留针30分钟。

2.灸法

［处方］足三里、关元。

［操作］回旋灸法灸足三里及关元至穴位局部皮肤潮红、发热。

3.耳针

［处方］神门、皮质下、脾、肝、肾、内分泌。

［操作］每次选3~4穴，强刺激，留针30分钟，或用王不留行籽按压。

4.拔罐法

［处方］心肺区、腰骶部、膀胱经第一侧线。

［操作］用闪火法走罐，视病情的轻重与患者的耐受力，调整手法轻重，以局部发红

为度。

发挥： 慢性疲劳综合征这一概念最早是由美国疾病控制及预防中心于1987年正式命名的，是指处于健康与疾病之间的中间状态，即亚健康状态。这种状态是健康与疾病之间独立存在的阶段，但却是处于动态过程中，既可以转变为健康，也可以转变为疾病，调节尚未发病的某些脏腑组织，以控制疾病的传变、转化和发展，使其向健康状态转变。向疾病状态转化往往是自发的过程，而向健康转化则如逆水行舟，因而需要养精、补气、调神同时兼顾，补养结合，综合调理各脏腑功能，远离亚健康状态。

中医认为，精、气、神是人之三宝，"人始生，先成精"，精是气和神的基础，精能化气生神，气为化气之动力，神是精气的外在表现，寓于精气之中，又为精气之主，三者缺一不可。李东垣在《脾胃论·省言箴》中指出："积气以成精，积精以全神"，只有精充、气足、神旺才能健康。

三阴交为精血之穴，能滋阴养血。内关、神门养心安神，调节中上焦气机。百会属督脉，为诸阳之会，脏腑精气均汇聚于此，作者认为百会如同脑之募穴，针刺百会穴可达升阳健脑、强督充髓、养脑安神的作用。此外，百会、玉枕、风池、四神聪作为补养心神的经验穴，其局部分布有额神经分支、枕大神经分支、枕小神经分支、颞浅动静脉及枕动静脉分支等，对于自主神经紊乱所致的慢性疲劳具有良好的疗效。丹田三穴即气海、石门、关元，补人之元气，畅通下焦。阳明四穴即指梁丘、足三里、上巨虚、下巨虚四穴，能强健脾胃，补气、行气、补血、行血，从而达到调理人体一身气血之目的，亦可通过调整后天之气，而达补益先天之气和宗气的作用。《医说》记载："若要安，三里常不干。"灸足三里可强壮身体，提高免疫力。临床上通过针刺或艾灸以上穴位，能起到畅通三焦气机、提高人体正气的作用，进而使人体远离疲劳状态。

肝气郁结者加太冲、合谷以解郁安神，调畅情志；脾胃虚弱者加脾俞、胃俞以补养气血，养心安神；心肾不交者加涌泉、太溪以滋阴养神，水火既济。

第四节　中风后诸证

中风是以突然昏仆，不省人事，半身不遂，偏身麻木，言语不利或失语，或未经昏仆而以半身不遂、口舌歪斜为主要临床表现的一类病症。本病发病急骤，症见多端，病情变化迅速，与风之善行数变特点相似，故名中风。中风一词最早记载于《内经》，又称"偏枯""痱""痦""薄厥"。《灵枢·邪气脏腑病形》记载："黄帝曰，五脏之中风，奈何？岐伯曰，阴阳俱感，邪乃得往。"汉代张仲景的《金匮要略》首次对中风病做出了具体论述："夫风之为病，当半身不遂，或但臂不遂者，此为痹。脉微而数，中风使然"，并依据外邪入中的程度具体分类："邪在于络，肌肤不仁；邪在于经，即重不胜；邪入于腑，即不识人；邪入于脏，舌即难言，口吐涎。"

中风病位在脑，与心、肝、脾、肾多个脏腑有密切联系，其基本病机为阴阳失调，气血逆乱上犯于脑。中风分为急性期、恢复期和后遗症期。中风病的发展有自身的特点，在后遗症期虽神志恢复，但常常会遗留偏瘫、偏身麻木、精细动作障碍、足内翻、构音及吞咽障碍、二便障碍等多种复杂症状。随着疾病的发展，不同的阶段病机不完全相同。

西医学的脑卒中属本病范畴。西医学将本病分为出血性和缺血性两类。

"阴平阳秘"是中医治病的最高境界。古往今来，"阴中求阳，阳中求阴"是为针灸取穴治疗之典范，可使阴阳互根、互生。《灵枢·根结》指出："用针之要，在于知调阴与阳。"《素问·阴阳应象大论》指出："治病必求于本，本于阴阳。"

平衡阴阳针刺法是在传统针灸学经络阴阳理论的基础上，结合现代解剖生理理论所创立的一种针刺大法。该法从阴阳立论，根据患者具体临床表现，灵活选择运用针刺手法，健患同治，调整腧穴，不拘一格，旨在通过调整经络脏腑以达到阴平阳秘的理想状态。

在中风的不同的时期，应依据不同的病机辨证论治，灵活选用不同的针刺方法。平衡阴阳针刺法通过调整脏腑经络，最大限度地调动人体平衡阴阳的潜能，大大减轻中风后遗症的损伤程度，为中风的针刺治疗提供了新的治疗思路。本文就平衡阴阳针刺法在中风病的常见后遗症中的具体运用展开论述。

平衡阴阳针刺法基于中医学"治未病"理论，取穴时阴阳兼顾，对伸肌和屈肌进行不同强度刺激，在促进肌力恢复的同时兼顾了肌张力的动态平衡，体现了对痉挛的早期预防观念。

中风后弛缓性瘫痪

中风后弛缓性瘫痪是指脑卒中后造成一侧肢体运动障碍，主要表现为一侧肢体肌力减退、活动不利或完全不能活动。

《灵枢·刺节真邪》曰："虚邪偏客于身半，其入深，内居荣卫……发为偏枯。"《诸病源候论》曰："风痱之状，身体无痛，四肢不收，神智不乱，一臂不遂者，风痱也。""偏风者，风邪偏客于身一边也。人体有偏虚者，风邪乘虚而伤之，故为偏风也。其状，或不知痛痒，或缓纵，或痹痛是也。"

中风后弛缓性瘫痪属中医学"偏枯""偏风""半身不遂"范畴，多因风、火、痰、瘀等病邪上犯清窍，造成脏腑失调、阴阳气血逆乱。脑卒中急性期多出现弛缓性偏瘫，这是由于急性脑出血或脑缺血造成的局部脑循环障碍导致肢体出现以偏瘫为主的功能损害，主要特征为肌力及肌张力减退或丧失。

【治疗】

1.毫针刺法

［处方］

头部选穴：百会、风池（双侧）。

患侧上肢选穴：下极泉、青灵、内关、外关、尺泽、肱二头肌三穴、肱三头肌三穴、前臂内侧六穴。

患侧下肢选穴：冲门、环跳、足三里、阳陵泉、三阴交、大腿前九穴、大腿后五穴。

健侧选穴：曲池、手三里、合谷、足三里、三阴交、太冲。

腹部选穴：补二气穴。

[随证配穴] 构音障碍加风府、哑门、大椎、崇骨；上肢无力加条口透承山、肩五针、肩胛冈三针；手指不利加合谷透后溪、八邪、二间、三间；脚趾不利加八风、太白、束骨；中枢性面瘫加大迎透颊车。详细请参考后面专节论述。

[操作] 风府、哑门、大椎、崇骨采用互动式针法，治疗构音障碍、吞咽困难以及咽喉不利等症，边捻转边嘱患者咳嗽或者做吞咽动作。其余穴位常规针刺，得气即可。因中风病涉及穴位较多，此处不一一叙述，具体穴位操作参考各论部分，若患者身体虚弱，针感不宜过强。

整体操作注意两点：一是沿经得气，针感宜强；二是肌腹穴针感宜轻。强为恢复功能，轻为预防硬瘫。

2.罐法

[处方] 膀胱经第一侧线、督脉、大椎、肝俞、胆俞、膈俞、心俞。

[操作] 先在双侧膀胱经、督脉用闪火法走罐，以局部皮肤发红为度。肝阳上亢者重走肝胆区；气血亏虚重在脾胃区；肾精不足宜重在肾区。实火者取大椎、肝俞、胆俞刺络拔罐；瘀血者取膈俞、心俞刺络拔罐。

发挥：西医学认为脑卒中后弛缓性瘫痪是由于神经中枢或传导通路的损害，导致脊髓运动神经元的下行传导减少和运动单位激活的共济能力缺损，表现为患侧肢体肌力、肌张力下降甚至消失。

中医学认为中风后弛缓性瘫痪的发病病机在于脏腑失调、阴阳气血逆乱，加之风、火、痰、瘀等诸因致使经络瘀阻，气血不畅，表现为猝然昏仆、半身不遂、舌强语謇、口唇歪斜或偏身麻木等，治当疏通经络、调和阴阳，使肌肉得气血濡养，方能活动。

心主血脉，濡养肢体关节，下极泉穴主四肢不收，青灵穴主肩臂不举。心经循行于上肢尺侧，符合尺神经分布，刺激尺神经可间接作用于受其支配的上肢屈肌，针刺下极泉、青灵可产生放射至指端的针感。内关为手厥阴心包经的络穴，可调理经气，促进气血运行。在桡侧腕屈肌腱与掌长肌腱之间，其下为正中神经，可支配指浅屈肌、指深屈肌等前臂肌群，与屈腕功能密切相关。治疗上肢不遂时应沿桡侧腕屈肌腱尺侧缘刺入0.2~0.3寸，按心包经循行与正中神经分布规律，应有电击或麻胀感向指端放散。内关穴在中风病的治疗中可起到标本同治的作用，既可开窍醒神以治其本，又能调经通络以治其标，促进屈肌肌力的恢复。外关属手少阳三焦经，为八脉交会穴，通于阳维脉，可调节六阳经经气，主四肢不举、手臂不得屈伸等。尺泽为手太阴肺经合穴，主手臂不举。从解剖学来看，外关穴下为小指伸肌、指伸肌、食指伸肌，尺泽穴下为肱桡肌、肱肌，均受桡神经支配。按所属经络循行与桡神经分布规律，针感可达指端。冲门穴、三阴交穴属足太阴脾经，《灵枢·经脉》载："是主脾所生病者……强立，股膝内肿厥，足大趾不用。"冲门穴深层有股神经，股神经主要支配大腿前群肌，股神经往下分出隐神经，隐神经发出的分支布于膝关节、髌下、小腿内侧面及胫骨内侧缘，足太阴脾经的循行与隐神经的走行十分接近，因此冲门穴针感可沿隐神经到达足内踝。三阴交为肾、肝、脾三脉之交会，可宣通气血，处胫骨内侧缘后方，深层有胫神经，其肌支支配小腿肌后群和足底诸肌，治疗下肢不遂应沿胫骨后缘与皮肤成45°角向后斜刺刺激胫神经。环跳穴为足太阳、足少阳交会穴，主半身不遂，膝不得转侧、伸缩。环跳穴深层有坐骨神经，坐骨神经主要支配股二头肌、半腱肌和半膜肌，治疗下肢不遂时可以产生两种针感。针尖微向后，针感可沿下肢后侧向下传导，沿足太阳膀胱经走行，自臀部正后方传至腘窝，再传至足跟和足底，符合坐骨神经—胫神经的分布；针尖微向前，针感沿下肢外侧传导，沿足少阳胆经走行，自臀部正后方传至腘窝，再沿腘窝外侧缘向外下方行，至小腿前面，并传至足背，符合坐骨神经—腓总神经的分布。临床应根据病情，做到分经得气、有的放矢。阳陵泉又称筋会，位于膝下，膝为筋之府，凡诸病筋，如半身不遂、膝伸不得屈等皆可取用。阳陵泉穴下分布有腓总神经，足少阳经筋"上结外踝，上循胫外廉，结于膝外廉"，与腓浅神经走行相似，其肌支支配小腿肌外侧群、前群及足背肌，治疗下肢不遂时应使产生向下放射至足背胆经的针感。足三里属足阳明胃经，《灵枢·经筋》中记载："足阳明之筋，起于中三趾，结于跗上，邪外上加于辅骨，上结于膝外廉"，这与腓深神经走行相吻合，针刺足三里可以刺激腓深神经的肌支，治疗胫骨前肌无力，其针感可传至脚背及脚趾。

　　健侧针刺足三里、三阴交、内关是巨刺法的具体应用。巨刺对中枢神经系统的影响是多层次的，针刺一侧穴位可诱导皮肤反射，使对侧肢体伸展。刺健侧是利用其经气在针刺下调动患侧经络中残存之真气，共同祛除同经之邪气，两侧阴阳平衡，从而使患侧受损功能得以恢复。《针灸大成》曰："中风风邪入腑，以致手足不遂，百会、耳前发际、肩髃、曲池、风市、足三里"，并言内关主肢满肘挛。

　　对于上肢屈肌和下肢伸肌侧的穴位多采用"神经刺激法"，如针刺下极泉、尺泽、青灵、支正、外关、冲门、环跳、阳陵泉、足三里、三阴交等穴以刺中神经，产生酸麻胀感的走窜、放射为目的，以求诱发肌张力。这些穴位循经感传现象的出现，能提高瘫痪肌肉组织的兴奋性，并刺激横纹肌的收缩，以提高弛缓期肌肉的张力。治疗弛缓性瘫痪也应重视在相应肌群上针刺，通过重刺激、不留针的手法刺激肌肉来兴奋肌群，提高肌力。肱二头肌三穴、肱三头肌三穴分别刺激肱二头肌和肱三头肌，从而促进肘关节屈伸。前臂内侧六穴主要刺激前臂前群肌，如指浅屈肌、指深屈肌及拇长屈肌等，从而促进屈肘、屈腕。大腿前九穴主要刺激股四头肌，股四头肌是膝关节强有力的伸肌，该九穴刺激股四头肌，从而促进膝关节的屈伸，有助于软瘫患者下肢功能的恢复。大腿后五穴主要刺激大腿的屈肌，是对于股二头肌、半膜肌、半腱肌的排刺，可以屈膝关节，伸大腿。大腿前九穴、后五穴配合使用，共同治疗下肢部位的软瘫。为了有效避免因持续刺激同一穴位产生的耐受，可以采用交替选穴的方式避免刺激时间过长，并有效缓解患者因针刺产生的不适感。

中风后痉挛性瘫痪

　　中风后痉挛性瘫痪是因脑卒中后引起的肢体瘫痪，表现为上肢屈肌和下肢伸肌肌群的肌张力增高和肢体运动障碍，常伴有疼痛、关节挛缩、肩关节脱位、肩手综合征等。

《难经·二十九难》从经脉阴阳失衡的角度论述了痉挛的病因："阴跷为病，阳缓而阴急；阳跷为病，阴缓而阳急。"《临证指南医案》中指出："内风乃身中阳气之变动。"《素问》曰："阳气者，精则养神，柔则养筋。"

中风后痉挛性瘫痪属中医学"经筋病""痉证"范畴，多由脏腑功能衰退、阴阳失调所致。脑卒中恢复期多出现痉挛性偏瘫，一般脑卒中后2~3周肌张力会逐渐增高，出现痉挛性偏瘫，即上肢屈肌痉挛和下肢伸肌痉挛模式。

【治疗】

1.毫针刺法

［处方］

头部选穴：四神聪透百会、风池。

患侧上肢选穴：肱三头肌三穴、肱二头肌三穴、上八邪、前臂内侧六穴、前臂外侧六穴。

患侧下肢选穴：股九穴、小腿外侧八穴、大腿后九穴。

健侧选穴：合谷、曲池、三阴交、足三里。

腹部选穴：补三气穴。

［随证配穴］构音障碍加风府、哑门、大椎、崇骨；舌体运动受限加廉泉、旁廉泉；腰部无力加用腰夹脊穴和膀胱经的大肠俞、肾俞等；脚趾麻木加八风；上肢无力用条口透承山、肩五穴、肩胛冈三穴；中风后手指不利加合谷透后溪、八邪、二间、三间；中枢性面瘫加大迎透颊车；尿潴留加净府五穴。详细请参考后面专节论述。

［操作］患侧上肢伸肌肌腹选穴：肱三头肌三穴与前臂外侧六穴，直刺1~1.5寸，强刺激，不留针。上肢屈肌肌腹选穴：肱二头肌三穴与前臂内侧六穴，轻刺激，静留针30分钟。患侧下肢：大腿前九穴，轻刺激，静留针30分钟；大腿后五穴，强刺激，不留针。手掌上八邪使用透刺法。

2.耳针法

［处方］神门、肝、脾、肩、肘、髋、膝。

［操作］毫针中等刺激，或使用揿针、王不留行籽按压穴位，隔日1次。

3.艾灸法

［处方］前臂点。

［操作］将鲜姜片置于腧穴部位，用艾条悬灸，每穴灸15分钟。

发挥：西医学认为中风后痉挛性瘫痪主要是由肌张力增高引起，主要表现为上肢屈肌和下肢伸肌痉挛模式。中风后产生痉挛的原因与牵张反射有关，牵张反射的兴奋性增高导致瘫痪的肌群腱反射活跃。肌肉被牵拉时引起肌梭感受器兴奋，通过肌梭的传入神经纤维Ⅰ、Ⅱ类纤维将信息传入脊髓后，使脊髓前角运动 α、γ 神经元兴奋，引起两神经元所发出的运动神经所支配的梭外、内肌收缩。正常情况下，高位中枢经常发出冲动下传到脊髓前角，对 γ 神经元进行调节，使 γ 神经元经常保持一定频率的放电，使梭内肌处于一种收缩状态。当梭外肌受到牵拉时，梭内肌中间感受装置被牵拉兴奋，引起传入冲动增加而反射性引起 α 运动神经元活动和梭外肌收缩，从而引起一次牵张反射，所以 γ 运动神经元可提高肌梭的敏感性。在通常情况下，高级中枢通过下行通路影响脊髓 α 和 γ 运动神经元的兴奋状态，对肌紧张进行调节。中风患者由于上运动神经元受损，对 γ 运动神经元的抑制减弱，γ 运动神经元过度兴奋，导致肌张力增高。

中医学认为中风后痉挛性瘫痪的发病病机在于阴阳失调，阴阳经筋失养，主要表现为筋肉拘急、屈伸不利，治当疏通经络、调和阴阳。《素问》云："宗筋主束骨而利机关也"，表明经筋的主要功能为约束骨骼、屈伸关节、维持人体正常运动功能，刺之可平衡阴阳，调节肢体阳缓阴急之证候。对于中风后痉挛性瘫痪，针灸不应将治疗思维局限在传统的穴位上，应该根据解剖部位进行肌腹选穴，对肌张力异常的肌肉使用针刺肌腹法，从而调节患肢"阳缓阴急"的病理状态，达到缓解痉挛的目的。

针刺肌腹法主要根据病变所在部位，结合患者所改变的运动姿势，在这些肌肉的肌腹上进行针刺，直接作用于已经产生病理性变化的肌肉，拮抗上肢屈肌、下肢伸肌运动，强化上肢伸肌、下肢屈肌运动，从而恢复肌肉与肌肉之间、肌群与肌群之间原有的动态力学平衡。针刺肌腹法降低痉挛肌肌张力的机制可能是通过静留针提高 γ 运动神经元阈值，降低其兴奋性。而对瘫痪肌强刺激，遗留针感，刺激肌梭，将针刺信息传入脊髓引起牵张反射，使瘫痪肌产生自主性收缩，兴奋瘫痪肌。而瘫痪肌肌力兴奋后，就会与拮抗肌达成新的平衡，即达到抑制痉挛肌、兴奋瘫痪肌的目的，从而调和肌张力，恢复正常运动模式。具体方法如下。

患侧上肢肌腹针刺后静留针30分钟，是指医者进针时松握针柄，在留针过程中不做任何手法，使患者尽可能小地产生得气感，并轻轻将针起出。强刺激、不留针，是指医生操作时紧握针柄，提插、捻转的幅度大，速度快，针感强，在取得较强针感后立即出针。《内经》云："寒则收引"，"寒则留之。"我们认为可引申为一切"收引""痉挛"类的疾病采取留针的方法。

痉挛性瘫痪上肢屈肌张力较伸肌张力高，治疗上使痉挛肌肉的拮抗肌产生遗留针感，引起相应肌肉收缩从而对抗痉挛。同样方法应用在患侧下肢，大腿前九穴轻刺激，静留针30分钟，大腿后五穴强刺激、不留针，同样能降低下肢肌张力，提高肌力。上八邪使用透刺法，同时刺激蚓状肌、骨间掌侧肌、骨间背侧肌的肌腹，促进手指并拢与伸展功能的恢复。此处需要强调的是，如果单纯针刺传统八邪穴位，不能充分刺激到手掌的骨间肌群。对于足内翻，除丘墟透照海外，小腿外侧八穴亦是有效穴。针刺患者小腿外侧穴位容易引发肌张力突然增高，因而胫骨前肌上的四穴在针刺时应注意进针速度缓慢，动作轻微，否则易引发肌肉痉挛，进针后轻静留针。腓骨长短肌上的四穴则强刺激，得气后出针。针刺肌腹法刺激范围广，疏通气血经气作用较强，通过泻阴补阳透穴针刺法，以调整阴阳平衡，使痉挛肌与拮抗肌受到交替刺激，达到生物力学平衡，有效缓解痉挛。

健侧针刺合谷、曲池、足三里、三阴交是巨刺法的具体应用。巨刺对中枢神经系统的影响是多层次的，针刺一侧穴位可诱导皮肤反射，使对侧肢体伸展。刺健侧是利用其经气在针刺刺激下调动患侧经络中残存之真气，共同祛除同经之邪气，两侧阴阳平衡，从而使患侧受损功能得以恢复。

中风后偏身感觉障碍

中风后偏身感觉障碍是中风后的常见症状之一，主要表现为感觉缺损、感觉减退或感觉过敏、感觉异常。

早在《内经》中记载："时痛而皮不仁""在于肉则不仁"。巢元方《诸病源候论》曰："病源风不仁者，由荣气虚，卫气实，风寒入于肌肉，使血气行不宣流。其状搔之如隔衣是也。"《金匮要略》曰："邪在于络，肌肤不仁。"

中风后偏身感觉障碍属中医学"麻木""不仁"范畴，多由气血亏虚或经络气血痹阻，阴阳失调所致。西医学中的感觉缺失、感觉减退属本病范畴，主要是由于脑血管意外使正常的感觉传导通路遭到破坏，从而导致不同部位的浅感觉异常，如麻木、刺痛、冷热感、蚁行感、痒感等。

【治疗】

1.毫针刺法

头部选穴：百会、风池（双侧）。

患侧上肢选穴：下极泉、曲池、尺泽、内关、外关、肱三头肌三穴、前臂内侧六穴、前臂外侧六穴。

患侧下肢选穴：冲门、髀关、风市、中都、蠡沟、阳陵泉、跗阳、三阴交、股九穴、小腿外侧八穴。

健侧选穴：手三里、合谷、足三里、三阴交、太冲。

腹部选穴：补三气穴。

［操作］浅刺得气，参照中风后弛缓性瘫痪的针刺操作，交替选用神经刺激法与针刺肌腹针刺法。

2.梅花针法

［处方］患侧经脉。

［操作］选取患侧肢体感觉障碍部位，按照先阳经后阴经、先上肢后下肢、先近心端后远心端的顺序，沿经络循行路线垂直叩刺，频率为80~100次/分钟，以局部皮肤充血、潮红为度。

3.刺血法

［操作］可用三棱针或一次性注射器针头点刺十二井穴放血，1周1次。

发挥：西医学认为脑卒中后容易产生肢体感觉障碍主要是由于脑缺血坏死或压迫等脑血管意外使正常的感觉传导通路遭到一定程度的破坏，从而产生不同部位的深、浅感觉异常，如麻木、疼痛、冷热感、蚁走感、痒感等浅感觉及关节位置觉、运动觉等深感觉障碍，同时包括大脑皮层复合感觉障碍，同时由于患侧肢体血管的舒缩功能及流变学、微循环的改变，加重了患者感觉障碍的程度。

中医学认为中风后偏身感觉障碍的发病病机在于气血亏虚或经络气血痹阻、阴阳失调，治当活血通络、调和阴阳。平衡阴阳针刺法结合现代解剖学理论，针对相应部位的神经及其所支配的肌肉进行针刺，多为针刺与该经脉走行伴行的神经，出现放电感，以促进局部气血运行，将传统腧穴的主治进行了发挥。正如《灵枢·九针十二原》曰："刺之要，气至而有效。"具体表现为：上肢直刺下极泉以刺中正中神经或尺神经，直刺曲池、尺泽以刺中桡神经，直刺内关以刺中正中神经，直刺外关以刺中前臂背侧皮神经；下肢直刺冲门以刺中股神经干，以针感放射至大腿为度，直刺患侧髀关、中都、蠡沟以刺中股外侧皮神经及隐神经，浅刺阳陵泉以刺中腓总神经，浅刺跗阳以刺中腓浅神经，浅刺三阴交以刺中胫神经。以上穴位均须产生放电针感，以针感放射至局部为度。

感觉障碍常常伴有轻度的运动障碍，因此健侧取穴必不可少。合谷、曲池分别为手阳明大肠经原穴和合穴，足三里健脾益气，三阴交滋补肝肾之阴，太冲为足厥阴肝经原穴，一上一下，调和阴阳，沟通上下。同时配合局部取穴以疏通局部气血，共奏调和气血、平衡阴阳之功。

中风后手精细动作障碍

中风后手精细动作障碍是中风后肢体障碍中最常见、最难恢复的后遗症之一，又称为"手指拘挛"，主要表现为偏瘫手掌侧筋肉拘急，屈伸不利。

《灵枢·终始》中记载："手屈而不伸者，其病在筋，伸而不屈者，其病在骨，在骨守骨，在筋守筋。"《灵枢·经筋》曰："经筋之病，寒则反折筋急。"《针灸大成·中风门》云："中风手弱不仁，拘挛不伸。"

中风后手精细动作障碍属中医学"偏枯""中风""经筋病"范畴，多由阳缓阴急、经筋阴阳失调、经络痹阻所致。脑卒中恢复期因肢体肌张力不同程度地增高，上肢屈肌痉挛，导致患者上肢出现肩手综合征、肘关节屈曲、手指拘挛等。

【治疗】

1.毫针刺法

［处方］

患侧：手指甲根穴、合谷透劳宫、后溪透劳宫、八邪、鱼际四穴、外关、支沟、内关、尺泽、神门、前臂内侧六穴、前臂外侧六穴。

健侧：合谷、支沟、足三里、三阴交。

［操作］合谷、后溪均向劳宫方向透刺；八邪深刺，直至手掌侧面皮下可见针尖；鱼际四穴分别向大鱼际部肌肉隆起最高点斜刺；内关、外关、支沟、尺泽、神门均直刺以产生放射感为度；前臂内侧六穴轻刺激，静留针，前臂外侧六穴强刺激不留针；手指甲根穴与皮肤表面呈向心性45°角斜刺，分别刺入1~2mm，以小幅度（60°~90°）、低频率（30~40次/分钟）捻转手法行针，使局部有轻微的酸胀感即可，行针操作约1分钟，得气后嘱患者意守病所，体会针感，并尝试将手拇指主动伸展，留针10分钟，同时配合活动患指。

2.刺血法

[操作] 可用三棱针或一次性注射器针头点刺十二井穴放血，1周1次。

发挥：西医学中手指精细运动障碍是脑卒中后一系列证候群的一部分，大部分患者表现为患侧手指屈曲、强握、不能伸展，被动活动困难，甚则强握日久出现手掌糜烂或废用性萎缩。手精细运动是个体凭借手及手指等部位小肌肉或小肌肉群运动完成特定任务的能力。手精细动作的执行在很大程度上依赖于手部肌肉肌力的控制，即拮抗肌和主动肌的共同协调，所以我们通过运用兴奋拮抗肌、抑制痉挛肌的针刺手法治疗偏瘫痉挛状态，以达到运动协调的目的。

中风后手精细动作障碍多表现为手部麻木无力、运动和协调功能障碍以及手部肌肉痉挛等，为中风后"阳缓阴急"的表现，其发病病机多为阳缓阴急、经筋阴阳失调、经络痹阻，治当疏通经络，调和阴阳，从而恢复阴平阳秘之平衡状态。

《玉龙经》指出："中风半身不遂……针其有病手足。"合谷、后溪、八邪均位于手背部。合谷为手阳明大肠经原穴，阳明为多气多血之经，刺之可鼓动阳明经气，疏通经络，使拘挛的手指松软。后溪为手太阳小肠经之输穴、八脉交会穴，通于督脉，《针灸大成·八脉图并治症穴》曰："手足拘挛战掉，中风不语癫痫……后溪先砭。"中风后手指拘挛，伸屈不能，取后溪能启动督脉之经气，使阳气足，经脉通畅而拘挛除。八邪属经外奇穴，《标幽赋》曰："拘挛闭塞，遣八邪而去矣。"针刺八邪可使局部瘀闭的经脉气血疏通，经络通畅，关节疏利，则手功能得以恢复。此外，八邪穴深层有尺神经手背支、桡神经手背支、骨间肌、掌侧肌、蚓状肌等，针刺可对局部感觉、运动神经有直接刺激作用，能促进局部血液循环和有氧代谢，促使协调肌张力平衡，拮抗亢进肌群（包括肌肉、肌腱、相关韧带等），有利于局部痉挛的缓解。劳宫穴属手厥阴心包经荥穴，具有清心泄热、开窍醒神的功效，合谷透劳宫、后溪透劳宫，透刺时应注意贴近第2掌骨以加强对蚓状肌的刺激，通过两穴"双得气"可达贯通阴阳经气、疏通经络的目的。鱼际四穴位于手掌大鱼际边缘处，此处分布有拇对掌肌、拇短展肌、拇短屈肌，通过直接刺激鱼际部肌肉群，使针感向多个方向传达，加强了针刺的强度和刺激范围，从而调节肌肉肌力，促使恢复拇指外展、对掌及近端指骨的屈曲功能。甲根穴属经外奇穴，手指末端肉少皮薄，针感较强，易"气速至而速效"，刺之可加强井穴激发经气、交通阴阳、舒筋活络的作用，从而使阻滞之气通达指端，则手指得以活动。从西医学来讲，甲根穴均位于五指指端，针刺甲根穴可直接刺激游离神经，增强周围小血管的收缩功能，从而丰富手拇指的动静脉血运，并且针刺这些感觉灵敏的部位，可反射性提高相关神经元的活性，从而引起手指的被动与主动运动。

治疗手指拘挛也应重视在上肢肌群上针刺，上肢屈肌采用轻刺激、静留针的手法缓解上肢屈肌的痉挛，上肢伸肌采用强刺激、不留针的手法诱发上肢伸肌肌张力。前臂内侧六穴主要刺激前臂前群肌，如指浅屈肌、指深屈肌及拇长屈肌等，前臂外侧六穴主要刺激前臂后群肌，如指伸肌、拇长短伸肌、拇长展肌、旋后肌等。

治疗中风后手精细动作障碍须循序渐进，持之以恒。首先要准确把握针刺时机，只有当脑卒中后机体度过软瘫、硬瘫期，患侧如肩关节、肘关节等大关节运动恢复，手指拘挛缓解，而此刻又无小关节主动运动，且被动运动无抵抗力时，才可加入甲根穴针刺，其中，在手指的五组甲根穴中，又以针刺大指甲根的即时效果最为显著，手拇指常常能够瞬时大幅度伸展，甚至刺一指而牵动四指。当手指拘挛进一步缓解，患者已能够握手，但松手幅度较小时，此时可直刺对侧支沟穴，采用互动式针刺法，并针刺患侧外关、支沟、内关、尺泽、神门，以刺中神经并产生循经感传的现象为度，从而激发脏腑经络功能，起到通经接气的作用。

首先，并非每个手指运动的恢复都可一蹴而就，更多时候需要增加治疗次数、刺激时间来促进患指的恢复。火候适宜，因势利导，顺风而呼，方能效如桴鼓。其次，针刺须医患共同守神，医者宁神凝志，其志在针，守气勿失，并引导患者精神专一，意守病所，体会针感，以求经气畅达，气随经传，直达病所。

中风后足内翻

中风后足内翻是中风病的后遗症之一，主要表现为阴阳两经失调，下肢内侧挛急，外侧弛缓。

《备急千金要方·诸风》云："偏枯者，半身不遂，肌肉偏不用而痛。"《素问·痿论》曰："阳明虚则宗筋纵，带脉不引，故足痿不用。"

中风后足内翻属中医"拘挛""经筋病""偏枯"范畴，多由阴阳失调、筋脉拘挛所致。脑卒中恢复期后下肢肌张力异常导致内侧拘急而外侧迟缓，表现为足踝部内翻、足下垂或足跖屈，足背屈、外翻功能受限，且足部脚趾屈曲佝偻伴内收，呈划圈步态或拖曳步态。

【治疗】

1.毫针刺法

[处方]患侧：太白、束骨、八风、解溪、三阴交、跗阳、阳陵泉、申脉、照海、太冲、股九穴、小腿外侧八穴。

健侧：合谷、足三里、三阴交、太冲。

[操作]太白向束骨方向透刺；束骨向太白方向透刺；八风穴深刺直至脚底面皮下可见针尖；太溪、三阴交、跗阳、阳陵泉均直刺，以产生放射感为度；股九穴、小腿外侧八穴轻刺激、静留针。余穴常规针刺。

发挥：西医学认为脑卒中后由于中枢神经损伤，来自中枢对应脊髓节段α运动神经元和γ神经元的抑制被削弱，使牵张反射增强，下肢伸肌群肌张力升高，屈肌肌群肌张力相对减弱，表现在踝关节则为伸肌群如胫后肌、屈趾肌、小腿三头肌痉挛，而胫骨前肌、趾长伸肌、姆长伸肌、腓骨长短肌弛缓，两种肌群相互不平等的力量共同导致了足内翻的形成。

中医学认为中风后足内翻的发病病机在于阴阳失调、筋脉拘挛，主要表现可概括为阳缓而阴急，即阴跷拘急，阳跷纵缓。《难经·二十九难》曰："阴跷为病，阳缓而阴急。"

《脉经》:"阴跷脉急,当从内踝以上急,外踝以上缓。"这是由于阴跷循行于阴面,经下肢内侧,阴跷有疾则见内侧痉挛、拘急,外侧弛缓。中风后气血运行受阻,脉络瘀阻,导致肢体阴阳失衡,阴跷拘急、阳跷纵缓而产生足内翻。治当平调阴阳,濡养筋脉。

阳陵泉属足少阳胆经之合穴,为筋会,《灵枢·邪气脏腑病形》记载:"筋急,阳陵泉主之。"刺之可疏通下肢筋脉,使气血通畅,从而缓解痉挛状态。申脉位于足外踝部,属足太阳膀胱经,照海位于足内踝部,属足少阴肾经,两穴均为八脉交会穴,分别通于阳跷脉、阴跷脉,阴、阳跷脉皆起于足部,循行于踝关节,又阴、阳跷脉分主一身之左右阴阳,两穴合用,具有协调阴阳的功能。有文献记载,偏枯不能行,照海主之。太冲为足厥阴肝经的腧穴、原穴,肝藏血,在体合筋,筋有赖于肝血的濡养,"足受血而能步",针刺太冲穴可和血疏筋,缓解痉挛状态。三阴交为足三阴经的交会穴,具有活血通络的功效,此外又可补益肝肾、调和营血,故针刺以调和气血,通经活络。八风穴属经外奇穴,其下布有趾背神经、足背神经、趾长伸肌、趾短伸肌、足背动静脉,深刺可疏通经络,改善局部血液循环,促使运动恢复。太白、束骨分别向对方透刺,通过两穴"双得气"可达贯通阴阳经气、疏通经络的功效。

中风后足内翻的主要特征是伸肌群肌张力增高而屈肌群肌张力相对低下,因此,平衡阴阳针刺法主要是兴奋足背肌群,抑制跖屈肌群,协调两者间的肌张力平衡,从而恢复正常的运动模式。足太阴脾经、足阳明胃经分别循行于下肢的内外两侧,《灵枢·经脉》曰:"脾足太阴之脉……循胫骨后,交出厥阴之前,上膝股内前廉,入腹属脾络胃","胃足阳明之脉……入缺盆,下膈,属胃络脾……以下髀关,抵伏兔,下入膝膑中,下循胫外廉,下足跗,入中趾内间。"根据"经脉所过,主治所及"的针灸治疗原则,调节两经可疏通经络、行气活血、平衡阴阳。小腿外侧八针进针速度缓慢,轻刺激,进针后轻静留针,否则易引发肌肉痉挛。解溪为足阳明胃经络穴,位于足背踝关节横纹中央,趾长伸肌腱与拇长伸肌腱之间,可主治下肢痿痹和足下垂。诸穴相合,共奏调和气血、平衡阴阳之功效。《素问·阴阳应象大论》曰:"故善用针者,从阴引阳,从阳引阴。"平衡阴阳针刺法取穴时阴阳兼顾,并配合阴经穴和阳经穴互相透刺,能够沟通表里两经之经气,使阴阳互济,达到阴平阳秘的状态。

在治疗中风后足内翻时,同样要准确把握针刺时机,只有当脑卒中后机体度过软瘫、硬瘫期,患侧如髋关节、膝关节等大关节运动恢复,小腿痉挛缓解,且被动运动无抵抗力时,即足内翻当缓解到能搬直时,应在搬直后顺势针刺,加刺跗阳、阳交等扶正以拮抗痉挛肌,此时也可采用巨刺法针刺健侧跗阳、阳交、足三里,以调动患侧经络中残存之真气,共同祛除同经之邪气,使两侧阴阳平衡,患侧受损功能得以恢复。

中风后构音障碍、吞咽障碍

中风后构音障碍、吞咽障碍多由于经络不通,气血郁闭经络、壅塞于喉而致舌强失语,主要表现为语言不利,流涎,饮食水呛咳,或食入即吐。

《备急千金要方》记载:"夫风痱者,卒不能语,口噤,手足不遂而强直者是也。"

《中藏经》曰："心脾俱中风，则舌强不能言，盖脾脉络胃挟咽，连舌本，散舌下，二脏受风，则舌本强硬而不语也。"

本病属中医学"喑痱""喉痹""语言謇涩"等范畴，是指与发音、言语及吞咽相关的中枢神经及其支配的肌肉功能障碍所导致的一类言语、吞咽障碍的总称，主要表现为发声困难、发音不准、咬字不清，声响、声调及速率、节律等言语障碍及吞咽不利、饮食水呛咳或不能完成进食水动作。

【治疗】

1.毫针刺法

［处方］头针：顶颞前斜线、颞前线。

体针：风府、哑门、大椎、崇骨、商丘、照海、中封、通里。

［随证配穴］肝阳上亢证加太冲、太溪；风痰阻络证加丰隆、合谷；痰热腑实证加曲池、内庭；气虚血瘀证加气海、血海、足三里。

［操作］风府、哑门、大椎、崇骨采用互动式针法，边捻转边嘱患者发音或者做吞咽动作。双侧中封、商丘、照海常规直刺0.5~0.8寸，并施以强刺激、强针感，使患者下肢出现"窜、动、抽"的得气感应。余穴常规针刺，得气即可。

发挥：西医学认为中风后构音及吞咽障碍是由于中风导致双侧皮质延髓束受损，造成支配咽喉部肌群活动的疑核及支配舌肌的舌下运动神经核出现核上性损害。多表现为言语不清，字句简单，音调或长或缓，同时伴有吞咽困难、痰涎增多、呛咳等不适症状。

中医学认为该病发病病机在于风、痰、气、血郁闭经络，经络不通，阴阳失调，与心、肝、脾、肾密切相关。《灵枢·经脉》中指出："足太阴之脉，是动则病，舌本强，食则呕。"治疗当调和阴阳，疏通经络。

头部为诸阳之会，为精明之府，五脏六腑精气皆上注于头，是脏腑经络气血汇聚的部位，针刺头皮特定区域能够疏通经络，运行气血，调理脏腑阴阳。风府、哑门、大椎、崇骨组穴是治疗中风后构音障碍、吞咽障碍的经验组穴。按照"经脉所过，主治所及"的主治规律，局部取穴是针灸治疗的重要原则。督脉风府、哑门、大椎都位于人体躯干的中轴线上，且最靠近脑延髓部，总督诸阳，可振奋阳气，从阳引阴。《针灸甲乙经》云："舌急难言，刺风府主之"，"足不仁，暴喑不能言，刺风府"，"哑门入系舌本"，"大椎主脊强互引，恶风时振栗，喉痹"。为以上三穴治疗咽喉部疾患提供了理论依据。崇骨穴为经外奇穴，位于督脉循行路线上，对崇骨穴施以互动式针刺方法，是治疗构音障碍和吞咽困难取得佳效的关键。商丘和中封二穴为五输穴之经穴，是经气正盛而运行经过的部位。照海为足少阴肾经穴，通于阴蹻脉，足少阴经"循喉咙，挟舌本"，足少阴经别"系舌本"。从生物全息律的角度来看，舌咽位于颈部，颈部与腕踝关节附近的腧穴相对应，而商丘、中封、照海三穴正位该处，故此组穴为治疗舌咽部病症的主要腧穴之一。通里为手少阴心经的络穴，针刺能通心脉、益心气、利舌咽。《马丹阳天星十二穴治杂病歌》亦记载："通里腕侧后，去腕一寸中。欲言声不出……暴喑面无荣，毫针微微刺，方信有神功。"诸穴同用，可以有效濡养舌本、缓解痉挛，共奏开窍通络、平衡阴阳之功。

中枢性面瘫

中枢性面瘫是中风病的常见症状之一，主要表现为双侧额纹正常，鼻唇沟变浅，口角歪斜，常伴有肢体运动功能障碍、构音障碍、吞咽障碍等。

早在《内经》中出现的"口歪"就是指中枢性面瘫所出现的口角歪斜。《医学纲目》也记载："凡半身不遂者，必口眼歪斜，亦有无半身不遂而歪斜者。"

中枢性面瘫属于中医"中风"范畴，其发病多由阴阳失调、筋脉失养所致。

【治疗】

1.毫针刺法

[处方] 患侧：四白、太阳、颊车、下关、迎香、翳风、牵正、颧髎、天容、口禾髎透地仓、夹承浆透地仓。

健侧：合谷、太冲、足三里、四白、颧髎、颊车、迎香。

[操作] 针刺时取穴以患侧为主，进针过程中把患侧肌肉牵拉至正常位置进针，针感以局部酸胀为佳。

2.罐法、梅花针法

[处方] 膀胱经大杼到胃俞之间、大椎、风门、肺俞、患侧面部四纵四横四条线。

[操作] 先在膀胱经大杼到胃俞之间用闪火法走罐，以局部皮肤发红为度。然后取大椎、风门、肺俞刺络拔罐。在患侧面部沿四纵四横四条线叩刺，使皮肤或微潮红，或微微出血为宜。健患侧都要叩刺。

发挥：西医学认为中枢性面瘫是指各种原因导致大脑皮质运动区、内囊皮质脑干束等面神经核以上的神经通路受损，并累及支配面神经的中枢部位，临床表现为病灶对侧下部面部表情肌群瘫痪，鼻唇沟变浅，口角歪斜，多伴口角流涎。

中医学认为中枢性面瘫的发病病机在于阴阳失和，经筋失养，纵缓不收，治疗当平调阴阳，濡养经脉。颧髎、颊车、地仓、下关、迎香可疏通面部经络气血，且地仓穴深层有颊肌、面神经和眶下神经分支，通过口禾髎和地仓"双得气"加大作用范围。足三里补益气血，合谷为治疗面瘫经验效穴。合谷、太冲，合称"四关"穴，合谷属阳，主气，轻清升散，太冲属阴，主血，重浊下行，二穴相配，一阴一阳，一气一血，一升一降，阴阳顺接。取四白、下关可刺激到颧支，取牵正可刺激到颊支，取颊车可以刺激到下颌缘支，取夹承浆透地仓则可同时刺激到颊支和下颌缘支，而取翳风可以刺激到面神经干，取天容可刺激到颈支，通过刺激以上各面神经分支可有效改善其所支配肌肉症状。诸穴同用，可补益气血、疏通经络、调和阴阳。

取大椎、风门、肺俞刺络拔罐以散风活血，有利于控制病情进展。梅花针叩刺可疏通局部气血，促进肌肉功能的恢复。在治疗过程中可见水肿、倒错、面肌痉挛等并发症，为防止并发症的发生常用如下方法：治疗水肿的刺法同急性期水肿的操作，对于出现"倒错"现象的患者应健、患侧同刺，患侧多刺，健侧少刺；对面肌痉挛患者我们常予长时间留针，均取得良好的疗效。临证取穴时，颧髎与下关可交替使用，翳风与天容可交替使用，颊车与牵正可交替使用，以减少创伤，预防水肿。

中风后小便失禁

中风后小便失禁是指中风后出现的遗尿症状，主要表现为尿液不受主观意识控制而从尿道口溢出或流出。西医学认为中风后小便失禁多由脑卒中损伤导致大脑失去了对脊髓排尿中枢的随意控制引起。

《针灸逢源》："中风者，此惟中气虚惫。故肝风内煽……遗尿为肾绝。"

中风后小便失禁属中医学"遗溺""遗尿""小便不禁"范畴，多由脏腑功能衰退所致。

【治疗】

1.毫针刺法

[处方]头部选穴：百会。

腹部选穴：净府五穴、横骨、补三气穴、关元。

下肢选穴：足五里、三阴交、太溪、复溜。

[随证配穴]肾阳虚加肾俞、命门；肺脾气虚加肺俞、脾俞。

[操作]净府五穴一般以45°~60°斜刺1~1.5寸，以针感传到会阴部为佳；气海、关元采用傍针刺法，直刺1~1.5寸；太溪、复溜浅刺0.2~0.3寸。

2.艾灸法

[处方]神阙、气海、膻中、关元、足三里。

[操作]温和灸，每穴10分钟，或以患者感受温热能耐受为度。

发挥：中医学认为中风后小便失禁的病机在于脏腑功能衰退，与肝、脾、肾、膀胱关系最为密切，治当益气培元、调和脏腑。《素问·脉要精微论》明确提出："水泉不止者，是膀胱不藏也。"指出其病因病机为膀胱气化失司，固摄失常。净府五穴能调节膀胱气化功能，针之可调下焦，固肾气，理膀胱之腑。曲骨属任脉穴，任脉为阴脉之海，能够调节阴经脉气。

从西医学来看，曲骨穴的深部即为膀胱所在，针刺该穴针感易传导至会阴部，直接调节膀胱气化功能。在此基础之上，根据膀胱的体表投影，又将曲骨穴延伸至旁开1.5寸和3寸之处，分别为曲骨Ⅰ穴、曲骨Ⅱ穴，以加强对膀胱的调节功能。百会居一身之颠，针刺可升阳固脱、固摄水道。横骨为冲脉与足少阴之会，补益肾气。根据《内经》"遗尿者，小便不禁。虽膀胱见症，实肝与督脉三焦主病也"，取足厥阴肝经足五里助膀胱气化。太溪为肾经原穴，可滋补肾阴。同时太溪与小肠募穴"关元"相配，又可起到"从阴引阳"、调理经气的效果。膻中、中脘、气海补先天肾元之气，兼补肺气、水谷之气，此三气足，则调节、固摄、约束有力。诸穴合用，肝、脾、肾齐调，固摄、约束之职恢复，则膀胱开合有序。

第五节 儿科、妇科、男科病症

注意力缺陷多动障碍

注意力缺陷多动障碍又称小儿多动症、轻微脑功能障碍综合征或儿童脑功能轻微失调，是一种较常见的儿童时期行为障碍性疾病。这类患儿的智力正常或接近正常，但有不同程度的学习困难、自我控制能力弱、动作过多、注意力不集中、情绪不稳定和行为异常等主要临床症状，严重者在家庭及学校均难与人相处。本病男孩多于女孩，多见于学龄期儿童，通常预后较好，大多数患儿青春期时可逐渐好转而痊愈。

本病在古代医籍中未有专门记载，临床主要表现为动作过多与不协调，如摇头、伸颈、眨眼、吐舌、挤眉、耸肩、踢腿等，尤其在情绪紧张时发作频繁。由于本病多由肾精虚衰、虚风内动所致，可属"慢惊风""肝风"范畴，根据其症状，亦可归入"躁动"证中。

西医学认为，小儿多动症发病原因尚不明确，可能与出生前后的轻微脑损害、遗传、环境刺激等因素有关，使患儿脑干网状结构抑制区出现不同程度的功能失调，对条件反射失去应有的调节，对大脑皮层运动区的兴奋及运动效应不能有效控制，从而产生过多的运动。

【治疗】

1.毫针刺法

［处方］内关、间使、郄门、百会、四神聪、风池。

［随证配穴］肝肾阴虚者加太冲透涌泉；心气虚者加神门、安眠；脾气虚者加足三里、中脘；痰火内扰者加神庭、照海。

［操作］内关、间使、郄门三穴应快速进针，避免过强的针感刺激。四神聪皆向百会穴方向平刺。风池向外向上斜刺，使针感沿胆经直达额前。太冲透涌泉选用1.5寸毫针即可，先直刺太冲，得气后将毫针提至皮下，再斜刺深入使针尖达涌泉处，然后捻转提插使二穴均能得气，即双得气法。

2.梅花针

［处方］背部华佗夹脊穴、膀胱经背俞穴。

［操作］用梅花针叩刺以上穴位，以局部皮肤潮红为度。

3.耳穴

［处方］心、肝、肾、皮质下、肾上腺、交感。

［操作］两耳穴位交替使用，王不留行籽贴压于耳穴相应部位，用手指按压强刺激30分钟，隔日1次。

发挥：先天不足，肾精亏虚，心脾两虚，脑髓不充，或肝阳上亢，元神受扰均为本病的基本病机。针刺治疗采用宁心安神、平肝潜阳法，能起到减轻症状的作用，具有一定的临床疗效。

内关属心包经，八脉交会穴之一，通阴维脉。心主神明，心藏神，在治疗包括小儿多动症的神志病时，心包经穴位的作用与心经穴位相近，可以宣通气机，调心气而开窍通络，故内关、间使、郄门三穴为治疗各种神志病的常用经穴，此三穴在治疗时，既可同时应用以增加效果，也可交替使用以缓解针刺的耐受。百会、四神聪能清利头目，益智开窍。风池为足少阳、阳维之会，此处既为风邪易侵之处，又为散风之所。"诸风掉眩，皆属于肝"，而足少阳之脉络肝属胆，"足少阳之正，上贯心"，心主神明，因此风池可清利头目、镇肝潜阳，治疗神志病及内风诸证。

太冲属足厥阴肝经，涌泉为足少阴肾经之井穴，太冲透涌泉适用于肝肾阴虚、肝阳上亢之证。肾藏精，肝藏血，肾属水，肝属木，从生理上讲，二者为母子关系，病理上可以母病及子，亦可子盗母气，无论哪脏先病均可导致肝肾阴虚。用此二穴，既滋阴又潜阳，既滋肾水又涵肝木，为治疗肝肾阴虚、肝阳上亢之证的常用效穴，分别单刺不能代替本组透穴的疗效。

心脾两虚者，症见神思涣散，多动而不暴躁，记忆力差，神疲乏力。偏心气虚者，形体消瘦，睡眠不实，伴自汗盗汗，加神门、安眠以镇静宁心安神。偏脾气虚者，形体虚胖，偏食纳少，面色无华，记忆力差，加足三里、中脘以健脾益气。

痰火内扰者，症见多动多语，烦躁不安，难以制约，胸中烦热，注意力不集中，纳少口苦，便秘尿赤，加用神庭、照海以安神定志，滋阴潜阳。

厌食

厌食是小儿时期的一种常见病症，临床以较长时期厌恶进食、食量减少为特征。本病各年龄段均可发病，以1~6岁为多见，且可发生于任何季节，但夏季暑湿当令之时可使症状加重。本病预后良好，但若迁延不愈者，气血耗损，生化乏源，可使患儿形体消瘦，抗病能力下降，而易罹患其他疾病，甚或影响生长发育，此时则应按疳证辨治。此外，本病应与疰夏相鉴别，疰夏为夏季季节性疾病，有"春夏剧，秋冬瘥"的发病特点，临床表现除食欲不振外，可见精神倦怠，大便不调，或有发热等症状。

中医无"厌食"病名，历代医家根据其临床特点将其归结为"伤食"等范畴，如《素问·五常政大论》的"不食"、《素问·风论》的"不嗜食"、《伤寒论》的"不欲饮食"、《小儿药证直诀》的"不思乳食"、《诸病源候论》所载的"不能饮食"等。

西医学中，由于胃肠动力不足、小肠吸收面积减少、胃黏膜细胞功能减退、维生素A缺乏、锌缺乏、幽门螺杆菌感染、肠道菌群失调等因素，均可出现厌食症状。

【治疗】

1.毫针刺法

［处方］四缝、脾俞、璇玑、内关、中脘、足三里。

［随证配穴］脾胃气虚者加胃俞、天枢；脾胃阴虚者加三阴交、阴陵泉。

［操作］针刺四缝穴应迅速直刺，进针0.5~1.5分后迅速捻转3~6次，中等强度刺激后迅速出针，可见少量黄色透明黏液渗出。

2.耳穴

［处方］脾、胃、肾、神门、皮质下。

［操作］王不留行籽粘贴按于穴位上，双耳轮换，每日按压3~5次，每次3~5分钟，以稍感疼痛为度。

3.刺络法

［处方］四缝穴。

［操作］三棱针点刺出针，挤出黄白黏液即可。

发挥：本病多由喂养不当、先天不足、情志失调引起，其中以喂养不当引起者最为常见。"饮食自倍，肠胃乃伤。"本病病变主要在脾胃，胃司受纳，脾主运化，脾胃调和，则口能知五谷饮食之味，正如《灵枢·脉度》所说："脾气通于口，脾和则口能知五谷矣。"若脾胃不和，纳化失职，则造成厌食。

四缝穴是经外奇穴，位置在食指、中指、无名指及小指掌侧中节掌指近端指间横纹中点处，是手三阴经所过之处，因此针刺四缝穴能通畅百脉，调和脏腑，健脾消积，促进胃的受纳，调理脾胃之枢机。现代研究亦表明，针刺四缝穴可调整胃酸分泌，提高肠内胰淀粉酶、胃蛋白酶、脂肪酶的含量，并能改善胃肠蠕动状态。脾俞为脾气输注之处，脾之背俞穴，健脾补土，中阳充足，运脾和胃，使脏气清灵以恢复转运之机。璇玑可治胃中满痛有积，为任脉腧穴，任脉亦可司胃腑病症，与脾胃相应。《席弘赋》曰："胃中有积刺璇玑，三里功多人不知。"足三里同为足阳明胃经合穴、下合穴，"合治内腑"，疏通腑气，升清降浊，调理脾胃之中坚。现代医学研究表明，针刺足三里能使消化液分泌增加，提高酶的活性，增进肠道吸收，调节肠胃蠕动，促进小儿食欲，提高机体免疫功能，增强小儿体质。中脘为胃之募穴，又系腑之会，调中和胃。内关穴为八脉交会穴，通于阴维脉，且为手厥阴心包经之络穴，可宽胸顺气，畅通上中下三焦之气，擅治胃、心胸诸疾。足三里、内关、中脘相配，脾胃寒热虚实所致诸症用之均宜，脾胃调和，脾运复健，则胃纳自开。

脾胃气虚者，症见食而不化，大便溏薄夹不消化食物，面色少华，形体偏瘦，肢倦乏力，加胃俞、天枢，健脾益气，佐以助运。胃俞为胃之背俞穴，温阳益胃，理气调中。天枢穴为大肠募穴，调补肠腑气机，益胃健脾，以利枢机。

脾胃阴虚者，症见食少饮多，皮肤失润，大便偏干，小便短黄，甚或烦躁少寐，手足心热，加三阴交、阴陵泉，滋脾养胃，育阴清热。三阴交是足太阴、少阴、厥阴之会，亦是脾经要穴，能补足三阴之气，扶脾实土，滋阴清热。阴陵泉是脾经合穴，养血补气，是治疗脾胃病的常用穴。

小儿遗尿

小儿遗尿是指3周岁以上的幼儿睡中小便自遗，醒后方觉的一种病症。本病以夜间不能自主控制排尿为主要症状，多见于10岁以下的儿童。西医学认为单纯性的遗尿是患儿缺乏规律排尿训练而致排尿功能不成熟所致。此外，遗传、疾病（如泌尿系感染、脊髓损伤、脊柱裂、大脑发育不全等）以及环境（如寒冷）等因素，也可导致本病。

本病属中医"遗溺"范畴，往往兼见小便清长而频数、面色㿠白、精神疲乏、肢冷畏寒、智力迟钝、腰腿乏力、气短、食欲不振、大便溏稀等症状。早在《灵枢·本输》就有"三焦者……入络膀胱，约下焦。实则闭癃，虚则遗溺。遗溺则补之，闭癃则泻之"的记载。《诸病源候论·小儿杂病诸候·遗尿候》说："遗尿者，此由膀胱有冷，不能约于水故也……肾主水，肾气下通于阴，小便者，水液之余也，膀胱为津液之腑，既冷气衰弱，不能约水，故遗尿也。"

【治疗】

1.毫针刺法

［处方］净府五穴、气海、关元、三阴交、复溜、神阙。

［随证配穴］肺脾气虚者加合谷、脾俞；肾气不足者加肾俞、太溪；心肾失交者加百会、神门、四神聪；肝经湿热者加阳陵泉、行间。

［操作］净府五穴一般用45°~60°斜刺1~1.5寸，以针感传到会阴部为佳；气海、关元采用傍针刺法，直刺1~1.5寸；三阴交穴针感须至膝关节以上，留针10~15分钟，出针前再行提插捻转1次；太溪、复溜宜浅刺0.2~0.3寸；神阙采用灸法。幼儿应注意针刺深度。

2.耳针

［处方］肾、膀胱、皮质下、尿道。

［操作］每次选用2~3个穴位，毫针刺用中等刺激，留针20分钟。或用耳穴压丸法或埋线法，于睡前按压以加强刺激。

3.皮肤针

［处方］华佗夹脊穴、肾俞、膀胱俞、八髎。

［操作］用皮肤针轻叩，使皮肤微微潮红，也可叩刺后加拔火罐。

发挥：小儿遗尿，病因有寒、热之分，病位在肾与膀胱。《仁斋直指小儿附遗方论·大小便诸证》："肾与膀胱俱虚，而冷气乘之，故不能约制。其水出而不禁，谓之遗尿。"禀赋不足、病后体弱等原因导致肾气不足，下元虚冷不固，膀胱气化失司，或脾肺气虚，上虚不能制下。水道制约无权是本病的主要病机。

净府五穴由曲骨穴及曲骨Ⅰ（曲骨旁开1.5寸）、曲骨Ⅱ（曲骨旁开3寸）共五穴组成。此组穴的主要作用是调节膀胱功能。虽然中极是膀胱的募穴，然从西医解剖学的角度来看，曲骨穴更接近膀胱，因为它的深部即为膀胱所在，针刺该穴可更直接地调节膀胱功能。在此基础之上，根据膀胱的体表投影，又可将曲骨穴延伸至旁开1.5寸和3寸之处，从而加强疗效，可作为泌尿系统疾病治疗的重要组穴。据临床观察，以上穴位在针刺捻针时，均能使膀胱肌收缩，内压上升。在治疗时可与胞宫五穴（中极、中极旁开1.5寸、中极旁开3寸）交替使用，从而减少腧穴的耐受性。

关元为任脉要穴，足三阴任脉之会，元气关藏出入之所，有温肾助阳之功。肝、肾及任脉的经脉皆络阴器，取本穴以调和足三阴和任脉的经气，使遗尿自止。

气海为元气生发之海，又为任脉脉气所发，可补益真气，总调下焦，使"阳元在下者温暖"而尿自止。气海穴亦治脏器虚惫诸证，补之可化气行水治疗遗尿。

神阙为"生命之根蒂，真气之所系"。关元、气海、神阙三个穴位都有大补元气的作用，合用之作用更强，治疗遗尿常获显效。

三阴交是足太阴、少阴、厥阴之会，能补足三阴之气，有加强膀胱气化功能的作用，且通治小腹诸疾。三阴交亦是脾经要穴，脾主土，遗尿如因脾气不能散精、土虚不能制水所致，取此穴有扶脾实土制水之功。复溜为肾经之经穴，《采艾编》："复溜，言汗出不止，溜而可复，水病不渗，复而可留也。"脾主运化水湿，肾主水，各种水溲病无不与此二脏功能失调相关，因此三阴交、复溜为治疗遗尿的常用穴。

肺脾气虚者，症见经常感冒，面色少华，神疲乏力，食欲不振，大便溏薄。由于肺气不足而膀胱不摄，即上虚不能制下，肺脾气虚则生化乏源，气血不足。合谷是手阳明经原穴，大肠与肺相表里，故《内经》谓合谷可"候胸中之气"，本病取此以调肺气，气和则水自化，水道通调，遗尿就能轻痊。脾俞为脾气输注之处，脾之背俞穴，健脾补土，制约水道，则遗尿可止。

肾气不足者，症见小便清长，面白少华，神疲乏力，智力较差，肢冷畏寒。肾司二便，与膀胱互为表里，肾气虚弱，命火不足，下元虚寒，不能约束水道而致小便清长，频频尿床。肾俞为肾脏之气输注之处，肾之背俞穴。太溪为足少阴之原，气血所注之处，肾水聚流由此转注入海。肾主水，此二穴可益肾气，温阳调元，肾气充足，促进膀胱气化，则水道治节有常。

心肾失交者，症见寐不安宁，心烦躁扰，白天多动少静，难以自制，或五心烦热，形体较瘦，常见白天玩耍过度，夜间梦中小便自遗。心火偏旺者寐不安宁，心烦躁扰，肾阴偏虚者五心烦热，舌红少津。水火失济，心肾失交，膀胱失约而遗尿。百会为手足三阳经、督脉、足厥阴经交会之处，可安神定志；神门为心之原穴，乃人神出入之门户，夜梦多者加此二穴可调心神而治遗尿。四神聪为经外奇穴，可苏厥醒脑开窍，夜寐深沉、不易唤醒者可用此穴。

肝经湿热者，症见性情急躁，夜梦纷纭或寐中龄齿，目睛红赤，小便量少色黄。此为湿热郁于肝经，下迫膀胱所致。阳陵泉为胆经合穴、下合穴，可利肝胆，泄湿热。行间为肝经荥穴，可清泄肝经湿热。肝主疏泄，因而此二穴与水液输布密切相关。

乳痈

乳痈是以乳房红肿疼痛，乳汁排出不畅，以致结脓成痈为主症的病症。其临床特点为乳房部结块，肿胀疼痛，伴有全身发热，溃后脓出稠厚。历代文献中还有称本病为"妒乳""吹乳""乳毒"等。

"乳痈"之名首见于晋代《针灸甲乙经》："乳痈有热，三里主之。"晋代《肘后备急方》说："凡乳汁不得泄,内结名妒乳,乃急于痈。"隋代《诸病源候论·妒乳候》指出"乳汁蓄结,与血气相搏"而成痈,"壮热大渴引饮,牵强掣痛,手不得近",提到了本病的病因病机及临床表现。宋代《太平圣惠方》说："妇人乳汁不出,内结肿,名乳毒。"金代《儒门事亲》中有"乳痈发痛""俗称日吹乳"的记载。唐宋金元诸家对本病的病因病机、治法方药等均有所发挥。至明清对本病的认识更全面,论述更详细,其治疗方药至今仍为临床借鉴。明代《秘传外科方》将本病分为"有儿者名为外吹乳,有孕者名为内吹乳"。《外科理例》还认识到本病成脓不切开有传囊之变:"夫乳者,有囊蠹,有脓不针,则患遍诸囊矣",丰富了临床辨病内容。

西医学之急性乳腺炎、急性化脓性乳腺炎属于"乳痈"范畴。

【治疗】

1.毫针刺法

[处方]大椎、大杼、三阴交、次髎、上巨虚、下巨虚、胞宫七穴、足三里、期门、膻中、内关、肩井。

[随证配穴]肝郁加行间;胃火加内庭;火毒加厉兑、大敦。

[操作]毫针刺,除三阴交、足三里外,余穴均用泻法。期门、肩井切忌针刺太深,以免刺入肺部等组织;乳根、膻中均可向乳房中心方向平刺。

2.罐法

[处方]早期选大椎、第4胸椎夹脊、乳根(患侧);溃脓期局部取穴。

[操作]乳痈早期在所选穴位处用三棱针点刺出血后拔火罐,每日1次。

发挥: 乳痈病因病机如下:①乳汁淤积。乳汁淤积是最常见的原因。②肝郁胃热。情志不畅,肝气郁结,失于疏泄,加之产后饮食不节,脾胃运化失司,阳明胃热壅滞,均可使乳络闭阻不畅,郁而化热形成乳痈。③感受外邪。产妇体虚汗出受风,或露胸哺乳外感风邪。肝气郁结,肝胃不和致气机阻隔,脉络瘀滞不畅为主要病机。

西医学认为本病主要是由于乳头破损而感染细菌,加上乳汁积聚,细菌得以迅速繁殖而成。或因乳头发育不良,妨碍哺乳,或乳汁过多不能完全排空,或乳管欠通畅,影响排乳,使乳汁淤积,利于入侵细菌的繁殖而致病。

作者治疗乳痈以疏通经络、局部取穴为主。期门为肝经募穴,为足太阳、厥阴、阴维之会,取之以疏解肝郁;膻中、内关远近相配,宽胸理气,《针灸大成》曰:"膻中、少泽、大陵治胸前两乳红肿痛。"《针灸大成》记载,针刺内关穴有活血通络的作用,可以理气活血、祛瘀通经。肩井为经验效穴,在经络分布上该穴属少阳胆经,又是与手少阳三焦、足阳明胃及阳维脉之交会穴,所交会之经脉均行胸、乳,针此穴能使少阳通则郁火散,阳明清则肿痛消,从而收治疗之功。足三里为胃经下合穴,《灵枢·四时气》曰:"取三里以下胃气逆,则刺少阳血络,以闭胆逆,却调其虚实,以去其邪。"《针灸甲乙经》曰:"乳痈有热,三里主之。"乳痈为病,多为胃热、肝郁,故取胃经下合穴足三里,以清泻阳明胃热。

肩井穴处于斜方肌中,下层正当肩胛提肌和冈上肌之间,有肩胛上动脉,分布着锁骨上神经、副神经，与乳房周围丰富的血管神经网络毗连。针刺肩井穴能改善血液微循环，调节并增强局部乃至全身的内分泌机制，促进新陈代谢，消除病症反应。

乳腺增生

乳腺增生是指乳腺导管、乳腺小叶、腺泡上皮、纤维组织的单项或多项良性增生。以周期性加重的乳房胀痛和多发性乳房肿块为主要临床特点。

中医称"乳癖""乳痰""乳核"，是以乳房有形状大小不一的肿块，胀痛，与月经周期和情志变化相关为主要表现的乳腺组织的良性增生性疾病。症见乳房形状大小不一的肿块，疼痛，与月经周期相关。

《圣济总录》云："冲任二经，上为乳汁，下为月水。"所以本病多与月经周期相关。《圣济总录》："妇人以冲任为本，若失于将理，冲任不和，阳明经热，或为风邪所客，则气壅不散，结聚乳间，或硬或肿，疼痛有核。"《外科正宗》："乳癖乃乳中结核，形如丸卵，或坠重作痛，或不痛，皮色不变，其核随喜怒消长，多由思虑伤脾，忧怒伤肝，郁结而成。"《外证医案汇编·乳胁腋肋部》："乳中结核，虽云肝病，其本在肾"，"治乳从一气字着笔，无论虚实新久，温凉攻补，各方之中，夹理气疏络之品，使其乳络舒通。气为血之帅，气行则血行，阴生阳长，气旺流通，血亦随之而生，自然壅者易通，郁者亦达，结者易致，坚者易软。"

【治疗】

1.毫针刺法

［处方］乳根、人迎、足三里、期门、膻中、膺窗。

［随证配穴］气滞痰凝加内关、太冲；冲任失调加血海、三阴交。

［操作］毫针常规刺，泻法或平补平泻法。乳根、膻中均可向乳房肿块方向斜刺或平刺，针刺人迎时避开颈动脉，不宜深刺；期门穴以患者觉向下肢传导为度。

(发挥)：本病的基本病机为气滞痰凝、冲任失调，病在胃、肝、脾三经，多与情志内伤、忧思恼怒有关。足阳明胃经过乳房，足厥阴肝经至乳下，足太阴脾经行乳外，若情志内伤，忧思恼怒则肝脾郁结，气血逆乱，气不行津，津液凝聚成痰，复因肝木克土，致脾不能运湿、胃不能降浊，则痰浊内生，气滞痰浊阻于乳络则为肿块疼痛。忧思伤脾，脾伤则痰生，郁怒伤肝，肝郁则气滞，痰凝气滞瘀积乳房，胃络不通而致乳癖。若久病不复，起居失调，伤及冲任，或阴血亏少无以濡养，或阳气不足无以温煦，可成痼疾。

作者治疗本病的取穴原则为行气解郁、化痰通络、调理冲任，取厥阴经、阳明经腧穴为主。膺窗、乳根属阳明穴，为局部取穴，针尖直达病所，能直接疏通病灶部的气血，起到通络行滞、化瘀消肿的作用。《针灸甲乙经》曰："胸乳下满痛，膺肿，乳根主之。乳痈，凄索寒热，痛不可按，乳根主之。"气会膻中，配阴维脉会穴内关，宽中理气，与膺窗、乳根相配，相得益彰。乳房主要由肝胃两经所司，乳根、人迎、足三里可疏通胃经气机。膻中穴为气会，肝经络于膻中，期门为肝之募穴，两穴位近乳房，用之既可疏肝理气，与乳根同用，又可直接通乳络，消痰块。诸穴同用，使气调则津行，津行则痰化，痰化则块消。

现代研究证明，疏肝针法是治疗乳腺增生病的有效方法，对乳腺增生患者的内分泌、免疫功能有调节作用。

缺乳

本病的特点是产妇哺乳期完全无乳或乳汁甚少，不足以喂养婴儿。多发生在产后2~3日至半个月内，也可发生在整个哺乳期。中医称为"缺乳"，又称"乳汁不足""乳汁不行"。

《诸病源候论》最早列有"产后乳无汁候"，其云："妇人手太阳、少阴之脉，下为月水，上为乳汁……既产则水血俱下，津液暴竭，经血不足者，故无乳汁也。"

本病与内分泌紊乱、泌乳激素分泌过少等因素有关，常见于产后大出血、席汉综合征等。

【治疗】

1.毫针刺法

[处方]膻中、乳根、少泽。

[随证配穴] 气血不足加足三里；肝气郁结加内关、太冲；痰湿阻滞加中脘、丰隆。

[操作]膻中穴向两侧乳房平刺；乳根向乳房基底部平刺，使乳房有微胀感；少泽施以浅刺。

2.罐法

[处方]乳根、膻中、肝俞、脾俞。

[操作]各穴常规施坐罐法，可配合刺络拔罐法。

3.皮肤针法

[处方]肺俞至三焦俞、乳房周围。

[操作]背部从肺俞至三焦俞自上而下每隔2cm叩刺，并可沿肋间向左右两侧斜行叩刺，乳房周围做放射状叩刺，乳晕部做环形叩刺，以局部潮红为度。

发挥： 缺乳多因体虚，失血，产后气血亏虚，乳汁化源不足，或情志郁怒，肝郁气滞，气血运行不畅，乳汁壅滞不行，或哺乳方法不当等所致。

作者治疗该病以疏通为主法。膻中位于两乳之间，为气之会穴，虚证补之能益气养血生乳，实证泻之能理气开郁通乳；乳根属多气多血的足阳明经穴，位于乳下，既能补益气血，化生乳汁，又能行气活血，通畅乳络；少泽为手太阳经井穴，小肠主液所生病，善通乳，为生乳、通乳之验穴。

关于膻中穴治疗缺乳，《铜人腧穴针灸图经》曰："治肺气咳嗽……妇人乳汁少"，《针灸大成》："主上气短气……呕吐涎沫，妇人乳汁少。"现代研究证明，针刺膻中穴能够显著升高乳少患者的脑垂体泌乳素，使催乳素分泌增加，促进乳汁分泌。针刺少泽穴可使缺乳妇女血中生乳素含量增高，使收乳素含量减少，又可使垂体后叶催乳素分泌增加。电针少泽可使垂体后叶催产素分泌增加，针刺少泽配膻中穴可使缺乳妇女血中催乳素含量增加。

缺乳多与气血亏虚或肝气郁结有关。宋代陈无择认为："产妇有两种乳脉不行，有气血盛而壅闭不行者，有血少气弱涩而不行者。虚当补之，盛当疏之。"气血亏虚者加脾俞、胃俞、足三里；肝郁气滞者加太冲、期门。临床发现，以虚实夹杂者即气血亏虚兼肝郁气滞者多见。

月经不调

一、月经先期

月经周期提前7天以上，甚至10余天一行，连续3个周期以上者，月经先期属于以周期异常为主的月经病，常与月经过多并见，严重者可发展为崩漏。中医称为"月经先期"，亦称"经期超前""经行先期""经早""经水不及期"等。

《万氏妇人科》调经章分别将"不及期而经先行""经过期后行""一月而经再行""数月而经一行"等辨证论治，为月经先期作为一个病证开创了先例。《妇人大全良方·调经门》指出本病病机是由于"过于阳则前期而来"，《普济本事方·妇人诸疾》进一步提出："阳气乘阴，则血流散溢……故令乍多而在月前。"后世医家多宗"先期属热"之说，如朱丹溪认为："经水不及期而来者，血热也。"《景岳全书·妇人规》对本病的病因、辨证、论治做了较全面的阐述，提出气虚不摄也是导致月经先期的重要发病机制，指出："若脉证无火而经早不及期者，乃其心脾气虚，不能固摄而然。"《傅青主女科·调经》也提出："先期而来多者，火热而水有余也。"并根据经血量的多少以辨血热证之虚实，有临证参考价值。

西医学中月经频发，是指月经周期缩短，短于21天者，以及排卵型功血可参照本病辨证治疗。

【治疗】

毫针刺法

[处方]关元、三阴交、血海。

[随证配穴]实热加行间；虚热加太溪；气虚加足三里、脾俞。

[操作]毫针常规刺。实热、虚热只针不灸，气虚可加灸。

二、月经后期

月经周期延长7天以上，甚至3~5个月一行，连续出现3个周期以上。月经后期如伴经量过少，常可发展为闭经。中医称为"月经后期"，亦称"经行后期""月经延后""经迟"等。

本病多因血虚、血寒、肾虚、气滞和血瘀等所致。首见于《金匮要略·妇人杂病脉证并治》温经汤条下谓"至期不来"。《妇人大全良方·调经门》引王子亨所言："过于阴则后时而至"，认为月经后期为阴盛血寒所致。《丹溪心法·妇人》中提出"血虚""血热""痰多"均可导致月经后期的发生，并指出相应的方药，进一步丰富了月经后期诊治内容。

西医学月经稀发是指月经周期后延，超过35天者（一般认为超过6个月未来潮称为闭经）。该病可发生于有排卵性或无排卵性月经周期中。发于前者，多因甲状腺功能不足，新陈代谢过低，卵泡发育、成熟时间延长，而致卵巢不能按时排卵；发于后者，则因下丘脑–垂体–卵巢轴的功能失调，排卵功能受到抑制，卵泡发育不良，而出现周期延后的无排卵性月经。

【治疗】

毫针刺法

［处方］气海、归来、三阴交。

［随证配穴］血寒加关元、命门；血虚加足三里、血海；肾虚加肾俞、太溪；气滞配太冲。

［操作］毫针常规刺。血寒、血虚、肾虚可加灸。

三、月经先后不定期

月经周期时或提前、时或延后7天以上，交替不定且连续3个周期以上者，称为"月经先后无定期"。中医又称"经水先后无定期""月经愆期""经乱"等。月经先后无定期若伴有经量增多及经期延长，常可因经乱之甚发展为崩漏。

本病首见于《备急千金要方·月经不调》："妇人月经一月再来或隔月不来。"《圣济总录·杂疗门》则称为"经水不定"。《万氏妇人科》始提出"经前或前或后"的病名，并指出应"悉从虚治，加减八物汤主之"。《景岳全书·妇人规》则将本病称为"经乱"，分为血虚经乱和肾虚经乱，较详细地论述了病因病机、治法、方药、预后和调养方法，为后世医家所推崇。《医宗金鉴·妇科心法要诀》称本病为"愆期"，认为提前为热，延后为滞，淡少不胀者为虚，紫多胀痛者为实。《傅青主女科·调经》依据"经水出诸肾"及肝肾"子母相关"等理论，认为经水先后无定期为肝肾之郁所致，重在肝郁。因此，本病的发生主要是气血失于调节，而致血海蓄溢失常。临床常见病因病机是肝郁、肾虚，或肝肾同病发为月经先后不定期。本病的辨证主要是结合月经的量、色、质及舌脉，分辨肝郁或肾虚。

西医学即功能失调性子宫出血，简称功血，是由于调节生殖的神经内分泌机制失常引起的异常子宫出血，而全身及内外生殖器官无器质性病变存在。发病机制为中枢神经系统–下丘脑–卵巢神经内分泌轴调控异常，或子宫内膜局部调控异常。分为排卵性和无排卵性两类。

【治疗】

1.毫针刺法

［处方］关元、三阴交。

［随证配穴］肝郁加肝俞、太冲；肾虚加肾俞、太溪。

［操作］毫针常规刺。

2.耳针

［处方］内生殖器、皮质下、内分泌、肝、脾、肾。

［操作］毫针刺，埋针法或压丸法。

3.穴位注射

［处方］脾俞、肾俞、肝俞、三阴交、血海、足三里、关元。

［操作］每次选用2~3穴，选当归注射液或丹参注射液，每穴注射0.5~1ml。

痛 经

痛经指妇女正值经期，或行经前后，周期性地出现小腹疼痛。一般于经前1~2天，或行经第1天疼痛明显，行经第2、3天逐渐减轻以至消失，亦有延续至经净，或经净后才发生腹痛者。疼痛部位多在下腹部，亦可波及全腹或腰骶部作痛，或有外阴、肛门坠痛。疼痛性质有绞痛、刺痛、灼痛、掣痛、隐痛、坠痛，严重时伴见恶心、呕吐、面色苍白、冷汗淋漓，甚至昏厥。

《诸病源候论》曰："妇人月水来腹痛者，由劳伤气血，以致体虚，受风冷之气客于胞络，损伤冲任之脉。"《景岳全书》亦云："经行腹痛，证有虚实……实者多痛于未行之前，经通而痛自减；虚者多痛于既行之后，血去而痛未止，或血去而痛益甚，大都可揉可按为虚，拒按拒揉为实。"

西医学认为子宫颈口或子宫颈管狭窄、子宫过度倾屈、子宫内膜整块脱落等因素均可诱发，分为原发性和继发性两类，均可参照本节辨证论治。

【治疗】

毫针刺法

［处方］中极、三阴交、地机、十七椎、次髎。

［随证配穴］胸胁、乳房痛甚者，加外关、肝俞；恶心呕吐者，加内关、足三里；寒湿凝滞者加灸地机、关元、气海。

［操作］针刺中极，宜用连续捻转手法，使针感向下传。寒凝血瘀、气血虚弱、肾气亏损，宜加灸法。疼痛发作时可用电针。发作期每日治疗1~2次，非发作期可每日施以泻法或平补平泻法，或灸。虚寒用灸，实证针泻。

发挥：中医学认为痛经病机为"不通则痛""不荣则痛"，或由于冲任胞宫失于荣濡，或由于冲任胞宫气血运行不畅。凡素体脾胃虚弱，气血不足，肝肾亏损，皆可致冲任受损，血海虚少，冲任胞宫失濡，或因气滞血瘀，寒凝胞中，湿热下注，或素多抑郁，以致气机失于条达，邪气与血相干，血海气盛血实，冲任胞宫阻滞不畅，皆可发生痛经。西医学认为各因素造成经血潴留，刺激子宫收缩，全血黏度、血浆黏度、血球压积、血沉、雌二醇、孕酮等指标偏高，酸性磷酸酶、糖原含量均降低，前列腺素F2α含量异常增高，引起子宫肌和血管痉挛性收缩。

作者认为痛经应以调理冲任、温经止痛为法，治疗以行气活血，祛瘀止痛，散寒除湿，温经止痛。以任脉经穴、足太阴脾经穴、足厥阴肝经穴为主。

中极起于胞中，为任脉经穴，与足三阴经交会，可活血化瘀，通络止痛，温经散寒，调理冲任。三阴交为足三阴经的交会穴，可调理肝、脾、肾。地机为足太阴脾经郄穴，足太阴经循行于少腹部，阴经郄穴治血证，可通经止痛，调气行血，《针灸甲乙经》："溏瘕，腹中痛，脏痹，地机主之。"《针灸大成》："主腰痛不可俯仰，溏泄，腹胁胀，水肿腹坚，不嗜食，小便不利，精不足，女子癥瘕，按之如汤沃股内至膝。"《百症赋》："妇人经事改常，自有地机血海。"十七椎、次髎是治疗痛经的验穴，《针灸甲乙经》曰："腰痛怏怏不可以俯仰，腰以下至足不仁，入脊，腰背寒，次髎主之。"

关元、气海为任脉经穴，可暖下焦，温养冲任，三阴交为肝、脾、肾三经之交会，调理气血，足三里为胃经合穴，补益胃气以资气血生化之源，气血充足，胞脉得养，冲任自调。

带下病

带下一词，有广义、狭义之分。广义带下泛指女性经、带、胎、产、杂病而言，由于这些疾病都发生在带脉之下，故称为"带下病"。狭义带下又分为生理性带下及病理性带下。生理性带下属于妇女体内的一种阴液，是由胞宫渗润于阴道的色白或透明、无特殊气味的黏液，氤氲之时增多。病理性带下即带下病，有带下量多，色、质、气味异常，或带下量少，阴道干涩，伴全身、局部症状。

一、带下过多

带下量过多，色、质、气味异常，或伴全身、局部症状者，称为"带下过多"，又称"下白物""流秽物"等。

始见于《素问·骨空论》："任脉为病……女子带下瘕聚。"《诸病源候论》明确提出了"带下病"之名，并分"带五色俱下候"。《傅青主女科》认为"带下俱是湿证"，并以五色带下论述其病机及治法。

西医学的阴道炎、宫颈炎、盆腔炎等疾病等引起的阴道分泌物异常与带下过多临床表现类似者，可参照本病辨证治疗。

【治疗】

1.毫针刺法

［处方］中极、三阴交、带脉、白环俞。

［随证配穴］湿热下注加阴陵泉、行间；脾虚湿盛加脾俞、足三里；肾虚不固加肾俞、关元。

［操作］中极针尖向下斜刺使针感传至耻骨联合下为佳；带脉向前斜刺，不宜深刺；白环俞直刺，使骶部酸胀为佳；三阴交常规针刺。带脉、三阴交可加电针。

2.拔罐

［处方］十七椎、腰眼、八髎周围之络脉。

［操作］三棱针点刺出血后拔罐。每3~5日治疗1次。用于湿热下注所致带下。

3.耳针

［处方］内生殖器、脾、肾、三焦。

［操作］毫针刺法，或埋针法、压丸法。

发挥： 此病主要是由于湿邪影响任、带二脉，以致带脉失约，任脉不固致病。带下过多产生的病因病机主要有：第一，素体脾虚，或饮食所伤，或劳倦过度，或忧思气结，损伤脾气，从而导致湿气下注；第二，房劳多产，或老年体虚，或久病伤肾导致肾阳虚衰，肾气不固；第三，感受湿邪，蕴而化热，伤及冲任也会导致湿热下注。其病机为湿邪伤及任、带二脉，致使任脉不固，带脉失约。

作者治疗此病以调冲任为重。中极为任脉之穴、膀胱经募穴，可利湿化浊、清利下焦。《针灸甲乙经》曰："女子禁中痒，腹热痛，乳余疾，绝不足，子门不端，少腹苦寒，阴痒及痛，经闭不通，中极主之。"中极穴下神经解剖丰富，浅层有髂腹下神经皮支和腹壁浅动脉分支，深层有髂腹下神经和腹壁下动脉分布，可调节子宫收缩与血液供应。带脉为胆经穴位，与带脉相交，可固摄带脉、调理经气，为治疗带下过多的要穴。《玉龙歌》曰："肾气冲心得几时，须用金针疾自除，若得关元并带脉，四海谁不仰明医。"白环俞为膀胱经之穴，可助膀胱之气化以除湿浊，为治疗带下过多的效穴。《类经图翼》曰："白环俞……一云主治梦遗白浊，肾虚腰痛，先泻后补，赤带泻之，白带补之，月经不调亦补之。"三阴交为脾经之穴，可健脾利湿、调理肝肾以止带，是治疗妇科疾病的必选之穴，《针灸大成》曰："主脾胃虚弱……妇人脾气虚弱，脾失健运，则湿浊内生，带下量多。"

二、带下过少

带下量少，甚或全无，阴道干涩，伴有全身、局部症状者，甚至阴部萎缩的疾病，称为带下过少。多由于肝肾亏损、脾胃虚弱、血枯瘀阻所致。

相关记载首见于《女科证治准绳·赤白带下》："带下久而枯涸者濡之。凡大补气血，皆所以濡之。"本病古代记载甚少，当今较为多见，故列为专病论述。本病的特点为阴道分泌物极少，甚或全无，阴道干涩，影响性生活，严重者外阴、阴道萎缩。

西医学的卵巢早衰、双侧卵巢切除术后、盆腔放射治疗后、绝经综合征、席汉综合征、长期服用某些药物抑制卵巢功能等引起的阴道分泌物过少可参照本病辨证治疗。

【治疗】

毫针刺法

［处方］关元、水道、上髎、阴陵泉、三阴交、下巨虚。

［随证配穴］肝肾亏虚加肾俞、太溪；血枯瘀阻加血海。

［操作］针上髎穴应用捻转提插泻法，使针感向腰腹部传导，得气后不留针。腹部穴位关元、水道同样用泻法使针感向会阴及两侧小腹传导，与上髎相配为偶刺法。阴陵泉与三阴交左右交叉取穴，行补法。下巨虚常规针刺。一般留针20~30分钟，如腰痛较剧，

可在腰椎1至骶5之间两旁用手触压，可触及扁圆形或条索状结节，有压痛，可于结节上施泻法刺之，使之有酸胀感并向四周放射，疾刺不留针。

发挥：带下过少病因多为先天禀赋不足、年老体虚、房劳多产、大病久病，导致肝肾亏虚，经血亏虚，血枯瘀阻。病机为阴液不足，不能滋润阴道。

关元为任脉之穴、小肠募穴，且为足太阴脾经、足少阴肾经、足厥阴肝经、任脉的交会穴，可培肾固本，补气回阳，在《针灸大成》中载："主积冷虚乏，脐下绞痛，渐入阴中……妇人带下，月经不通。"水道为近部取穴，主治少腹、前阴等疾患，调理带下，《针灸甲乙经》载："三焦约，大小便不通，水道主之。小腹胀满，痛引阴中，月水至则腰脊痛，胞中瘕，子门有寒，引髌髀，水道主之。"上髎位于骶区，正对第1骶后孔中，有调理下焦、通经活络的功效，《针灸甲乙经》曰："女子绝子，阴挺出，不禁白沥。"《类经图翼》曰："主大小便不利……赤白带下。"阴陵泉为足太阴脾经五输穴之合穴，阴陵泉健脾燥湿，调理带下，调节带下的量、质、色。三阴交补三阴，调气血，益胞脉。下巨虚属胃经，为小肠经下合穴，配合其他穴位，有调理经带的作用。

绝经前后诸证

绝经前后诸证是指妇女在绝经期前后，出现烘热汗出，烦躁易怒，潮热面红，失眠健忘，精神倦怠，头晕目眩，耳鸣心悸，腰背酸痛，手足心热，或伴月经紊乱等与绝经有关的症状。

古代医籍对本病无专篇记载，对其症状的描述可散见于"脏躁""百合病""老年血崩"等病证中，在《金匮要略·妇人杂病脉证并治》指出："妇人脏躁，喜悲伤欲哭，象如神灵所作，数欠伸。"

西医学即更年期综合征，是由于生理性、病理性或手术而引起的卵巢功能衰竭，出现更年期综合征表现者，可参照本病辨证治疗。

【治疗】

1.毫针刺法

[处方]关元、三阴交、肾俞、太溪。

[随证配穴]肾阴虚加照海；肾阳虚加命门。

[操作]毫针常规刺，施补法或平补平泻法。

2.耳针

[处方]皮质下、内分泌、内生殖器、肾、神门、交感。

[操作]每次选用2~3穴，毫针刺法、埋针法或压丸法。

发挥：绝经前后诸证常与先天禀赋、情志所伤、劳逸失度、经孕产乳所伤等因素有关，以肾虚为主，累及肝、脾、心。西医学认为卵巢功能衰退或被切除和破坏，卵巢分泌的雌激素减少。女性体内的雌激素受体分布在几乎所有的组织和器官中，受雌激素的控制和支配，一旦雌激素减少，就会引发器官和组织的退行性变化，出现一系列症状。

作者治疗该病证以调情志、理冲任为主要治则。取关元以补益精气，调理冲任，《素问·举痛论》曰："冲脉起于关元。"肾俞为肾之背俞穴，肾为生殖发育之源，女子系于胞中，故肾俞穴可治疗妇科疾病。太溪为肾经原穴，配合肾俞滋补肾阴。三阴交补三阴，调气血，益胞脉，现代研究显示，针刺三阴交可使患者排卵过程与月经周期恢复正常，也可使继发性闭经患者出现激素撤退性出血现象。

不孕症

女子未避孕，性生活正常，与配偶同居一年而未孕者，称为不孕症。从未妊娠者为原发性不孕，称为"全不产"；曾经有过妊娠继而未避孕一年以上未孕者为继发性不孕，称为"断绪"。

不孕之名首载于《周易》，其曰："妇三岁不孕。"《素问·骨空论》指出："督脉者……此生病……其女子不孕"，阐述其发病机制。《诸病源候论》列"月水不利无子""月水不通无子""子脏冷无子""带下无子""结积无子""夹疾无子"等病源。《备急千金要方·求子》称："凡人无子，当为夫妻俱有五劳七伤、虚羸百病所致，故有绝嗣之患。"《丹溪心法》中述及肥盛妇人痰湿闭塞子宫和怯瘦妇人子宫干涩不能妊娠的证治。《广嗣纪要·择配篇》提及"五不女"（螺、纹、鼓、角、脉），认识到女子先天生理缺陷可致不孕。《景岳全书·妇人规》言："种子之方，本无定轨，因人而药，各有所宜"，强调治疗不孕症应辨证论治。《傅青主女科·种子》列有种子十条，注重从肝肾论治不孕症。

西医学不孕症多由排卵障碍以及输卵管、子宫、阴道、外阴等疾病所致，可参照本病辨证治疗。

【治疗】

1.毫针刺法

[处方]关元、肾俞、太溪、三阴交。

[随证配穴]肾虚胞寒加复溜；肝气郁结加太冲、期门；痰湿阻滞加中脘、丰隆。

[操作]毫针常规刺。

2.耳针

[处方]内生殖器、皮质下、内分泌、肾、肝、脾。

[操作]每次取3~5穴，毫针刺法或压丸法。

3.穴位埋线

[处方]三阴交（双侧）。

[操作]常规操作，植入羊肠线，每月1次。

4.穴位注射

[处方]关元、肾俞、归来、次髎、三阴交。

[操作]每次选用2穴，选当归注射液或绒毛膜促性腺激素等，每穴注射1~2ml，从月经周期第12日开始治疗，每日1次，连续治疗5次。

发挥：不孕症的原因较多，先天禀赋不足、高龄、房室不节、反复流产、肾气亏虚、七情内伤、情志失调均会导致冲任不能自资，不能摄精成孕；饮食内伤，痰湿内盛，阻滞气机而致不孕。不孕症基本病机虚证多为肾虚胞寒，实证多是肝气郁结或痰瘀互阻。西医学不孕症女方自身最常见的原因是排卵障碍、子宫或输卵管结构功能异常。

作者治疗不孕症以通胞宫为则。关元，任脉之穴、小肠经募穴，且为足太阴脾经、足少阴肾经、足厥阴肝经、任脉的交会穴，《素问·举痛论》曰："冲脉起于关元。"《针灸大成》曰："主积冷虚乏……绝嗣不生，胞门闭塞"，针刺中极、关元、大赫等穴，对垂体－性腺功能有促进作用，可引起血浆黄体生成素、卵泡刺激素水平发生变化，改善迟发排卵。肾俞穴为肾之背俞穴，可补肾益精，肾为先天之本，又为生殖发育之源，女子系于胞中。太溪为肾经原穴，配合肾俞滋补肾阴之效更佳。三阴交补三阴，调气血，益胞脉，《针灸大成》曰："主脾胃虚弱……如经脉闭塞不通，泻之立通，经脉虚耗不行者，补之，经脉益盛则通。"

针刺对神经内分泌功能失调性的不孕有良好的疗效，对先天生理功能缺陷的患者意义不大。针刺需要选准时机，即月经周期12天开始，连续治疗3~4天以促进排卵。

尿频

正常成人白天排尿4~6次，夜间0~2次，次数明显增多称尿频。可伴有尿急、尿痛等症状。本病常为其他疾病的伴随症状，如淋证等。

西医学认为尿频的原因较多，包括神经精神因素、病后体虚、炎症刺激、下尿路梗阻（如前列腺增生）、肿瘤、内分泌疾病等。

【治疗】

1.毫针刺法

［处方］净府五穴、秩边透水道。

［随证配穴］肾气不足者加肾俞、命门；肝气郁滞者加太冲、行间；中气不足者加阳明四穴。

［操作］对于净府五穴，取2.5寸毫针向会阴部呈45°~60°斜刺；秩边透水道，取3寸针深斜刺，使针感到达会阴部，不留针。除秩边外其余各穴留针30分钟。

2.罐法

［处方］肾俞、大肠俞、八髎、秩边、气海、关元、水道、曲骨。

［操作］闪火法拔罐，每穴留罐10分钟，1周2次，前后腧穴交替使用。

发挥：尿频多由脾肾气虚、膀胱虚寒或湿热蕴结于下焦，致使膀胱气化功能失常所致。

净府五穴由曲骨穴、曲骨Ⅰ（2穴）、曲骨Ⅱ（2穴）共五穴组成。此组穴的主要功能是调节膀胱功能。膀胱乃净府之官，净府五穴之名由此得来。

曲骨为任脉穴，虽然中极是膀胱的募穴，然从西医解剖学的角度来看，曲骨穴更接近膀胱，其深部即为膀胱所在，针刺该穴可更直接调节膀胱功能。在此基础之上，根据膀胱的体表投影，我们又将曲骨穴延伸至旁开1.5寸和3寸之处，以协同增强疗效。病程长者可与胞宫五穴交替使用，从而减少腧穴的耐受性。

秩边透水道要求针感到达阴部才可发挥疗效，其机制可能是通过刺激病位感受器，使神经反射到达脊髓中枢或大脑皮质，发挥良性调节作用。一般疾病只求腧穴局部得气即可，而针对顽固性疾病必须"气至病所"。

肾气不足者，症见面白神疲，听力减退，腰膝酸软，小便频数而清，或尿后余沥不尽，或遗尿，舌淡苔白，脉沉弱。用肾俞、命门，补肾气，壮命门之火。

中气不足者，症见尿频，纳差，口淡，大便溏薄，舌体胖大，可用阳明四穴补中气，达到补气固脱的效果。

肝气郁滞者，症见尿频，尿黄，会阴、小腹、睾丸疼痛，胁肋胀满疼痛，情绪焦虑，善太息，舌质暗红，苔少，脉弦。用太冲、行间二穴疏肝解郁，平肝潜阳，清利肝胆湿热。

因尿频常常作为其他疾病的症状，因此在诊疗尿频症状的同时须积极治疗原发病，从根本上消除导致尿频的病因。

尿崩症

尿崩症是由于下丘脑-神经垂体功能低下、抗利尿激素分泌和释放不足，或者肾脏对抗利尿激素反应缺陷而引起的一组临床综合征，主要表现为多尿、烦渴、多饮、低比重尿和低渗透压尿。可以概括为因下丘脑垂体抗利尿激素不足或缺如而引起的下丘脑垂体性尿崩症（又称中枢性尿崩症），以及因肾远曲小管、肾集合管对抗利尿激素不敏感所致的肾性尿崩症。常见的病因有下丘脑和垂体肿瘤、颅脑外伤、手术、放射治疗、颅内感染、浸润性病变及肾脏疾患等。

尿崩症在中医学中无特定病名，现多将其归属于"消渴""下消""肾消"等范畴。

【治疗】

1.毫针刺法

［处方］肾区、丹田三穴、中极、秩边透水道。

［随证配穴］肾气不足者加照海、命门；脾阳不足者加脾俞、足三里；中气不足者加中脘、天枢。

［操作］秩边透水道，取3寸针向上面深斜刺，使针感到达会阴部，不留针。背俞穴针刺采用透夹脊法，45°角斜刺，针尖抵至椎体。其余穴行平补平泻刺法，针刺得气后行捻转手法。

2.耳针刺法

［处方］肺、渴点、脑点。

［操作］以消毒掀针埋入，左右耳交替，每周2次。

发挥：本病病因较多，主症为多尿、烦渴。其病位在膀胱、肾。肾阳不足、脾阳失健为其病变枢机，上燥下消为其主要病证表现。本病病因有禀赋不足、饮食不节、情志不畅、跌仆外伤及外邪侵袭等。

肾藏精，主生长、发育与生殖。《素问·六节藏象论》曰："肾者，主蛰，封藏之本，精之处也。"肾为先天之本，为脏腑阴阳之本、生命之源。肾的阴阳失调，会导致其他各脏腑阴阳的失调，所以，肾区常用于治疗包括尿崩症在内的泌尿系统疾病。中气不足者配中脘、气海、天枢，有补气升阳的作用，临床治疗尿崩症确有一定疗效。需要指出的是，针刺治疗之前，患者须排尿，避免因膀胱充盈而刺破膀胱。

癃闭

癃闭是以小便量少，点滴而出，甚则闭塞不通为主症的一种病证。其中小便不利，点滴短少，病势较缓者为"癃"；小便闭塞，点滴不通，病势较急者为"闭"。两者均指排尿困难，只是轻重程度不同，故多合称癃闭。

"癃闭"一词首见于《素问·宣明五气》："膀胱不利为癃，不约为遗溺。"指出癃闭是以排尿困难，甚至尿闭不通为主症的一类病证。癃闭的病因分为虚实两大类。如隋代巢元方在《诸病源候论·小便不通候》中所云："小便不通，由膀胱与肾俱有热故也。"认为膀胱热盛可导致癃闭。又《诸病源候论·虚劳病诸候》中云："肾主水，劳伤之人，肾气虚弱，不能藏水，胞内虚冷，故小便后水液不止而有余沥，尺脉缓细者，小便余沥也。"指出肾气虚弱，膀胱气化不利，水液不行而致癃闭。历代医家对癃闭病因病机不断补充和完善，目前普遍认为癃闭的基本病机为膀胱气化功能失调，其病位主要在膀胱与肾，并与三焦和肺、脾、肝密切相关。

本病相当于西医学的尿潴留和无尿症。常见于神经性尿闭、尿路结石、尿路肿瘤、尿路损伤、尿道狭窄、前列腺增生及脊髓炎等疾病出现的尿潴留及肾功能不全引起的少尿、无尿、排尿困难。此外，产后尿潴留也属本病范畴。

【治疗】

1.毫针刺法

[处方]丹田三穴、净府五穴、秩边透水道、肾区、中极、水道、归来、大肠俞、三阴交。

[随证配穴]膀胱湿热加地机；肺热壅盛加鱼际、合谷；肝郁气滞加太冲、合谷；痰瘀阻络加中封、血海；脾气不升加脾俞、百会；肾气衰惫加补三气穴。

[操作]丹田三穴、净府五穴用1.5寸毫针70°~80°角向下斜刺。秩边透水道，用3寸毫针，针尖向前正中线倾斜，使针感至会阴部。余穴用1.5寸毫针针刺得气。丹田三穴、肾区、大肠俞针刺得气后，用温针灸。

2.罐法

[处方]肾区及腰骶部。

[操作]后背肾区及腰骶部用闪火法走罐，视病情轻重与患者耐受力，调整手法轻重，以局部发红为度。走完罐后于局部留罐。

发挥：本病病位在膀胱，与三焦、肺、脾、肾、肝等脏腑密切关系。其病因多为膀胱湿热互结，或肝失疏泄、气化不利，或气血亏虚、气化无权所致。其病理因素有湿热、热毒、气滞和痰瘀。

正常排尿反射：当膀胱充盈时，膀胱壁牵张感受器兴奋，产生冲动沿盆神经传入，到达骶髓排尿反射初级中枢，同时，冲动也到达高级反射中枢产生排尿欲，排尿反射进行时，冲动沿盆神经传出，引起膀胱逼尿肌收缩，尿道内括约肌松弛，尿液进入尿道，这时尿液通过正反馈刺激尿道感受器，冲动再次沿盆神经传到脊髓排尿中枢，进一步加强其活动并反射性抑制阴部神经的活动，使尿道外括约肌开放，发生排尿。其中，人体脊髓排尿中枢在 S_2~S_4 节段，膀胱逼尿肌主要由 S_3 支配，尿道括约肌主要由 S_2 支配，骶神经调节通过兴奋或抑制这些神经根进而达到纠正下尿路功能障碍目的。

临证中，结合脏腑辨证与经络辨证，实施标本兼治。其中秩边透水道是治疗本病的关键。秩边属膀胱经，有疏通膀胱经脉作用；水道属胃经，位于小腹部，有通利水道作用。针刺秩边透水道，可使针感直达病所，直接调节人体排尿功能。

另外，从秩边透水道行针路径及穴周解剖看，其治疗机制可能为：①直接刺激阴部神经，针感直达外生殖器，促进膀胱逼尿肌收缩，直接参与排尿反射。②直接刺激盆丛神经内交感与副交感神经，调整排尿功能紊乱，同时神经反馈到脊髓中枢或大脑皮质，解除对排尿中枢的抑制，促进膀胱逼尿肌收缩。③针入盆腔，能改善局部微血管和淋巴循环，恢复膀胱平滑肌正常的收缩功能，改善膀胱逼尿肌、尿道括约肌的协调作用。

中极为膀胱募穴，丹田为元气贮藏之所，该组穴位置与膀胱较近，局部刺激可以兴奋膀胱的交感神经，增加膀胱收缩力，增强排尿功能；三阴交交通足三阴经脉，起活血利水作用；肾区、大肠俞位于 S_2~S_4 神经根段，针刺此部位可以刺激骶神经，调节排尿功能，调节肾气，纳肾固本；水道、归来能够调节人体水液代谢，增强膀胱功能；三焦俞重在调理三焦气化功能。温针灸意在加强温阳化气行水作用。肾区及腰骶部走罐、拔罐可兴奋或抑制骶神经的神经根，从而纠正下尿路功能障碍。

水道配地机可利湿行水、清下焦热，故常用于膀胱湿热者；鱼际为肺经荥穴，荥主身热，配合谷穴可清肺经实热，并防止肺热下移大肠；太冲、合谷相配称开四关，主行气、止痛、开窍作用，对肝郁气滞者尤佳；血海功于活血化瘀，中封能息风化气，两者共用可祛痰化瘀、疏通经络；脾俞、百会可升阳健脾，故用于脾气不升者；肾气衰惫加补三气穴补谷气，益元气，固本培元。

淋证

淋证是指以小便频数量少、尿道灼热疼痛、排便不利，或小腹急痛为主要表现的病症。从病因和症状特点看，淋证可细分成六种证型，分别为石淋、热淋、膏淋、气淋、血淋、劳淋。

淋证之名，始见于《内经》。《素问》中称其为"淋闷"，《金匮要略》称其为"淋秘"。《金匮要略·消渴小便不利淋病脉证并治第十三》中所云："淋之为病，小便如粟状，小腹弦急，痛引脐中"，"热在下焦者，则尿血，亦令淋秘不通"，指出了淋证的临床表现。《诸病源候论·淋病诸候》曰："诸淋者，由肾虚而膀胱热故也。"故医家多以三焦、膀胱和肾立论治疗。《集验方》中将淋证归纳为石淋、气淋、膏淋、劳淋、热淋五种，成为后世医家对淋证分类的理论依据。《备急千金要方》提出"五淋"之名,《外台秘要》具体指出了五淋的内容:"集验论五淋者,石淋、气淋、膏淋、劳淋、热淋也。"此外,隋代巢元方在《诸病源候论》中把淋证分为石、劳、气、血、膏、寒、热七种,加入了血淋的内容。

本证通常见于西医学中的多种疾患,包括泌尿系感染、肿瘤、结石、结核、急慢性前列腺炎、尿道综合征、乳糜尿等。其中热淋、劳淋即类似于急、慢性肾盂肾炎,石淋相当于尿路结石等。

【治疗】

1.毫针刺法

[处方]会阳、秩边透水道、丹田三穴、净府五穴、太冲、三阴交、足三里、上巨虚。

[随证配穴]抑郁加胆经四透、透四关;失眠加四神聪透百会、玉枕透风池;性功能障碍加肾俞、命门。

[操作]深刺会阳穴及秩边透水道,用3寸毫针,针尖向前正中线倾斜,使针感至会阴部。丹田三穴、净府五穴用1.5寸毫针70°~80°角向下斜刺。余穴用1.5寸毫针针刺得气。丹田三穴针刺得气后,加用温针灸。

2.罐法

[处方]心肺区、肾区。

[操作]心肺区、肾区用闪火法走罐,视病情轻重与患者耐受力,调整手法轻重,以局部发红为度。

发挥: 淋证的病因包含内因和外因,最主要的致病因素为湿邪与热邪。基本病机是湿热侵袭下焦,扰乱气机,肾与膀胱气化失司。起病初期以实证居多,迁延日久而转为虚证或虚实夹杂。

小腹局部为任督二脉、足厥阴肝经、足少阴肾经、足阳明胃经以及足太阴脾经所过,"经脉所过,主治所及",故治疗本病以局部取穴和循经取穴为主。取会阳、秩边透水道刺激深层的阴部神经干是治疗本病的重点。此组穴治疗机制可能如下:①可刺激阴部神经干使冲动传入中枢,经整合后传至肾上腺髓质,刺激组织释放儿茶酚胺,抑制血管通透性,减轻组织水肿、渗出,达到消肿抗炎、促进修复、调节分泌等功效。②调节垂体-肾上腺皮质功能,促进肾上腺皮质激素释放,增强机体应激和组织修复能力,促使局部组织炎症消退。

净府五穴解剖位置均接近膀胱,尤其曲骨穴其深部即为膀胱所在,针刺本组穴可直接调节膀胱功能,在针刺捻针时,能使膀胱肌收缩,内压上升,改善泌尿系症状;丹田为人体元气聚集之所,故取丹田三穴配伍三阴交、足三里、上巨虚可起益气活血、固本培元之功;肝经绕阴器,故取肝经原穴太冲以强肝固本。

胆经四透为胆经位于偏头部的四组腧穴,功擅疏肝泻胆,调节情志。透四关为合谷透劳宫、太冲透涌泉,可行气利窍,透邪外出。四神聪透百会、玉枕透风池均为安神效穴，故用来治疗失眠效果倍佳。肾主生殖，故性功能障碍当责之于肾，取肾俞、命门以补肾壮阳，固本培元。背俞穴是脏腑经气输注于背腰部的腧穴，予以后背部走罐可起到强腰肾、利小便作用，尤其是取心肺区和肾区部位，可以交通心肾，使水火相济。

老年前列腺肥大

老年前列腺肥大是老年男性患者由于性激素分泌紊乱，致前列腺增生肥大，尿道变窄，尿流阻力增大，最终引起尿路梗阻，影响膀胱排空的疾病。当便秘、寒冷、饮酒、憋尿等诱因存在时，容易引起急性尿潴留，给患者带来极大的痛苦，如果处理不当，还会引起感染等严重并发症。

本病主要表现为排尿困难，甚则小便闭塞不通，临床每以肾虚、气虚、气滞湿阻、败精血瘀致膀胱气化不利论治。本病属中医"癃闭"范畴，然作者多年临床，对其治疗颇有心得，特将其单独论述。因该病使用西医学病名，故对不同的伴随症状作者将给出相应的加减配穴，而不采用辨证分型。

【治疗】

1.毫针刺法

［处方］曲骨、横骨、秩边、曲骨下、净府五穴、中极、补三气穴。

［随证配穴］抑郁加胆经四透、透四关；失眠加四神聪透百会、玉枕透风池；腰酸膝冷加肾俞、命门。

［操作］净府五穴，取2.5寸毫针向会阴部平刺。秩边针刺时选取秩边穴下1寸的位置，针尖指向耻骨联合下缘，小幅度、高频率轻捻徐入，深达6寸许。以针感发散至整个会阴部及龟头为度。

发挥： 净府五穴由曲骨穴以及曲骨I、曲骨II共五穴组成。此组穴的主要功能是调节膀胱功能。膀胱乃净府之官，《素问·灵兰秘典论》曰："开鬼门，洁净府"，即通过发汗、利小便之法治疗水肿。

曲骨为任脉穴，《针灸甲乙经》言其为"任脉、足厥阴之会"，《千金翼方》曰："水肿胀，灸曲骨百壮"，"腧穴所在，主治所在"，故曲骨穴可治水液代谢不利之小便不通。从西医解剖学的角度来看，曲骨穴深部即为膀胱所在，针刺该穴可更直接地调节膀胱功能。在此基础之上，根据膀胱的体表投影，我们又将曲骨穴延伸至旁开1.5寸和3寸之处，从而加强疗效。临床上治疗尿潴留大多以曲骨、中极、关元、三阴交等穴为主。据临床观察，以上穴位在针刺捻针时，均能使膀胱肌收缩，内压上升。治疗时在辨证论治的基础上可以在本组穴上酌情加入以上腧穴，病情较重的患者可同时使用以上腧穴。病程长者可与中极、关元等穴交替使用，从而减少腧穴的耐受性。

阳痿

阳痿是指青壮年男子由于各种原因致使宗筋弛纵，引起阴茎萎软不举或临房举而不坚的病症。表现为虽有性欲，但阴茎不能勃起或勃起不坚，或不能持续一定时间，也可表现为房事不举，但睡梦中易举，还可表现为举思交合，但临房即痿，而不能进行正常性交。《内经》称其为"阴痿""宗筋弛纵""筋萎"，主要由湿热、虚劳、肝郁、心肾不交等引起，常与早泄、遗精、性欲低下或无性欲等并见。

本病的病因病机历代医籍均有论述。《内经》言："五脏主藏精者也，不可伤，伤则失守。"此皆痿之渐也。冯楚瞻在《冯氏锦囊秘录·方脉阳痿》中指出："男子以气运，故阳气应日而一举""其不应日而举者，真阳之衰于内也。"认为人"昧收藏之理，纵欲竭精"，因而"内竭而致痿"。并总结了阳痿的原因，有因"早年斫丧过度，以致壮年精血不生"者，有因"运用劳心，忧愁思虑，动作劳力太过"者，有因"于子后行房"者，有因"嗜饮凉水太过"者，有因"纵酒嗜味太过"者。明代王纶《明医杂著》指出阳痿之病除命门火衰之外，亦有"郁火甚而致痿"者。指出治法"但宜舒郁，不宜补阳"。冯楚瞻谓其："譬诸极盛之火，置之密器之中，闭闷其气，使不得发越，则火立死而寒矣，此非真火衰也，乃闷郁之故也"，治宜"宣其抑郁，通其志意"，则"阳气立舒，而其痿自起矣"。

本病见于西医学勃起功能障碍，临床分器质性和功能性：功能性病变仅勃起障碍而无器质性损伤；器质性可见睾丸萎缩缺损及（或）阴茎畸形等。器质性阳痿少见而难治，本篇主要讲述功能性阳痿。

【治疗】

1.毫针刺法

[处方] 丹田三穴、净府五穴、秩边透水道、肾区、腰阳关、大肠俞、次髎、三阴交。

[随证配穴] 湿热者加足三里、丰隆、阴陵泉；虚劳者灸丹田三穴、肾区；肝郁者加太冲、肝俞；心肾不交者加内关、神门。

[操作] 丹田三穴、净府五穴用1.5寸毫针70°~80°角向下斜刺；秩边透水道，用3寸毫针，针尖向前正中线倾斜，使针感至会阴部；次髎刺向第2骶后孔，亦使针感传向会阴部。余穴取1.5寸毫针针刺得气。丹田三穴、肾区针刺得气后，用温针灸。

2.罐法

[处方] 膀胱经大杼至次髎之间、丹田三穴、肾区。

[操作] 沿膀胱经大杼至次髎之间用闪火法走罐，以局部发红为度。走完罐后局部留罐。

发挥： 本病责之于肝、肾二脏，病机关键在于肝气不疏、肾气亏虚。多因所愿不得，郁怒伤肝，致肝气郁结，失于条达，宗筋失用，引起阳痿；或房事不节，恣情纵欲，久犯手淫，以致精气虚损，命门火衰，导致阳事不举；或思虑忧郁，伤及心脾，惊恐伤肾，使气血不足，宗筋失养而致阳痿；抑或有湿热下注，宗筋受灼而弛纵者。

《内经》指出："刺之要，气至而有效。"针刺治疗本病，针感直接作用于病所，此乃取效之关键。观察发现，凡针感传导出现敏感者，治疗效果就好，反之治疗效果则差。丹田三穴所在部位均属丹田，是男子藏精、女子养胎之处。净府五穴邻近男性的生殖器官，"腧穴所在，主治所在"。

西医学认为，阳痿系勃起中枢被大脑皮层过分抑制或本身抑制过分，使正常刺激不能引起勃起中枢兴奋而致，故取与勃起中枢同神经节段的肾区和腰骶部腰阳关、大肠俞、次髎等穴，可以温肾壮阳，疏通经络，振奋阳气，使真元得充，提高勃起中枢兴奋性而恢复其功能。秩边透水道可直接刺激阴部神经而兴奋勃起中枢。

湿热型可用足三里、丰隆、阴陵泉，祛痰湿，清内热。虚劳者灸丹田三穴固本培元。肝郁者配合三阴交、肝俞滋肝阴，行肝血。心肾不交者可加内关、神门，配合主穴，以滋肾阴、温心阳，水火既济。

张志聪云："行针者，贵在得神取气。"督脉主一身之阳气，上承于脑，下络全身，因此后背走罐能够通调督脉，上可降低大脑皮层的兴奋性，下可改善性神经冲动的传导，从而疏通气机，调和气血，以推动气血循环，振奋其性功能。

早泄

早泄是指阴茎勃起正常，尚未性交，或刚刚性交便发生射精，或进行性交不足两分钟即射精的一种病症。早泄是男子性功能障碍的常见病症，属于射精功能障碍范围，常与阳痿、遗精并作。早泄与心、脾、肝、肾密切相关，多由情志所伤、湿热侵袭、纵欲过度、久病体虚所致，基本病机为肾失封藏、精关不固。

中医学对早泄早有论述，《素问·六节藏象论》曰："肾者，主蛰，封藏之本，精之处也。"《素女经》中云："二损谓溢精。溢精者，心意贪爱，阴阳未合而用之，精中道溢。"若肾气不足而封藏失职，则会出现早泄。清代沈金鳌在《杂病源流犀烛》卷十八中称之为"未交先泄"或"乍交即泄"。

【治疗】

1.毫针刺法

［处方］丹田三穴、净府五穴、秩边透水道、肾俞、白环俞、次髎、会阳。

［随证配穴］心肾不交加太溪、神门；湿热下注加阴陵泉、三阴交；劳心伤脾加心俞、脾俞；肾气不固加命门、太溪。

［操作］丹田三穴、净府五穴用1.5寸毫针70°~80°角向下斜刺；秩边透水道，用3寸毫针，针尖向前正中线倾斜，使针感至会阴部；针白环俞与会阳宜深刺，针次髎穴时刺向第2骶后孔，均宜使针感传向会阴部；丹田三穴、肾区、次髎针刺得气后，用温针灸。

2.罐法

［处方］膀胱经在大杼至次髎之间、丹田三穴、肾区、次髎。

［操作］沿膀胱经第一侧线闪火法走罐，视病情轻重与患者耐受力，调整手法轻重，以局部发红为度。走罐后局部留罐。

发挥：本病病位在肝肾，可累及心脾。《素问·上古天真论》述男子"五八肾气衰"。肝肾两脏同位下焦，肾主阴，主藏精，宜静，肝主阳，主疏泄，易动。"肾者，主蛰，封藏之本，精之处也。"肾气虚则精易外泄。肝疏泄失常，或郁而化热，都可动摇肾精之封藏，肝经过阴器，抵少腹，郁、热等留滞肝经，也影响其经气的疏泄而造成早泄。

现代研究发现，早泄不仅是精神心理疾病，也是一种射精潜伏期过短的病理状态。功能性早泄患者可能存在中枢5-羟色胺传导通路紊乱、阴茎过度敏感、前列腺部后尿道-球海绵体反射高兴奋性等原因，器官或组织的敏感性增高、兴奋性增强是其重要特征。生理性早泄是由于精囊、前列腺、后尿道、球海绵体肌、坐骨海绵体肌等器官或组织在射精的不同环节以及受神经系统的调节过程发生异常，从而对射精造成影响。早泄日久不愈，可进一步发展为阳痿。

丹田三穴所在部位均属丹田，是男子藏精之处；净府五穴邻近男性生殖器官，"腧穴所在，主治所在"；肾者，精之处也，主骨生髓，针刺肾俞可以填精益髓，补益元气。

临床较公认针灸疗法对功能性早泄有效。在人体解剖方面，白环俞与会阳两穴深部布有丰富的盆丛神经，盆丛神经主要发出的节后纤维与支配膀胱、尿道及生殖器的神经进入脊髓的相同节段，支配尿道及生殖器；秩边穴下布有臀下神经及股后皮神经，外侧为坐骨神经，内侧为阴部神经及其分支，针刺秩边透水道可刺激阴部神经及其分支，从而调节器官或组织的敏感性和兴奋性；次髎穴下布有第2骶神经后支，针刺时可刺激其外侧支臀中皮神经，发挥局部调节作用。针刺中根据不同辨证分型对穴位施以相应手法，给予适当的刺激强度，可使其通过外周刺激反射调节射精中枢，重建大脑皮层神经中枢与生殖器内环境的协调性。

此外，功能性早泄多伴有不同程度心因性因素，施治中可运用中医"治神"方法：心肾不交加太溪、神门可宁心安神定志；劳心伤脾加心俞、脾俞以健脾益气，养心安神；肾气不固加命门、太溪以滋肾阴、温肾阳；湿热下注可加三阴交，配阴陵泉以泻肝经湿热。

第六节 急性病症

高热

高热是指体温超过39℃的急性症状。多因外邪入里，邪正相搏，阳热内盛，蒸达于外所致。不管外感伤寒还是温病，或者内伤杂病中阴寒内盛格阳都可见高热。外感病初起，发热、恶寒同时并见，当病邪由表入里，邪气盛而正气不衰，邪正交争剧烈，即可出现高热。其病机为风热内传，或风寒入里化热，正邪相搏，阳热炽盛，蒸达于外。阴盛格阳，一般恶寒重，发热也重，伴见喜热饮。中医学所称的"壮热""实热"等，均属于"高热"范畴。

西医学的急性感染、急性传染病，以及中暑、风湿热、结核病、恶性肿瘤等病中可见高热现象。

【治疗】

1.毫针刺法

［处方］大椎、合谷、十二井、十宣。

［随证配穴］风热者加风池、鱼际；肺热者加尺泽、曲池；气分热盛者加内庭、解溪；热入营血者加内关、血海；抽搐者加太冲、阳陵泉；神昏者加水沟、涌泉。

［操作］大椎用疾刺疾出法，亦可刺络拔罐放血。十二井和十宣不必皆用，每次选3~5穴即可，交替使用，毫针刺后，大幅度捻转数次出针，也可点刺出血。

2.耳针法

［处方］耳尖、耳背静脉、肾上腺、神门。

［操作］耳尖、耳背静脉用三棱针点刺出血，余穴用毫针刺，强刺激。

3.刮痧法

［处方］夹脊穴、背俞穴。

［操作］用特制刮痧板或瓷汤匙蘸食油或清水，刮脊柱两侧夹脊穴和背俞穴，刮至皮肤红紫色为度。

发挥：本病治法以清泻热邪为主。大椎属督脉，督脉为阳脉之海、诸阳之会，总督一身之阳，且大椎纯阳主表，适用于各种热证，又为清热解毒之效穴，"热则疾之"，大椎运用遗留针感法或刺络出血法更能加强其退热之功。合谷为大肠经原穴，能清阳明实热，为解表清热之常用穴。十二井、十宣穴皆在四末，为阴阳经交接之处，通三阴三阳，点刺放血可使邪热随血而泻，通窍退热作用极佳。《保命集》曰："大烦热，昼夜不息，刺十指间出血。"

症见高热恶寒，咽干，头痛，咳嗽，舌红，苔黄，脉浮数，为风热证，加风池、鱼际。风池为足少阳、阳维脉之会，《奇经八脉考》曰："阳维之脉，与手足三阳相维，而足太阳、少阳则始终相连附着，寒热之证，唯二脉有之，故阳维为病亦苦寒热。"故风池穴是治疗由风邪引起的发热恶寒等病症的要穴。鱼际属手太阴肺经，"肺主皮毛"，《子午流注说难》中述："鱼际乃阴荥火穴"，《黄帝内经太素·变输》提出："病变于色者，取之荥"，因此鱼际可解肺卫表证，疏风清热，宣肺止咳。

症见高热，咳嗽，痰黄而稠，咽干，口渴，脉数，为肺热证，加尺泽、曲池。尺泽为肺经合穴，肺主皮毛，曲池为大肠经合穴，肺与大肠相表里，根据表里经选穴法原理，此二穴皆可清泻肺热，生津止咳。

症见高热汗出，烦渴引饮，舌红，脉洪数，为热在气分，加内庭、解溪。内庭为足阳明胃经之荥穴，"荥主身热"，可清泄阳明实热，除烦止渴。解溪为足阳明之经穴，五行属火，可清泄胃热，《针灸甲乙经》曰："热病汗不出，善噫，腹胀满，胃热，谵语，解溪主之。"

症见高热夜甚，斑疹隐隐，吐血、便血或衄血，舌绛心烦，为热入营血，加内关、血海。内关为手厥阴之络，交于阴维脉，可益心调营，清热除烦。血海为足太阴脉气所发，气血归聚之海，功能调血和营，散风解热。

症见高热不退，甚则出现神昏谵语，抽搐，为热陷心包，抽搐者加太冲、阳陵泉，神昏者加水沟、涌泉。太冲为肝经输穴、原穴，舒筋活络，缓急止痉，为平肝息风之常用穴。阳陵泉又名筋会，为胆经合穴，足少阳脉气所入之处，有疏泄肝胆、祛风清热、舒筋活络的作用。水沟属督脉穴，督脉入脑上颠，取之有开窍醒神之功。涌泉可激发肾经之气，最能醒神开窍，多用于昏厥之危重证候。

晕厥

晕厥是指突然发生的暂时性、广泛性脑供血不足而引起的短暂意识障碍。其临床特点是起病急，短暂性意识丧失。其病因很多，其中以心源性与脑源性最为多见，多由躯体因素引起，也可继发于脑的血液循环障碍，甚至可引起猝死，危及生命。因此昏厥作为临床急诊中常见的一种病症，由于其突发性、严重性、致死性等特点，一直被历代医家所关注。

晕厥属中医"厥证""小中风"范畴。《类经·厥逆》指出其发病特点："厥者，逆也，气逆则乱，故忽为眩仆脱绝……轻则渐苏，重则即死，最为急候。"《景岳全书·杂证谟》中记载："但忽运而忽止者，人皆谓之头晕眼花，卒倒而不醒者，人必谓之中风中痰，不知忽止者，以气血未败，故旋见而旋止，即小中风也。"

【治疗】

1.毫针刺法

［处方］水沟、十二井、四神聪透百会、足三里、涌泉。

［随证配穴］虚证者加气海、关元；实证者加太冲、合谷。

［操作］水沟用雀啄法，以眼部湿润或流泪为佳。十二井不必皆用，选2~3穴即可，毫针刺后，大幅度捻转数次出针。四神聪透百会，可先针百会，针尖向前，提插捻转使针感向前额方向窜行，再针四神聪，向百会方向透刺。

2.耳针法

［处方］神门、肾上腺、心、皮质下。

［操作］毫针刺，强刺激。

3.刺络法

［处方］十二井、十宣、大椎。

［操作］三棱针点刺，使其出血数滴，适用于实证。十二井和十宣可交替使用，每次选取2~3个穴位即可。

(发挥)：晕厥多由元气虚弱、病后气血未复、操劳过度、情志波动、剧烈疼痛或骤然体位改变等因素，致经气逆乱，气血不能上充于头，清窍受扰，阳气不能通达于四末而致。

水沟属督脉穴，督脉入脑上颠，取之有开窍醒神之功。十二井穴位于肢端四末，通三阴三阳，能调阴阳经气之逆乱，亦可放血使邪热随血而泻，为治疗晕厥之要穴。《乾坤生意》曰："凡初中风跌倒，卒暴昏沉，痰涎壅盛，不省人事，牙关紧闭，药水不下，急以三棱针刺手指十二井穴，当去恶血。又治一切暴死恶候。"百会为手足三阳、督脉之会，与四神聪均为开窍醒神的要穴，百会、四神聪局部神经分支对应大脑皮层的顶叶，为治疗神志病提供了解剖生理学基础。足三里为足阳明之合穴，可调阳气，补益气血，滋养神窍。涌泉可激发肾经之气，最能醒神开窍，多用于晕厥之危重证候。

素体虚弱，疲劳惊恐而致昏仆，面色苍白，四肢厥冷，气短，眼花，汗出，舌淡，脉细缓无力，为虚证。气海，别名丹田，为元气之海，可补益元气，总调下焦，主治虚惫诸证。关元为小肠募穴，任脉、足三阴经交会穴，是元气出入的要道，乃"男子藏精，女子蓄血之处"，《太平圣惠方》言其积冷虚乏皆宜用之。

素体健壮，偶因外伤、恼怒等致突然昏仆，不省人事，呼吸急促，牙关紧闭，舌淡，苔薄白，脉沉弦，为实证。太冲为肝经原穴，泻太冲可以平上亢之风阳。合谷为大肠经原穴，与太冲合称为四关穴，原原相配，解郁利窍，疏调一身气机，开窍通闭而复神明。

中暑

中暑是夏季在烈日或高温环境下劳作，因暑热侵袭，致邪热内郁，或因气候炎热而吹风纳凉，饮冷无度，中气内虚，以致暑热与风寒之邪乘虚侵袭，体温调节失常，所出现的一系列症状。症见全身乏力，头昏肢倦，胸闷恶心，口渴多汗，休息后可恢复如常，为先兆中暑；面色潮红，皮肤干燥，呼吸急促，烦躁汗出，恶心呕吐，面色苍白，血压下降，为轻度中暑；甚或出现汗闭高热，头痛呕吐，神昏肢厥，痉挛抽搐等症，为重症中暑。须与暑瘟、疫疟、中风、食物中毒等鉴别。

中暑亦称"中热""伤暑"。李东垣谓："暑热者，夏之令也，大行于天地之间，人或劳动，或饥饿，元气亏乏，不足以御天令亢极，于是受伤而为病，名曰中暑，亦名中热。"张洁古谓："行人或农夫于日中劳役得之者，名曰中热。"喻嘉言《医门法律》曰："中暑……因避天日之暑热，而反受阴湿、风露、瓜果生冷所伤。"

中暑按疾病属性及轻重程度可分为：①阳暑，症见头昏头痛，心烦胸闷，口渴多饮，全身疲软，汗多，发热，面红。②阴暑，症见精神衰惫，肢体困倦，头昏嗜睡，胸闷不畅，多汗肢冷，微有畏寒，恶心欲吐，渴不欲饮。③暑厥，症见昏倒不省人事，手足痉挛，高热无汗，体若燔炭，烦躁不安，胸闷气促，或小便失禁。④暑风，症见高热神昏，手足抽搐，角弓反张，牙关紧闭，皮肤干燥，唇甲青紫。

本病相当于西医学的"中暑"，是在暑热季节、高温和（或）高温环境下，由于体温调节中枢功能障碍、汗腺功能衰竭和水电解质丢失过多而引起的以中枢神经和（或）心血管功能障碍为主要表现的急性疾病。

【治疗】

1.毫针刺法

［处方］水沟、内关、合谷、曲池、外关、足三里、阴陵泉。

［随证配穴］身热烦闷者，加大椎、内庭；恶寒纳少者，加中脘；痰涎壅盛者，加丰隆、廉泉；呕吐、腹泻甚剧而四肢厥冷者，加三阴交、神阙；头痛项强、肢厥拘挛者，加风府、手三里。

［操作］水沟用雀啄手法，至流泪或眼球湿润为度。内关、合谷、曲池均采用强刺激，快针，不留针。足三里、阴陵泉行针时不宜刺激过重，否则反致疲乏纳呆。阴暑者，足三里、合谷可配合热敏灸。

2.刺络法

［处方1］十宣、承浆、水沟。

［操作］毫针或三棱针放血。十宣穴（以中指为主）点刺出血2~3滴，余穴放血1~2滴。

［随证配穴］热盛者，加大椎放血1~2滴以清热益气；呕吐、腹痛者，脐周上下左右各2寸之处（下脘、气海、天枢穴处）各用三棱针挑刺，令出微血。

［处方2］百会、四神聪、风池、肩井、上星、太阳、印堂、委中、太冲。

［操作］毫针放血或三棱针点刺出血以清热息风。

［处方3］任脉（紫宫至中脘）、曲泽。

［操作］在任脉经线上自紫宫穴至中脘穴上每间隔约5分用三棱针挑刺出血，并在曲泽穴处点刺出血。

发挥：治暑之法，旨在清热泻火。水沟属督脉，具有开窍醒脑之功能。内关可止呕。合谷可增强机体的应激能力。曲池为阳明之合穴，善治发热口渴。外关为八脉交会穴，通阳维脉，又属络穴，能疏风清热止痉。足三里为阳明胃经合穴，阴陵泉为足太阴脾经合穴，"合治内腑"，故两穴合用能清疏中焦，调理脾胃功能。

十宣穴可开窍泻热。承浆为足阳明、任脉之会，可祛风通络。督脉主干行于背部正中，入属于脑，"脑为元神之府"，因此，印堂、上星、百会皆可治疗神志病证。四神聪为经外奇穴，常配百会以清利头目、醒脑开窍。风池为足少阳、阳维之会，《玉龙歌》言："风池清头目"，可通利官窍，为治疗精神神志疾患的常用要穴。肩井为足少阳、阳维之会，能够理气补虚，通经活络。太阳可疏风泻热，通络止痛。委中为足太阳之合穴，能舒筋活络、醒神泄热，动物实验证明针刺委中穴对体温有一定的调节作用。太冲为肝经之原穴、输穴，可平肝泄热，清利头目。曲泽乃心包经之合穴，功能清心泻火，调理肠胃。

肾绞痛

肾绞痛通常指由于泌尿系结石，尤其是输尿管结石导致的突发的肾区剧烈疼痛，急性肾绞痛大多是由结石所致，而且大部分发生于输尿管结石，故所谓的肾绞痛其实很大一部分是输尿管绞痛，肾绞痛不是一个独立的疾病，是由多种原因导致的肾盂或输尿管平滑肌痉挛所致，其发病常常没有任何先兆，绞痛突然发生，疼痛多呈持续性或间歇性，沿输尿管向髂窝、会阴、阴囊及大腿内侧放射，并出现血尿或脓尿、排尿困难或尿流中断，肾区可有叩击痛。疼痛程度甚至可以超过分娩、骨折、创伤等。

肾绞痛中常见的泌尿系结石属中医"石淋"范畴。本病多由湿热蕴结下焦，尿液煎熬成石，膀胱气化失司所致。巢元方在《诸病源候论·淋病诸候》中对石淋的病机进行了探讨："石淋者，淋而出石也，肾主水，水结则化为石，故肾客砂石，肾虚为热所乘。"

【治疗】

1.毫针刺法

［处方］肾俞、三焦俞、关元、阴陵泉、三阴交。

［随证配穴］血尿者加血海、太冲；湿热重者加委阳、合谷。

［操作］常规针刺法。

2.耳针法

［处方］肾、输尿管、交感、皮质下、三焦。

［操作］毫针刺，强刺激。疼痛缓解后可改用耳穴贴压法。每日1~2次。

3.拔罐法

［处方］肾俞、膀胱俞、京门（患侧）。

［操作］闪罐法或留罐法。

发挥：肾俞、三焦俞位于肾区，又属足太阳膀胱经，配关元疏利膀胱及局部气机。远取三阴交、阴陵泉以清利湿热，通淋止痛。

血海为足太阴脉气所发，气血归聚之海，功能调血和营，祛瘀通淋。太冲为肝经输穴、原穴，《子午流注说难》曰："太冲乃是足厥阴肝经所注俞穴，肝藏血……五脏禀受六腑水谷气味精华之冲具"，故可平肝养血，益气止痛。

委阳为三焦之下合穴，可疏利三焦气机，又属足太阳膀胱经，可促膀胱气化，使湿热得从下泄，通淋止痛。合谷是手阳明经原穴，大肠与肺相表里，故《内经》谓合谷可"候胸中之气"，肺气调则水自化，故能通调水道，清利下焦湿热。

膀胱俞为膀胱之背俞穴，与肾俞均为气机通达之处。京门属足少阳胆经，为肾之募穴，别名气府、气俞，位于腰侧部，可治腰痛以及肾病诸证。三穴共奏行气解结、利尿镇痛之功。

胆绞痛

本病属中医学"胁痛""黄疸""胆心痛""胆胀"等范畴。初期以气滞、湿热、血瘀为主，日久可化热伤阴，导致肝肾阴虚。

胆绞痛常见于急性胆囊炎、胆石症和胆道蛔虫症。

急性胆囊炎是由细菌感染、高度浓缩的胆汁或返流入胆囊的胰液的化学刺激所致的急性炎症性疾病。主要表现为右上腹痛，呈持续性，并阵发性加剧，疼痛常放射至右肩胛区，伴有恶心、呕吐，右上腹胆囊区有明显压痛和肌紧张。部分患者可出现黄疸和高热，或摸到肿大的胆囊。

胆石症是指胆道系统的任何部位发生结石的疾病，其临床表现取决于结石的部位、动态和是否伴有并发症（胆道梗阻和感染等）。主要症状为胆绞痛或转移性右上腹痛，其疼痛剧烈，伴有恶心呕吐、消化不良、畏寒、发热、黄疸、胆心综合征等。胆绞痛发作一般时间短暂，偶有可延及数小时者。

胆道蛔虫症是指蛔虫钻进胆道所引起的一种急性病症。临床表现为上腹中部和右上腹突发的阵发性剧烈绞痛或剑突下"钻顶"样疼痛，可向肩胛区或右肩放射，伴有恶心、呕吐，有时吐出蛔虫，继发感染时伴发热。疼痛时间持续数分钟到数小时，间隔期疼痛可消失或很轻微，一日发作数次。

【治疗】

◆**胆囊炎、胆石症**

1.毫针刺法

［处方］肝胆区、胆囊穴、日月（右侧）、期门（右侧）、支沟、阳陵泉、太冲、丘墟。

［随证配穴］胆心综合征加厥阴俞、神门、内关；纳差、呕恶加中脘、足三里；畏寒发热加太溪、补三气穴；黄疸加至阴、三阴交。

［操作］肝胆区用1.5寸毫针45°角向内沿背俞穴斜透夹脊法。日月、期门针尖向外斜刺。

2.罐法、指针法

［处方］肝胆区、大椎、肝俞、胆俞、肺俞、膈俞。

［操作］先在肝胆区用闪火法走罐，以局部发红为度；湿热者取大椎、肝俞、胆俞刺络拔罐；血瘀者取肺俞、膈俞、肝俞刺络拔罐。或于右侧足太阳膀胱经肝俞、胆俞附近取压痛点，用拇指重力按压，每穴按压5~10分钟。

3.耳针法

［处方］肝、胰胆、交感、神门、耳迷根。

［操作］急性发作时用毫针刺法，强刺激，持续捻针。剧痛缓解后再行耳穴压丸法，可用王不留行籽贴压于耳穴，两耳交替进行。

◆**胆道蛔虫症**

1.毫针刺法

［处方］鸠尾透日月、迎香透四白、胆囊穴。

［随证配穴］呕吐加内关、足三里。

［操作］留针1~2小时。

2.耳针法

［处方］胰胆、艇中、十二指肠、神门、耳迷根。

［操作］毫针先刺右侧，疼痛未止再刺左侧，强刺激；疼痛缓解后可改用耳穴贴压法。每日1~2次。

发挥：胆绞痛责之于肝胆，与脾、胃、肾相关。胆为中清之腑，肝主疏泄，性喜条达，若嗜食肥甘，肝胆气郁，或湿热虫毒蕴阻，则肝失条达，胆失疏泄通降，胆汁排泄不畅，淤积日久化热，湿热蕴结，煎熬胆汁则成砂石。

根据肝脏和胆囊的位置和体表投影，肝胆区位于第7胸椎至第2腰椎之间，在此范围的腧穴皆可治疗肝胆疾病及其所导致的其他脏腑病。胆囊穴是治疗各种胆腑疾病的经验穴，属经外奇穴，位于小腿外侧上部，当腓骨小头前下方凹陷处（阳陵泉）直下2寸。肝胆经气不通，疾病生成，募穴为脏腑之气输注于胸腹部的腧穴，故取日月（胆经募穴）、期门（肝经募穴）可促进肝胆经络、气血功能的调整，增加胆汁的流量，以疏肝利胆而止痛。《针灸大全》曰："胁肋下痛，起止艰难，支沟章门阳陵泉。"《针灸资生经》言支沟主胁腋急痛，如《八总穴歌》"胁肋支沟取"所言，支沟为手少阳三焦经腧穴，散结活络，行气止痛，善治胸胁疼痛。"治府者治其合"，阳陵泉为胆经下合穴，取之可利胆排石；阳陵泉又名筋会，为足少阳胆经脉气所入，有疏泄肝胆、清泄湿热、缓急止痛的作用。支沟以清利三焦之气为主，阳陵泉以疏调肝胆为要，二穴配伍，一上一下，同经相应，同气相求，疏泄少阳经气，调理气血，和解少阳之力益彰，共奏理气活血之功。"五脏有疾也，当取之十二原"，原穴是脏腑原气经过与留止的部位，故针刺太冲（肝经原穴）、丘墟（胆经原穴）能使原气通达，发挥其维护正气、抗御病邪的作用及调整肝胆经气虚实的功能。

胆心综合征是因胆道疾病反射性引起心脏功能失调或心律改变的一组临床证候群。其机制为胆道梗阻时通过脊髓神经反射（支配胆囊与心脏的脊神经，即胸4~5脊神经处交叉），即经内脏-内脏神经反射途径，引起冠状血管收缩，使血流量减少。厥阴俞正位于第4胸椎横突下，故加厥阴俞以调节内脏-内脏神经反射途径，配神门、内关以养心安神，且内关善治胃心胸诸疾。肝郁气滞，横逆犯胃，则纳差、呕恶，故加中脘、足三里以理气和中，疏肝理胃。肝肾阴虚，虚火内扰而发热，阴不敛阳、阳不守外则畏寒，故畏寒发热择加太溪、补三气穴以益气温阳、滋阴养血。黄疸者多因气滞血瘀，或兼有肝肾阴虚，故加至阴以散热生气，加三阴交以活血化瘀，补益肝肾。

补三气穴中"三气"主要是指人身之气所包含的清气、水谷之气及元气。"补"是建立在"元气有泻无补"的理念基础之上，除此之外尚有调节之意。膻中位于两乳之间，乃宗气会聚之所，任脉、手足少阴、手足太阴经的交会穴，既为气会，又为心包经的募穴，补之可补益宗气，泻之可理气通络。中脘位于脐中上4寸，是任脉、手太阳、手少阳、足阳明经的交会穴，为六腑之会、胃之募穴，通过调节脾胃升降功能来疏调中焦气机，在三焦整体气机的升降出入运动中起着枢机作用，补之可益气和中、健脾养胃，灸之则可暖脾逐邪、温通腑气。气海穴位于脐中下1.5寸，为元气之海，别名丹田，有补益元气和总调下焦的作用，主治脏器虚惫诸证，即《胜玉歌》言："诸般气症从何治，气海针之灸亦宜。"补之可益肾助肺，益气固崩。临床上三穴同用，则可通调三焦之气，使之相互作用，相互为生，促进清气的吸纳、水谷之气的化生、元气的生化。

迎香透四白为治疗胆道蛔虫症之经验穴，鸠尾透日月疏通局部气血，胆囊穴为治疗胆腑各种疾病的经验穴，诸穴共奏解痉利胆、驱蛔止痛之功。

本病的形成非一朝一夕，其治疗亦不能毕其功于一役，针刺治疗时常结合走罐、刺络拔罐，效果倍佳，于急性发作时可用指针法以缓解疼痛。针刺对于该病止痛效果较好，但排石效果不明确。患者应在明确诊断的基础上，消除病因，再配合针刺等辅助治疗。

第七节　皮外科病症

痤疮

　　痤疮是青春期男女常见的一种毛囊及皮脂腺的慢性炎症，好发于颜面、胸背等处，又称"肺风粉刺""粉刺""青春痘"。本病主要发生于脸部，是影响颜面美容的主要疾病之一。痤疮多在青春期发病，初期为粉刺或黑头丘疹，可挤出乳白色粉质样物，后期可出现脓疱、硬结、瘢痕，严重者伴有结节、囊肿、瘢痕、色素沉着。

　　《外科正宗》记载："粉刺属肺……总皆血热郁滞不散，所谓有诸内，形诸外。"明确指出"血热"乃其病因。《重订验方新编》记载："面上粉刺，又名酒刺。肺经血热而生，发于面鼻，如黍如粟，色赤肿痛，破出粉汁。"

【治疗】

1.毫针刺法

[处方]合谷、曲池、大椎、四白、阳白、内庭。

[随证配穴]肺经风热加少商、尺泽；湿热郁结加三阴交、阴陵泉；瘀血凝滞加血海、膈俞；冲任不调加气海、关元。

[操作]四白、阳白直刺0.5寸，大椎穴采用透天凉手法，其余各穴均采用常规毫针针刺1~1.5寸。

2.火针

[处方]阿是穴（即面部痤疮区）。

[操作]选用细火针或平头火针进行操作。点刺前先用消毒棉签将痤疮中脓头挤出黄色或白色半透明的脂栓，火针灼烧时间需较短，点刺深度浅，否则会留下瘢痕，点刺部位一天内不能沾水。点刺当天可出现面部泛红，以痤疮局部为重，此为正常反应。点刺一天后痤疮颜色会逐渐变浅，5~7天后再施以火针，如此重复3~4次。

3.拔罐法

[处方]背部心肺区、大椎穴、背部俞穴。

[操作]沿背部膀胱经取穴，然后采用一次性采血针或三棱针，在背部心肺区各穴的1cm范围内瘀点进行点刺，然后再在点刺部位进行拔罐放血。

4.耳针

[处方]肺、神门、内分泌、皮质下。

[操作]单耳穴、双耳穴交替使用，手法以速进针、轻捻转、强刺激为主，留针30分钟，或用王不留行籽按压。

发挥：中医学认为，恣食膏粱厚味或辛辣之品，脾胃运化失常，生湿生热，蕴于胃肠，运化不健，不能下达，反而上逆，湿热阻于肌肤发为本病。

　　痤疮以热证、实证为多见，也可见于虚证、寒证、虚实夹杂证，火针法能够以热引热，借火热之力强开腠理，使壅结的火毒直接外泄，治疗一些火毒热证。除火针外，临床多采取刺络放血法治疗肺热郁闭、阳明热盛所致的疾病，采用一次性采血针或三棱针，在大椎穴周围直径 1cm 范围内进行点刺拔罐。该法尤其适用于中医辨证为热证的颜面部的皮肤病等疾病，治疗以上病症时往往在大椎穴刺络拔罐放血的基础上辅以背俞穴的刺络拔罐放血疗法。

《内经》曰："寒薄为皶，郁乃痤。"督脉为诸阳之会，大椎为督脉与三阳经交会穴，可透达诸阳经之郁热。《医宗金鉴》曰："此证由肺经血热而成，每发于面鼻，起碎疙瘩，形如黍屑，色赤肿痛，破出白粉汁，日久皆成白屑。"阳明经脉上循于面，且手阳明与肺经相表里，肺主皮毛，故取合谷、曲池、内庭，以清泻阳明邪热；四白、阳白为局部取穴，可疏通局部气血，使肌肤疏泄功能得以调畅。

肺经风热证者，皮疹以粉刺为主，少量丘疹，色红，或有痒痛，加少商、尺泽以达疏风清肺之效。湿热蕴结证者，皮疹以丘疹、脓疱、结节为主，皮疹红肿疼痛，加三阴交、阴陵泉以奏清热利湿之功。痰瘀结聚证者，皮疹以结节和囊肿为主，色暗红或紫，或有疼痛，加血海、膈俞以期化瘀散结、清热解毒之效。冲任不调证者，皮疹以粉刺、丘疹为主，或有结节，色暗红，加气海、关元以补气固元，调理冲任。

西医学认为痤疮的发生主要与皮脂分泌过多、毛囊皮脂腺导管堵塞、细菌感染和炎症反应等因素密切相关。进入青春期后，人体内雄激素，特别是睾酮的水平迅速升高，促进皮脂腺发育并产生大量皮脂。同时，毛囊皮脂腺导管的角化异常造成导管堵塞，皮脂排出障碍，形成角质栓，即微粉刺。毛囊中多种微生物，尤其是痤疮丙酸杆菌大量繁殖，痤疮丙酸杆菌产生的脂酶分解皮脂生成游离脂肪酸，同时趋化炎症细胞和介质，最终诱导并加重炎症反应。

中医药在治疗本病方面有一定特色，除内服中药外，还包括中药制剂外用法、拔罐、针灸等方法，针灸治疗本病以调理气血、疏通经络为主。

带状疱疹

带状疱疹是由水痘-带状疱疹病毒感染引起的一种以簇集状丘疱疹、局部刺痛为主要特征的急性疱疹性皮肤病。疱疹一般有单侧性和按神经节段分布的特点，由集簇性的疱疹组成，发病时常伴有神经痛和局部淋巴结肿痛，或轻度发热、乏力等前驱症状。患部先出现红斑，继而形成簇性丘疹、丘疱疹，随即成水疱，一周后水疱干涸结痂，各群水疱之间皮肤正常，附近淋巴结肿大。年龄愈大，遗留神经痛愈重。病程一般 2~4 周，愈后可获得较持久的免疫。本病好发于成人，春秋季节多见。

本病中医学又称"蛇丹""蛇串疮""蜘蛛疮""缠腰火丹"。

【治疗】

1.毫针刺法

[处方] 刺疱周围/刺疱、曲池、合谷、三阴交、太冲、阿是穴。

[随证配穴] 病在头部加患侧风池、耳门透听会、翳风；病在胸胁加患侧相应节段夹脊穴、肋缘下、支沟、阳陵泉；病在腰腹加患侧相应节段夹脊穴、足三里、血海；疼痛剧者加阿是穴及行患处疱疹分布带围刺。

［操作］刺疱周围用1.5寸毫针沿疼痛区域边缘向中心与皮肤呈15°角围刺；余穴用1.5寸毫针针刺得气。

2.刺络拔罐法

［处方］疱疹分布区及周围皮肤、疱疹疼痛处。

［操作］对疱疹分布区及周围、疱疹疼痛处皮肤消毒后，用三棱针或火针在疱疹头尾及密集处点刺出血，再用闪火法于叩刺区域拔罐5~10分钟，以促进出血及分泌物流出，并以吸出黄色液体为佳，起罐后严格清洁、消毒局部。次日复诊时将新出现的疱疹及遗漏疱疹再行点刺拔罐即可。

3.火针疗法

［处方］局部疱疹部位。

［操作］依据病损部位，患者取坐位或卧位，充分暴露疱疹区。治疗以疱疹簇为单位，局部行常规消毒。施术者持中粗火针或三头火针烧至通红后，于疱疹饱满处迅速刺入，随即出针。针体直入直出，深达疱疹基底部即可。重复烧针刺疱，直至将该簇水疱全部刺破。随即选用口径适当的火罐以闪火法吸拔病损部位，留罐5~10分钟，起罐后用消毒棉球擦净血污。如该簇疱疹仍可见较多隆起皮肤的水疱，可再行火针烧红点刺、局部拔罐，至起罐后疱疹区皮肤基本平复无明显水疱为止。然后再选另一簇疱疹。在颈面及腋窝等处可用闪罐法，不留罐，起罐后用消毒干棉球擦去渗液及血污，再用75%的乙醇涂擦，不做特殊处理。睑内结膜的疱疹可用细火针或毫针点刺放血。

发挥：中医认为该病多因情志内伤，肝郁气滞，久而化火，肝经火毒外溢肌肤，或饮食不节，脾失健运，湿邪内生，湿热内蕴，外溢肌肤，或感染毒邪，湿热火毒蕴结于肌肤，最终致毒热交结，阻滞头面、胸胁、腰腹、肢体之络，凝结于肌肤，呈带状发病。

本病具有嗜神经及皮肤的特征，皮疹往往沿一侧周围神经分布排列成带状，一般不超过体表中线，多见于肋间神经、颈神经、三叉神经及腰骶神经支配区。绝大多数于神经痛后1~4天发出皮疹，继而出现以沿单侧周围神经呈带状分布的簇集性小水疱。由于机体免疫状态不同，部分患者可不出现水疱，或仅出现红斑、丘疹的顿挫型或不全性带状疱疹。治疗谨宗"满则泻之，宛陈则除之"的原则，兼以扶正，以期缩短病程、减少并发症。刺疱周围或刺疱是治疗本病的关键。通过围刺水疱或点刺水疱处刺络拔罐法或火针刺法散刺，均可改善皮肤微循环，使关闭的血管袢重新开放，并增加毛细血管的开放数目，有利于炎症和代谢产物的疏散和排泄，促进炎症细胞消散，减轻炎症水肿，加快疱疹枯萎，从而达到消炎止痛、病程缩短的目的。

同时加用拔罐，使体内蕴蓄之毒邪随针孔而泄，血出邪尽，气血畅达，通则不痛。针刺曲池、合谷具有疏风散热、祛邪透表作用。三阴交可滋阴活血，太冲可行气止痛，两穴相配使血得气之推动，通则不痛。头面部疱疹多出现在耳周部，治疗时加风池以疏风散邪，加耳门透听会、翳风局部治疗以舒经通络止痛。病在胸胁者多累及肋间神经，故加患侧相应节段夹脊穴及肋缘下可刺激相应水平的脊神经根及肋间神经，起到通络止痛的作用。《杂病穴法歌》载有："胁痛只须阳陵泉。"《针灸甲乙经》云："胁腋急痛……支沟主之。"故阳陵泉、支沟为治疗本病经验穴，同时此二穴均属少阳经穴，又疱疹多分布于两胁，据"经脉所过，主治所及"原则，具有疏肝利胆止痛之效。病在腰腹主要累及腰骶神经支配区，故取患侧相应节段腰骶部夹脊穴，加足三里、血海可行气活血，通则不痛。疼痛剧者加阿是穴及患处疱疹分布带围刺或疼痛部位皮肤梅花针叩刺，可促进局部血液循环，荣则不痛。老年患者及病久体虚之人，可加足三里、气海、内关、膻中等补益作用的腧穴，以扶助正气，加快疾病康复过程。

临床中，少数顿挫型或不全性带状疱疹，常因误诊而延误病情，且以上诸法效果不佳，最为难治。一些特殊类型的带状疱疹，如眼部、泛发型带状疱疹及坏疽型带状疱疹等，因这类疱疹除局部疼痛之外，可累及角膜、眼球，并发肺脑损害等，慎用针刺手法，免生意外。另外采用刺络拔罐时如皮肤创面大，要严格消毒，以防局部感染。治疗过程中告知患者，结痂未脱落时，切勿沾水，忌食辛辣及海鲜等发物。

丹毒

丹毒是以皮肤突然发红，色如涂丹为主要表现的急性感染性疾病。因发病部位不同，又有不同称谓，发于头面部称"抱头火丹"，游行于全身的称"赤游丹"，生于腿足部的称"流火"或"火丹脚"等。

本病临床表现为起病急，局部出现界限清楚之片状红疹，颜色鲜红，并稍隆起，压之褪色。皮肤表面紧张炽热，迅速向四周蔓延，有烧灼样痛，伴高热畏寒及头痛等。因素体血分有热，外受火毒，热毒蕴结，郁阻肌肤而发；或由于皮肤黏膜破损，毒邪乘隙侵入而成。好发于下肢和面部。

中医对丹毒有专门论述，《素问病机气宜保命集》曰："治金丝疮，一云红丝瘤，其状如线，或如绳，巨细不等，经所谓丹毒是也……法当于疮头截经而刺之，以出血后，嚼萍草根涂之，立愈。"《针灸集成》曰："火丹毒谓游风，入胸腹则死。即用利针周匝红处，多出恶血，翌日更观红赤处如上针刺效。"

西医学中相当于急性网状淋巴管炎。丹毒是由细菌感染引起的急性炎症，其病原菌是溶血性链球菌，多由皮肤或黏膜破伤处侵入，亦可由血行感染。

【治疗】

1.毫针刺法

[处方]地机、血海、合谷、曲池、委中、三阴交、皮损局部。

[随症加减]风热者加大椎、风门；肝经郁火者加太冲、行间；湿热盛者加内庭、阴陵泉、丰隆；小儿胎火蕴毒者加十宣、大椎、水沟。

[操作]针刺时以患侧局部为主，皮损局部围刺。余穴采用1.5寸毫针针刺得气，行平补平泻手法。

2.放血法

[处方]皮损局部、大椎、委中。

[操作]以三棱针或中粗火针，在局部点刺，任污血自出，待血色转红而自止。大椎、委中穴可刺络，局部点刺放血。

3.罐法

[处方]背部膀胱经两侧线。

[操作]以中号火罐在背部沿膀胱经两条侧线走罐，瘀点集中部位可加点刺放血。

4.火针疗法

[处方]阿是穴。

[操作]局部皮肤常规消毒，随之以消毒过的三棱针采用缓刺法刺阳性血络。每次选取2~3处，当刺中瘀滞日久且充盈的静脉（阳性血络）时，出血常呈抛物线形向外喷射，至出血颜色变浅后血可自止。三棱针刺络放血后，须再用碘伏常规消毒局部皮肤，复取粗火针于酒精灯外焰上烧针，烧针长度与刺入的深度相等。待针身烧至通红后，对准病灶部位快速刺入，大多采用密刺法，即根据病灶皮肤面积，间隔1cm刺一针，深度为0.5~1cm。针后常见黄色组织液和黑紫色血液流出，出血时勿压迫止血，待血自止。

发挥：治疗本病时，在毫针辨证取穴治疗的基础上，采取点刺放血和背部走罐，隔天交替应用。丹毒病机为热毒炽盛，湿热蕴结，瘀血阻络。治当清热解毒，点刺放血可使蚘血出而新血生。膀胱经贯穿背部，为气血运行的主要通道，承担防御外邪的责任。沿膀胱经走罐可疏通膀胱经气血，增强人体功能反应，有利于祛邪外出。走罐后瘀点集中的位置可作为机体阳性反应点，点刺出血，起到清热解毒、祛瘀生肌的作用。《疮疡全书》："用温水洗患处，三棱针刺毒上二三十针，或磁锋砭之亦妙。"

针刺治疗丹毒以下肢丹毒疗效显著。《针灸大成》："浑身发红丹，百会、曲池、三里、委中。"合谷、曲池均属于手阳明大肠经，能清泻阳明之热毒；地机、血海为足太阴脾经穴，泻之可活血祛瘀；委中为足太阳经合穴，别称"血郄"，配阿是穴散刺出血，可清泄诸阳及血分之郁热，凉血解毒，寓"宛陈则除之"之意。

风热上扰者多见于头面、耳项、臂膊等处，灼红，重则双目合缝，不能睁开，加大椎、风门以疏风散邪；肝经郁火者多发于胸腹、腰背、胁肋、脐周等处，红肿向四周扩展，加太冲、行间以泻肝经郁热；湿热蕴结常发于下肢腿股、足背等处，红肿灼热，向上蔓延，腹股沟淋巴结肿大，行走困难，加阴陵泉、内庭、丰隆以除湿通络，清热解毒；胎火蕴毒常见于小儿，可见神昏谵语、躁动不安、恶心呕吐等症，加十宣、大椎、水沟以凉血解毒。

丹毒多因外受火毒和血热互结，蕴阻于肌肤，不得外泄所致。血乃有形之物，气必须以血为基础。基于此，贺普仁教授提出了"以血行气"的刺络放血法，以强令血气经脉通行。《灵枢·小针解》指出："宛陈则除之者，去血脉也。"即凡瘀滞过久的疾病，均可用刺络方法治疗。本病的治疗是将强通法与温通法相结合，以达引热外达、启脉排瘀之效。粗火针直径0.6mm，主要用于囊腔部位。其针体粗大，针刺丹毒病灶具有清泻火热、解除热毒的作用。火针点刺皮损局部，引热入体，可行，可通，可温，可散，以激发经气，振奋阳气，一则使壅塞于病变局部之气机得通，瘀血得散，痰湿得化，二则借火之力，强开门户，透热转气，引热外出，使火热毒邪外散，从而达到清热解毒的目的。此外，本病的治疗寻找阳性血络是取效的关键，据我们临床经验，可遵循以下3个共同特点：病程较长，一般超过3年；血络颜色深，呈紫黑色或紫红色；血管充盈，高于皮肤。值得注意的是，针刺后，多数患者在治疗后1~3天内仍有少量组织液渗出，为正常现象，不必停止治疗，嘱其自行用碘伏消毒患处即可，该现象随病情好转会逐渐消失。

湿疹

湿疹是一种常见的表皮炎症，有瘙痒、糜烂、渗出、结痂、肥厚及苔藓样变等特点。急性湿疹中医称为"风湿疡"，慢性湿疹称为"顽湿疡"。湿疹具有多形性皮损，大多对称分布，自觉瘙痒，反复发作，易变成慢性湿疹。

古代中医文献无"湿疹"之病名，根据其临床特征，主要归属于"浸淫疮""湿毒"之范畴，《素问·至真要大论》中论及病机十九条中说："诸痛痒疮，皆属于心。"汉代张仲景在《金匮要略》中指出："浸淫疮，黄连粉主之。"首先提出中医治疗本病的方药。此后，历代医家对本病的认识不断加深，如隋代巢元方在《诸病源候论》中记载："诸久疮者……为风湿所乘，湿热相搏，故头面身体皆生疮。"明确指出风、湿、热三邪为主要致病因素，初步奠定了本病的病因病机理论基础。清代吴谦在《医宗金鉴》中描述："此症初生如疥，瘙痒无时，蔓延不止，抓津黄水，湿淫成片，由心火脾湿受风而成。"

西医学认为该病内在因素和外界刺激均可诱发。变态反应是本病的主要原因，变应原可以是摄取的食物（鱼、虾、牛羊肉等）、吸入的物质（花粉、尘螨、羊毛等）、病灶感染（胆囊炎、肠道寄生虫等）、内分泌及代谢障碍（糖尿病、月经紊乱等）。外界刺激如寒冷、湿热、油漆、毛织品、麦芒刺激等。神经精神因素对湿疹的发病也有密切关系，如精神紧张、苦闷忧虑、失眠疲劳等均可诱发本病。本病可发于各年龄段，无性别和季节差异。

【治疗】

1.毫针刺法

[处方]大椎、血海、曲池、阳陵泉、阴陵泉、足三里、丰隆。

[随证配穴]湿热重者加太冲、行间；纳食不佳者加脾俞、胃俞；大便干结者加天枢、支沟；夜寐欠宁者加内关、神门。

[操作]各穴用平补平泻法。

2.梅花针法 火针法

[处方]患处局部。

[操作]以梅花针或火针攒刺患处，任污血自出，待血色转红而自止。

3.罐法

[处方]背部膀胱经两侧线。

[操作]以中号火罐在背部沿膀胱经两条侧线走罐，瘀点集中部位可加点刺放血。

发挥：湿疹是一种常见的表皮炎症性皮肤病，中医学称为"浸淫疮"。本病多因禀赋不足，风、湿、热阻于肌肤所致；或因饮食不节，过食辛辣动风之品，或嗜酒，伤及脾胃，脾失健运，致湿热内生，又外感风湿热邪，内外之邪，两相搏结，浸淫肌肤所致；或因素体虚弱，脾为湿困，肌肤失养所致；或因湿热蕴久，耗伤阴血，化燥生风致血虚风燥，肌肤甲错，发为本病。该病可发生在身体任何部位，但好发于面部、头部、耳周、小腿、腋窝、肘窝等部位。多表现为皮肤潮红、瘙痒，边界不清，可以出现丘疹、水疱，常因搔抓形成糜烂、流滋、结痂，最后痂盖脱落，露出光滑红色皮肤，并有少量脱屑。

《素问·皮部论》曰："凡十二经络脉者，皮之部也，是故百病之始生也，必先于皮毛。"由此可见，皮肤乃人体卫外之门户，病的生成均先从皮毛而发。梅花针叩刺皮肤患处出血，可促使邪气外泄，疏导经络气血，从而达到活血化瘀、祛风止痒目的。

火针具有"以热引热""火郁发之""去宛陈"等作用，有开门泄邪、温经活血之功，可直接疏泄腠理，使风邪从表而出，又可借其温热之性，使血热而行，血循正常，瘙痒自止。并可以迅速控制病情的发展，针刺后局部形成痂壳，自行脱落后使皮损变薄，能迅速缓解症状。

治疗本病从风、湿、热、脾虚、血虚、肾虚等方面着手，此病缓解症状较易，但根治有相当大的难度。临证发现，血海理血、统血效用显著，善治皮肤湿疹、瘾疹、荨麻疹、瘙痒、丹毒等，如《胜玉歌》言："热疮臁内年年发，血海寻来可治之。"《类经图翼》曰："血海主……两腿疮痒湿，湿不可当。"湿疹发病，湿气流散于全身各处，郁于体表则发为湿疮，大椎穴纯阳主表，能够激发人体阳气，是疏风散寒祛湿的要穴。曲池穴也是治疗湿疹瘙痒的要穴，如《马丹阳天星十二穴歌》所述："曲池善治……发热更无休，遍身风癣癞。"足三里和丰隆能健脾利湿，祛痰化浊。阴陵泉和阳陵泉清热利湿。上述穴位共筑清利湿热、健脾化湿之功。

在治疗期间应忌食辛辣刺激性食物，忌用热水烫洗及有刺激性的洗涤用品，以减少本病的复发和加重。

斑秃

斑秃俗称"鬼剃头"，又称"圆秃""油风"。是一种突然发生的头部局限性脱发，局部皮肤正常，可无自觉症状，严重者头发全部脱落。

《诸病源候论·鬼舐头候》曰："人有风邪在头，有偏虚处，则发脱落，肌肉枯死，或如钱大，或如指大，发不生，亦不痒，故谓之鬼舐头。"

西医学认为该病可能是由于各种原因引起皮质下中枢及自主神经功能失调，毛乳头血管痉挛，毛发营养障碍所致。精神过度紧张或过度疲劳，均可促使脱发加剧，此病与免疫、内分泌功能障碍有一定关系。本病可发生于任何年龄，但以青壮年多见，无传染性。

【治疗】

1.毫针刺法

[处方]内关、间使、郄门、丘墟、照海、血海、膈俞、肾俞、风池、太冲、合谷、神门、胆经四透。

[随证配穴]病灶在头顶前部加内庭；病灶在侧头加外关、足临泣；病灶在头顶加中封；病灶在后头加后溪、申脉。每次可选用3~5个穴位，前后穴交替使用。

[操作]内关可与间使配合使用，内关向间使透刺，先于内关穴处直刺0.5~0.8寸，使局部有酸胀感，再将针尖提至皮下，后以针体与体表成30°夹角的角度，针尖向间使穴的方向刺入1~1.5寸，并使局部有酸胀感，这种同经透刺的方法治疗心悸、怔忡等证的效果比单独使用其中一穴更佳。丘墟透照海要求在丘墟、照海两穴均达酸、胀针感。此透穴法的针感要求取得丘墟、照海的双重得气，透至照海皮下即可，不必穿透

皮肤，进针2~3寸。其余各穴均采用常规针刺，并施平补平泻法，留针30分钟。

2.皮肤针

[处方]阿是穴（即脱发区）、背俞穴或夹脊穴部位。

[操作]先从脱发边缘呈螺旋状向中心区叩刺，即从不脱发区向脱发区中心密刺；背部夹脊穴或背俞穴每穴叩刺范围在0.5~1cm，叩至局部皮肤微出血。隔日1次，10次为1个疗程。也可在叩刺局部再外搽旱莲草酊剂或生姜片，也可在叩刺部位施以艾条温和灸5~10分钟/次。

3.梅花针

[处方]枕骨隆凸。

[操作]先找到隆凸，从隆凸的顶端开始，依次向隆凸的四周叩刺，直至隆凸的底部。直径在1.5~2cm之间，中等刺激，用力要均匀，以局部微有疼痛为度，但不宜出血。

4.火针疗法

[处方]阿是穴（斑秃区）、肺俞、心俞、膈俞、肝俞、脾俞、肾俞、大椎、至阳、命门、中脘、下脘、气海、关元、天枢、外陵、水道。

[操作]患者取俯卧位，背俞穴和督脉背部穴位常规消毒，施术者刺手持中粗火针，于酒精灯外焰先加热针体，再加热针尖，烧针长度与刺入的深度相当，待针身烧至通红后，对准穴位垂直刺入。然后患者取仰卧位，任脉和胃经腹部腧穴操作同前；最后患者取仰卧位或坐位，取阿是穴，三头火针烧红后，采用速刺疾退法，从脱发区边缘向脱发区中心散刺，刺破即可，无须过深，尽量令瘀血流出，至其自止。

发挥： 斑秃是由于血虚不能随气荣养皮肤，以致毛孔开张，风邪乘虚侵入，风盛血燥，发失所养而成片脱落所致；或因情志抑郁，肝气郁结，又伤心脾，气血生化不足，发失所养而致。因肝藏血，发为血之余，肾藏精，主骨生髓，其华在发，头发是肾精气血充盛与否的外在表现。《诸病源候论·须发秃落候》记载："足少阳，胆之经也，其荣在须；足少阴，肾之经也，其华在发；冲任之脉，为十二经之海，谓之血海……或血盛则荣于须发，故须发美；若血气衰弱，经脉虚竭不能荣润，故须发秃落。"肝肾不足，经血亏虚，发失所养亦为本病主要原因。《外科正宗·油风》："油风乃血虚不能随气荣养肌肤，故毛发根空，脱落成片，皮肤光亮，痒如虫行，此皆风热乘虚攻注而然。"

本病针灸治疗应从调理情志入手，以散风、养血为主，兼以柔肝、补肾，选用血海、膈俞活血化瘀。肝俞养血柔肝，疏肝解郁，肾俞补肾填精。斑秃多与情志因素相关，故选用内关、间使、郄门、丘墟透照海这组穴位调理心神。丘墟属足少阳胆经，足少阳胆经"下胸中，贯膈，络肝，属胆，循胁里"，经别"入季胁之间……贯心"，照海属足少阴肾经，又为阴跷脉交会穴，肾经"从肺出，络心，注胸中"，阴跷脉"上循胸里"，此二穴连系四条经脉，即足少阳胆经、足少阳经别、足少阴肾经、阴跷脉，这些经脉都与心、胸胁部位有联系，对于心胸疾病、神志病有很好的疗效。另"心胸内关谋"，心主神明，在治疗神志病方面，心包经穴位的作用与心经穴位相近，故内关、间使、郄门三穴为治疗各种神志病的常用经穴，此三穴既可同时应用以增加效果，也可交替使用或互相替代使用以减少针刺耐受。同时配伍风池散风，胆经四透、太冲、合谷疏肝解郁安神，原穴神门滋阴养血，共奏养血安神、疏肝解郁之效。临床根据病灶的不同位置与经络循行的特点酌情取穴，达到整体与局部、辨病与辨证相结合的治疗目的。

运用皮肤针治疗斑秃，古籍早有记载。《医宗金鉴》记载："宜针砭其光亮之处，出紫血，毛发庶可复生。"叩刺患处能使其血脉流通，疏通经络，活血化瘀，达到活血生新的目的。枕骨隆凸与督脉和膀胱经有关，梅花针叩刺枕骨隆凸可通调督脉与膀胱经经气，起到行气活血、清热解毒的作用，改善局部血液循环，增强毛囊活性，止痒生发，促进头发新生。

火针治疗斑秃的取穴整体上以选择背部督脉、膀胱经穴位和腹部任脉、胃经穴位为主，这些部位均适用中粗火针针刺。此外还与斑秃的病因病机关系密切，从斑秃的病机来看，目前认为多因肝肾气血亏虚，局部肌肤失于濡养，或日久成瘀，或素体亏虚，加之外受虚邪贼风，致经络阻滞，邪风蕴于肌肤而致，以上证型常兼夹出现。我们临证及通过相关研究发现，本病以肾虚血瘀型较为多见。火针点刺局部，是以温通法强令其血气通行，经络通畅，活血化瘀，达到血气调和、活血生新的目的，毛发得以再生，能促进毳毛的生长以及变黑。整体上的穴位选择又能着重于从整体补其肾气，改善人的体质。火针能温通经脉、行气活血，通过刺激以上经脉，补足其气血，从而能起到补肾活血、气血旺则毛发自生之作用。

该病病因复杂，治疗上要注意审证求因、辨证论治，同时也要注意患者的精神因素，适当给予一定的心理干预。

扁平疣

扁平疣，中医称之为"扁瘊"，是一种由病毒感染引起的、多发生于颜面或手背的米粒大小、扁平、稍高起皮面的小疣，一般无自觉症状，但严重影响皮肤和面部的美观。患者一般无自觉症状，偶有微痒。大多突然出现，皮损为米粒大至绿豆或稍大的光滑扁平丘疹，呈圆形、椭圆形或多角形，质硬，为正常皮色、淡红色或淡褐色，境界清楚，皮损常散在或密集分布，有的可融合，可因搔抓而自体接种，沿抓痕呈串珠状排列。多见于青年面部、手背、前臂、颈项等处。中医认为该病多因风热之邪侵袭肌表经络，或肝气郁结，气血凝滞发于肌肤所成。

【治疗】

火针疗法

［处方］阿是穴。

［操作］采用平头火针治疗。患者取仰卧位，局部常规消毒，疣体较大者可外用麻醉软膏局部麻醉，30分钟后擦去麻药进行治疗。施术者以平头火针，烧至术者感到针柄发热，逐一点刺，出现"啪"一声脆响，患者此时可有轻微烧灼感。点后留有点刺痕迹，操作时用力均匀，针刺准确，去掉带色素层的疣体即可，避免深过色素层，以免遗留瘢痕。皮肤结痂后不可过早抓破，应等其自行脱落。

发挥：古人云："人身诸处，皆可行针，面上忌之。"但是在临床治疗中，面部并非绝对禁针区。平头火针是一种针尖部位为齐平或钝圆状的火针针具，以灼烙浅表部位病变组织为特点，主要用治疣、浅表溃疡、大面积浅表痣、雀斑、老年斑、黄褐斑等。鉴于平头火针针具的特点，火针治疗本病，只要掌握好温度、深度、速度，准确施刺，疗效确切，一般1~2次治愈。《诸病源候论》认为本病是"风邪搏于皮肤，气血不和所生"，火针能激活人体的阳气，启动下焦命门之元阳、真火，增强经络对气血的营运与推动作用，既可借火助阳以补虚，又可开门祛邪以泻实。

囊肿

囊肿是一种良性疾病，它可以长在人体表面，也可以长在内脏里，其内容物的性质是液态的。本病症可见患处圆形突起，表面光滑，边缘清楚，质软，有波动感。囊液充满时较坚硬。好发于腕背、足背、腘窝等处。腱鞘囊肿为发于关节和腱鞘附近的圆球状、囊性肿物，中医称为"胶瘤"。腱鞘囊肿多因筋脉损伤，局部气血运行不畅，湿聚成痰而发；腘窝囊肿是临床常见的结节性肿物，是腘窝深部滑囊肿大或膝关节滑膜囊向后膨出的统称；坐骨囊肿多因年老体衰，久取坐位，臀部受压，脉络受阻，气血失和，久之气血凝滞，瘀而成结，形成肿块、囊肿。

【治疗】

火针疗法

[处方]阿是穴（囊肿局部）。

[操作]根据针刺部位的不同患者选取合适体位，针刺部位常规消毒，根据囊肿大小决定烧针的长度，针体务必烧至通红。先于囊肿中心速刺一针，穿破囊壁到达囊体中心时，即可见黏性胶冻状透明液体从针孔冒出，再将针体烧红，在囊肿的四周各刺3~4针。针后对囊肿部位进行加压包扎以防复发。腘窝囊肿、坐骨囊肿刺后可在囊肿部位拔火罐，10分钟后起罐，用酒精棉球擦净拔出的液体。治疗过程中嘱患者减少活动量。

发挥：本法通过高热快速针刺，使囊内积液尽快流出，防止积液或积脓向病灶深部扩散，起到排脓破坚、活血、消肿止痛的作用。火针点刺时一定要穿破囊壁，使囊液尽出。火针治疗此病效果显著，且无感染，复发率低，若三四次仍未愈，可改用他法治疗。

结缔组织型外痔

结缔组织型外痔多由急、慢性炎症反复刺激，使肛门缘皮肤皱襞结缔组织增生、肥大所致，痔内无曲张的静脉丛，发生在肛门前后正中部的皮瓣，多伴有肛裂。往往表现为异物感，肛门不能保持清洁，常有少量粪便及分泌物积存，刺激肛门发痒不适。

【治疗】

火针疗法

[处方]结缔组织型外痔赘生物。

[操作]根据结缔组织型外痔的部位选择合适体位，为了便于施术，多取截石位，充分暴露肛门。肛门局部毛发较茂密者需要备皮，然后用0.5%碘伏棉球将肛周及结缔组织

型外痔严格外科手术消毒3次，对于根蒂稍深的患者，须注意消毒的深度，再用75%乙醇棉球脱碘。消毒完毕，外痔较小者可外涂5%复方利多卡因乳膏30分钟达到局麻的目的，清理干净再次用75%乙醇棉球消毒，然后可施术；对于较大的外痔，则须在其根蒂部位行局部注射麻醉，麻醉后即可施术。割治时助手持点燃的酒精灯，靠近肛门，以利术者烧针操作。根蒂较小者选用贺氏粗火针（直径0.6mm），根蒂粗大者选用贺氏三棱火针，术者押手固定结缔组织型外痔，刺手握刀式持针，针体前端在酒精灯上烧至通红白亮，对准外痔根蒂部位，稳、准、轻快地割治。每次烧针可操作2~3次，再烧再割，直至彻底割除结缔组织型外痔。割治后一般情况下不会出血。如有少量出血，可用平头火针慢而稳地烙熨至血止。清理干净肛门周围血渍，涂烧伤油后纱布包扎即可。

发挥： 对结缔组织型外痔的治疗方法主要是手术疗法和外治法。临床到底采用何种治疗方法治疗，要因人及其严重程度而定。我们采用贺氏粗火针或三棱火针割治，其具有见效快、简便易行、易于被患者接受、痛苦小、并发症少等优点。结缔组织型外痔的肛门边缘处赘皮增生，逐渐增大，质地柔软，一般不疼痛，不出血，仅有异物感。粗火针的硬度和韧性俱佳，三棱火针具有火针和三棱针的双重特点，其端尖利如锋，有切割灼烙之功。两种针具均适合于割治外痔、皮肤赘生物、高凸的疣及瘤等。且火针具有祛除腐肉的作用，局部割治，寒热虚实可不拘泥，正如《针灸聚英》所说："火针亦行气，火针惟假火力，无补泻虚实之害，惟怕太深有害，余则无妨。"同时取其温通经络、行气活血之功，使气血运行流通，割治后的疮口周围瘀积的气血能够快速得以消散，促进了组织再生，使疮口自然愈合的时间缩短。

此外，采用贺氏火针割治结缔组织型外痔需要把握以下几方面的要点。①针刺前的准备：截石位和膝胸位是肛肠科常用的手术体位，临床发现应用火针割治时，截石位是最佳体位。合适的治疗体位不仅能保证患者在割治时保持舒适，而且可以起到固定、扩大治疗视野的作用。严格消毒是防止术后感染的重要措施，对于根蒂较深者，一定要把握消毒的深度和彻底性。部分患者肛门周围毛发较多，备皮有助于防止操作过程中的烫伤和不影响操作视野。②针刺割治过程：助手的辅助作用是非常重要的，酒精灯的位置要求既有利于术者施术，又不能造成不良的严重后果。握刀式的执针方式有利于控制针具的割治，具体操作时需要做到慢而稳，切忌急躁。烧针时不需要把针体全部烧至白亮，因为割治时主要的着力点是针身的前1/2处，因此要注意把握烧针。割治时，不仅要注意针体的着力点及其与病变组织的方向，而且要注意割治的往返距离要短，以确保针体的温度不至于丧失太快。③割治后的注意事项是确保治疗有效和迅速恢复的重要措施，尤其要引起重视。治疗过程强调慢而稳，主要是防止操作太快造成出血，正确的割治一般情况下不会出血。如有少量出血，可用平头火针慢而稳地烙熨至血止。